U0215608

实用
早产儿护理学

主 审：张巍　王丹华　陈京立

主 编：李杨　彭文涛　张欣

编 者（按汉语拼音排序）

冯淑菊（北京协和医院）　　　　　　　　孙　静（北京协和医院）

韩冬韧（北京妇产医院）　　　　　　　　王宁辰（宁波市鄞州人民医院）

胡晓静（上海复旦大学附属儿科医院）　　王英杰（北京协和医院）

李　杨（北京协和医学院护理学院）　　　吴旭红（北京儿童医院）

连冬梅（北京协和医院）　　　　　　　　向国平（四川省人民医院）

刘丽丽（北京儿童医院）　　　　　　　　杨　芹（北京儿童医院）

蒙景雯（北京大学附属第一医院）　　　　杨军华（北京儿童医院）

闵丽华（四川省人民医院）　　　　　　　张　欣（北京协和医学院护理学院）

彭文涛（四川大学华西第二医院）　　　　郑晓蕾（北京大学附属人民医院）

钱京晶（北京大学附属第一医院）　　　　钟守萍（四川省内江市第一人民医院）

人民卫生出版社

图书在版编目（CIP）数据

实用早产儿护理学/李杨,彭文涛,张欣主编.—北京：
人民卫生出版社,2014

ISBN 978-7-117-19699-4

Ⅰ.①实…　Ⅱ.①李…②彭…③张…　Ⅲ.①早产-
新生儿-护理　Ⅳ.①R473.72

中国版本图书馆 CIP 数据核字（2014）第 233504 号

人卫社官网　www.pmph.com	出版物查询，在线购书
人卫医学网　www.ipmph.com	医学考试辅导，医学数据库服务，医学教育资源，大众健康资讯

版权所有，侵权必究！

实用早产儿护理学

主　　编：李杨　彭文涛　张欣
出版发行：人民卫生出版社（中继线 010-59780011）
地　　址：北京市朝阳区潘家园南里 19 号
邮　　编：100021
E - mail：pmph @ pmph.com
购书热线：010-59787592　010-59787584　010-65264830
印　　刷：三河市宏达印刷有限公司（胜利）
经　　销：新华书店
开　　本：787×1092　1/16　印张：29　插页：6
字　　数：706 千字
版　　次：2015 年 2 月第 1 版　2018 年 9 月第 1 版第 3 次印刷
标准书号：ISBN 978-7-117-19699-4/R·19700
定　　价：78.00 元

打击盗版举报电话：010-59787491　E -mail：WQ @ pmph.com
（凡属印装质量问题请与本社市场营销中心联系退换）

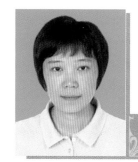

李杨简介

李杨，博士，北京协和医学院护理学院教授、硕士生导师。从事护理教学工作 20 余年，主要教学及研究领域为儿科护理及儿童保健。参与国家教育部、北京市多项研究课题，以及承担美国中华医学会（CMB）、世界健康基金会等研究项目。兼任教育部全国高等自学考试命题委员会委员、卫生部妇幼保健员国家职业技能鉴定专家委员会委员、中华护理教育杂志编委等工作。已在国家级核心期刊发表文章 50 余篇，主编教材 2 部，参加编写教材 10 余部。

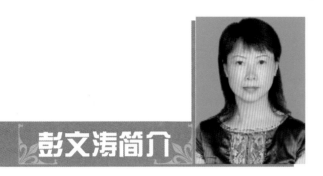

彭文涛简介

彭文涛，护理学博士，副主任护师。毕业于北京协和医学院，曾留学美国 Johns Hopkins 大学。从事临床护理工作 20 余年，具有丰富的护理管理及教学经验。现任四川省护理学会儿科专委会主任委员、中华护理学会儿科专委会委员、美国国际护理博士协会（INDEN）会员、四川省学科带头人后备人选、四川省卫生厅学科带头人后备人选、四川省护理质控中心专家、《中华护理教育》编委、《中华现代护理杂志》审稿专家。研究方向为护理人力资源管理和儿科护理。近年来，主持和参与国家自然科学基金、教育部、省科技厅及卫生厅课题 10 余项，获国家实用新型专利 10 余项，撰写专著及教材 7 部，在《中华护理杂志》等专业期刊发表论文 50 余篇。主持和参与 20 余项国家级、省级继续教育项目及 WHO 培训项目，承担专科护士培训及护理院校课堂授课。

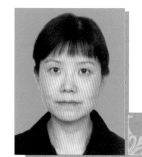

张欣简介

张欣，毕业于北京协和医学院，护理学在读博士。就职于北京协和医学院护理学院，曾在美国 UNC Chapel Hill 和 Johns Hopkins 大学进修。研究方向为新生儿重症监护学，主持和参与北京市级、CMB、大学及医院资助的多项有关新生儿领域课题研究，并在专业期刊发表论文多篇，连续多年申报卫计委的外国专家培训项目，以科研、培训推动我国新生儿重症监护学发展为己任。

早产儿医学是儿科领域内迅速发展的重要学科,随着围生医学和新生儿监护技术的不断发展,人们对早产和早产儿的认识不断深入,早产儿医学蓬勃发展,早产儿存活率明显提高。在存活率提高的同时,早产儿在其成长的过程中,极易致残致障的危险也受到家长及业内的高度重视。早产儿护理是早产儿医学重要的组成部分,在不断提高疾病诊治水平的同时,提供专业的高质量的看护照顾在早产儿诊治、疾病管理,以及生长发育过程中都起到非常重要的作用。

目前国内关于早产儿的医学书籍,一般多偏重介绍诊治方面的新理论、新技术和新进展,缺乏专门针对广大产科、儿科护理人员的有关早产儿的专业书籍。本书是从护理角度,全面、系统地阐述了早产儿护理的医学基础、基本技能、临床实践遇到的诸多问题,以及国内外早产儿护理领域的新知识、新技术及研究热点,如书中介绍了早产儿"发育支持护理"、"疼痛管理"、"以家庭为中心的护理"、"救治相关的伦理问题"等最新研究进展。

本书的作者来自北京、上海、四川等省市,均为具有丰富临床经验的产科、儿科护理专家和护理教育专家,她们在完成繁忙的临床、教学工作的同时,完成了这本国内首部早产儿护理学专业书籍的编写工作。我怀着深切的欣喜之情,祝贺《实用早产儿护理学》的出版,相信作为国内早产儿护理方面重要参考书,其必将为推动临床护理工作的科学化、专业化而做出积极的贡献。

北京协和医院儿科教授

魏 珉

2014 年 8 月

7

前　言

　　早产儿是新生儿中的特殊群体,其生理和病理的特殊性意味着他们一出生就需要得到特别的关爱和照顾。由于围生医学和新生儿监护技术的不断发展,以及监护设备的日益完善,早产儿的死亡率极大降低,尤其是低出生体重儿存活率显著提高。如何提高早产儿的生存质量成为当代新生儿领域的严峻挑战,对 NICU 的监护技术、护理质量及护理管理等提出了更高要求。

　　现有产科和儿科护理专业书籍中虽然都涉及了早产儿问题,但较少进行系统阐述,其涉及深度和广度难以满足临床实践的需要。本书内容全面、系统,具有以下三方面特色:第一,强调在熟悉早产儿生长发育的动态变化基础上实施医疗和护理服务。第二,涵盖近年来国内外早产儿护理领域的大量临床新知识、新理论、新技术及研究热点,并选择当前的热点内容作为专题加以重点阐述。第三,紧密结合国内外早产儿护理的实践经验和科研成果,具有较高实用性和针对性。在内容上既重点介绍早产儿常见疾病的基本理论知识和基本思维方式,又简要概述各种疾病目前尚未解决的问题、研究现状、研究结果争议、最新诊疗技术及护理。

　　本书语言精练、深入浅出、逻辑严密、结构严谨,是儿科临床护理人员学习、查阅、在职培训的参考用书。

　　编写组为编写本书付出了许多努力。尽管如此,由于经验不足和编者水平有限,仍可能存在一些不足之处,希望大家提出宝贵意见,我们将进一步修订改进。

李杨　彭文涛　张欣

2014 年 8 月

目 录

第一篇 总 论

第二篇　早产儿常见疾病的护理

第一篇　总　论

第一章 绪 论

第一节 早产儿的定义及分类

早产儿是当今围生医学和新生儿医学研究的重要内容之一。既往资料显示,全球早产儿出生率为 4%～11%。近年来,早产儿出生率未见下降趋势反而有所上升。随着围生医学和新生儿医学的迅速发展,早产儿尤其是极低出生体重儿及超低出生体重儿的存活率明显提高,同时也增加了存活者的发病率和功能障碍发生率,给健康医疗体系造成巨大负担,成为世界性医疗保健问题。

一、早产儿的定义

世界卫生大会于 1948 年提出首个关于早产儿(preterm infant)的定义,即出生体重≤2500g 和(或)胎龄小于 30 周的活产婴儿。其后发现不同种族新生儿尽管其胎龄相近但平均出生体重却存在较大差异,导致一些低出生体重足月儿被错误划分为早产儿,而体重超过2500g 的早产儿被误认为足月儿。随着对胎儿宫内发育迟缓的认识,意识到胎儿的成熟与胎龄有密切关系,WHO 妇幼机构于 20 世纪 60 年代建议将早产儿的概念改为胎龄<37 周的新生儿,将体重<2500g 的婴儿统称为低出生体重儿。美国儿科学会、妇产科学院及 WHO 认为早产儿是指"自末次月经第 1 日计算,胎龄小于 37 周(胎龄<259 天)的新生儿"。近年来,学者们不断探讨早产儿存活的极限期。一些欧美发达国家由于其医疗技术先进,使得更小孕周、更低体重的早产儿可以在宫外存活,他们将早产儿定义的期限提前至 24 周甚至 20 周,将早产儿定义为"孕周满 20 周至不满 37 周、体重 500g 至不足 2500g 者"。我国关于早产儿的定义尚未统一。有学者提出,由于妊娠 28 周以后,胎儿体重在 1100g 以上,胎儿各器官形态及功能基本成熟,具有宫外生活的可能,因此,从我国国情出发,可将早产孕周的低限定为28 孕周。也有认为早产儿是指胎龄<37 周(259 天)、体质量小于 2500g 的活产婴儿。目前多数文献将出生胎龄<37 周(259 天)的新生儿称为早产儿。

二、早产儿的分类

早产儿分类有不同方法,分别根据胎龄、出生体重、出生体重与胎龄的关系及出生后周龄等进行划分。我国不同胎龄新生儿出生体重及百分位数见表 1-1-1、图 1-1-1。

(一) 根据胎龄分类

胎龄(gestational age,GA)是从末次月经第 1 天起至分娩为止,通常以周表示。胎龄是评价早产儿结局和预后的主要指标之一,依据胎龄分类能更准确地反映出不同阶段间早产儿的存活率、预测加强早产儿护理所需的技术要求及费用,以及评估早产儿远期健康与功能

表 1-1-1   我国 15 城市不同胎龄早产儿出生体重值及百分位数

胎龄 （周）	平均值 （g）	标准差 （SD）	百分位数						
			第 3	第 5	第 10	第 50	第 90	第 95	第 97
28	1389	302	923	931	972	1325	1799	1957	2071
29	1475	331	963	989	1057	1453	2034	2198	2329
30	1715	400	1044	1086	1175	1605	2255	2423	2563
31	1943	512	1158	1215	1321	1775	2464	2632	2775
32	1970	438	1299	1369	1488	1957	2660	2825	2968
33	2133	434	1461	1541	1670	2147	2843	3004	3142
34	2363	449	1635	1724	1860	2340	3013	3168	3299
35	2560	414	1815	1911	2051	2530	3169	3319	3442
36	2708	401	1995	2095	2238	2712	3312	3458	3572
37	2922	368	2166	2269	2413	2882	3442	3584	3690
38	3086	376	2322	2427	2569	3034	3558	3699	3798
39	3197	371	2457	2560	2701	3162	3660	3803	3899
40	3277	392	2562	2663	2802	3263	3749	3897	3993
41	3347	396	2632	2728	2865	3330	3824	3981	4083
42	3382	413	2659	2748	2884	3359	3885	4057	4170
43	3359	448	2636	2717	2852	3345	3932	4124	4256
44	3303	418	2557	2627	2762	3282	3965	4184	4342

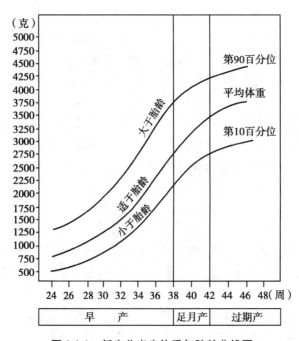

图 1-1-1   新生儿出生体重与胎龄曲线图

障碍的影响。根据胎龄可将早产儿分为以下三类：

1. 极早早产儿（extremely preterm） 指胎龄<28周的早产儿，占5%。

2. 早期早产儿（very preterm or early preterm） 指胎龄28～31周的早产儿，占10%。

3. 轻型早产儿（mild preterm） 指胎龄32～36周的早产儿，占85%。有学者将32～36周进一步划分成两个亚组：①中度早产儿（moderately preterm）：指32～33周出生的早产儿。②晚期早产儿（late preterm infant）：指$34^{0/7}$（239天）～$36^{6/7}$周（259天）出生的早产儿。关于晚期早产儿的讨论大约始于2003年，文献中引用多个术语来描述胎龄32～36^{+6}周的早产儿，如晚期早产儿（late preterm）、近足月儿（near term）、边缘早产儿（marginally preterm）、中度早产儿（moderately preterm）和轻度早产儿（mildly preterm）等。由于缺乏公认的定义和术语，对近足月儿或晚期早产儿的研究和统计颇为混乱。2005年美国国家儿童健康与人类发展研讨会建议将胎龄34～36^{+6}周新生儿命名为"晚期早产儿"，取代"近足月儿"。该提议主要基于两个理由：胎龄34周是公认的产科干预界点，通常认为孕34周后胎儿发育接近成熟，不再对其采取积极干预防止早产；晚期早产儿的并发症和死亡风险高于足月儿。"晚期早产儿"这一概念可以更好地反映该组新生儿的早产状况及生长发育风险，促使人们关注其特殊需要。

（二）根据出生体重分类

出生体重（birth weight）是指出生1小时内的体重，绝大多数早产儿出生体重均低下。根据出生体重可将早产儿划分为以下三类：

1. 低出生体重儿（low birth weight infant，LBWI） 指出生体重小于2500g的新生儿。

2. 极低出生体重儿（very low birth weight infant，VLBWI） 指出生体重<1000～1500g的新生儿。

3. 超低出生体重儿（extreme low birth weight infant，ELBWI） 指出生体重<1000g的新生儿。

（三）根据出生体重和胎龄分类

根据出生时体重与该胎龄平均体重的比较而定。

1. 小于胎龄早产儿（small for gestational age，SGA） 指出生体重在相同胎龄平均体重的第10百分位以下的婴儿。根据重量指数[出生体重（g）×100/出生身长^3（cm^3）]和身长头围之比可将小于胎龄儿分为匀称型和非匀称型：①匀称型：此型常由染色体异常、遗传代谢性疾病、先天性感染所致。由于损伤发生在孕早期，故引起胎儿各器官细胞有丝分裂受阻、细胞数目减少，但仍保持有相当正常的细胞体积。患儿出生时头围、身长、体重成比例减少，体型匀称。重量指数>2.00（胎龄≤37周）或>2.20（胎龄>37周），身长与头围之比>1.36。②非匀称型：此型常由孕母血管性疾病所致胎儿生长发育必需物质（如氧气、营养）供给缺乏。由于损伤发生在妊娠晚期，胎儿大部分器官已发育，故各器官细胞数目正常，但细胞体积缩小，损伤为可逆性，一旦营养供给充足，受累细胞可恢复正常大小。出生时患儿身长、头围正常，但皮下脂肪消失，呈营养不良外貌。重量指数<2.00（胎龄≤37周）或<2.20（胎龄>37周），身长与头围之比<1.36。

2. 适于胎龄早产儿（appropriate for gestational age，AGA） 指出生体重在相同胎龄平均体重的第10～90百分位者。

3. 大于胎龄早产儿（large for gestational age，LGA） 指出生体重在相同胎龄平均体重的第90百分位以上的婴儿。

（四）根据出生后周龄分类

1. 早期新生儿　出生后2周以内的新生儿称早期新生儿。早期新生儿属于围生儿，是从胎儿转变为独立生活的新生儿的适应阶段，发病率和病死率最高，因此，对早期新生儿的护理、治疗和监测极为重要。

2. 晚期新生儿　出生后第2周开始至第4周末的新生儿称晚期新生儿，此时新生儿已完成初步最重要的适应阶段，但发育尚不够成熟，仍需继续适应，护理仍很重要。

（彭文涛）

第二节　早产的病因学及流行病学

早产是围生期新生儿发病及死亡的最主要原因，发病率占整个妊娠的10%，全世界大约70%新生儿死亡的原因是早产。近20年来，各国社会经济的发展，医学技术水平的快速提高，对早产流行趋势产生了影响，早产发生率逐年升高。虽然早产儿病死率不断下降，但是增加了存活者的功能障碍发生率和病死率，而这一人群近期和远期的医疗花费以及带来的社会福利，已经成为发达国家的主要公共卫生问题。尽管对其发生的原因研究颇多，但确切病因还不清楚。

一、早产的病因

（一）感染

由感染导致的早产约占早产的40%以上，是早产的主要原因。80%的30周前的早产是由感染引起的。以往认为早产主要是阴道或宫颈内微生物上行性感染所致，但近年来许多资料证明，其他部位的感染性疾病也是早产的诱发因素。常见的感染性疾病如下：

1. 羊膜腔感染　包括羊水、胎膜、胎盘或临产前、产时发生的子宫感染。诊断羊膜腔感染的金标准是微生物培养。微生物侵入羊膜腔引起早产有以下4种途径：最常见的为由阴道、宫颈上行性感染，其次为经胎盘血行扩散及由腹腔经输卵管逆向播散和侵入性操作的感染。值得注意的是，羊膜腔感染患者中约有12.5%表现为临床绒毛膜羊膜炎，其余均为亚临床感染，不易识别。且抗生素的使用并没有减少早产的发生率，延迟分娩的时间，增加新生儿的体质量，最终归因于抗生素没有控制羊膜炎而导致早产。

2. 胎膜早破　分为早产胎膜早破（preterm premature rupture of membrane，PPROM）与足月胎膜早破。PPROM占早产的30%~40%。PPROM主要从两条路径实现：一是减少胎膜韧性，二是增加前列腺素释放量。细菌产生的毒素和细胞外基质降解酶破坏了绒毛膜、羊膜的结构，从而使其功能下降，最终导致了早产胎膜的破裂。同时，维生素、微量元素的缺乏也可致PPROM。其主要危害是宫腔感染、胎儿窘迫、脐带脱垂、胎肺发育不良等。由于PPROM使早产不可避免，如有发现必须尽快终止妊娠。

3. 细菌性阴道病　研究发现，在早孕期间患有细菌性阴道炎是一个非常危险的因素，在16周之前和20周之前患有细菌性阴道炎的孕妇发生早产的危险分别是正常孕妇的7倍和4倍。细菌性阴道病上行感染，现已趋向有症状治疗，无症状者给予治疗反造成阴道菌群紊乱，而致早产。因此不主张妊娠中期筛查，除非有早产史者。

4. 泌尿道感染　常见病原体为解脲支原体,孕妇一旦感染可致流产、早产、胎死宫内、胎儿宫内生长受限、产褥感染和新生儿感染等,也是引起早产的重要原因。

5. 牙周疾病　研究表明,18%的早产与孕妇牙周病有关,孕期的中重度牙周疾病可以使自发性早产增加2倍。牙周病的严重程度是早产的独立危险因素,它主要是由口腔革兰阴性厌氧菌感染引起的一种慢性感染性疾病。研究表明,牙周病病原体在侵入宿主牙周组织时,引起菌血症,将细菌运至远处组织,引起肝脏的急性炎性反应,分泌大量的炎性介质和细胞因子,发动宫缩,导致早产。

(二) 干预性早产或医源性早产

是指产妇并发妊娠特有疾病(前置胎盘、胎盘早剥、产科并发症、子痫前期、子痫),妊娠合并内外科疾病,胎儿出现宫内窘迫、胎儿生长受限、胎儿畸形,必须立即终止妊娠而导致的早产者,占早产总数的18.7%～35.2%,平均为25%,它提高了早产儿的生存率。15%～25%的早产由产科或妊娠合并症引起的。绝大多数的多胎(占所有早产的10%)以早产分娩(50%是医源性的原因)。医源性早产的新生儿病死率是13%,与其他早产的病死率无明显的差异,说明早产儿病死率与孕龄有关,而与医源性早产无关。对于体质量<1000g的医源性早产与自发性早产、PPROM早产儿结局无明显的差别。但医源性早产儿需要生后监护者(12.9%)低于非医源性早产儿(27.8%)。

(三) 子宫因素

宫颈功能不全,如先天性宫颈发育不良或继发于分娩、流产或手术操作的宫颈损伤,削弱宫颈胶原纤维功能,宫颈内口松弛,羊膜囊向宫颈管膨出,致胎膜早破而早产。子宫畸形,如双角子宫、单角子宫、双子宫、子宫纵隔等先天发育不全,子宫内膜异位症,子宫平滑肌伸展性差,静止期难以维持,易发生早产。此外,正常发育的子宫,由于妊娠期过度膨胀造成宫腔压力过高,子宫平滑肌伸展过度也易导致早产。

(四) 其他

母亲因素包括孕妇年龄(以20～30岁为低点,孕产妇年龄与早产率呈"U"形关系),具有既往早产史或低出生体重儿生育史,母亲出生体质量<2.5kg,或孕前肥胖或孕期体质量增加不够、吸烟、酗酒、缺乏卫生期保健、滥用药物等,与早产有关。综上所述,早产的病因是多方面的,早产的发生可能为单一因素或为多种因素同时作用的结果。

二、早产的流行病学特点

(一) 地理分布特点

发达国家的早产率普遍处于5%～10%的较低水平,发展中国家的情况较之严峻,早产率通常在5%～25%。2002年加拿大活产数据库报告早产率为7.6%(<37周),2004年丹麦全国登记系统报告为6.3%(22～37周),2005年全苏格兰地区医院数据库报告早产率为7.6%(24～37周),而美国早产率一直较高,2005年美国国家卫生统计中心发布的早产率为12.7%(<37周)。津巴布韦1997～1998年间17 174名新生儿中16.8%为早产儿(<37周),巴西南部某地区所有医院2004年横断面调查的早产(<37周)发生率为14.6%。我国目前早产的基线水平多参考中华医学会2004年16省城市医院早产儿回顾性调查数据:早产儿发生率为7.8%(28～37周),新生儿住院患者中早产儿占19.7%。早产地理分布的不平等性,既可能与经济、医疗技术发展水平不同有关,也可能与种族、营养状况等诸多因素

有关。

（二）季节分布特点

早产发生具有季节性变动特征,不同地区早产高发季节不尽相同。日本和美国一年中出现两次早产率高峰,分别在夏季的 8 月和冬季的 12 月或 1 月。而伦敦的早产峰值一年中只有一次,出现在冬季 12 月,夏季反而是早产率均值最低的时段。国内也有部分类似报道,浙江省嘉兴市夏季早产发生率最高,青岛市早产率 6 月份最低,10 月份最高,西宁市 4 月份出现早产峰值。早产季节差异是地理气候、温湿度和外环境致病因素的季节性特点的反映。

（三）人群分布特点

不同特征人群的早产发生率具有明显差异。年龄<18 岁或>35 岁,产次过高,既往有流产、早产史,具有不良生活习惯如吸烟、酗酒、吸毒的妇女,以及贫困、文化程度低、劳动强度大的妇女人群,早产发生率均处于较高水平。1993 ~ 2005 年针对中国南北 10 县(市)调查显示,早产发生率为 4.75%,其中 26 ~ 30 岁组早产率最低,为 4.43%,40 岁以上组早产率则达到 8.19%;文盲组早产率为 7.00%,具有既往早产史的妇女中 10.66%再次早产。2000 年美国白人妇女的单胎早产率为 9.4%,黑人为 16.2%。同时,近一半的双胎儿和 90%的多胎儿(3 胎及以上)为早产出生。早产在某些特定人群中存在高发和低发现象,反映出该类人群中存在共同的危险因素或保护因素,为进一步研究提供了线索。

（张　欣）

第三节　新生儿重症监护发展概况

新生儿重症监护是一种综合性多学科的救治模式,指对病情不稳定的危重新生儿给予持续护理、复杂的外科处置、连续的呼吸支持和其他较强的干预。新生儿重症监护室(neonatal intensive care unit, NICU)是危重新生儿进行集中监护、治疗和护理的重要场所。NICU 的建立和新生儿重症监护技术的发展使许多危重新生儿尤其是极低、超低出生体重儿得到及时、有效的治疗,抢救成功率与存活率明显提高。

一、国外新生儿重症监护发展

（一）初创期（19 世纪末 ~ 20 世纪初）

1. 新生儿医学兴起　19 世纪时,新生儿死亡率极高,许多新生儿死于呼吸窘迫、低体温、感染及体重减轻,当时主要由产科医生负责新生儿救治工作。直到 20 世纪中期,儿科医生开始关注促进新生儿健康及预防死亡,救治新生儿的重要责任逐渐从产科医生转至儿科医生。一些欧美国家成立早产儿护理机构,在大学开设新生儿医学和护理学课程,关于新生儿的医学书籍相继出版。

2. 创建新生儿评分　1952 年,Virginia Apgar 向麻醉研究学会提交了一篇关于分娩时新生儿评估的论文,促使人们开始关注新生儿。1958 年,Apgar 建议采用 5 个评估指标来评估新生儿,即在出生后 1 分钟评估心率、呼吸、反射活动、肌张力、皮肤颜色,必要时予以干预并评估 5 分钟时的状况。虽然 Apgar 评分尚存诸多争议,但该方法至今仍不失为国际公认的评价新生儿状况的有效工具,使临床医生能准确、迅速地对初生新生儿进行整体评估,以便及时做出相应处理。

3. 发明婴儿暖箱　19 世纪时,人们认为新生儿"先天不足、身体虚弱",护理措施主要包括准确测量体重、预防感染、喂养和保暖,新生儿监护技术十分有限。提高早产儿存活率的第一个重大技术突破是 1878 年法国发明的婴儿暖箱。法国产科医生 Stephane Tarnier 和 Pierre-Constant Budin 注意到环境温度对早产儿的重要性,强调使用暖箱为婴儿保暖。在 1939 年的纽约博览会上,Couney 展示了数个放置有早产儿的暖箱,婴儿与父母分离,由护士轮流照护,这种护理方式吸引了众人注意,纽约州的许多婴儿被送交给 Couney 进行照护,Couney 成为美国史上第一个为早产儿提供特殊护理的人,被誉为"暖箱医生"。此后,欧美国家纷纷开始设计并使用各式各样的暖箱。1940 年塑料透明暖箱的问世改善了暖箱的视觉效果,提升了对新生儿的观察及治疗水平,成为现代暖箱的重大进步。1958 年,纽约哥伦比亚大学 William Silverman 及其同事的研究证实,通过调控环境温度保持体温可以显著降低低出生体重儿的死亡率,此项发现使体温管理成为新生儿医学的一个重要基础。

4. 研制婴儿配方奶　1890 年发现了牛奶的化学成分,将不同比例的蛋白质、脂肪和碳水化合物加入牛奶中用于喂养,称之为配方奶。近似母乳的配方奶于 1920 年上市,出现以浓缩牛奶为原料添加碳水化合物的足月儿和早产儿奶制品。为了补充母乳喂养,DaFoe 在浓缩的牛奶、水和玉米糖浆中添加数滴朗姆甜酒来喂养五胞胎。1940 年 Levine 和 Gordon 报道,采用增加蛋白质、钙、磷、钠并减少饱和脂肪含量配方奶喂养的早产儿其生长发育更快速。然而,摄入高蛋白往往导致液体潴留、氮质血症及代谢性酸中毒,直到 1980 年初以乳清为主的早产儿配方奶问世才使此类问题得以解决。

(二) 快速发展期(1960~1980 年)

1. 创建 NICU　1960 年,Alexander Schaffer 在其第一版书籍中率先提出新生儿医学的概念。1963 年 8 月,美国总统肯尼迪的第三个儿子 Patrick Bouvier Kennedy 早产出生,因患有呼吸窘迫被送到波士顿儿童医院,经高压氧舱救治于生后 39 小时死于肺透明膜病。这一事件引起了公众及医学界对建立 NICU 的深思。两年后,世界上第一家真正意义上的 NICU 在美国耶鲁大学纽黑文医院建立,成为近代新生儿医学发展史上的一个里程碑。1975 年,美国儿科委员会将新生儿医学确定为独立专业学科。1976 年美国儿科学会发表报告《Toward Improving the Outcome of Pregnancy》之后,NICU 在世界各国相继成立并迅速发展,新生儿医学进入蓬勃发展的时代。早产儿护理日趋中心化,早产儿存活率大大提高,地区中心危重儿集中救治的观念深入人心。以 NICU 为核心的地区性新生儿医疗救护网的形成是近代新生儿医学的重大发展,通过 NICU 及其急救网络,能最有效地利用人力、物力,确保危重新生儿在最短时间内及时得到监护和救治。

2. 发展 NICU 监护技术　新生儿重症监护在 20 世纪中期得到快速发展,主要表现为技术微型化(miniaturization of technology):

(1) 体温调控:关于产热和散热平衡影响因素的研究揭示了辐射散热导致热量丢失,分娩室和早产婴儿室开始广泛使用辐射式暖箱。有研究发现棕色脂肪是产热的重要来源,根据不同体重及不同年龄婴儿的体温设立不同范围的中性温度,以降低能量消耗。

(2) 静脉营养支持:早在 1851 年即有报道使用柔软的红色橡胶导管实施管饲,1950 年引入聚乙烯胃管,由于早产儿胃肠道发育不成熟,尤其是那些伴有水肿和呼吸困难者得不到恰当营养,常常需要禁食 72 小时甚至更长时间,如何为早产儿提供早期营养成为亟待解决的问题。静脉营养成为早产儿护理的一个重要转折点,微量输液泵的发明为静脉营养管理提供了有力保障。许多研究者尝试在早产儿及手术后婴儿中静脉输注水解蛋白。Dudrick 和 Wilmor 的动物实验发现,含有恰当浓度氮的高热量静脉液体可以通过大血管进行输注。输注水解蛋白或酪蛋白容易发生代谢性酸中毒、高氨血症及氮质血症等并发症,新型氨基酸营养液的问世大大减少了此类并发症的发生。随着脂肪乳剂的应用,微量元素和维生素添加剂被用于早产儿营养支持。最初采用大的静脉血管和脐动脉输注营养液,近年来外周中心静脉(PICC)成为安全、快捷、效果良好的静脉营养途径。

(3) 呼吸支持:NICU 呼吸治疗趋于精密化、尖端化。肺透明膜病(hyaline membrane disease,HMD)是早产儿常见肺部并发症,造成每年许多婴儿死亡。1959 年,Mary Ellen Avery 和 Jere Mead 的研究证实肺透明膜病与肺表面活性物质缺乏有关。美国国家大会认为 HMD 是病理学诊断,建议将肺透明膜病更名为呼吸窘迫综合征(respiratory distress syndrome, RDS)。60 年代中期尝试应用机械通气来治疗新生儿呼吸窘迫综合征,早期的机械通气既使用正压通气也采用负压通气。第一代新生儿呼吸机 Baby Bird 和 Bournes BP200 于 1963 年引入临床。随着呼吸机的临床应用,呼吸机相关的肺支气管发育不良(BPD)和肺间质气肿受到关注,1967 年首次描述了 BPD,认识到 BPD 是氧中毒、气压伤、用氧时间、肺发育不成熟等因素共同作用的结果。CPAP 促进了早产儿呼吸支持的极大改善。1971 年 Gregory 等首先用硅胶制成鼻塞经气管插管使用 CPAP 治疗 NRDS。1973 年,Kattwinkel 使用鼻塞 CPAP,1975 年设计简易水封瓶 CPAP。也有人尝试通过气管内插管给予肺泡表面活性物质成分 Dipalmitoyl Phosphatidyl Choline 来治疗新生儿呼吸窘迫综合征,但是治疗效果并不理想。1980 年,Fujiwara 报道在新生儿中成功使用从牛肺提取的外源性液体表面活性物质。此后有许多医院的婴儿室相继开展不同表面活性物质产品的临床随机对照试验。外源性表面活性物质治疗 RDS 彻底改变了新生儿医学领域,使新生儿呼吸窘迫综合征病死率大大降低。

(4) 心电监护:60 年代以前对生命体征的监测主要由管床护士根据患儿病情进行间断监测。由于延长的、频繁的呼吸暂停可能导致诸多不良远期预后,于是在临床开始使用呼吸监护仪,其后又研发了经皮二氧化碳、脉氧饱和度、常规血气以及无创呼吸暂停、心率和血压监护仪。19 世纪初,治疗呼吸暂停或发绀主要采用氨水和小剂量威士忌刺激疗法,1930 年开始对早产儿和发绀的婴儿进行氧气吸入治疗,主要根据肤色来判断氧疗指征,由于缺乏简便有效的血氧监测手段以及随意用氧造成许多早产儿发生视网膜病变。70 年代中期血氧监测技术得到进一步发展,间歇微量采血监测血氧压力的方法被经皮血氧监测取代,为持续监测血氧提供了全新方法。1980 年,脉搏血氧测定法运用于新生儿医学,该技术有效克服了传统方法的缺点,采用一种可缠绕于手指或脚部的轻薄感应器来监测血氧饱和度,无需使用加热的电极片,因而不必经常更换部位,很快受到临床欢迎。脐动脉插管技术的成熟使新生儿血压监测成为可能,通过对动脉血压的直接监测建立了新生儿血压正常参考值,随后又出现了无创血压监测方法。

(5) 新生儿转运:70 年代初期,高危新生儿出生后从产科门诊转至 NICU 时常常缺乏完善的转运设备。新生儿转运受到儿科医生关注,开始着手建立新生儿转运服务。多家医院建立了区域性的危重新生儿转运系统,为危重新生儿提供快捷的生命通道,利用新生儿转运暖箱、呼吸机、监护仪等专用设备对新生儿实施生命体征监护、呼吸支持、输液等措施。转运体系的建立对新生儿存活具有重大影响,其有效性已为许多研究所证实,成为新生儿医学史上的又一里程碑。

（6）胎龄评估、新生儿分类及生长发育分类：胎儿的成熟与胎龄密切相关，疾病风险及处置因胎龄的不同而存在很大差异，因此，出生后的胎龄评估对确定早产程度极为重要。由于通过孕母末次月经日期评估胎龄存在较大误差，Saint-Anne-Dargassies、Amiel-Tison、Dubowitz 等学者提出采用外表特征及神经系统检查来评估胎龄，构建了 Ballard 评分（NBS）、Dubowwitz 评分、Finnstrom 评分等方法。50 年代末期，有学者报道糖尿病母亲因病情控制不佳分娩体重超重的新生儿，这些新生儿容易发生低血糖、呼吸窘迫综合征、高胆红素血症等并发症。另有学者发现胎儿因胎盘血供不足而出现发育障碍，提出"胎儿宫内生长迟缓（intrauterine growth retardation，IUGR）"的概念。1967 年，Lulu Lubchenco 根据出生体重将新生儿分为小于胎龄儿、适于胎龄儿及大于胎龄儿。一些研究小组绘制出生长发育曲线以预测不同胎龄儿的出生体重、身长及头围。生长发育分类体系的构建为新生儿生长发育提供了测量标准，促进了对生长发育的评估和管理。

（7）光照疗法：Rh 溶血病是新生儿学界面临的一个重要问题，常常需要通过换血治疗来预防核黄疸。1956 年英国 Gremer 等最先报道光疗应用于胆红素治疗，光照疗法成为早产儿和足月新生儿黄疸的主要治疗手段。1968 年美国 Lucey 等提出传统光疗模式（蓝色荧光灯照射）。以后有研究提出卤素聚光灯可用于光疗。20 世纪 80 年代以后陆续发展了蓝光毯、光纤毯、蓝光床等技术，使光疗变得更安全、简便。在光源的选择上，除蓝光外还有绿光、蓝绿光、白光灯、冷光源 LED 等。70 年代日本发明了经皮胆红素测量仪，对新生儿黄疸动态监测具有较好应用价值，为筛查病理性黄疸、临床早期干预提供依据。

（8）新生儿疾病筛查：新生儿疾病筛查为新生儿时期一些尚未出现的疾病提供了早期诊断、干预的方法，对于减少与降低儿童智能低下的发生具有重要意义，成为 20 世纪公共卫生的一项创举。1961 年 Guthrie 发明的细菌抑制法检测干血滤纸片中的苯丙氨酸浓度开创了新生儿疾病筛查的历史。20 世纪 60 年代后期，欧美国家相继开始对氨基酸代谢异常的疾病进行筛查。从 1962 年单一的苯丙酮尿症筛查开始，随着筛查技术的发展，目前已发展成为包括内分泌系统疾病、血红蛋白病、传染性疾病、囊性纤维化、先天性代谢性疾病在内的 50 余种病种的筛查。除了筛查病种的增加及筛查技术的提高外，筛查逐渐形成了包括实验室检测、筛查异常结果的管理、确诊检查、疾病管理、评估等系统服务体系。

（三）早产儿时代（1980 年至今）

80 年代以来早产儿出生人数逐年增加，早产儿的存活率和生存质量受到关注，成为新生儿医学界的重要问题。

1. 心肺支持　呼吸机治疗是 NICU 治疗呼吸衰竭的重要措施。高频通气（HFV）是 20 世纪 60～70 年代实验和临床验证的通气技术，HFV 以呼吸频率高、潮气量低、小于或等于解剖无效腔为特征，具有减少肺损伤及慢性肺疾病等优点，80 年代初被用于重症新生儿尤其是未成熟儿的治疗，目前已成为发达国家 NICU 不可缺少的治疗方法。随着血压监测技术的发展，对新生儿肺部血压情况和持续肺动脉高压也有了更深认识。新生儿持续性肺动脉高压（persistent pulmonary hypertension of the newborn，PPHN）是一种威胁新生儿生命的疾病。临床研究一直在寻找一种仅扩张血管而不影响体循环血压的治疗方法。体外膜肺（ECMO）是一种体外生命支持技术，通过在体外完成静脉血的氧合和二氧化碳的排出来替代肺功能。Bartlett 和 Harken 率先在新生儿科临床应用 ECMO，建立标准的 ECMO 环路系统，成功救治了许多新生儿胎粪吸入综合征患儿。ECMO 的临床应用使常规治疗无效的急性心肺功能衰竭婴儿死亡率从80%下降至25%。一氧化氮吸入(iNO)是20世纪90年代新生儿医学呼吸技术理论的重要突破。一氧化氮能选择性舒张肺血管,使肺部血管由非通气区流向通气区,减少由右向左分流,改善通气血流比值,提高氧合指数,降低肺动脉压,主要用于新生儿低氧性呼衰和PPHN,相关文献报道iNO治疗PPHN疗效确切。1999年美国FDA批准将iNO作为出生体重2500g以上新生儿低氧血症性呼吸衰竭的常规治疗,2001年欧盟国家药品管理局也批准将iNO应用于临床。目前高频通气联合应用肺泡表面活性物质、iNO已成功用于治疗新生儿呼吸窘迫综合征及持续性肺动脉高压,部分取代ECMO治疗肺发育不良所致的重症呼衰。

新生儿窒息复苏的观念出现改变,既往采用100%氧进行新生儿复苏的方法受到质疑,人们开始关注100%氧对呼吸生理、脑血循环的潜在不利影响及氧自由基的潜在组织损害,研究发现空气复苏能得到与纯氧复苏相近的效果。如果新生儿不能建立自主呼吸,可根据Apgar评分采用简易呼吸器、气管插管或辅助通气。此外,关于羊水胎粪污染处理进一步得到发展,产科医生和儿科医生开始采用口咽部吸引后,预防性气管内插管吸引胎粪来处理胎粪吸入综合征。认识到运用当代先进的科学手段可以极大程度地防止新生儿窒息导致的死亡和各种并发症的发生,1987年美国心脏协会(AHA)和新生儿学会(AAP)开发了新生儿复苏项目(neonatal resuscitation program,NRP)以指导医护人员实施复苏,该项目迅速传至全世界,显著降低了新生儿窒息的病死率和致残率。

2. 以患者及家庭为中心的护理　70年代以来,人们逐渐意识到父母参与NICU早产儿护理的重要性,提出开展以家庭为中心的护理,以最大限度地满足、保证、支持患者的需求。以家庭为中心的护理(family-centered care,FCC)以患儿家庭与医护人员的伙伴关系为基础,对医疗保健进行计划、实施、评估,包括尊重、信息分享、家庭参与护理及家庭合作四个基本概念。80年代末,以家庭为中心的护理模式得到拓展,制订了NICU探视制度,建立各种支持小组、产前咨询、母婴同室、袋鼠式护理以及关于生长发育的多学科委员会等。1992年,在广大医护人员和众多家庭的配合下,美国成立以家庭为中心的护理研究所,通过各种出版物、制订针对医院的标准、研讨会、健康咨询等形式推广应用FCC,FCC成为美国NICU的护理实践标准。其后日本、以色列、泰国、中国香港特别行政区等国家和地区将FCC应用到临床护理中,取得显著成效。2010年FCC研究所更名为"以患者-家庭为中心的护理(patient-and-family-centered care,PFCC)"研究所,推广以患者及家庭为中心的护理。

3. 发育支持护理　新生儿医学的进步大大降低了早产儿的病死率,专业健康照护者面临的挑战从早产儿存活转至早产儿发育过程和预后的最优化。1982年,美国哈佛大学Heidelise Als创建了一个具有高度组织性的发育支持护理系统——新生儿个性化发展性照顾及评估程序(newborn individualized developmental care and assessment program,NIDCAP)。NIDCAP以早产儿行为评估(APIB)为基础,观察和评估早产儿的生理反应及系列行为,把有害刺激最小化,提供个性化护理和有益刺激,同时指导父母参与婴儿照护。NIDCAP在欧美等国是注册商标,有多个发育支持护理分中心,其观察及护理技术在临床得到广泛应用。许多研究表明,发育支持护理可以明显改善婴儿的生理、心理及认知能力。发育支持护理的介入显著改变了高危新生儿的护理方式,被称为新生儿护理领域最深刻的变化。

4. 新型NICU环境　现代NICU理念已从单纯救治为主转向关注早期生命支持与改善远期预后相结合的模式,对影响早产儿发育的NICU环境因素成为近年新生儿学界的研究热点之一。20 世纪初期的 NICU 由于缺乏先进的监护仪器,新生儿必须处于医护人员 24 小时监护下以便随时观察病情变化,NICU 设计主要为多人共居,没有单人病室。90 年代随着监护仪器及监护技术的快速发展,人们开始重新思考传统的新生儿监护方式,独立或半独立化的 NICU 病室受到重视。NICU 在改善物理环境、减轻环境压力源、减少早产儿应激行为等方面采取了许多措施,如降低噪声、改善光线强度、营造舒适环境、选择适宜体位、播放音乐等。实践证明,通过对 NICU 不良环境的干预可以有效避免 NICU 环境对早产儿的不利影响,促进早产儿的康复和生长发育。

5. 早期微量喂养与强化母乳 早产儿的消化系统功能发育不成熟,早期营养方式主要依赖静脉营养,由于全静脉营养存在胆汁淤积的发生风险并受到蛋白质和脂肪输注量的限制,而且胃肠内缺乏基本食物供给将会导致胃肠道功能和结构的丧失,因此,一些学者提出早期微量喂养(early hypocaloric feeding),即以较少的奶量开始以达到刺激胃肠激素分泌,促进早产儿胃肠动力和消化道成熟的目的。采用早期微量喂养对喂养不耐受、肝脏功能、代谢性骨病、住院日数及体重增长具有明显改善作用。在乳品方面,虽然母乳的营养价值和生物学功能更适合早产儿的需求,但是纯母乳喂养的早产儿尤其是极低出生体重儿摄入的营养成分不能完全满足其生长所需。1983 年,美赞臣公司率先推出复合配方的母乳强化剂。大量研究表明强化母乳促进早产儿短期体重、身长和头围的增长。目前国际上已公认母乳加母乳强化剂喂养是早产儿营养的最佳选择。

6. 早期干预 医学进步使早产儿存活率得以明显提高,但是这些存活高危儿的神经系统后遗症发生率也相应增加。早产儿存活者中的 10.0% ~ 20.0% 仍有不同程度的伤残,例如脑性瘫痪、认知、运动及行为缺陷,给个人、家庭和社会带来极大的痛苦和负担。通过早期干预来改善这个日益增大的特殊群体的发育水平引起许多学者的热切关注。早期干预(early intervention)始于 20 世纪 60 年代美国的补偿教育,当时主要用于对智力障碍者的教育和训练。其后早期干预逐渐演变为一种将早期检测疾病危险性与进行治疗相结合的治疗策略,主要针对 0 ~ 3 岁的存在运动、认知、社会行为、情绪以及社会生活适应能力低下的儿童或有发育落后的高危因素儿童采用早期干预措施进行综合干预以提高发育水平。1961 年 Brazelton 提出的"新生儿行为评分法(neonatal behavioral assessment scale,NBAS)"使对新生儿的检查从阿氏评分之类的被动检查转变为以新生儿为主动参加者,为新生儿早期干预和防治伤残提供了行之有效的方法。80 年代以来对早产儿早期干预和随访进行了许多研究,早期干预形成较为完善的系统,主要包括:早期诊断、筛查和评估系统;同步服务设施;专业的医学诊断和评价系统;家庭训练指导、咨询和家庭随访;专业指导;语言和听觉发育康复;物理和作业治疗;心理咨询;健康评估;社会工作者的参与及机构建立;听觉干预;助行器和其他辅助康复设施;患者的转运、翻译设施以及其他帮助家庭接受治疗的设施等。规范而有质量的早期干预和随访可以有效促进早产儿的健康和行为发育,成为改善早产儿预后的关键。

二、我国新生儿重症监护发展

我国新生儿重症监护的历史虽不长,但发展速度很快。自 20 世纪 80 年代以来,国内许多省市的大医院及医科大学的附属医院相继成立了不同规模的新生儿重症监护病房,从此新生儿学科进入了迅速发展阶段。从开展的诊治项目上,凡国际上能开展的各项诊治技术在我国大多能开展。1982 ~ 1984 年卫生部与联合国儿童基金会(UNICEF)签订繁荣"儿童急救与培训项目"的实施,为北京、上海、重庆、沈阳等 10 余个较大规模的 NICU 配备了一批现代化急救与监护设备,其后国产设备不断得以研制、更新和完善,促进了我国新生儿重症监护水平的迅速提高。同时,一批在国外 NICU 受过培训的新生儿重症监护专业人员迅速成长,他们具有丰富的急救与监护经验,成为新生儿重症监护的专业骨干和生力军。

我国新生儿重症监护的发展主要表现在以下几个方面:①新生儿机械通气的开展与广泛应用,例如高频通气、持续气道正压通气等;②新生儿肠外营养的开展与应用;③早产儿、低出生体重儿管理的改善,包括现代化暖箱、早产儿配方奶及母乳强化剂的应用;④新生儿危重症预防和诊治常规的建立;⑤高危妊娠的处理,包括监护、急救和转运的开展等。许多地区以 NICU 为中心建立危重新生儿急救转运网络,在医院内建立可移动的新生儿急救转运单位;⑥新生儿危重症的临床与基础研究,包括实验医学的发展,如肺泡表面活性物质、一氧化氮、液体通气、体外膜肺等实验研究;⑦危重新生儿随访;⑧早产儿发育支持护理,如鸟巢、非营养性吸吮、周期性光照等。新生儿重症监护学的快速发展使早产儿病死率逐年下降,早产儿生存质量得到极大提升。有研究报道,1001～1500g 的极低出生体重儿存活率可达 80%～90%,501～1000g 早产儿的存活率提高到 30%～50%。

三、新生儿重症监护的未来发展方向

过去 50 年来,新生儿重症监护发展迅速,危重新生儿得到合理诊治,死亡率明显下降,生存质量显著改善。未来的新生儿重症监护各学科间的渗透和交叉将日益明显,首先,要求大兵团、多中心协同作战,诊治的规范化、对实施者的培训和管理将日趋加强。其次,遵循循证实践原则,积极探索疾病病因和病理生理机制,将新技术、新治疗方法应用于临床,使监护水平和治疗技术不断发展。例如,深入了解器官损伤和修复、血栓形成及其对先兆子痫和胎儿宫内生长迟缓的影响,建立人造胎盘及模拟分娩室,开展基因诊治及快速诊断感染性疾病等。再次,将监护向出生前延伸,加强儿科与产科合作,使小儿在胚胎期、分娩期、新生儿期得到全程监护,在追求存活率的基础上更注重预后和生存质量。

（彭文涛）

第四节　相关伦理问题

随着产前监护技术的不断提高和儿科医学的飞速发展,早产儿的存活率大大提高。早产产生的原因复杂,影响早产儿生命质量的因素也是多方面的,其存活增加又可能带来一系列发育障碍和社会问题,所以早产仍然是最主要的挑战和最有价值的公共健康问题之一,其相关伦理问题应引起医护人员的重视。

一、早产儿存活现状和生命质量

随着新生儿重症监护学科的快速发展,早产儿存活率有较大幅度的上升,特别是以出生体重小于 1500g,孕周小于 32 周的极低出生体重儿(very low birth weight infants, VLBWI)为主要表现的未成熟儿的存活率显著提高,体重 1000～1500g 存活率可达 90%～98%。国内有报道体重在 1000～1500g 的存活率达 89.5%,小于或等于 1000g 的为 60.6%。如果仅以存活时间作为标准的话,新生儿监护无疑是当今医学最成功的领域之一。然而,随着 20 世

纪 40 年代开始出现定量化的指标,测定出新生儿救治过程中对其产生的伤害,特别是心理和神经感觉损伤,表现在认知功能低下、脑瘫、失明、耳聋和生长发育迟缓。自此之后,早产儿特别是极早早产儿或极低体重儿的发育、生存质量越来越引起人们的关注。

与健康相关生命质量(health-related quality of life,HRQOL)这一概念,目前较完整体现其涵义的有两个定义:一个是 WHO 的定义,HRQOL 是指不同文化和价值体系的个体与他们的目标、期望、标准及与所关心事件有关的生存状况体验。HRQOL 测量必须以哲学和伦理学观念为前提。另一个是 Levi 提出的,生命质量是关于个人或群体所感到的躯体、心理和社会各方面良好状态的一种综合测量指标,是用幸福感、满意度或满足感表现出来的。而早产儿与体重正常儿童相比,健康水平较低。在新生儿重症监护病房住院治疗期间,若脑超声检查异常,则预后越不好。早产儿常见的健康问题有支气管肺发育不良、坏死性小肠结肠炎、晶体后纤维增生症、轻/中度神经发育后遗症等,其中神经发育缺陷(如脑瘫)报道率高。出生体重低于 750g 的婴儿预后更差,他们无追赶性生长,随着年龄的增长,各种后遗症更加明显。虽然这些婴儿生命早期发病率并未增加,但在学龄期会出现许多明显的功能异常,如视觉行为综合或逻辑推理障碍、注意缺陷、持续的识别能力不足、言语水平落后等。同时,早产儿青春期健康问题如特殊性学习能力障碍、智力障碍、行为问题等也较多见。

生命质量一方面是以人的体力和智力水平衡量,残疾、畸形、智力低下、白痴等都降低了生命的质量和价值,早产儿远期后遗症即说明这一点。另一方面,生命质量可以用痛苦和意识丧失来衡量。判断生命质量和价值高低主要有两个因素:一是生命本身的质量;二是某一生命对他人、对社会和人类的意义。现代医学目的是预防疾病、维护健康、提高生命质量,因而,早产儿生命质量及治疗本身对其造成的远期影响开始成为医护人员关注的问题,早产儿是否应该终止治疗、如何执行也成为医学伦理学界、法律界关注的焦点。

二、新生儿选择性终止治疗的伦理问题

在新生儿选择性终止治疗(withdrawal of life-sustaining treatment,WLST)的伦理问题上,目前存在两种观点。一种观点认为,尽管已意识到早产儿和低出生体重儿发病率与死亡率都很高,仍应对其进行积极救治,影响他们作出决定的最主要的因素是"医生的职责",而生命质量、法律约束和治疗费用不在其考虑范畴。另一种观点认为,从优生的角度考虑,对于有严重缺陷的儿童选择放弃是理智的,应抛开各种社会和心理因素。目前,医学伦理学研究认为,应根据法律条文及咨询,最后决定由双亲和主治医生共同作出,同时考虑儿童的利益,临床医生起主要作用,父母的知情同意也相当重要。

选择性放弃治疗的前提包括:提供重症监护所必需的仪器设备,如呼吸机、监护仪、血气分析仪,床旁头颅 B 超,以及具备专业知识、技术的新生儿重症监护医护人员;NICU 的设置最大可能的减少对监护患儿的不良影响,尤其是导致不良后果的医源性因素,提倡发育支持护理模式;时刻以体现患儿的最佳利益为出发点。

全欧洲的新生儿专家认为是否对早产儿进行救治,应视胎龄和出生情况而定。胎龄<23周或出生体重<400g,无脑儿或被证实有 13-三体或 18-三体综合征者不予复苏是合理的。他们认为如果对新生儿已无益,那么重症监护即可停止,因为治疗过程相当痛苦又难以避免死亡的结局。澳大利亚围产医学专家 Yu 教授提出新生儿期选择性放弃治疗遵循以下 3 个原则,通常不会产生道义上和伦理上的非议:①不可避免的死亡:即无论给予什么治疗,患儿正

逐步走向死亡，如多数出生体重<500g或孕周<23周的早产儿，严重呼吸衰竭或暴发性败血症，出现日益恶化的低氧血症、酸中毒、低血压，对各种治疗无反应的危重儿。②无目的情形：即经过努力治疗，尽管死亡并非不可避免，但患儿如果存活，将冒极大风险留有严重的身体和智力的残疾，如极早早产儿出现大面积双侧脑组织出血和（或）脑白质软化。③无法忍受的结果：当患儿生存下来伴有重度残疾，患儿可能遭受长期痛苦，需要反复住院，终身接受侵入性治疗，以及在儿童期或成年早期夭折的可能，如高位脑脊髓膜膨出伴膀胱直肠失去自主控制，对于这种情况大多数医生和父母认为无法忍受，儿童也将面对可怕人生。

值得注意的是，医护人员在救治早产儿时，应注意防止过低估计早产儿尤其是极低出生体重儿生存的潜能和过度估计致残的风险。终止治疗的决策方面，医生应严格恪守最基本的医学伦理原则：①行善原则。医学伦理学的基本原则是"行善、无伤、自主、公正"。行善原则是其中最基本和重要的道德原则，这一精神实质要求从业人员善待生命、善待病人、善待社会。②知情同意原则。医生应及时详细地告知家长有关患儿医学信息及救治方法、作用、代价、效益；医生应采取科学的态度，分析患儿生存质量，对预后的各种可能进行评估。医生必须让家长在充分知情的前提下，由医生及家长双方共同做出终止治疗的医疗决策。③严守医密原则。在做出终止治疗决策后，医生应遵循守密原则，对新生儿所患疾病、医院采取的措施、处置方法等均应保密。保密可以减少社会舆论，从而减轻家长的社会压力，有利于其身心健康的恢复。在临床工作中，对于出生时有严重缺陷、可能在短期内死亡的新生儿，家长在决定终止治疗时比较容易。最难做出决策的是对可救治的早产儿及缺氧缺血性脑病患儿，其预后是高度不肯定的，且可能变化，医护人员无法做出承诺。是否终止治疗涉及生命价值观的问题，医院建立婴儿伦理委员会和相关完善工作制度对其全面评估尤为必要。

从国外的临床与相关法规来看，对于终止治疗问题尚没有统一的认识及法律。在我国，至今也还没有关于终止治疗的法律、政策可以遵照执行，各医疗单位处理方法也不完全相同。我国民法规定，无行为能力人需要确定其监护人。新生儿监护人就是其父母或其直系亲属，有缺陷的新生儿的存活与否直接影响其利益，所以新生儿的监护人才能最终决定是否对其终止治疗。但由于关乎人命，也涉及医学领域中的相关问题，所以新生儿的监护人在履行这一决定权的一个至关重要的前提就是要有医学上的明确确认。因此对于确认过程中的医生资格、身份及监护人的资格、身份都要有严格的标准，并可以考虑引入第三方证明人的方式，以保护新生儿终止治疗的客观、公正、科学，防范以后有可能出现的医患纠纷。

综上，选择性放弃体现了新生儿重症监护目标的演变，尊重患儿的生命、父母的自主权和价值观，要注意的是放弃治疗后，医护人员有责任继续提供缓解患儿症状、减轻痛苦、安抚父母的临终关怀护理，充分体现医学人本主义精神。

三、新生儿安乐死

荷兰是世界上第一个将安乐死合法化的国家，比利时也实施了同样的政策，但世界上还没有一个国家制订法律准许对没有行为能力的新生儿实施安乐死。中国普遍的做法是，残疾儿父母可通过向民政部门或社会申请救助，不管残疾儿的病情能否治愈，他们的生存权都受到法律的保护。目前，为新生儿实施安乐死在我国属于非法。无论是从伦理还是人情的角度出发，人的生命是神圣不可侵犯的，只要生命存在就存在治好的"希望"或是"可能"，轻易结束一个有缺陷的新生儿的生命，无疑是一种错误的行为。所以，对有缺陷的新生儿的认定,必须有严格、具体和科学的统一标准,不仅要和目前的医学科学发展实际相符合,而且在实践操作中也要具有可行性,并对此加以严格的控制和监管。

《中国儿童发展纲要》的目标是:坚持"儿童优先"原则,保障儿童生存、发展、受保护和参与的权利。针对新生儿医学中的以上诸多问题,需要政府、卫生行政部门、医院及妇幼保健机构、临床医生、社会学家等多方面积极配合,通过立法进一步完善各种制度,以保障新生儿医疗的公平、有效和合理,从而保护新生儿的合法医疗权利。

(张 欣)

第二章 早产儿分娩的管理

第一节 早产的预测及高危孕妇的识别

早产是围生医学中的一个重要、复杂而又常见的妊娠并发症,因早产儿发病率、死亡率和后遗症较足月产儿显著升高而成为一个世界性的卫生问题。由于对早产认识上的差异,如先兆早产的就医率低,或种族、社会地位、经济状况等多种因素的影响,使报道的早产发生率基本波动在 5% ~ 15%,在过去的 20 年中这个比例并未因为对早产的认识提高而下降。随着助孕技术的应用和普及,早产发生率甚至呈上升趋势。早产的临床阶段,按宫缩、宫颈扩张及宫颈管消失程度可以将早产分为先兆早产、早产临产和难免早产。其概念如下:根据不同的早产临床阶段进行处理,强调先兆早产的早期识别及早期干预;对于早产临产的患者不能放松治疗,尽力延长孕周;对于难免早产者应争取促胎肺成熟药物的使用时间及早产儿的抢救机会,这些措施对最大限度地改善围生儿结局都有重要意义。

一、早产的高危因素

(一) 生活习惯和社会因素

孕妇年龄与早产相关,年龄<18 岁或>40 岁为高危人群。低社会经济阶层,比高社会经济阶层要高 50% 的早产风险系数。营养不良和体重<45kg 的孕妇,可增加 3 倍的早产风险。不良生活习惯如吸烟、吸毒、酗酒也与早产相关。Hickey 等 1995 年报道孕妇孕期体重增长低下与早产风险的增加呈特异性相关。酗酒不仅和早产相关,而且显著增加早产儿大脑损伤的风险。孕妇精神压力与孕 35 周前自发性早产相关。

(二) 既往有早产史、流产史的孕妇

有早产史的妇女再次妊娠仍有早产的可能性。当孕妇第一次妊娠时发生早产,以后的妊娠发生早产的可能性增加 2 倍。如果最初两次妊娠均发生早产,第三次妊娠发生早产的危险性则增加 3 倍。

(三) 合并内科和产科并发症

内科急慢性疾病包括心脏病、慢性高血压、严重贫血、甲亢、糖尿病、肾盂肾炎、病毒感染等。产科严重并发症包括前置胎盘、胎盘早剥、羊水过多、胎膜早破、多胎妊娠等。大约有 28% 的早产是由下列因素造成的:重度子痫前期(43%)、胎儿宫内窘迫(27%)、胎儿生长受限(10%)、胎盘早剥(7%)和死胎(7%)。

(四) 子宫畸形

双子宫、双角子宫、子宫纵隔、子宫肌瘤、子宫颈内口松弛等是早产发生的高危因素。

(五) 外伤、疲劳、过多发生性生活也可导致早产的发生。

二、早产的病因

（一）感染

绒毛膜、羊膜感染,病原体常为细菌(需氧菌、厌氧菌)、滴虫、真菌、衣原体、支原体等。由各种微生物造成的绒毛膜羊膜炎可能是难以解释的胎膜早破和早产的原因。有学者指出亚临床羊水感染是早产的原因,传播途径可通过上行感染和血液传播。

感染诱发早产的机制包括:①感染导致的早产是由单核细胞激活后产生的分泌物所引发的,这些分泌物包括多种细胞活性因子,如白细胞介素 1、6、8 及肿瘤坏死因子,刺激胎膜和蜕膜产生前列腺素,诱发宫缩。Andrews 等发现随着孕龄的不同,自发性早产孕妇羊水中 IL-6 的浓度显著增高。②酶的改变:炎性子宫下段组织蛋白水解酶、胶原酶和弹性酶、基质金属蛋白酶释放增加,组织金属蛋白酶抑制物的合成减少。酶的平衡破坏,细胞外基质降解,引起宫颈软化和扩张。③催乳激素和钙的变化:感染后孕妇羊水与胎血催乳激素明显增加;羊水中渗透浓度、钠、氯化物和钙升高,钾降低;母血和胎血中维生素 D_3 大量增加。升高的催乳激素改变了胎膜的通透性,使羊水中钠、氯化物等电解质紊乱和羊水渗透浓度改变导致胎膜结构完整性受损。羊水中的催乳激素可通过胎膜调控 PGE_2 的产生,诱导子宫收缩。维生素 D_3 可引起钙的升高,钙离子可作为磷脂酶 A_2 的激活剂,导致 PGE_2 的释放,触发宫缩。胎儿感染后,胎肺、胎肾中产生血小板激活因子,也是一种保护机制,有利于胎儿有目的使自己脱离感染的环境,起到协同作用促进宫缩。

（二）胎膜早破

宫颈、阴道微生物产生蛋白水解酶,使胎膜强度降低或感染,内毒素释放因子,刺激前列腺素增加,引起宫缩,导致胎膜早破,早产率增加。

（三）细菌性阴道病

有文献报道细菌性阴道病可使早产的发生率升高。细菌性阴道病是条件致病菌的作用下发生的疾病。在正常情况下,阴道黏膜中乳酸杆菌是阴道菌群的优势菌。当乳酸杆菌被支原体或厌氧菌取代时,易发生早产。

（四）子宫内压高

多胎妊娠、羊水过多等因素导致子宫内压增高时可引起早产。

（五）子宫内口关闭不全

子宫颈内口关闭不全时羊膜囊向宫颈管膨出,可导致胎膜早破,引起早产。引起宫颈功能不全的原因为先天性和后天性,先天性宫颈发育不良主要是宫颈胶原纤维减少,宫颈胶原纤维/平滑肌的比率降低使宫颈维持妊娠的能力降低。后天性主要为机械性损伤造成,尤其妊娠中期引产引起宫颈损伤最常见。

（六）子宫发育不良

先天畸形如纵隔子宫、双角子宫等造成早产的发生率增高。

（七）医源性早产

医源性早产占早产发生率的 1/3 左右,妊娠并发症(如肝内胆汁淤积症、重度子痫前期、产后出血)和妊娠合并症(如心、肾、肝病、内分泌疾病)是导致医源性早产的直接原因。其中子痫前期占 44%、胎儿生长受限或胎儿宫内窘迫占 21%、前置胎盘或胎盘早剥占 16%,最主要原因是慢性高血压、子痫前期、胎儿生长受限和多胎妊娠。

（八）牙周疾病

牙周疾病是指发生在牙龈、牙周膜、牙骨质和牙槽骨部分的慢性、进行性、破坏性疾病，多数是由长期存在的牙龈炎发展而来。有调查发现，患牙周疾病的孕妇早产的发生率较牙周健康的孕妇高 3～8 倍，牙周炎发生在早产之前，牙周炎越严重，早产发生的孕周就越早。牙周炎导致早产的可能原因在于引起牙周炎的 G^- 细菌释放的内毒素，刺激了细胞因子和前列腺素的产生。

（九）孕妇心理负担过重

因为大部分家庭都是独生子女，父母对子女的期望越来越高，随之出现的就是孕妇的心理问题，有的孕妇稍有不适就会担心对孩子是否有影响，还经常担心自己会生个畸形儿、痴呆儿。孕妇的情绪过于悲观、悲伤或恐惧，会使血液中增加有害神经系统和心血管系统的化学物质，引起肾上腺激素分泌过多，可能导致儿童颌发育不全形成腭裂，有的还可能造成胎儿早产，甚至胎死腹中。

三、早产的症状

早产属于妊娠时限相关疾病，根据早产的临床阶段，按宫缩、宫颈扩张及宫颈管消失程度可以将早产分为先兆早产、早产临产和难免早产。①先兆早产：妊娠 28～36^{+6} 周孕妇出现下腹坠胀、腰背痛、阴道分泌物增多等自觉症状，监护发现每小时宫缩≥4 次（除外生理性宫缩、压力<10～15mmHg）。②早产临产：在先兆早产的基础上，如子宫收缩较规则，间隔 5～6 分钟，持续 30 秒钟以上，伴以宫颈管消退≥75% 以及进行性宫口扩张≥2cm，则可诊断为早产临产。③难免早产：规则的宫缩不断加强，宫口扩展至 4cm。

四、早产临床检查项目

预测早产，目前临床应用较多的是以下几种手段。

（一）检测孕妇宫颈后方的阴道分泌物

一旦孕妇出现宫缩、宫颈变短等情况，就必须警惕是否有早产的可能。这时医生会用湿棉签取孕妇阴道中一些分泌物，观察有无颜色变化，再作判断。

（二）测胎儿纤维连接蛋白

孕妇一般在怀孕 22 周后可以测一下，如果发现没有，则至少说明孕妇在近两周内不会发生早产；如有，说明早产可能性很大，这时孕妇须卧床休息、禁房事，如有宫缩，必要时可给予宫缩抑制剂治疗。不过，在有阴道检查、阴道出血、性交及胎膜早破等情况时，也可能检测出这种蛋白，属于正常情况。

（三）B超检测宫颈长度

正常情况下随着孕周的增加宫颈长度无明显变化或仅有轻微的缩短。孕期正常的宫颈长度应大于 30mm。有文献报道，正常妊娠 16～35 周的宫颈长度平均为 36mm，无宫颈内口扩张，即无漏斗形成。在妊娠 30 周时，若宫颈内口呈漏斗状，且长度超过 5mm，早产发生的阳性预测值可达 30%。在妊娠 23 周时若宫颈长度小于 15mm，则早产的发生率为 17%。

（四）唾液雌三醇

有研究发现，孕妇的唾液雌三醇浓度升高和早产有关。

（五）基质金属蛋白酶

基质金属蛋白酶是锌依赖蛋白酶,可以降解细胞外基质各种类型的胶原,被认为与早产、胎膜早破有密切关系。

（六）白细胞介素-6(IL-6)

在阴道发生感染或亚临床感染时,刺激产生许多细胞因子,其中 IL-6 与早产密切相关,可刺激 PGE_2 产生,使宫颈成熟和引起宫缩。

（七）宫缩监测

孕 37 周前,10 分钟有 2 次或 2 次以上宫缩,或 1 小时有 8 次以上,持续 20 ~ 30 秒,发作 2 小时以上,无宫颈变化,为早产先兆。

五、高危孕妇的识别及注意事项

可能导致难产及(或)危及母婴者,称高危妊娠。具有高危妊娠因素的孕妇,称为高危孕妇。孕妇患有各种急慢性疾病和妊娠并发症,以及不良的环境、社会因素等,均可导致胎儿死亡、胎儿宫内生长迟缓、先天畸形、早产等,构成较高的危险性,从而增加了围生期的发病率和死亡率。凡列入高危妊娠范围内的孕妇,就应接受重点监护,尽量降低围生期发病率及死亡率。

高危因素从时间上可分为固定的和动态的。前者是怀孕前或早期即已经存在,如孕妇年龄>35 岁,或有心脏病史;后者在妊娠期间逐渐出现的,如贫血或子痫前期。按高危因素的危险程度可分为绝对高危和相对高危。从上述特点出发,对高危妊娠的筛查应该进行全面仔细的、动态的监测,并且对危险的程度给予不同的监测和管理。高危妊娠产前评分标准见表 1-2-1 和表 1-2-2。

表 1-2-1　高危妊娠产前评分标准（一）

异 常 情 况		代 号	评 分
一般情况	年龄<18 岁或≥35 岁	1	10
	身高<1.45m	2	10
	体重<40kg 或>80kg	3	5
	胸廓脊柱畸形	4	15
异常产史	自然流产≥2 次	5	5
	人工流产≥2 次	6	5
	早产史≥2 次	7	5
	早期早产儿死亡史 1 次	8	5
	死胎、死产史≥2 次	9	10
	先天异常儿史 1 次	10	5
	先天异常儿史≥2 次	11	10
	难产史	12	10
	巨大儿分娩史	13	5
	产后出血史	14	5

续表

异常情况		代号	评分
严重内科合并症	贫血　血红蛋白<100g/L	15	5
	贫血　血红蛋白<60g/L	16	10
	活动性肺结核	17	15
	心脏病心功能　Ⅰ~Ⅱ级	18	15
	心脏病心功能　Ⅲ~Ⅳ级	19	20
	糖尿病	20	15
	乙肝病毒携带者	21	10
	活动性病毒性肝炎	22	15
	肺心病	23	15
	甲状腺功能亢进或低下	24	15
	高血压	25	15
	慢性肾炎	26	15
妊娠合并疾病	淋病	27	10
	梅毒	28	10
	艾滋病	29	10
	尖锐湿疣	30	10
	沙眼衣原体感染	31	10

表 1-2-2　高危妊娠产前评分标准（二）

异常情况		代号	评分
本次妊娠异常情况	骶耻外径<18cm	32	10
	坐骨结节间径≤7cm	33	10
	畸形骨盆	34	15
	臀位、横位（30周后）	35	15
	先兆早产<34周	36	15
	先兆早产34~36^{+6}周	37	10
	盆腔肿瘤	38	10
	羊水过多或过少	39	10
	妊高征轻、中度	40	10
	妊高征重度	41	15
	子痫	42	20

续表

异　常　情　况		代号	评分
本次妊娠异常情况	妊娠晚期阴道流血	43	10
	胎心持续≥160 次／分	44	5
	胎心≤120 次／分但>100 次／分	45	10
	胎心≤100 次／分	46	15
	胎动<20 次／12 小时	47	10
	胎动<10 次／12 小时	48	15
	多胎	49	10
	胎膜早破	50	10
	估计巨大儿或 IUGR	51	10
	妊娠 41 ~ 41^{+6} 周	52	5
	妊娠≥42 周	53	10
	母儿 ABO 血型不合	54	10
	母儿 Rh 血型不合	55	20
致畸因素	孕妇及一级亲属有遗传病史	56	5
	妊娠早期接触可疑致畸药物	57	5
	妊娠早期接触物理化学因素及病毒感染等	58	5
社会因素	家庭贫困	59	5
	孕妇或丈夫为文盲或半文盲	60	5
	丈夫长期不在家	61	5
	由居住地到医院需要一小时以上	62	5

高危妊娠产前评分方法:同时占表一和表二中两项以上者,其分数累加。程度分级:轻度 5 分;中度 10 ~ 15 分;重度≥20 分

（一）有早产可能的高危孕妇的识别

高危孕妇包括:①孕妇年龄小于 18 岁或大于 35 岁。②有不正常的妊娠分娩史:如自然流产、早产、死胎、死产、难产(包括剖宫产史)、早产儿死亡、早产儿畸形或有先天遗传性疾病等。③有各种妊娠并发症:如子痫前期、前置胎盘、胎盘早剥、羊水过多或过少、胎儿宫内生长迟缓、过期妊娠、母儿血型不合等。④有内科合并症:如心脏病、糖尿病、高血压、肾脏病、肝炎等。⑤可能发生分娩异常的孕妇:如胎位异常、巨大胎儿、多胎妊娠、骨盆异常等。⑥孕妇胎盘功能不全。⑦妊娠期接触大量放射线、化学毒物或服用对胎儿有影响的药物。⑧盆腔肿瘤或曾有手术史的孕妇。

（二）高危妊娠的诊断

在识别高危因素的基础上,通过以下几个方面可以做出诊断。

1. 详细询问病史　从病史中可以了解大部分固定因素,如既往的孕产史、内科的合并

症等。通过询问月经史可核对孕周,便于今后观察胎儿的发育。了解孕妇的工作环境、生活习惯、嗜好等,可给予必要的指导,避免某些高危因素的影响。

2. 临床检查　检查内容除了一般情况,如身高、体重、基础血压测定等内容外,不同孕期应有其重点内容。孕中期开始用妊娠图监测胎儿的发育和除外胎儿畸形;孕末期,尤其37周后应注意胎儿大小、胎位、骨盆大小的检查。

3. 实验室检查　定期常规化验检查如血、尿常规,可早期发现贫血、子痫前期等。特殊的化验如肝功、感染系列筛查、血清学筛查染色体疾病,血糖筛查等。

4. 高危妊娠的特殊检查　包括胎儿发育、胎儿成熟度、胎儿-胎盘功能、胎儿宫内储备力等,均有助于发现高危妊娠。

(三) 高危孕妇的注意事项

1. 去指定的医院或保健机构进行产前检查,按医嘱做好系统保健。高龄孕妇和产下过先天缺陷儿的孕妇应到遗传咨询门诊做有关的检查。

2. 学会自我保健,做好孕期自我监护,家属也应学会家庭监护的方法。

3. 加强营养,摄入富含蛋白质、维生素、铁、锌、钙等的食品。积极纠正贫血。

4. 妊娠期间多卧床休息,孕妇采取左侧卧位较好。减少性生活,并在妊娠前3个月和后3个月避免性生活。

5. 戒除烟酒,减少早产发生。

6. 避免不良环境污染,保持良好的心情,避免劳累。

7. 制订分娩计划,对阴道分娩困难、有较严重的内科疾病、全身情况差,难以自然分娩的孕妇,可择期做剖宫产。

8. 凡在孕期检查中发现属于高危妊娠的孕妇都要在医务人员的重点监护下进行治疗处理。

9. 当继续妊娠将严重威胁母体健康或胎儿生存时,应适时终止妊娠。

(四) 高危妊娠的管理原则

1. 针对高危因素给予相应处理

(1) 进行遗传咨询及染色体检查:对年龄>35岁或有畸形儿史,或有遗传病家族史,或孕早期有特殊接触和药物史、血清学筛查高危者,应做绒毛或羊水的染色体核型分析。

(2) 内科合并症的处理:孕早期详细了解病史,必要时和内科协作进行鉴定,对不宜妊娠者应及早终止妊娠,可继续妊娠者应制订处理计划。

(3) 产科并发症的处理:进行病因或对症治疗,在保证孕妇安全的前提下延长孕周,提高胎儿的存活率。

2. 改善胎儿宫内生长发育和供养环境

(1) 定时侧卧位休息,增加胎盘血流灌注量。

(2) 定时吸氧,提高脐静脉血氧饱和度。

(3) 增加营养。孕妇除保证三大营养素外,多种维生素、铁、钙及微量元素的补充均不可缺少。胎儿宫内生长受限者可静脉输入必要的氨基酸、糖及疏通微循环的药物,如右旋糖苷、丹参、肝素等。

3. 适时终止妊娠　终止妊娠的时机,一方面取决于母亲合并症或并发症的病情,另一方面也要权衡胎儿的成熟度、胎儿-胎盘功能。为了兼顾这两方面,应积极治疗和控制孕妇的疾病和病情同时严密监测胎儿宫内情况,一旦时机成熟应果断终止妊娠。

4. 加强高危早产儿产时和生后的管理 无论剖宫产或阴道分娩,均应做好复苏的准备。同时配有早产儿科医生协助。

第二节 早产分娩的产科处理

一、早产的诊断

早产的主要临床表现是子宫收缩,最初是不规则宫缩,常伴有少量阴道血性分泌物,以后发展为规则宫缩。宫颈管先逐渐消退,然后扩张。妊娠满 28 周至不足 37 周出现 10 分钟一次的规则宫缩,伴宫颈管缩短,可诊断先兆早产。妊娠满 28 周至不足 37 周出现规则宫缩(20 分钟≥4 次,持续≥30 秒),伴宫颈缩短≥75%,宫颈口扩张 2cm 以上,诊断为早产临产。

二、早产的处理

治疗早产的目的:延长孕周、促胎儿肺成熟、提高新生儿存活率。前提条件:胎儿方面无畸形、无宫内缺氧、胎龄小、出生后存活率低;母儿无即刻终止妊娠的适应证、宫颈扩张<4cm。治疗原则:抑制宫缩、镇静、促胎儿肺成熟、抗感染。

(一) 宫缩抑制剂

宫缩抑制剂主要包括以下几种:β_2 肾上腺素能受体兴奋剂、硫酸镁、钙离子通道阻滞剂、催产素受体拮抗剂、前列腺素合成抑制剂等。

1. β_2 肾上腺素能受体兴奋剂 β_2 肾上腺素受体兴奋剂是目前临床应用最多的宫缩抑制剂,其作用机制是:与子宫肌细胞膜表面受体结合,激活细胞膜的腺苷酸环化酶,使三磷腺苷转化为环磷酸腺苷,降低肌球蛋白轻链激酶活性,抑制肌质网释放钙,降低细胞内钙离子浓度。目前只有羟苄羟麻黄碱(利托君)由于副作用较少,疗效确切而被美国食品与药物监督管理局认可。我国临床使用的还有硫酸舒喘灵等。多项研究表明,尽管利托君可延长孕周 24~48 小时,但它不改善最终的围生儿结局,低体重儿、新生儿呼吸窘迫综合征的发生率及围生儿死亡率无显著性变化。目前认为静脉治疗只能有限的延缓孕周,益处是争取时间以便使用糖皮质激素促进胎儿肺成熟,但应同时注意静脉液体输注量,避免肺水肿的发生。

2. 硫酸镁 镁离子可拮抗钙离子,作用于子宫肌细胞,抑制宫缩。使用方法常用 25% 硫酸镁 16ml 稀释到 5% 葡萄糖 100ml 中,在 30~60 分钟内静脉缓慢注入,再将 25% 硫酸镁 60ml 置于 5% 葡萄糖 1000ml 中,以每小时 1~2g 的速度静脉滴入至宫缩<6 次/小时,每日总量不超过 30g。使用过程中注意监测孕妇的呼吸、尿量和腱反射情况。接受大剂量硫酸镁治疗时,应注意监测孕妇血镁浓度,防止镁中毒。

3. 前列腺素合成抑制剂 前列腺素合成抑制剂主要是抑制环氧化酶的合成或阻滞前列腺素对靶器官的作用。目前临床应用最广泛的是吲哚美辛(消炎痛),用法:100mg 塞入肛门,以后 25mg 每 6 小时或 50mg 每 8 小时,24 小时后 25mg 每 6 小时至宫缩消失。前列腺素可能对胎儿有不利影响,其副作用包括:胎儿动脉导管早闭、羊水量减少,用药前后需用 B 超监测动脉导管宽度及羊水量。其他副作用可能还有胎儿坏死性肠炎和颅内出血。有其他药物可用时,尽量不用此类药物,如需使用,应孕 32 周以前使用。

4. 钙离子通道阻滞剂　钙离子通道阻滞剂可通过各种机制阻止钙离子跨膜内流,降低血钙浓度,抑制钙进入子宫肌细胞膜,抑制缩宫素和前列腺素的释放,间接抑制宫缩。多项研究表明,钙离子通道阻滞剂如硝苯地平(nifedipine)即心痛定,降低了48小时分娩率和7天内分娩率,并与利托君相比,硝苯地平明显降低了36周前早产的危险与新生儿发生呼吸窘迫的风险,同时对胎儿及母体没有明显的副作用。但如果联合应用硝苯地平和硫酸镁作为宫缩抑制剂有潜在的危险,硝苯地平可增加镁离子的毒性,造成神经肌肉阻滞,并可能干扰心肺功能。一般用法为硝苯地平10~20mg,3~4次/日,每日最大用量≤60mg,用药期间应注意血压变化,如孕妇血压低,可减少胎盘灌注,并注意不与硫酸镁合用。

5. 催产素受体拮抗剂　阿托西班(atosiban)是合成的环状九肽,是催产素-血管加压素的竞争性抑制剂,可通过下调催产素受体,抑制催产素的作用,减少前列腺素的合成,可以抑制催产素诱发的子宫收缩。目前认为阿托西班作为治疗早产的药物,能够在世界范围内应用。与利托君、沙丁胺醇比较,抑制宫缩效果好,对母婴的副作用也少。但近期国外的多中心研究却表明,阿托西班不能显著改善任何一种相关的婴儿结局,它的应用价值还需要进一步研究。

(二) 镇静剂

应用镇静剂可减少孕妇焦虑,减少儿茶酚胺分泌,可与宫缩抑制剂协同使用。地西泮2.5mg,3次/日,或苯巴比妥100mg、2~3次/日。

(三) 抗生素

针对感染部位及病原体选用敏感抗生素以减少母婴感染性并发症。

(四) 宫颈环扎术

宫颈功能不全是妊娠中期反复流产的主要病因之一,适用于子宫颈内口松弛者,可在妊娠12~16周行宫颈环扎术。

(五) 促进胎儿肺成熟

研究表明,糖皮质激素有促胎肺成熟的作用,首选药物是地塞米松和倍他米松。用法为地塞米松6mg肌内注射,2次/日,注射2日;或倍他米松12mg,2次/日,注射1日。有研究表明,盐酸氨溴索也有促胎儿肺成熟作用,而且没有明显的副作用,对孕妇的血糖没有影响,而且在预防31周前出生的早产儿发生呼吸窘迫综合征方面优于地塞米松。它和地塞米松对胎儿肺成熟的作用机制是一样的,通过作用于肺泡Ⅱ型细胞,促进肺表面活性物质的合成与释放并贮存在肺泡Ⅱ型细胞的板层体中,降低肺内毛细血管渗透压,减少肺水肿,降低呼吸窘迫综合征的发生。

(六) 胎儿宫内情况监测

常规B超监测胎儿发育情况、羊水量、胎盘成熟度及排除胎儿畸形后,根据妊娠时限选择进行胎心监护,利用B超进行生物物理评分,测量血及尿雌三醇、胎盘生乳素、妊娠期特异性胎盘糖蛋白等,了解胎儿和胎盘情况,对处理有指导作用。

(七) 胎膜早破后早产的处理

胎膜早破后早产临产和分娩有时是难以避免的,从胎膜早破到分娩的时间间隔与破膜时的孕龄成反比,孕龄越晚,胎膜破裂到分娩的时间间隔就越短。胎膜早破后,为了避免早产,可以有两种措施:不干预或期待疗法,仅仅等待自然分娩;或采取措施,包括使用糖皮质激素,用或不用宫缩剂来延缓早产的发生,以便糖皮质激素有足够的时间诱导胎儿成熟。

对孕 25 周前胎膜早破使用期待疗法时,需要考虑母儿两方面的风险。母亲方面的风险包括感染及感染后引起的脓毒血症,胎儿的风险包括肺发育不良及羊水减少后引起肢体压迫畸形。有研究表明对于小于 24 周的胎儿立即结束分娩是有益的。

三、早产的分娩方式

根据孕周选择分娩方式。①24 周前胎肺的解剖发育还不成熟的早产儿成活率极低,不足 25 孕周者,多放弃对早产儿的抢救。②25 周以后,胎肺的解剖发育已完善,但在 28 孕周前,仅有很少量的肺表面活性物产生,此时分娩的早产儿存活率仍很低。25 ~ 28 孕周时,早产儿并发症多且严重,成活率低。所以在选择分娩方式时,应该侧重于减少对孕妇的创伤,阴道分娩是理想选择。从 28 孕周开始,肺表面活性物质产生增加,胎肺接近成熟,早产儿成活率明显提高。由于剖宫产手术创伤性大、有增加颅内出血的可能,因此阴道分娩仍然是理想选择。③35 孕周以后的早产儿肺基本成熟,存活率接近足月儿。因此,在选择分娩方式时,应结合我国的国情,根据孕周考虑分娩方式。有剖宫产指征者可行剖宫产术结束分娩。阴道分娩时,要密切关注产程进展,在产程进展欠佳时及时行剖宫产术。全产程胎心监护,避免产程延长。如果有感染的危险,应选择腹膜外剖宫产术,以避免腹腔内污染。

四、早产儿的产时监测和用药

分娩方式以及处理好分娩过程的各个环节可以减少各种因素对胎儿及早产儿的损害,降低早产儿发病率和死亡率。

(一) 分娩时机的选择

早产儿并发症多,应选择期待疗法;如果没有出现严重并发症,可期待治疗至 34 周,此时,胎儿已接近成熟,早产儿发病率显著降低,可终止妊娠,若继续妊娠发生宫内感染危险性明显增大。如果出现宫内感染、脐带脱垂或胎儿窘迫时,或期待过程中出现无法抑制的子宫收缩、分娩已发动时,无论孕周多少,均须尽快手术。

(二) 分娩前准备

1. 抗生素的应用　抗生素的应用可有效延长妊娠时间,减少孕妇及早产儿感染率,从而改善母儿预后。应用抗生素治疗胎膜早破以及先兆早产及延长孕周均是有效的。破膜≥24 小时后,无论是否存在感染,应使用抗生素。用药疗程为静脉滴注 48 小时后改口服,连用 5 天。

2. 促胎肺成熟　使用糖皮质激素促胎肺成熟对于未足月胎膜早破是非常重要的,可以明显降低早产儿呼吸窘迫综合征的发生率及严重程度。

3. 早产儿复苏准备　分娩前应请早产儿科医生会诊,做好早产儿抢救的准备工作。

4. 阴道分娩的注意事项　全产程胎心监护,避免产程延长。

五、早产儿出生后护理

(一) 产后保暖

早产儿体温中枢发育不完善,体温升降不定,多表现为体温低下。

1. 升高室温,确保早产儿室有一个温暖的环境。室内温度应保持在 24 ~ 26℃,晨间护理时提高到 27 ~ 28℃,相对湿度 55% ~ 65% 。

2. 在分娩前将需要提前预热的辐射抢救台电源打开,并预热用于擦干早产儿的毛巾和包被。

3. 早产儿复苏前应擦干,保暖(下端开放的食品塑料口袋包裹),置于辐射抢救台抢救。

4. 应根据早产儿的体重、成熟度及病情,给予不同的保暖措施,加强体温监测,每日 2 ~ 4 次。一般体重小于 2000g 者,应尽早置婴儿培养箱保暖。体重大于 2000g 在箱外保暖者,还应给予戴绒布帽,以降低耗氧量和散热量。必要的操作如腹股沟采血等须解包时,应在远红外辐射床保暖下进行,没有条件者,则因地制宜,采取简易保暖方法,并尽量缩短操作时间。

(二) 产后观察

由于早产儿各系统器官发育不成熟、功能不完善,护理人员应具备高度的责任感与娴熟的业务技能,加强巡视,密切观察病情变化。如发现情况,应及时报告医师,并协助查找原因。

1. 体温观察　每 2 小时测体温 1 次,保持每日体温差<1℃。若腋温能稳定在 36 ~ 37℃达 3 天以上,可改为每 4 ~ 6 小时测体温 1 次。

2. 呼吸观察　加强巡视次数,监测早产儿的呼吸频率、节律及呼吸运动强弱,注意有无青紫、呼吸暂停及呼吸困难,发现异常及时处理。

3. 喂养观察　早产儿吮吸能力差,吞咽反射能力弱,且胎龄越小其吞咽反射能力越弱,因此喂哺时评估早产儿有无吮吸、吞咽反射,吮吸的力量、吞咽的速度;观察哺喂过程中有无呛咳、窒息的表现。

4. 一般情况观察　包括①早产儿哭声低弱而无力,正常解除原因后可安静入睡,否则应注意是否由疾病引起。②观察有无呕吐,呕吐开始的时间、次数、量及性质,预防吸入性肺炎发生。③观察大小便排出情况,一般出生后 10 ~ 12 小时内排出墨绿色黏稠的胎粪,3 ~ 4 天排完,大便转为黄色。若出生后 24 小时未排出胎便,应注意有无消化道畸形。小便于出生后 24 小时排出,若 48 小时后仍无小便,应查找原因。有硬肿出现时,更应注意观察早产儿的小便量。④观察皮肤及皮下脂肪,有无破损,皮下脂肪有无变硬、水肿,皮肤是否呈暗红色等硬肿症的表现。

(三) 呼吸道的管理

由于早产儿呼吸中枢及呼吸器官未发育成熟,呼吸系统不稳定等因素造成早产儿呼吸浅而快,且不规则。胎龄越小,呼吸暂停及青紫的发生率越高。胎龄<34 周的早产儿85%以上于出生后 24 小时内出现呼吸暂停。早产儿出生后应及时清除呼吸道分泌物,保持呼吸道通畅。仰卧位时可在肩下放置软垫,避免颈部弯曲,以保持气道通畅。一旦出现青紫或呼吸暂停可用拍打或弹足底、托背等方法,刺激呼吸出现。同时给予氧气吸入,待缺氧症状缓解,可暂停给氧,避免氧中毒引起眼晶状体后纤维膜增生和加重生理性黄疸。一般以间歇低流量给氧为好,最好在喂奶前后或间隔 4 ~ 6 小时吸氧 1 次,每次 15 ~ 30 分钟,氧流量每分钟0.5 ~ 1L 为宜,吸氧过程中密切观察呼吸次数及深浅度。

(四) 供给充足营养

目前主张在病情允许的情况下,早产儿尤其是低出生体重儿应予以早期适量喂养,以利于刺激肠蠕动和胃肠激素分泌,减轻黄疸症状或缩短其持续时间,减少坏死性小肠炎的发生等。但早产儿由于吮吸能力差,吞咽反射弱,胃容量小,胃肠功能差,造成喂养困难。其喂养方法视早产儿的情况而定。体重低于1500g、吸吮力差、吞咽反射弱并时有青紫者,可适当延迟喂养时间,由静脉补液供给能量;生活能力强,有吸吮和吞咽能力者,可直接喂母乳;有吞咽能力而无力吸吮者可用滴管喂养;吮吸及吞咽能力均差者,可用鼻饲,鼻饲时速度宜缓慢,最好能让奶液自针筒利用重力作用自然流入,以免发生"胃轻瘫"现象。鼻饲后采取头高脚低、右侧卧位,并加强巡视。如因种种原因不能母乳喂养时可用牛奶,并根据病情个体差异而灵活掌握奶量,采取循序渐进的原则增加,必要时可给予少量多次喂哺。

(五) 预防感染

早产儿皮肤薄嫩,从母体接受的免疫能力不足,本身合成免疫球蛋白的功能低下,抵抗力低而易感染,因此为避免发生交叉感染应做到:①建立严格的消毒隔离制度,减少入室人员,保持室内空气新鲜,严格无菌操作,房间定时消毒,每月做好空气和物体表面细菌培养。②工作人员进行治疗护理前应先洗手,自身必须健康,发现早产儿有感染时需隔离并认真处理,护理时应先护理正常早产儿。③暖箱每日用消毒液擦拭,箱内用物每周更换,消毒一次。④加强皮肤及脐部护理,体重>2000g,一般情况好者,可每日沐浴1次,并注意全身情况观察。脐部应保持清洁干燥,勿使大小便污染,每日观察有污液时,可用3%过氧化氢清洗后涂2%碘酊。

(六) 环境管理

1. 疼痛护理 早产儿接受大量有创性操作,疼痛可造成一系列近期和远期不良影响。应尽量避免和降低疼痛的发生,合理使用止痛方法,如非营养性吸吮(安慰奶嘴)、抚触诱导治疗等,必要时使用止痛药。为减轻疼痛,护理中最重要的一点是尽量减少各种操作和检查,并设法使其舒适。各种操作应集中进行,但应避免长时间打扰早产儿,操作时动作轻柔缓慢,并观察早产儿是否有不适征象。

2. 减少声光刺激 拟定早产儿睡眠计划,使其生理功能处于平衡状态。减少光照对暖箱的影响,调节室内光线,建立24小时光照循环。需要开灯时,避免灯光照射早产儿眼部。医护人员工作中注意走路轻、说话轻、关门轻、操作轻。据报道,报警声可对早产儿听力造成一定影响,因此各种仪器应调低报警声。

第三节 早产儿心肺复苏

早产儿窒息是导致全世界早产儿死亡、脑瘫和智力障碍的主要原因之一。根据世界卫生组织1994年的统计数字表明每年500万的早产儿死亡中约有100万死于早产儿窒息。我国为进一步提高医务人员进行窒息复苏的技术水平,卫生部妇幼保健与社区卫生司旨在5年内在建立一个遍及全国的掌握早产儿窒息复苏技术的人才队伍,确保我国每家医院的每个分娩现场至少有一名受过复苏培训、掌握早产儿复苏技术的医护人员在场,以降低我国早产儿窒息的病死率及伤残率,提高早产儿的生存质量。

一、复苏的准备

(一) 复苏早产儿的确定

1. 早产儿的胎龄 早产儿常常由于肺发育不成熟、肌无力而不能进行有效地呼吸,而且生后不能保持正常体温,所以应将早产儿与母亲分开,并在辐射保暖台下对其进行评估和初步复苏。

2. 羊水是否清亮　如果羊水中有胎粪且早产儿无活力,应做气管插管,将胎粪吸出。如果羊水是清亮的或羊水污染的早产儿是有活力的,则可以不进行气管内吸引。

3. 早产儿有无呼吸或哭声　有无呼吸或哭声是判断早产儿是否窒息的重要标准。观察早产儿胸廓可明显看出有无呼吸,有力的哭声也说明有呼吸。但不要被喘息的早产儿误导。喘息是在缺血或缺氧时发生的一系列单次或多次深呼吸,它预示严重的神经和呼吸抑制。

4. 肌张力好坏也是判断早产儿有无窒息的重要指标。

如以上四项有一项为是,则应进行复苏。

（二）复苏人员的准备

由于早产儿窒息的发生有时难以预料,每次分娩时都应该至少有一名受过早产儿复苏技能培训的人员在场。产房、手术室和早产儿科的医师、助产士和护士,都必须经过严格的早产儿复苏培训,才能上岗工作。大多数情况下产科医生和儿科医生的良好交流能提供及时的救助,因此在分娩前合理分派复苏任务非常重要。产房或手术室内可根据情况组织复苏小组,平时要加强演练。必须时要有明确的复苏管理制度,参加复苏的人员要明确各自的分工,互相协作和配合。复苏领导者要有强烈的责任感和自信心,遇到问题不能慌乱,处理问题有条不紊,并及时做好与复苏小组内成员、产科和（或）手术室内人员和孕妇及其家属的沟通工作。注意尊重孕母和婴儿,表现沉着冷静,避免过多的好奇心,保护母婴的隐私。

（三）复苏物品的准备

1. 用物准备　氧气、氧气管、羊水吸引器、吸引管、吸痰管、吸球、呼吸囊、大小型号面罩、喉镜、大小（0.1 号）叶片、1 ~ 5 号气管导管、电池、弯盘、胶布、听诊器、大小注射器、针头、胃管、预热抢救台（用前 30 分钟预热,32 ~ 34℃）、头皮针等。

2. 药品准备　1/10 000 肾上腺素、纳洛酮、10% 葡萄糖、多巴胺、生理盐水、血浆、5% 白蛋白等。

二、早产儿心肺复苏的流程

（一）复苏的最初步骤要点

1. 5 秒内完成最初评价,确定是否需要常规护理或一定程度的复苏,包括羊水是否清、早产儿有无呼吸或哭声、肌张力是否正常、肤色是否红润、是否足月妊娠,如任何一个问题的答案是"否",则开始复苏。

2. 如羊水内有胎粪,所有早产儿应在肩部娩出以前从口咽吸出胎粪。

3. 如有胎粪,且早产儿无活力,在执行其他复苏步骤之前,吸引早产儿气管。如早产儿有活力,只要吸引口咽和鼻腔,根据需要继续复苏。

4. "有活力"的定义是早产儿有强有力的呼吸,肌张力好,心率>100 次/分。

5. 摆正早产儿呈"吸气"体位,使其呼吸道保持开放状态。

6. 适宜的触觉刺激方法有:拍打或弹足底;轻柔摩擦早产儿的背部。

7. 对呼吸暂停的早产儿继续使用触觉刺激是浪费时间,对持续的呼吸暂停,应及时开始提供正压人工呼吸。

8. 常压给氧适用于中心性青紫。

9. 通过数早产儿 6 秒内的心跳数,再乘以 10,确定早产儿的心率。

(二)复苏气囊和面罩的使用要点

1. 肺部人工通气是窒息早产儿心肺复苏最重要和最有效的步骤。

2. 需要正压人工呼吸的指征是:呼吸暂停/喘息;有呼吸但心率<100 次/分;常压给氧下持续中心性发绀。

3. 自动充气式气囊无储氧器时只能输送 40% 的氧气,接上储氧器后能提供 90% ~ 100% 的氧气,而复苏早产儿需要高浓度的氧气。

4. 气囊面罩人工呼吸时,如无胸廓扩张,需要采取的正确动作:调整面罩位置,轻轻向下加压罩紧;重新摆正体位;检查是否有分泌物,吸出口鼻分泌物;增大通气压力;重新检查或换一个复苏气囊;各种努力都无效时给早产儿气管插管。

5. 气囊面罩人工呼吸时,早产儿的情况好转表现在:心率加快;肤色转红润;出现自主呼吸。

(三)胸外按压要点

1. 指征 30 秒有效人工呼吸后心率持续<60 次/分。

2. 部位 胸骨下段 1/3,避开剑突。深度:胸廓前后径的 1/3。频率:每分钟 90 次按压和 30 次人工呼吸。

3. 30 秒胸外按压和人工呼吸后测心率 如心率>60 次/分,则停止按压,以 40 次/分呼吸频率继续人工呼吸;若心率>100 次/分,如早产儿开始自主呼吸,则停止按压,慢慢撤除人工呼吸。心率<60 次/分,考虑使用肾上腺素。

(四)气管插管要点

1. 气管插管指征 ①羊水胎粪污染且婴儿有呼吸抑制;②气囊面罩通气效果不佳;③需要胸外按压;④需要注入肾上腺素;⑤特殊情况,如先天性膈疝等。

2. 气管插管方法 气管插管应在 20 秒内完成,步骤如下:稳住早产儿的头部呈"鼻吸气"体位,整个过程中应常压给氧。喉镜应沿着舌面右侧滑入,将舌推至口腔左侧,推进镜片直至尖端超过舌根。轻轻抬起镜片,是将整个镜片平行抬起而非镜片尖端。寻找解剖标志,即倒"V"的声带和声门。必要时吸出分泌物改善视野。插入气管导管到口腔右侧,如声门关闭等待其开放。插入气管导管直到声带线达到声门水平。退出喉镜时,右手示指将导管固定在早产儿上唇,如有金属芯应从管中退出。

3. 气管导管正确插入气管中央的指征 每次呼吸,胸廓都有明显的上抬,无胃部扩张;肺部听诊有呼吸音并且对称,胃部无或有较小的声音;呼气时,气管导管内壁有雾气。

三、早产儿心肺复苏成功后的护理

早产儿复苏成功的指征为:①自主呼吸恢复或转规律,通气道满意;②心率明显改善(>120 次/分);③皮肤末梢转红;④血气分析正常。

(一)保暖

早产儿出生时室温比宫内温度低,体温明显下降,加之早产儿体温调节中枢发育不够完善,早产儿寒冷时通过增加氧耗来提高代谢,增加产热。应把早产儿放入暖箱中,以维持早产儿正常体温。

（二）观察病情

注意早产儿面色、哭声、呼吸、心率、呕吐物、大小便等情况，如果出现烦躁而颤抖的尖声哭叫并有难产或分娩损伤者，常提示颅内损伤；加之前囟饱满，瞳孔不等大，提示颅内出血。如出现哭声弱，呻吟状伴有面色发绀、呼吸急促、心音弱、四肢抽搐，提示有心肺功能异常可能。如出现以上症状应立即报告医生，积极配合医生抢救。

（三）继续吸氧

早产儿复苏后24小内，随时可能再次发生窒息，所以需专人护理。吸氧至早产儿皮肤红润、呼吸平稳后30分钟。注意给氧时取侧卧位，防止口鼻黏液及呕吐物吸入呼吸道再度引起窒息或并发肺炎。

（四）保证营养供给

窒息早产儿应酌情延迟开奶时间，重症早产儿适当考虑缩短静脉营养时间，尽早开始胃肠内喂养以补充营养。复苏的早产儿应延期哺奶，以免呕吐。严密观察早产儿输液滴速及入量，同时对早产儿母亲做好母乳喂养的宣传和指导工作。

（五）预防院内感染

病室内定时做好通风换气和空气消毒，减少人员探视，加强对早产儿口腔、皮肤等基础护理，严格无菌技术操作，避免院内感染的发生。

第四节　早产儿的转运

一、概　　述

转运危重早产儿工作国外在20世纪70年代已经开始，随着早产儿医学的发展，特别是NICU的建立，显示出危重病儿以及低体重儿在NICU有较好的治疗效果。随着围生医学的发展，从统计资料中发现，在医疗条件好的三级医院出生的早产儿，无论是总体或按体重分组，死亡率均较一、二级医院低，而在一、二级医院出生的早产儿，在生后数小时内的主要死亡原因是低估了高危早产儿转运的重要性，并低估了早产儿需要特殊护理治疗的重要性。遂提出划区分级保健医疗的概念，其中重要的环节是建立现代化的早产儿转运系统，以使地区内所有的早产儿得到最好的治疗。

危重早产儿转运有很高的要求，是将移动的NICU单位包括人员设备，送到危重早产儿身旁，就地抢救，稳定病情，然后护送返回NICU继续治疗。建立区域性的三级医疗救护网，选择地区内有条件的医院设立NICU，并建立转运系统，能保证地区内所有危重早产儿得到最优良和及时的治疗。将高危孕产妇转送到有NICU或靠近NICU的围生中心是一种安全、节约和便利的早产儿转运方法，但有一部分高危因素在妊娠期难以预测或是在分娩时才出现，因而早产儿转运仍然必要。国外统计资料表明，NICU和转运系统的建立明显地降低了早产儿的病死率。

二、早产儿转运的指征

1. 需经气管插管复苏的早产儿。
2. 严重的呼吸窘迫（严重的RDS或MAS）。

3. 早产儿出生体重≤2000g和(或)胎龄≤34周者。

4. 严重的惊厥、休克、贫血、感染或电解质、酸碱平衡紊乱。

5. 高危因素存在 Rh血型不合、糖尿病母亲等。

6. 外科疾患 产伤、严重的先天性心脏病、膈疝、气管食管瘘或其他先天畸形。

7. 其他情况。

三、早产儿转运的设施

(一)物品的准备

1. 转运车 应配备性能优良的专用转运车,应有备用轮胎和必要的维修工具和通讯设备。

2. 转运暖箱 带呼吸机,运转正常,应充好电。

3. 插管工具 不同型号气管插管、喉镜、导丝、电池。

4. 其他 复苏囊、不同型号面罩、吸引器、监护仪、氧气瓶、氧气导管、注射器、不同型号针头、胶布、手套、纱布、酒精、输液泵、听诊器、体温计等。

(二)药品准备

包括葡萄糖、生理盐水、注射用水、碳酸氢钠、肾上腺素、多巴胺、多巴酚丁胺、白蛋白、甘露醇、低分子右旋糖酐、吗啡、地西泮、苯巴比妥等。

(三)人员的准备

对于危重早产儿,选择转运时机十分重要,在转运途中应配有受过正规、严格训练的医生护士等,抢救应争分夺秒。

(四)通讯准备

接收医院应向转运医院详细了解早产儿一般情况、阳性体征、辅助检查,以及诊断、治疗和目前状况,前往转运医院路径,并做好记录。

四、早产儿转运前的护理

全面评估患儿病情,包括对潜在危险的预测,采取各种必要措施使患儿病情达到最稳定状态:①清理呼吸道,保持气道通畅;②吸氧;③建立静脉通道;④处理各种危急情况,如惊厥、休克、酸中毒等,待病情稳定后再转运;⑤监测生命体征;⑥保暖;⑦医护人员到达转诊医院后,与当地值班医生详细床边交接班,认真查体,详阅病历及各项检查指标,对早产儿的病情及途中可能发生的变化做到心中有数;⑧向家属交代早产儿的病情及途中可能出现的病情变化,让家属有心理准备,同意转运并签字后方能转运,避免医疗纠纷的发生。

五、早产儿转运中的护理

转运过程中的护理主要包括:①保暖:将早产儿置于转运暖箱中,维持正常体温;②持续心电、血氧饱和度监测,防止途中因观察不详细而忽略病情变化;③保持呼吸道通畅:予以早产儿侧卧位,随时吸净早产儿口腔内的分泌物,持续鼻导管吸氧,流量为0.5~1L/min;④保证患儿安全:用安全带缚好患儿身体,头肩部保持同一水平线,尽量减少途中震荡。将暖箱与救护车呈垂直方向放置,固定箱轮,减少颠簸对患儿脑部血流的影响;⑤保持有效的静脉通路,观察输液速度,最好用微量输液泵。

第五节　相关护理技能

一、更　换　尿　布

【目的】

1. 保持臀部皮肤的清洁、干燥、舒适。

2. 预防尿布皮炎发生或使原有的尿布皮炎逐步痊愈。

【评估】

1. 环境温度和湿度。

2. 早产儿皮肤颜色和完整性。

【计划】

1. 物品准备　尿布以白色、柔软、易吸水的棉布或一次性尿布为宜;尿布带;小盆及温水 1 盆(有尿布皮炎时备 1∶5000 高锰酸钾溶液);小毛巾;按臀部皮肤情况准备治疗药(油类、软膏、抗生素)及烤灯等。

2. 环境准备　病室环境温度适宜(24~28℃),关好门窗。

3. 护士了解早产儿臀部皮肤情况,评估常见的护理问题,操作前洗手。

【实施】

1. 操作步骤与注意点

操 作 步 骤	要点与说明
(1) 洗手	● 确认病人
(2) 将用物携带至床旁,放下床栏,揭开盖被,解开尿布带,露出臀部,以原尿布上端两角洁净处轻拭会阴部及臀部,并以此盖上污湿部分垫以臀部下面	● 早产儿体位舒适,便于观察
(3) 如有大便,用温水洗净,轻轻吸干	● 动作轻柔
(4) 用一手轻轻提起双足,使臀部略抬高,另一手取下污尿布,再将清洁尿布垫于腰下,放下双足,尿布的底边两角折到腹部,双腿中的一角上拉,系好尿布带,结带松紧适宜,拉平衣服,盖好被子,整理单位	● 注意保暖
(5) 若为腹泻早产儿,更需勤换尿布	● 注意及时清洁臀部,并涂植物油保护皮肤
(6) 打开污尿布,观察大便性质后放入尿布桶内	● 必要时留取标本送检
(7) 操作结束后洗手,做好记录	● 记录每天大便情况

2. 健康教育　指导早产儿家属,学会早产儿尿布更换护理。

【评价】

1. 物品准备齐全、环境准备符合要求。

2. 操作者了解病情,准确估计和处理常见护理问题。

3. 操作熟练、敏捷,防止过多暴露早产儿。

4. 早产儿臀部皮肤清洁、舒适,床单位整洁。

二、暖 箱 使 用

【目的】

1. 为早产儿提供温度和湿度适宜的环境,保持体温稳定。

2. 提高早产儿的成活率。

【评估】

评估早产儿:了解早产儿身体状况,告知家长应用暖箱治疗的必要性。

【计划】

1. 用物准备　检查暖箱水槽中蒸馏水是否在水位指示线内。接通电源,打开电源开关,并根据早产儿的出生体重和日龄调至中性温度,所需湿度为55%～65%。

2. 早产儿准备　早产儿穿上单衣,裹好尿布后等待入暖箱。

3. 环境准备　整洁、安静、安全。

【实施】

1. 操作步骤与注意事项

操 作 步 骤	要点与说明
(1) 洗手,暖箱应用前核对早产儿姓名、床号	• 确认早产儿
(2) 早产儿入箱前备好暖箱,检查各项仪表显示是否正常。暖箱湿度保持在55%～65%之间	• 暖箱应避免阳光直射,冬季避开热原及冷空气对流处
(3) 根据早产儿体重设定暖箱温度,一般体重在1501～2000g者,暖箱温度在30～32℃;体重在1001～1500g者,暖箱温度在32～34℃;体重<1000g者,暖箱温度宜在34～36℃。监测早产儿体温,一般在32～36℃之间	• 使用暖箱时室温不宜过低,以免暖箱大量散热
(4) 每日清洁暖箱,更换水槽中蒸馏水,预防早产儿的感染	• 长期使用暖箱的早产儿,每周更换一次暖箱并进行彻底消毒。使用过程中定期进行细菌学监测
(5) 各项治疗、护理尽量在暖箱内集中进行,避免过多搬动刺激早产儿	• 如需将早产儿抱出暖箱做治疗护理时,应注意保暖
(6) 密切观察早产儿生命体征变化,注意面色、呼吸、心率、体温等。密切观察箱温和使用情况,发现问题及时妥善处理	• 使用中注意观察暖箱各仪表显示是否正常,出现报警要及时查找原因并予处理,必要时切断电源,请专业人员进行维修
(7) 将观察内容记录于护理记录单上	• 正确、及时记录早产儿情况

2. 健康教育　早产儿家属了解暖箱使用的目的和重要性。

【评价】

1. 早产儿体温稳定,保暖良好。

2. 暖箱使用正常。

三、CPR 术单人操作

【目的】

抢救早产儿,尽早恢复早产儿呼吸和体循环。

【评估】

1. 早产儿的呼吸和哭声。

2. 早产儿的肌张力和反射。

3. 早产儿的心率。

4. 早产儿的肤色。

【计划】

1. 用物准备　氧气、喉镜、气管导管、负压装置、面罩。

2. 早产儿准备　摆正体位,开放气道,擦干全身,保暖,清理气道。

3. 环境准备　位于辐射台上,保持温度。

【实施】

操作步骤与注意事项

操 作 步 骤	要点与说明
(1) 评估呼吸、心率、肤色	• 注意保暖、清理呼吸道、擦干
(2) 评估肌张力、哭声、反射	• 密切观察
(3) 呼吸正常,心率>100 次/分,有发绀,常压给氧	• 根据呼吸、心率等情况,采用相应措施
(4) 呼吸不正常,或心率<100 次/分,给予气囊面罩正压通气	
(5) 气囊面罩正压通气 30 秒,心率<60 次/分,给予胸外心脏按压	
(6) 气囊面罩正压通气加胸外心脏按压 30 秒,心率<60 次/分,遵医嘱加肾上腺素	
(7) 心率<60 次/分或持续发绀或人工呼吸无效,则考虑气道畸形,肺部问题(如气胸,膈疝),先天性心脏病	

【评价】

1. 仪器使用准确、熟练。

2. 操作流程严谨、规范。

3. 操作手法正确,复苏过程有效。

四、早产儿气管插管

【目的】

1. 防止羊水及分泌物流入早产儿气管及随时吸除早产儿呼吸道分泌物。

2. 缓解早产儿呼吸衰竭,为心肺复苏做准备。

3. 为缺氧早产儿加压给氧,缓解早产儿在分娩中出现的急慢性缺氧。

【评估】

1. 早产儿孕周、体重、出生活力、肌张力、呼吸、反射。

2. 评估环境温度、湿度、光线。

【计划】

1. 用物准备　喉镜、气管导管、胶布、简易呼吸器、新生儿面罩、一次性吸痰管数根、吸痰器、无菌生理盐水等。

2. 早产儿准备　将早产儿放置在辐射台保暖,将早产儿颈下垫软枕,使头颈略后仰。

【实施】

操作步骤与注意事项

操 作 步 骤	要点与说明
(1) 洗手,备齐用物携至床旁	• 评估早产儿情况
(2) 保持早产儿头部后仰	• 使气管开放
(3) 操作者左手持喉镜,从舌面右边滑入,将舌头推至左面,镜面推至其顶端刚到舌根。提起喉镜,暴露咽喉区	• 喉镜不可有旋转动作
(4) 下压环状软骨,寻找声门。插入导管到声门水平线	• 操作不超过20秒,否则给氧后重新操作
(5) 固定导管在早产儿上颚,退出喉镜	• 操作动作轻柔
(6) 插管时固定早产儿体位,导管插入后,即用简易呼吸器连接气管导管加压给氧,听诊双肺呼吸音是否一致	• 有效插管指征: 生命体征改善(心率、肤色、张力) 有双肺呼吸音,正压通气胃部不扩张
(7) 调整导管位置,胶布固定;测量导管外置长度并记录	• 正确记录早产儿各项生命体征

【评价】

1. 气管插管操作正确有效,及时吸出早产儿气管分泌物并给氧,缓解早产儿缺氧状态。

2. 操作时动作轻柔,未造成早产儿气管损伤。

(闵丽华)

第三章 健 康 评 估

第一节 早产儿入室评估

新生儿的健康评估(health assessment)是指对围生期和新生儿期的高危因素进行系统评估,通过对影响胎儿生长发育、成熟度和胎龄危险因素的评估,判断新生儿目前的健康状况和现存的问题,护士职责是实施新生儿及相关危险因素的观察和记录。

一、围生史及高危因素的评估

围生史评估包括两方面:孕母的健康状况和胎儿生长发育状况,评估重点是导致生长发育异常的危险因素。

(一) 家族史

1. 评估家族是否存在遗传性疾病 如囊性纤维化,21-三体综合征,脆性 X 连锁综合征,唇腭裂,神经管缺陷,侏儒症,成骨不全,肌营养不良,镰状细胞贫血,地中海贫血,脑白质营养不良,苯丙酮尿症。

2. 评估家族是否存在慢性病或功能不全 如糖尿病,高血压,精神发育迟滞,心脏病,肾脏病,癫痫。

(二) 孕母健康状况

1. 孕母一般状况 如年龄,BMI 指数,活动度,饮食,致畸暴露情况,不良生活习惯,如吸烟、饮酒、药物滥用。

2. 慢性病史 如糖尿病,心脏病,高血压,哮喘,甲状腺疾病,系统性红斑狼疮,单纯疱疹病毒感染,焦虑/抑郁。

3. 外科疾病和住院史。

4. 孕前和孕期用药史。

(三) 孕产史

1. 评估孕母是否存在子宫结构异常,激素紊乱及治疗情况。

2. 既往孕产史 活产数,足月产数,早产数,流产数。活产婴儿的出生体重以及健康状况。

3. 不良产史 婴儿死亡年龄和死亡原因。

(四) 社会经济状况

1. 婚姻状况。

2. 经济状况社会经济状况和教育水平。

3 是否存在家庭暴力。

4. 宗教信仰及文化特点。

（五）本次怀孕史

1. 孕检情况　首次孕检时间和是否规律进行孕检。

2. 末次月经时间以及预产期。

3. 孕期体重增加情况和孕期营养状况。

4. 孕母是否存在以下感染情况　风疹、梅毒、巨细胞病毒、肝炎、人类免疫缺陷病毒、单纯疱疹病毒、人类乳头状瘤病毒、衣原体、淋病、微小病毒。

5. 孕 35～37 周时 B 族链球菌（Group B Streptococcus,GBS）培养结果。

6. 孕母血糖情况　孕母是否存在妊娠糖尿病或Ⅰ型糖尿病,妊娠期间血糖控制情况。

7. 孕母血压情况　孕母是否存在妊娠期高血压,慢性高血压或先兆子痫等异常情况。

8. 新生儿溶血危险因素　孕母 ABO 和 Rh 血型,包括 Rh 阴性胎儿 Rh 阳性母亲。预防 Rh 溶血的产前管理,包括抗体筛查及 Rh 溶血危险的胎儿监测(抗体滴度,B 超,羊膜穿刺术,胎儿输血)。

9. 胎儿生长情况、孕母宫底高度以及超声检查记录。若存在以下情况,易引起宫内发育迟缓:

（1）小于胎龄儿(SGA)或宫内发育迟缓(IUGR)史。

（2）孕母年龄大于 35 岁或小于 16 岁,孕母单身,社会经济地位较差。

（3）营养不良,孕期体重增加过少,活动性克罗恩病,其他未治愈的消化系统疾病。

（4）不明原因的流产或死胎史。

（5）多胎妊娠。

（6）吸烟暴露:尼古丁可以释放儿茶酚胺,减少前列环素合成,从而引起血管收缩和血管压力的增加,导致胎盘血流减少,胎儿营养和氧气的供应降低。孕母吸烟与胎盘早剥和孕后期胎儿死亡相关,其 IUGR 发生率是非吸烟者的 3～4.5 倍。

（7）高血压或其他血管因素导致胎盘供血不足

1）慢性高血压危险上升 4 倍以上。

2）先兆子痫。

3）严重糖尿病。

4）胎盘或脐带异常。

（8）慢性肾衰竭。

（9）先天性感染以弓形虫、风疹、巨细胞病毒、疱疹病毒最常见。

（10）先天畸形或染色体异常。

10. 若存在以下因素,易出生巨大儿或大于胎龄儿

（1）妊娠糖尿病。

（2）孕期体重增加过多。

（3）大于胎龄儿分娩史。

11. 胎盘或脐带血管情况

（1）是否存在单脐动脉。

（2）孕期超声检查脐动脉血流情况是否异常。

（3）是否存在双胎输血。

12. 羊水量 是否存在羊水过多（羊水量多于2L）或羊水过少（36周时羊水少于1L或足月时少于800ml）的情况。

13. 孕期是否存在频繁尿路感染。

（六）本次分娩情况

1. 是否存在以下问题 早产，过期产，产后出血，急性腹痛，高血压，创伤。

2. 若孕母发生绒毛膜羊膜炎或B族链球菌感染，则新生儿有感染的风险。若孕母或胎儿室性心动过速、孕母体温过高、子宫压痛及孕母白细胞计数上升，提示孕母发生绒毛膜羊膜炎。新生儿早期感染B族链球菌的高危因素是羊膜破裂超过18小时。

3. 隐匿性绒毛膜羊膜炎 又称组织学绒毛膜羊膜炎，孕母无临床症状，只有实验室检查异常，可引起严重的母婴并发症，常与破膜后的感染有关。

4. 胎儿肺成熟度的评估。

（1）胎龄大于34周且做过胎儿肺成熟试验的婴儿，发生新生儿呼吸窘迫综合征（RDS）的危险性小于5%。

（2）胎龄小于34周的早产儿，孕母产前应用糖皮质激素可显著降低RDS的发病率和死亡率。

（3）糖皮质激素的应用时间，应超过24小时而少于7天。

5. 胎心监测情况。

6. 分娩方式及胎位 经阴道分娩、剖宫产或助产（产钳、真空吸引），有无脐带脱垂。

7. 分娩过程中是否使用镇痛药。

8. 羊水性质清（正常），发绿（胎粪染色），黄色（陈旧胎粪、陈旧出血、感染），混浊（感染）。

9. 新生儿复苏情况。

二、胎 龄 评 估

胎龄是指胎儿在宫内的周龄或日龄。早产儿胎龄不同，外貌特征和神经系统发育存在明显差异，出生后对其进行胎龄评估，对于判断其宫内发育的成熟度，早期监测早产儿各器官功能意义重大。判断新生儿生长发育和成熟度可以有以下几方面的作用：辅助判断新生儿时期常出现的问题；在没有产前记录的情况下判断胎龄；判断胎龄和出生体重是否吻合；使健康记录的资料标准化。

胎儿的生长发育是一个可预知的、有规律的过程，此过程与胎龄密切相关，从而形成胎龄评估工具。

（一）常用胎龄评估工具

1. Dubowitz 胎龄评分法见表1-3-1，表1-3-2。

（1）评分标准 10项神经系统得分和11项身体外部体征得分。

表 1-3-1　Dubowitz 胎龄评分法外表特征评分法

外观表现	评分				
	0	1	2	3	4
水肿	手足明显水肿（胫骨压痕）	手足无明显水肿（胫骨压痕）	无水肿		
皮肤结构	很薄,滑黏感	薄而光滑	光滑,中等厚度皮疹或表皮脱屑	轻度增厚,表皮皱裂及脱屑,以手足部位为著	厚,羊皮纸样,伴皱裂深浅不一
皮肤色泽（婴儿安静不哭时观察）	暗红	粉红色,全身一样	淡粉红色,全身深浅不一	灰色,仅在耳唇手掌及足跟部分呈粉红色	
皮肤透亮度（躯干）	静脉及毛细血管清晰可见,尤其在腹部	可见静脉及其分支	在腹部可见少数大静脉	少数大静脉隐约可见(腹部)	看不到静脉
胎毛（背部）		整个背部覆满长而密的胎毛	胎毛稀疏分布,尤其在下背部	有少量胎毛间以光秃区	大部分无胎毛
足底纹	无皮肤皱褶	足掌前半部可见浅红色皱褶	足掌前<3/4区域可见较明显的红色折痕	>3/4足掌前区可见折痕	>3/4足掌区见明显深折痕
乳头发育	乳头隐约可见,无乳晕	乳头清晰,乳晕淡而平,直径<0.75cm	乳头清晰,边缘部高起,直径<0.75cm	乳头清晰,边缘不高起,直径>0.75cm	
乳房大小	扪不到乳腺组织	在一侧或两侧扪到乳腺组织,直径<0.5cm	两侧乳腺组织皆可扪到,直径0.5~1cm	两侧乳腺组织皆可扪到,直径>1cm	
耳壳	平如翼无固定形状,边缘轻度或无卷折	部分边缘卷曲	耳壳发育较好,上半边缘卷曲		
耳的稳定性	耳翼柔软,易于弯折,不易复位	耳翼柔软,易于弯折,缓慢回位	耳翼边缘软骨已发育,但柔软,易回位	耳壳发育良好,边缘软骨形成,回位快速	
生殖器　男性	阴囊内无睾丸	至少有一睾丸位于阴囊高位	至少有一个睾丸位于阴囊位		
生殖器　女性	大阴唇明显分开,小阴唇突出	大阴唇大部分覆盖小阴唇	大阴唇完全覆盖小阴唇		

表 1-3-2   **Dubowitz 胎龄评分法神经评估评分法**

神经系统体征	得 分					
	0	1	2	3	4	5
体位	软,伸直	软,稍屈	稍有张力,屈	有张力,屈	更有张力,屈	
方窗	90°	60°	45°	30°	0°	
踝背区	90°	75°	45°	20°	0°	
上肢退缩反射	180°	90°～180°	<90°			
下肢退缩反射	180°	90°～180°	<90°			
腘窝成角	180°	160°	130°	110°	90°	<90°
足跟至耳	至耳	接近耳	稍近耳	不至耳	远离耳	
围巾征	肘至前腋线外	肘至前腋线和中线之间	肘至中线上	肘不至中线		
头部后退	头软后退	头呈水平位	头稍向前	头向前		
腹部悬吊	头软下垂	头稍高但在水平位下	头呈水平位	头稍抬起	头抬起	

（2）所有得分相加得出胎龄。

（3）总得分比每项单独得分有更好的相关性。

（4）SGA:身体外部得分要低,但神经系统得分要高,两项相加得分比较可靠。

2. 新 Ballard 胎龄评分详见表 1-3-3 至表 1-3-5。

在使用新 Ballard 胎龄评分时应注意以下事项:修正后用于评估胎龄 20～44 周新生儿;精确度在两周以内,可应用于健康新生儿或有疾病新生儿;对胎龄 20～26 周新生儿而言:出生后 12 小时评价精确度更高。同时,此表也有其局限性,包括为保证客观,需要两位医务人员独立做出两次评价;需在婴儿清醒、安静的状态下进行;臀位或异常胎位、神经系统疾病或窒息、新生儿受孕母用药等均会对评分产生影响。

因此,使用胎龄评估工具注意事项包括:应用时间是从出生到生后 5 天,此时新生儿的身体特征没有明显改变;出生后 48 小时内评价准确度最高;当对胎龄评估为 22～26 周的新生儿决定继续救治或撤离治疗手段时,要考虑胎龄评估工具的准确性。

（二）临床胎龄评估方法

1. 评估神经系统的方法

（1）姿势

1）评估手臂和腿的屈曲和伸展。

2）肢体的屈曲程度和髋关节的内收,会随胎龄增加而增加。

3）妊娠早期胎儿的姿势是低张力姿势。

4）需在婴儿安静仰卧时观察其姿势。

（2）方窗

1）评估腕关节与前臂所成夹角。

2）由于怀孕末期母体激素的影响,夹角会随孕周的增加而减小。

3）生后夹角不会改变。

表 1-3-3　Ballard 胎龄评分-神经系统评价

体征	分　数							得分
	-1	0	1	2	3	4	5	
体位								
方窗	>90°	90°	60°	45°	30°	0°		
上肢屈曲	180°	140°~180°	110°~140°	90°~110°	<90°			
腘角	180°	160°	140°	120°	100°	90°	<90°	
围巾征								
足跟至耳								
神经系统总分								

表 1-3-4　Ballard 胎龄评分-外观成熟度

体征	分数							得分
	−1	0	1	2	3	4	5	
皮肤	薄、半透明 滑黏感	凝胶状、红色 半透明	粉红色、光滑 静脉明显	光滑、皮疹或表 皮脱屑，静脉较 少	表皮脱屑或皲 裂，静脉罕见、 灰白色	羊皮纸样、静脉 不可见	厚、表皮开裂 有皱纹	
胎毛	无	胎毛稀疏	大量胎毛覆盖	胎毛已经变少	有少量无毛 区域	大部分无胎毛 覆盖		
足底纹	足跟至足尖 40~50mm:−1 <40mm:−2	>50mm 无皱褶	足掌前半部可 见轻微浅红色 皱褶	前半部横向褶 痕	褶痕面积 2/3	全足掌均有褶 痕		
乳房发育	无乳房组织	仅能感觉乳房 组织存在	乳晕浓而平 无乳头	乳晕稍隆起 乳头 1~2mm	乳晕隆起 乳头 3~4mm	乳晕清晰 乳头 5~10mm		
眼睛/耳朵	眼睑闭合 松:−1 紧:−2	眼睑打开 耳廓平 易折叠	耳廓部分弯曲	耳廓发育好仅 上边弯曲	耳廓较硬	软骨厚 耳廓硬		
生殖器 男	阴囊平整光滑 无皱褶	阴囊内无睾丸	至少一睾丸位 于阴囊高位	睾丸下降 皱褶少	睾丸下降 全部覆盖皱褶	睾丸下降 皱褶深		
生殖器 女	阴唇扁平 阴蒂突出	小阴唇和阴蒂 突出	阴蒂突出 阴唇扩大	大阴唇不能覆 盖小阴唇	大阴唇能部分 覆盖小阴唇	大阴唇能全部 覆盖小阴唇		
								外貌总分

表 1-3-5 Ballard 胎龄评分-总分与胎龄

总分	周数	总分	周数
−10	20	25	34
−5	22	30	36
0	24	35	38
5	26	40	40
10	28	45	42
15	30	50	44
20	32		

4）检查者的拇指和示指将婴儿的手向前臂方向充分施加压力,目测小鱼际最高点与前臂所成角度。

（3）手臂缩回

1）评估手臂的屈曲程度和缩回的力量。

2）婴儿置于仰卧位,将手臂屈曲 5 秒,牵拉手部使手臂完全伸直后放手。

（4）膝夹角

1）夹角会随着胎龄的增加而减小。

2）将新生儿置于仰卧位,将腿抬起与上身平行,左手拇指和示指固定新生儿的膝盖于胸部,右手拇指和示指握住新生儿的踝部轻轻下压。

3）测量小腿和大腿之间的夹角。

（5）围巾征

1）新生儿置于仰卧位,抓住一只手绕过胸部和颈部向对侧肩部牵拉,可以用另一只手扶住其肘部。

2）观察肘部和身体正中线的位置。

（6）足跟至耳

1）新生儿置于仰卧位,将足部向头部拉近。

2）观察足部和头部之间的距离以及膝盖的伸展程度。

2. 评估外貌特征的方法

（1）皮肤

1）随着胎龄的增加,组织生长增加,皮肤透亮度减低,血管变得模糊。

2）当胎龄大于 38 周,皮下组织减少,皮肤褶皱增加并有脱皮现象。

（2）胎毛

1）在胎龄 20~28 周时胎儿全身会覆盖一层绒毛。

2）28 周开始,面部和躯干前面的胎毛开始消退。

3）足月时肩部会遗留一些绒毛。

（3）足底纹

1）足底纹最先出现于前脚掌,28~30 周时,开始向足跟部延伸。

2）宫内发育迟缓和皮脂过早丢失的新生儿足底纹会比同胎龄新生儿更多。

3）生后 12 小时后,由于皮肤慢慢变干,足底纹不再是评判胎龄的一个重要指标。

（4）乳头

1）检查乳头和乳晕大小。

2）乳腺结节 1~2mm，胎龄 36 周；10mm，胎龄 40 周。

（5）眼睛和耳朵

1）评估眼睑：26~30 周时，眼睑睁开。

2）评估耳朵结构和耳廓软骨：34 周开始耳廓上缘可以向内折叠，40 周时可以折至耳垂部；34 周以前耳廓只有少量软骨，当耳廓折叠后不能自行复原；36 周后软骨增多，折叠后耳廓可以自行复原。

（6）生殖器

1）女婴：评估大阴唇、小阴唇以及阴蒂：在孕早期，阴蒂隆起，阴唇小且距离远；胎龄 40 周时，大阴唇内充满脂肪，大阴唇能完全覆盖小阴唇。

2）男婴：评估睾丸是否降至阴囊内以及阴囊褶皱情况。28 周时，睾丸从腹部开始下降；37 周时，睾丸在阴囊上方；40 周时，睾丸完全降至阴囊内，阴囊完全覆盖皱褶。胎龄越大，阴囊垂度越大。

3. 基本资料的评估

（1）测量方法

1）出生体重：应出生后 1 小时内在其安静状态下不穿衣测量，结果以克为单位。根据测量结果，将其按出生体重进行分类：①低出生体重儿：出生体重小于 2500g；②极低出生体重儿：出生体重小于 1500g；③超低出生体重儿：出生体重小于 1000g。

2）身长：头顶至足底的长度。将新生儿置于仰卧位，腿伸直，测量头顶至脚跟的长度，需要把屈曲状态的婴儿的身体完全伸展。使用测量板辅助可以获得相对精确的结果。当身长小于正常范围，测量顶臀长验证身材比例。

3）头围：脑发育是否正常的指标。将尺子紧紧围绕眉弓上方，自最突出处绕头一周。头围测量结果受颅缝早闭、头皮血肿等因素的影响。当头围不正常时，要考虑父母头围大小和颅内病变的可能性。

（2）在生长曲线中确认新生儿体重、身高、头围测量值的位置

1）将体重与孕周比较确定分级：①SGA：出生体重在同胎龄新生儿出生体重的第 10 百分位以下；②AGA：出生体重在同胎龄新生儿出生体重的第 10~90 百分位；③LGA：出生体重在同胎龄新生儿出生体重的第 90 百分位以上。

2）宫内发育迟缓：见表 1-3-6。

表 1-3-6　宫内发育迟缓分类及特点

分类	特点
对称型	各部分按比例均生长缓慢 出生体重、身长、头围均在同一生长区间内，且每一个都低于第 10 百分位 病因：先天性宫内感染、先天畸形和染色体异常造成生长减缓或细胞数的减少
非对称型	和头围相比，身长和体重减少，身体比例不对称 出生体重与同胎龄、性别、种族相比下降 病因：胎盘功能不足，孕母营养不足和怀孕后期外在因素影响造成细胞数正常、细胞体积下降

（3）根据胎龄和出生体重的分类确定新生儿死亡的危险因素

1）发病率和死亡率的统计资料。

2）确定近期和远期并发症的危险发生率：如果足月初生儿体重在同胎龄新生儿的第3百分位以下，并发症发生率和死亡率较高。早产儿并发症发生率和死亡率没有明确的体重界点。

3）死亡率。

4）出生体重和孕周并发症的发生率。

（4）根据分类确定呼吸系统疾病、低血糖、体温不稳的危险程度

1）早产儿：身体系统不成熟的问题，RDS，NEC和动脉导管未闭。

2）晚期早产儿：胎龄≥34周<37周，与足月新生儿相比，晚期早产儿并发症发生率和死亡率均有所上升。潜在危险问题包括体温不稳定、低血糖、呼吸窘迫、窒息、心动过缓、喂养困难、高胆红素血症。

3）过期产儿：与胎盘功能不足有关的问题，窒息和胎粪吸入。

4）其他：宫内发育迟缓及大于胎龄儿（LGA），见表1-3-7。

表1-3-7　宫内生长发育迟缓及大于胎龄儿特点

分　类	外　貌　特　点	潜　在　问　题
宫内发育迟缓	与躯干相比，头围大 四肢皮下脂肪减少 面部特征：干瘪类似老人 前囟大、颅缝宽或重合 脐带细且胶质减少 舟状腹 皮肤：松，皮下脂肪减少，干燥，薄，皮脂减少或消失	低血糖：新陈代谢增加和糖原储备减少 低体温：需要量增加脂肪储备少 红细胞增多：由于慢性缺氧、代谢障碍或染色体异常导致的红细胞生成增加 缺氧：窒息或胎粪吸入所致 感染：与生长迟缓的原因有关 远期并发症发生率和死亡率：与生长发育迟缓的病因有关
大于胎龄儿	巨大儿 糖尿病母亲患儿：耳朵多毛；头围在同胎龄新生儿正常范围但身体明显增大（胰岛素不能透过血脑屏障）	生后葡萄糖代谢异常，高胰岛素血症和低血糖症 生产困难所致产伤或窒息 手术或助产所致的并发症：呼吸窘迫、麻醉不良反应 医源性不成熟：对胎龄的错误估计 其他与糖尿病母亲有关的问题：RDS、低血糖、低血钙、红细胞增多、高胆红素血症、先天畸形肺动脉高压 中枢神经系统损伤或感染所致的体温不稳定 喂养不耐受 贝-威综合征：大于胎龄，巨舌，低血糖，脐疝，睾丸未降

第二节 早产儿的体格检查

在出生后初期 12~18 小时内应对新生儿进行一次全身系统检查。记录新生儿是否正常,有无特殊情况,防止出现遗漏。此次检查结果需记录在患儿病史和胎龄评估中,对于以后的检查和全程治疗十分重要。

一、准 备

(一)环境

1. 病室照明条件良好,灯管不要直射新生儿面部。

2. 检查者双手和检查仪器温暖。

3. 为防止低体温,可以使用辐射暖台保持环境温度。

4. 在接触患儿身体前先进行仔细的视诊。

5. 检查顺序

(1)可以依照检查目的和新生儿目前状态而定。

(2)一般顺序:从最少打扰患儿的检查做起,最后作对患儿打扰程度最大的检查。

(3)在全程检查过程中均要观察皮肤。

(4)在评估新生儿活动状态过程中评估其神经行为。

(二)检查时间

1. 在进行全身检查前要确认威胁患儿生命的首要问题。

2. 根据患儿状态和疾病修正检查内容。

3. 产房首次检查

(1)Apgar 评分。

(2)检查有无产伤和先天畸形。

(3)评估出生后肺和心脏功能是否适应从宫内到宫外的转变。

(4)高危情况:Apgar 评分小于 5 分;母亲发热;异常检查结果;怀疑或有明确证据的药物滥用。

4. 新生儿综合检查

(1)生后 12~18 小时内检查新生儿身长、体重、头围,发育情况,胎龄评估,是否适应生后宫内到宫外的转变,有无先天畸形。

(2)出院检查:集中于住院期间患儿存在的问题,喂养问题和体重增加情况,父母照顾新生儿的能力等。

二、实 施

(一)外貌

1. 意识状态

(1)睡眠:分深睡眠和浅睡眠。

(2)觉醒状态:安静觉醒、易激惹、哭闹。

2. 皮肤颜色 室内灯光和包被颜色会影响颜色的判断,反映颜色最可靠的部位:黏膜。

其他部位包括:结膜、甲床、口唇、颊黏膜、耳垂、足底。常见的肤色异常包括:

（1）中心性发绀:表皮毛细血管还原血红蛋白含量超过5g/dl,多数情况是异常。常见病因有心源性、肺源性、感染、代谢性、神经和血液等方面异常。

（2）手足发绀:发绀局限于手、足和口周部位,由外周循环功能不良导致。可能原因有寒冷、休克、压迫和红细胞增多。

（3）苍白:为灌注不良、循环衰竭、酸中毒的表现。合并心动过缓提示缺氧或血管收缩,在休克、败血症和严重呼吸窘迫时出现;合并心动过速提示贫血。

（4）多血貌:提示红细胞增多。

（5）黄疸:胆红素沉积导致皮肤和结膜黄染,从头面部向下肢逐渐发展,出生头24小时出现黄疸异常情况,需立即检查。

（6）皮肤花斑:新生儿期可能会是正常的表现,尤其是早产儿。因为血管舒缩的不稳定以及不同皮肤组织供血的不平衡导致。在寒冷损伤、血容量过低和败血症可以见到。

3. 呼吸情况

（1）频率:正常为40~60次/分,会随活动产生相应变化。

（2）呼吸困难,常见表现有:

1）胸壁凹陷:因为胸壁的顺应性高,早产儿发生频率更多。

2）鼻扇:为减少呼吸阻力,鼻孔直径增加。

3）呻吟:增加胸廓内的压力阻止呼气末气体丢失导致的肺泡塌陷。

（3）喘息:气道阻力增加所致,可听见高声调的干啰音,呼气末更明显。

（4）喘鸣:气道部分阻塞所致。

4. 营养状态　营养状态良好,皮下脂肪充盈,皮肤无明显松弛;若宫内生长受限,新生儿外表瘦弱,皮下脂肪消失、皮肤松弛。

5. 姿势　生后新生儿的最初姿势反映了宫内活动受限,以及头、躯干和四肢受到压力的状态。四肢的屈曲程度和阻力由检查者对于四肢的拉伸程度描述,肌张力低(屈曲程度下降)和肌张力高(屈曲程度增加)的情况均需进一步检查。

6. 外观异常　确定是畸形(形状和结构的异常)还是形状改变,应详细描述病变部位、大小、形状、位置、颜色、组织结构、连续性等。

7. 体温。

（二）皮肤检查

1. 一般情况　正常的皮肤应是柔软、光滑、不透明、温暖的,皮肤外观与胎龄密切相关,观察皮肤发育情况是否与胎龄相符,特别是极低出生体重儿。区分皮肤外观异常是先天性的异常状况或出生后的损伤(如医疗操作)所致。由于新生儿体内尚有母亲激素的影响,某些先天性的病变并不是出生时即有症状。

2. 皮脂　由皮脂腺分泌和表皮细胞脱落形成,在3个月时出现,随胎龄增加而减少。正常颜色应为黄色或白色,过期产、溶血性疾病、胎粪污染患儿皮脂颜色会发生改变。

3. 胎毛　覆盖在面部和躯干部分的小绒毛,数量和分布情况与胎龄有关。早产儿全身覆盖,胎龄32~37周时逐渐消退。消退顺序从面部至下肢和背部,足月儿的上肢和上背部可能有胎毛覆盖。

4. 检查病变处、皮疹、青紫和胎记。辨别是正常情况还是感染、血液系统疾病或神经系统疾病。如病变处为非开放性伤口,触诊是否高出皮面。

5. 常见皮肤问题

(1) 新生儿红斑:呈斑点状红斑,中心有一丘疹(黄色或白色),丘疹中的无菌体液含有大量嗜酸性粒细胞,大部分位于躯干、手臂和会阴部,不会出现于足底或手掌,可持续数天,可自行消退。

(2) 脓疱疹:为良性、一过性、非红斑性脓疱或水疱,可单独存在也可丛生,破裂后遗留鳞片状白色损害。

(3) 皮肤瘀斑:血液进入组织所形成,与血管损伤有关。

(4) 出血点:针尖样细小的红色或紫色斑点,如果发生在生产过程中受挤压的部位,则为良性;全身广泛分布会提示血小板减少症;成进行性发展则需进一步检查。

(5) 血管痣:可发生于全身各部位,可于出生时存在也可在婴儿时期出现。

(6) 牛奶咖啡斑:浅褐色或棕色斑点,边界清楚,和周围皮肤相比,有明显的色素沉着,6个以上提示有病理改变。

(7) 草莓样血管瘤:红色、高出皮面、有边界、可压扁。可在身体任何部位发生。大多数自行消失,如果不影响重要功能则无需治疗,胎龄越小,发生概率越高。

(8) 大疱性表皮松解症:全身起大疱,可能是常染色体显性或隐性遗传。

(9) 吸吮水疱:因为宫内吸吮造成的拇指、示指、腕部或前臂皮肤损坏。

(三) 头部

1. 概述　发现头部异常时应回顾孕产史、B超结果、生产方式,90% 的先天畸形出生时会有头颈部的异常,但也有很多外形异常与种族、性别和家族相貌特点有关,是短暂的。

2. 头围　测量头围反映大脑的发育情况,通常头围和身高落在同一区间,如果头围和身长差异大于一个四分位数,则认为异常。头围通常比胸围大 2cm。正常足月儿头围正常范围是 32 ~ 38cm。

(1) 小头畸形:常见原因为大脑发育不良、发育停止、颅缝过早闭合。

(2) 巨头症:家族性的或病理性的(脑积水)。

3. 观察头的形状和对称性,判断是宫内或生产过程中挤压所致还是解剖结构异常。

(1) 挤压变形:剖宫产儿头形较圆,臀位生产儿头形较扁,枕额距离较宽。头顶位经阴道生产时挤压所致,为通过产道颅骨进行的适应性的变形。常见挤压变形的形状为头部延长,枕骨突出,矢状缝重叠,通常生后一周内消失。在极低出生体重儿中矢状缝重叠超过一周较为罕见。

(2) 颅骨形状异常

1) 斜头畸形:头部外观不对称,一侧扁平。

2) 颅缝早闭:一侧或多侧颅缝过早关闭。

3) 先天无脑畸形:神经管未闭合,颅骨未发育。

4. 颅缝和囟门

(1) 颅缝:将拇指按于颅缝对侧轻轻推动,检查其移动性。常见的异常问题有:

1) 颅缝重叠:由生产时挤压所致或未成熟的骨性连接导致的颅缝融合。

2) 颅缝过宽:由颅内压力过高所致。颅人字缝增宽:提示颅内压升高,矢状缝和额骨缝增宽:通常在非洲裔人群中多见。

3）颅骨软化:轻轻挤压,颅骨会发生变形但压力去除后形状恢复。通常发生于人字缝两边的顶骨和枕骨,胎儿宫内位于顶位时间过长,颅骨与母体骨盆长时间的挤压导致骨化延迟或骨重吸收。

（2）前囟:位于矢状缝和冠状缝的交界处,菱形,长径 4～6cm,通常生后 18 个月左右关闭。

（3）后囟:位于矢状缝和人字缝的交界处,三角形,成人指尖大小,通常生后 2 个月左右关闭。

（4）常见异常情况

1）第三个囟门:通常在前囟和后囟之间,沿着矢状缝的位置,可能与某些先天畸形有关。

2）大小异常:囟门过大,要考虑种族之间的差异,可能为正常情况。

3）囟门关闭,颅缝僵硬不能移动,要考虑未成熟骨化的可能。

4）颞部、额部、枕部的杂音可能与高输出性心力衰竭或血管畸形有关。

5）张力异常:①囟门饱满:脑积水、产伤、出血、感染引起的颅内压升高引起;②囟门塌陷:脱水。

5. 头皮、面部和颈部包块

（1）头皮水肿:通常见于顶位生产的患儿,由于局部长时间挤压所致。水肿超过颅缝,边界不清,可伴随瘀斑、出血点、或青紫。出生时最大,24～48 小时消失。

（2）头皮血肿:产伤造成的骨膜下出血,单侧出现、位置固定、触之较硬,通常不超过颅缝,不伴瘀斑。通常出生时不会发现,生后进行性增大。如伴随反应不良、喂养不良以及活动度下降会提示有颅骨骨折,通常几个月才会消失,且多会留下钙化点。

（3）帽状腱膜下出血:通常由出生时拖拽头部力度过大引起,是一种临床急症。出生时头皮肿块可移动,肿块可以跨越颅缝和囟门,边界不清,肿块可迅速增大,并伴有急性失血症状,可导致休克。出血可蔓延至眼窝、耳朵周围以及颈部,在所有的生产并发症中发病率最低,但是后果最严重。

6. 头皮检查

（1）头皮完整性。

（2）头发分布情况:头发颜色与种族以及遗传有关。某些基因病也会表现为头发色素缺失。检查是否存在局部头发稀疏或过于浓密,检查发质是否脆弱易断、卷曲、毛茸茸、扭结,检查发际线的边界。

（3）常见异常情况

1）生产过程中助产工具带来的头皮撕裂或摩擦伤痕。

2）皮肤发育不全:13-三体综合征局部头皮缺损。

3）头旋:头旋过多或位置不正常可能提示大脑发育不正常。

4）前发际线过低。

7. 观察　安静时婴儿头位置反映胎儿时期头部位置,观察其活动度。

（四）面部

1. 观察眼、鼻、口的位置以及对称性。

将面部分为三部分进行检查:前额;眼部和鼻部;口和下颌。在新生儿安静、哭闹和吸吮时分别进行观察,哭闹时面部不对称提示面神经麻痹。

2. 眼睛内眦间距约等于眼裂的长度,眼距过宽或眼距过窄均提示异常。

(1) 结膜和巩膜:巩膜通常为白色,若巩膜呈蓝色,常见原因为小早产、成骨不全或染色体疾病,巩膜黄染提示黄疸。结膜部分出血多与生产过程中胎儿头部受挤压有关。

(2) 角膜、虹膜和瞳孔:出生时角膜通常混浊,足月儿通常生后几天角膜混浊消失,混浊较深或不对称为异常状况。检查是否存在先天性白内障。生后 3~6 个月虹膜为深蓝色,后颜色会发生变化。瞳孔等大、等圆、对光反射灵敏。若瞳孔为白色,则提示异常情况。

(3) 视网膜红光反射:正常颜色为红色。白色提示先天性白内障;缺失要考虑视网膜母细胞瘤、青光眼、出血等疾病。

(4) 眼部运动的对称性

1) 眼睑:上下眼睑融合:发生于小早产,通常 28 周以及以上的早产儿眼睑不会融合,是判断是否具有生存能力的指标之一。眼睑水肿:与生产过程或应用滴眼药物引起的眼睛刺激有关。上睑下垂:观察是单侧还是双侧眼睑下垂。

2) 眼裂:是否有斜度由种族决定,几种先天性综合征有特异典型的变化。

3) 内眦皱褶:任何一边内眼角靠近鼻梁处的皮肤形成垂直褶皱,是子宫内受压的临床表现,21-三体患儿较常见。

4) 睫毛、眉毛:20~23 周出现。常见异常情况为睫毛缺如或睫毛过长,眉弓过高或眉毛在前额中央融合。

3. 鼻子的评估

(1) 大小和形状:鼻子的位置异常通常与生产过程或医疗干预有关,形状异常通常与先天性综合征有关,常见的异常情况有:扁平、鼻梁过宽。

(2) 鼻孔通畅情况:在双侧鼻孔下各放一个温度低的金属板,观察金属板上雾气形成情况(证明有呼出气流),目前临床实际工作中不常用此法。

常见鼻孔阻塞原因:鼻孔闭锁或狭窄:膜性或骨性阻塞,可单边也可发生于双侧;发炎肿胀或分泌物阻塞;医源性:由于置管引起的黏膜肿胀。

4. 口、舌和口周部的评估

(1) 口应位于正中且左右对称

1) 小口畸形:常见于 18-三体综合征。

2) 大口畸形:多见于黏多糖、毕威综合征、甲状腺功能减退。

3) 吸吮和吞咽功能通常在 32~34 周时发育。

(2) 唇裂:临床表现多样,轻时仅有小缝隙,重者可从鼻根部开始直至上唇完全分为两瓣。

(3) 硬腭和软腭:建议先视诊后触诊。上腭弓高表示宫内缺少吸吮动作和神经活动降低。

(4) 黏膜囊肿

1) 爱泼斯坦小结(Epstein pearls):微小、黄白色小块,为表皮囊肿,通常在硬腭缝两侧发现,几周后消退。

2) 博恩结节(Bohn nodules):硬腭上米粒样的小囊肿,与皮肤上的粟粒疹类似。

3) 齿槽囊肿。

(5) 牙齿萌出:如果牙齿可晃动或根部不牢固,一般建议咨询小儿齿科医生拔除。

(6) 舌系带:评估是否存在舌系带过短,舌系带过短可限制舌活动,舌尖处可形成深 V

形状。

（7）舌头:舌头过大可阻塞呼吸道,也是某些综合征的表现之一。吐舌:21-三体综合征和毕威综合征。

（8）鹅口疮:念珠菌感染所致,通常为生产过程中感染孕母阴道念珠球菌所致。口腔黏膜表面可见大片白色物质覆盖,用棉棒擦拭不能擦掉。

5. 耳朵的评估

（1）检查外耳是否缺如,判断耳朵位置和形状。耳轮应位于内眦的水平延长线上,30%正常人的耳朵在内眦水平延长线以上。耳位靠下与一些综合征或染色体疾病相关,有时由于头盖骨变形,导致视觉上耳位较靠下。

（2）检查外耳道,鼓膜一般是不可视的。

（3）常见的异常

1）小耳畸形:耳朵发育不良,可能与耳道闭锁有关,可导致听力丧失,也可能只是耳朵形状的变异。

2）耳前瘘管:耳屏前方或耳轮处的小开口,可能与先天性耳聋和肾脏异常相关。

3）附耳:可一个也可多个,大小不同,可以是耳廓或耳屏的附件。在耳椎骨发育异常（Goldenhar）综合征中较常见,与尿路异常相关,也与以下畸形有关:唇裂、腭裂、上腭发育不全。

6. 鼻泪管 新生儿眼泪罕见,2~4个月时眼泪较多见。

7. 检查面部皮肤是否有以下情况:

（1）粟粒疹:直径1mm左右白色或黄色疹,无红斑,生后头几周自行消退。

（2）汗疹:直径1~2mm清晰小水疱,最初发现于前额、头皮和皮肤皱褶处。

（3）产钳引起的撕裂伤、皮下血肿、摩擦伤。

（4）头部和颈部出血点:通常由第二产程过急导致。

（5）皮肤凹陷:面裂。

8. 观察下巴形状及与上颌骨的连接是否有小颌畸形 下颌小而舌正常,可导致严重的呼吸道问题,在先天性疾病中可见。

（五）颈部和锁骨

1. 视诊和触诊颈部

（1）包块:若触诊到包块,应注意包块所在位置。最常见为淋巴水囊瘤,由淋巴管道形成。多囊水囊瘤通常位于胸锁乳突肌后,向肩胛、腋窝和胸廓方向放射,可以导致呼吸道扭曲。孕期超声检查可诊断。也可能为甲状腺舌管囊肿和鳃裂囊肿。

（2）皮肤皱褶带:由乳突肌至肩膀的皮肤皱褶,Turner、Noonan综合征和21-三体综合征较多见。

（3）斜颈:由于头经常在一侧导致的颈部活动受限。

2. 视诊和触诊锁骨

捻发音:骨折断处有骨摩擦产生,锁骨骨折的临床表现为:局部肿胀、变色、压痛。观察拥抱反射时双臂运动的对称性以及检查时患儿的疼痛表情。

（六）胸和肺

1. 检查胸部形状和尺寸 正常胸部为圆形、左右对称,前后径约等于左右径。桶状胸由于过度通气所致,鸡胸与马方综合征相关,漏斗胸或胸壁塌陷,一般为正常形状变异,无临床重要性。胸骨短小常与18-三体相关。早产儿中肋骨边缘清晰可见:与肌肉和脂肪层较薄有关。

2. 观察呼吸情况 患儿休息时检查,正常呼吸频率为 40 ~ 60 次/分,呼吸不费力,胸式或腹式呼吸。

(1) 呼吸急促:呼吸频率超过 60 次/分,常见于肺部疾病、心脏疾病、感染、发热、疼痛、环境温度过高。

(2) 呼吸浅慢:常因中枢神经系统抑制引起。

(3) 周期性呼吸:呼吸过程中有 5 ~ 20 秒的停顿,但是不伴有肤色、张力、心率的改变。

(4) 呼吸暂停:呼吸停止时间超过 20 秒。会伴有心率下降、肌张力下降、肤色改变。

(5) 呼吸缓慢、喘息提示呼吸衰竭或酸中毒。

3. 呼吸深度有变化为生理现象

凹陷:有额外肌肉参与呼吸过程,胸骨下、肋下肌凹陷生后常见,若持续存在提示有肺部问题,需记录凹陷的深度。若出现鼻扇、凹陷、呼吸急促、呻吟提示有呼吸衰竭。

4. 听诊比较双侧胸部呼吸音,正常呼吸音清、双侧对称、吸气和呼气有少许不同。

(1) 双侧呼吸音不对称:常见于气胸、囊性腺样瘤畸形、先天性膈疝。

(2) 异常呼吸音,包括:

1) 湿啰音:音调低,分为粗湿啰音和细湿啰音,细湿啰音在吸气时明显,通常由于生后肺内液体未清除干净所致。

2) 喘息音:通常在呼气相听见,音调高。

3) 干啰音:音调低,由于呼吸道因黏液或分泌物部分阻塞所致。

4) 喘鸣音:粗糙、吸气相更严重,由于呼吸道直径变小所致,如水肿、包块。

5) 呼吸音消失:肺不张、积液、呼吸轻浅。

6) 肠鸣音:先天性膈疝。

7) 摩擦音:胸膜渗出。

5. 乳腺和乳头 乳腺和乳头大小与胎龄有关。乳腺增大多是母体雌激素的影响,可自行消失。如出现单侧发红或硬肿,为感染症状。乳腺有分泌物,多时由母体雌激素导致溢乳。可以持续数周至数月。若有脓性分泌物,提示葡萄球菌感染导致乳腺炎。

(七) 心脏和心血管系统

1. 正常新生儿心率 120 ~ 160 次/分,与患儿的活动状态和胎龄有关,胎龄越小,心率越快。

(1) 心动过缓:心率小于 100 次/分。足月儿深睡眠时期心率可下降到 80 ~ 90 次/分,导致心动过缓的病理性原因为窒息、脑缺陷、迷走神经反射、先天性心脏病。

(2) 心动过速:心率大于 160 次/分。可能的原因为呼吸衰竭、贫血、先天性心衰、高热、休克、室上性心动过速。

2. 心尖搏动 正常心尖搏动处位于左侧锁骨中线第 4 肋处,如果心尖搏动移位要考虑气胸的可能性。心尖搏动位于右侧提示右位心和先天性膈疝。

3. 听诊

(1) 第一心音:右心压力大时会增强如动脉导管未闭、室间隔缺损、法洛四联症、贫血、高热、动静脉瘘。

（2）第二心音：大动脉和肺动脉瓣膜关闭时产生。在肺血管闭锁、大动脉扭转、主动脉异常时第二心音听诊减弱。

（3）心音听诊不清：可能的原因为心包积气、纵隔气肿、先天性膈疝。

（4）心脏杂音：可以是生理性的，也可以是病理性的。如在生后前48小时出现与生后循环过渡有关，需要继续观察。若在48小时后心脏杂音明显，提示存在室间隔缺损、阻塞造成的肺动脉湍流、严重的输出系统阻塞（如瓣膜开放口径和大通道血管狭窄）。

听诊心脏杂音位置描述清楚，描述时使用胸骨中线、锁骨中线、腋中线等定位标志，有无放射等（至背部或腋下可听到）。

杂音出现的时间：收缩晚期、全收缩期及舒张期杂音都有病理意义。

杂音的强度：听诊杂音可分为四级或六级，临床上较多使用六级分法。一级杂音无重要意义，正常人在主动脉瓣区及心尖部亦可听到。但三级以上杂音多表示心脏血管有器质性病变如心瓣膜病、先天性心脏病、发热等。

杂音强度分类标准：

1）一级：几乎听不到。

2）二级：声调柔和但是清晰可闻。

3）三级：中等强度但是无震颤。

4）四级：声音强、有震颤。

5）五级：声音强、听诊器轻轻放于胸壁即可听到。

6）六级：声音强、听诊器放于胸壁附近即可听到。

4. 脉搏搏动　正常情况下脉搏搏动有力且上肢和下肢、左侧和右侧强度均相等。常测上肢动脉为肱动脉、桡动脉，下肢常测动脉为股动脉、腘动脉、胫后动脉、足背动脉。脉搏搏动强度可分为五级：

0：触诊不到。

+1：很难触诊到，线性、微弱、易受压迫而消失。

+2：较难触诊到，可能因压迫而消失。

+3：易触诊，较难因压迫而消失，正常脉搏。

+4：洪大脉：不会因压迫而消失，与动脉导管未闭有关。

5. 毛细血管灌注能力的评估　在患儿腹部皮肤施加压力直至局部皮肤变白松开，数秒数至皮肤颜色恢复。若恢复时间小于或等于3秒钟则灌注正常。

6. 血压　新生儿血压与胎龄和日龄有关。通常下肢血压较上肢血压稍高，若上下肢血压相差20mmHg以上提示有阻塞（主动脉狭窄）。

（八）腹部检查

1. 一般情况　患儿喂养情况，呕吐、大便情况，孕母用药情况，孕母血型，是否存在宫内感染。

2. 视诊　正常腹部应为圆形、软、两侧对称。

（1）舟状腹：肠道位于胸腔（膈疝），生后腹部轻微凹陷，但肠道充气后腹部膨胀。

（2）腹壁肌肉发育不良：肠环、肝脏边缘、脾脏边缘清晰可见。

（3）腹胀：肠梗阻、感染、包块或腹部脏器增大。

（4）腹壁缺陷：腹腔内容物自脐带向内侧移行时分裂或腹壁肌肉组织的分裂。

1）脐膨出：腹腔内容物通常有一层黏膜包裹，腹腔内容物进入脐带形成囊。通常与心脏功能障碍、13-三体、18-三体、贝威综合征共存。

2）腹裂：腹壁肌肉缺陷，腹腔内容物无黏膜包裹外露。通常位于右侧中线，腹腔内容物由于暴露于羊水中而增厚、水肿、颜色暗淡。

3）脐疝：与腹壁肌肉薄弱有关。

3. 触诊　自腹部右下象限开始向上以顺时针方向触诊。肝脏边缘应位于右锁骨中线肋下缘 1～2cm。如触诊肝脏增大，提示有先天性心脏病、感染、溶血性疾病、动静脉畸形；腹部触诊包块，通常是泌尿系统问题。

肾脏和膀胱的触诊方法：一手放于身体一侧，用另一只手指尖从上到下触诊。足月儿肾脏在 4.5～5cm 之间，当膀胱充盈时，可于耻骨联合上方触诊到 1～4cm 大小的膀胱。若肾脏增大或触诊不到，需要进一步检查。

4. 听诊　肠鸣音消失或极度活跃均提示阻塞。

5. 脐带检查　脐带是胎儿宫内生长、发育、健康状况的重要线索。正常脐带呈蓝白色、湿润、胶状，脐带直径的大小和华通胶多少有关。华通胶保护脐血管不受压迫和阻塞，随胎龄增加而增加，脐带过细可能与胎盘功能不足和宫内生长受限有关。脐带长度为 30～90cm，取决于宫内空间和胎儿活动水平，宫内活动少的患儿脐带长度短（21-三体综合征，神经肌肉疾病）。正常脐带中包含两根动脉和一根静脉。常见的脐带异常情况包括：脐带扭转，颜色异常：如黄绿色（胎粪污染），染色程度和暴露时间有关；血管畸形：单脐动脉常和脊柱畸形有关。脐尿管瘘，可见尿液自脐部流出。

（九）生殖器和肛门

正常的外观变化要远多于病理性疾病。先天性缺陷较少。一旦发生，给父母带来很大压力。泌尿生殖器畸形与其他系统畸形高度相关，臀位生产可造成外生殖器和会阴部位的青紫和水肿。尿道下裂、尿道上裂和阴茎下弯患儿不应作包皮环切术。

1. 一般检查　婴儿取仰卧位。

（1）性别确定：如果生殖器外观模糊，要等到进一步检查结果之后再确定性别，并告知家长需要进一步检查来确定性别。

（2）肛门：检查是否通畅，怀疑有神经管缺陷的婴儿要检查肛门收缩能力。将肛门轻微撑开，观察其回缩。

（3）胎粪排出通道

1）瘘管：可位于前方也可位于后方，可能会与肠道膨胀伴行。女婴多见直肠阴道瘘，男婴多见直肠尿道瘘。

2）持续稀便：怀疑神经管缺陷。

（4）腹股沟检查：触诊顺序，自下腹部沿腹股沟向阴唇和阴囊部分触诊。腹股沟肿胀：可为单侧或双侧，哭闹时会增大，可自行消失。当腹股沟部分出现包块，检查是否为疝气，发生疝气时，将肠道轻柔地还纳回腹腔。不能还纳的疝气有发生嵌顿和坏死的危险。

2. 男婴

（1）阴茎：检查阴茎大小、外观和包皮。正常阴茎直，大小与身体比例合适，从耻骨到龟头的长度为 2.5～3.5cm，未行包皮环切术的新生儿龟头被包皮包裹。可出现生理性包皮过长和先天性包皮囊肿。

若检查到以下情况出现,则为异常:①阴茎下弯:阴茎弯曲,有时和尿道下裂同时发生;②阴茎过小:足月儿阴茎短于 2.5cm。

(2) 确定尿道口位置:正常尿道口位于龟头中点,异常情况:①尿道下裂:尿道口位于阴茎腹侧,常与阴茎下弯、尿道口狭窄、腹股沟疝、隐睾症并发,在正常尿道口位置,常有或深或浅的盲凹处;②尿道上裂:尿道口位于阴茎的背侧。

(3) 排尿:正常尿线直、排尿连续有力,应于生后 24 小时内排尿,可有尿酸结晶。异常情况:①尿线方向的变化提示尿路梗阻,尿液自会阴部或腹部流出提示有尿瘘;②尿色异常:红(含有血红蛋白或肌红蛋白),棕色(胆红素),棕黄色(尿液浓缩)。

(4) 阴囊和睾丸:检查大小、颜色、对称性、阴囊皱褶、睾丸位置。触诊时睾丸质硬、表面光滑、大小相同。早产儿睾丸未降常见。阴囊表面有色素沉着。异常情况:①阴囊肿大或变色、触不到睾丸;②隐睾症:睾丸位置异常,需进一步作超声检查或染色体核型分析;③阴囊裂成两半:中线过深,割断阴囊;④阴囊积液:阴囊双侧或单侧积液,可透光;⑤睾丸扭转:阴囊呈青紫色,可触到硬包块,柔软或非柔软,可透光,是外科急症。

3. 女婴

(1) 阴唇和阴蒂:正常生后光滑,随体液丢失而形成皱褶,激素作用出现色素沉着。出生时由于母体激素的影响而略水肿,会阴光滑,无凹陷,宽度为指尖大小。异常情况:①阴唇肿胀:可能为腹股沟疝气或卵巢异位;②阴唇阴囊融合,女性男性化;③阴蒂肥大,假两性畸形;④泌尿生殖器异常:阴道或尿道开口位置异常;⑤皱褶形成:外阴性别不明。

(2) 阴道:正常为粉红色,白色或血色分泌物是由于母体激素的影响,可持续 2～4 周时间,处女膜肥厚或阴道皮肤肥厚是常见现象。异常情况:①直肠阴道瘘:自阴道中有排泄物流出,提示有直肠阴道瘘;②处女膜闭锁:分泌物在阴道内聚积,要区别于巴氏腺囊肿;③子宫阴道积水:阴道口被黏膜组织覆盖导致分泌物在阴道聚积。

(3) 尿道口:正常位置位于阴蒂下方。

(十) 背部、脊柱和四肢

患儿安静时观察其手指和脚趾的数量,上肢和下肢的对称性,运动姿势、休息状态的姿势、活动的幅度,有无损伤;触诊关节和骨隆突处,判断是否柔软、有捻发音;许多异常的体位是由宫内压迫造成而不是先天性缺陷,无需特殊处理即可恢复。

1. 背部检查 婴儿处于俯卧位,检查背部两侧对称性,肩胛位置和对称性,脊柱排列和完整性,皮肤异常情况和有无包块。

(1) 皮肤的评估

1) 蒙古斑:是正常变异,黑色素细胞在真皮层沉积所形成的灰蓝色斑块,多在腰骶部发生,但腿部、背部和肩膀处也可发现,良性病变,会慢慢褪色。

2) 微小的皮肤病变:会提示脊柱缺陷,要注意观察有无凹陷、小坑,囊肿,异常的色素沉着,血管瘤、脂肪瘤。

3) 臀褶不对称:检查有无囊肿(脂肪瘤)或脊柱栓系综合征。

(2) 脊柱:常见的先天性脊柱疾病

1) 脊柱闭合不全:脊椎脂肪瘤、皮样囊肿、脊柱栓系综合征、脊柱纵裂、皮肤赘生物等。

2) 神经管缺陷:神经管闭合不全,未闭合处可以是开放的,脊髓和神经暴露或被皮肤或其他组织覆盖。

3）骶尾部畸胎瘤（大部分是良性）。

4）脊柱侧凸：脊柱向一侧弯曲，要评估有无消化道畸形。

2. 上肢的评估

（1）观察上肢发育状况，肱骨、桡骨、尺骨缺如：会与特定综合征有关；锁骨和肱骨骨折：与出生时损伤或成骨不全有关；手部或前臂水疱：宫内吸吮所致；臂丛神经损伤：生产过程中用力牵拉肩膀导致神经根拉伸或撕裂或生产过程中母体骶岬压力过大有关。

1）上臂丛神经损伤：上臂麻痹，手指活动正常，可握拳，拥抱反射不对称。

2）下臂丛神经损伤：前臂麻痹，手不能握拳。

3）全臂丛神经损伤：新生儿不能移动肩部，胳膊无力，手部软弱，肌张力减低。

（2）手和手指：观察手和手指的形状。常见异常为并指、多指趾畸形、指侧弯、指过短：手指和指关节均过短，与软骨发育不全和21-三体综合征有关；通贯掌：单一只手通贯掌，通常为正常现象。21-三体综合征患儿中约有50%出现通贯掌；指甲：过期产儿和胎粪污染会呈现黄色，染色体疾病患儿指甲发育不良。

3. 髋部的评估

（1）髋外展：膝部伸直，髋关节维持外展状态，多为宫内臀位所致。

（2）髋关节发育不良：由于内收肌缩短导致的臀纹和股骨长度的不对称，患儿仰卧位，脚底放于床面使膝部直立。两膝部高度不相等，需要进一步判断是否有髋关节脱位。

（3）臀部：使用脐导管时要观察四肢和臀部有无发白或青紫，提示循环出现问题，臀部出现凹陷可能是股骨异常的表现。

4. 下肢　通常新生儿下肢稍稍弯曲，足部外翻。

（1）膝反张：膝部过伸，与胎儿宫内位置有关。臀位中较多出现，女婴多于男婴，轻者是良性的，情况严重者需要夹板矫形。

（2）肢或趾的离断（羊膜带综合征）：宫内时羊膜带缠绕肢体或指端，造成发育受限或离断。

（3）跖内收：脚侧面凸起形成"C"，跖关节内收，第一脚趾和第二脚趾之间距离增加，可以是位置性，也可以是结构性的。

（4）马蹄形内翻足。

（5）仰趾外翻足。

（6）摇篮足。

（十一）神经系统检查

1. 一般情况　详细询问病史，包括家族史、神经系统疾病、产伤、难产、宫内窘迫、孕母用药、酗酒、药物滥用。胎龄是影响神经系统检查结果的重要因素；检查时间不同和顺序不同会得到不同的检查结果，如果得到异常结果，需重复进行检查以确认。神经系统检查要求婴儿安静、清醒或浅睡眠时进行，不裹包被，仰卧头部位于正中位置，足月儿最佳检查时间是两次喂奶间隙。

2. 皮肤病变　与神经病变有关的皮肤病变。

（1）多发性神经纤维瘤：牛奶咖啡斑，长度在1.5cm以上，数量在6个以上。

（2）头面部血管瘤病（Sturge-Weber syndrome）：面部三叉神经分布处出现鲜红色痣，有时只分布于上身。

（3）结节状硬化：表皮色素缺失。

3. 姿势的评估

（1）足月儿上肢内收，髋部外展且弯曲，下肢弯曲，双手松握拳。早产儿胎龄越小肌张力越低。

（2）异常状况包括：

1）持续颈伸位（角弓反张）。

2）拇指弯曲。

3）肘部弯曲，手背部放于床面。

4）36周以上新生儿腿成蛙位。

4. 观察自主运动 足月儿可平滑地移动肢体，早产儿会出现肢体颤动、抖动或不平稳的移动，环境刺激或不舒服的操作会引发大动作，下巴颤抖和粗震动是正常现象。抖动是有节律的强度相同的动作，在惊吓或哭闹后易发生，要区分于强直和痉挛。抖动给予温和约束后即可消失，但是强直和痉挛仍然持续。

5. 哭声 足月儿哭声响亮，音调正常有变化。

（1）虚弱、音调单一的哭声：疾病或早产婴。

（2）哭声尖锐：神经系统疾病或代谢性疾病，药物戒断。

6. 肌张力 评估主动、被动运动。

（1）肢体对抗、足跟贴耳、围巾征。

（2）腱反射：新生儿期只有髌反射是可靠的，注意痉挛持续时间。

7. 反射

（1）原始反射：足月儿应全能引出，记录缺失的原始反射和过度反射。

1）吸吮反射：轻轻触碰婴儿唇部，婴儿会张开嘴并开始吸吮。检查者戴好手套，将手指放入婴儿口内，评估吸吮协调性和力量，早产儿也可引出吸吮反射，力量会较足月儿弱。

2）觅食反射：轻触婴儿面颊，婴儿会将嘴转到刺激的方向。

3）握持反射：轻抚婴儿掌心，婴儿会抓握。

4）颈项反射（击剑反射）：婴儿仰卧，将头转向一侧，头转向侧的上肢伸展，同时对侧上肢肢体弯曲。

5）拥抱反射：将新生儿仰卧位，拉离床面几英寸距离，一只手扶住婴儿上背部，另一只手托住头，婴儿的双手会紧紧抱住胸部成拥抱状；头部位于正中，用手拖住婴儿头、背部，使呈斜坡卧位，躯干与床面呈30°角，然后迅速使其头向后倾10°~15°倾拖引起上、下肢外展，同时躯干及手指伸直，然后上肢屈曲呈现拥抱状。为了观察仔细，每项操作可重复2~3次，双侧动作不对称提示存在臂丛神经损伤。

6）踏步反射：双手托住婴儿腋下，脚底接触平面，婴儿会双脚交换运动，就像踏步一样。

7）Babinski反射：刺激新生儿脚底，脚趾即会弯曲随即伸展，此反射缺失提示中枢神经系统受损或脊髓神经功能障碍。

（2）脊髓反射

1）Galant反射：托住婴儿腹部，沿脊柱方向抚摸一侧背部，婴儿受刺激一侧将出现摇摆,反映 T2～S1 段神经功能。

2）肛周反射:刺激肛周皮肤,外部括约肌将收缩,反映 S4～5 段神经功能。

8. 脑神经

（1）嗅神经（Ⅰ）:将有强烈刺激味道的物品置于新生儿鼻下,新生儿会做出痛苦表情,新生儿不常规检查。

（2）视神经（Ⅱ）:评估视敏度和视野,检查瞳孔大小和对光反射,怀疑持续眼球震颤要引起重视。

（3）动眼神经（Ⅲ）、滑车神经（Ⅳ）和展神经（Ⅵ）:控制眼球和眼外周肌肉:评估眼睛大小和对称性,观察瞳孔对光反射。前庭反应:将婴儿头部自一侧转到另一侧,眼球也会跟着相应转动,若眼球不动或仅能朝一侧转动,提示眼神经功能障碍。

（4）三叉神经（Ⅴ）:控制下颌和面部的感知觉,触碰新生儿面颊,可诱导出觅食反射,将手指放入新生儿口腔内,可诱导出吸吮反射。

（5）面神经（Ⅶ）:控制面部表情,观察面部运动的对称性,哭闹时不能皱眉和闭眼提示面神经有损伤。

（6）听神经（Ⅷ）:不使用专门测量仪器只能大概检查。

（7）舌咽神经（Ⅸ）:评估舌部运动以及诱导咽反射。

（8）迷走神经（Ⅹ）:除与第九对舌咽神经一起主管咽喉部肌肉的运动外,还负责心脏、血管、胃肠道平滑肌的运动。听哭声:注意有无喘鸣、嘶哑、失声,评估新生儿的吞咽动作。

（9）脊髓副神经（Ⅺ）:控制颈部肌肉（转颈、耸肩）,将婴儿头部从正中转至一侧,婴儿应试图将头转回至正中位置。

（10）舌下神经（Ⅻ）:控制舌部肌肉,评估吸吮、吞咽、咽反射。

9. 感觉功能

（1）触觉:脚底痛觉刺激会引起回缩反应,检查者用大头针刺激婴儿脚底部会引起下肢弯曲,下肢未弯曲是异常现象。

（2）光:有光直射入新生儿的眼睛,新生儿会闭眼。

（3）声音:当新生儿仰卧时,检查者在离耳边几英寸处摇铃发出响声,新生儿的反应和声音强度有关。

第三节　相关辅助检查

一、实验室检查

实验室检查是最常用的辅助检查。通过实验室检查,了解早产儿内环境情况。帮助判断疾病诊断、治疗,评估治疗效果;筛查、判断疾病严重程度以及疾病转归。NICU 中进行实验室检查需要综合考虑。总的原则是:只进行必要的检查、将对患儿的伤害降至最低。

（一）实验室检查的作用

1. 了解患儿的健康状态。

2. 监测疾病状况以及严重程度。

3. 协助诊断。

4. 确认诊断和治疗方法。

5. 疾病筛查。

6. 判定治疗方法是否有效。

7. 判断预后。

8. 遗传咨询。

9. 评估特殊事件如用药错误、医疗纠纷等。

审慎应用实验室检查在任何情况下都很重要,尤其是在 NICU。在决定是否进行一个实验室检查之前要考虑以下几个问题:

1. 这个检查必要吗?

(1) 患儿体格检查发现异常情况,需要实验室检查来协助诊断?

(2) 根据患儿病史判断应该做此项检查吗?

2. 检查结果能回答什么问题?

(1) 实验结果对临床治疗患儿有帮助吗?

(2) 实验检查结果对疾病诊断有帮助吗?

3. 现阶段患儿需要此检查吗?

(1) 患儿病情有变化吗?

(2) 患儿病情好转了吗?

4. 检查时机合适吗,何时应做实验室检查?

5. 这个检查是不是最能回答临床疑问?

6. 实验标本所需要血量大不大?

7. 预期收益是不是高于风险?

8. 如果这个实验结果出现误差,有重做的必要性吗?

(二) NICU 常用实验室检查

1. 电解质检查 可分为四类,包括:

(1) 体内有功能的化学物质:电解质、钙、镁、磷、总蛋白、白蛋白、激素、维生素。

(2) 作为代谢废物被清除的物质:胆红素、氨、BUN、乳酸。

(3) 细胞损伤、细胞异常释放的化学物质:碱性磷酸酶、ALT、AST、肌酐激酶(CK)。

(4) 药品和毒品:抗生素、茶碱、咖啡因、地高辛、镇静药等。

2. 血液检查 检查血液和造血组织如骨髓、单核-巨噬细胞系统。

(1) 血液细胞:红细胞、白细胞、血小板。如:血细胞比容(Hct)、网织红细胞、血小板计数、外周血涂片、全血细胞计数、白细胞计数和白细胞分类。

(2) 血浆:血浆蛋白、凝血因子、免疫球蛋白。如:总蛋白、白蛋白、纤维蛋白原、凝血因子、免疫球蛋白(IgG、IgM、IgA)。

3. 微生物学检查 检查致病性微生物。包括细菌、真菌、病毒、寄生虫和血清学检查。如:各种体液的培养、菌株检查、细菌抗原检测。

4. 显微镜检 显微镜下检查体液和组织,如:细胞计数、尿分析等。

5. 输血检查 献血者筛查和检查、配血等。

NICU 常用血液成分,包括:

(1) 全血:血细胞比容35%左右,对于新生儿来讲偏低。主要用于外科手术时输血和

ECMO 泵。

（2）压缩红细胞：血液浓缩而成，血细胞比容升至 70%。输血常用。将血细胞比容恢复至 50%，用于贫血患儿输血。

（3）血小板：从血液中将血小板分离储存于血浆中。用于血小板减少症的替代治疗。

（4）新鲜冰冻血浆：血浆和血细胞分离并且冷冻储存，含有部分纤维蛋白原，富含凝血因子Ⅷ和Ⅸ，用于凝血因子缺乏的替代和 DIC 的治疗。

（5）粒细胞：用于粒细胞极度缺乏的患者。

（6）冷沉淀因子：富含凝血因子Ⅷ和Ⅸ和纤维蛋白原，用于血友病和 DIC。

6. 免疫分析 利用抗原-抗体反应检测。如药物检测、毒理检查、血浆蛋白检测和内分泌测定等。

7. 细胞学检查 进行基因检查和染色体分析。

8. 免疫学检查 评估免疫系统的功能。用来检查是否存在过度免疫、免疫功能低下、免疫紊乱等情况。如 C 反应蛋白，C3、C4、IgG、IgM、IgA。

二、影像学检查

对于入住 NICU 的危重新生儿来说，影像学检查是常见检查。它可以评估患儿病情、协助诊断。护士应熟悉常见的影像学结果。

由于各组织的成分不同，X 线影像上显示不同密度。密度最低的部分对 X 线的阻碍最小，在影像片上显示为黑色或深灰色；密度最大的组织对 X 线的阻碍最大，有较少或没有 X 线穿透，影像片上显示为浅灰色或白色；X 线较难通过脂肪组织，所以脂肪组织显影是深灰色阴影；血液、肌肉、肝脏组织密度相似，显影为浅灰色或中灰色。液体组织显影颜色要比充气组织颜色浅而比骨骼组织或金属物要深。骨骼组织主要由以钙为主的有机物质构成，这些物质会减少 X 线的透过，显影为白色。手术时应用的一些金属物质密度很大，X 线不能穿透，显影为白色。各种物质密度不同而带来的显影颜色深浅的不同是应用 X 线检查的基础。

新生儿影像学检查的潜在危险主要有以下几点：

1. 射线危害 阈值量的射线远远高于检查所需要的射线量，而小于阈值的射线对患儿没有不良影响。

2. 射线延迟损害 与射线有关的儿童时期的恶性肿瘤与射线的累积暴露量有关。

3. 个人伤害 现在对于射线导致个人损害方面研究较少，对危害的估计可能过高。在患儿 2 个月龄时一次腹片的射线量远小于自生后第一天开始接受的自然环境中的射线量。

（一）影像学结果分析

1. 肺部 正常肺膨胀至第八肋，气管在接近中线位置，稍弯曲。建议通过标记吸气相胸片中肺扩张的肋间数来表示肺的大小。肺血管自肺门处起始，后逐渐减少并延伸至肺。根据病理状况的不同，肺血管可以增加或消失。若在胸片发现游离气体，提示有气胸、气腹、纵隔气肿。

2. 纵隔的评估

（1）心脏：观察心脏大小，有无移位。心脏轮廓会因为患儿体位和 X 线角度的问题有所变化。心脏形状改变可提示先天性心脏病，如法洛四联症为靴型心脏。肺血管显著减少提示肺血管闭锁，增加提示存在充血性心力衰竭。

（2）气管:通常位于中线附近,通过 X 胸片来判断气管插管位置是否合适。

3. 胸腺 观察胸腺大小,是否存在。

4. 横膈 横膈在胸片上的表现为心脏两边各有的一平滑的、弯曲的阴影,在 10~11 肋间。若肺过度膨胀则会变平滑,若腹部膨胀则会抬高,观察是否存在膈疝,若有膈疝,腹腔内容物通过横膈上的空洞进入胸腔。

5. 胃肠道 观察是否有气管食管瘘、肠壁积气、腹腔积液、气腹、梗阻等情况。在食管闭锁时,可见一扩张的、充满气体的食管袋,如果食管闭锁,胃肠充满气体,可以观察到瘘。

6. 骨骼系统 评估骨骼系统对称性、大小、连续性、完整性以及有无异常。

7. 置管 判断气管插管、脐动静脉插管、中心静脉置管的位置是否合适。

第四节 相关护理技能

为了使检查结果尽可能准确,标本的采集一定要规范、注意细节。正确的操作技术、标本来源、采集容器的选择、粘贴标签和实验过程缺一不可。应最大限度降低患儿血量的使用和减少疼痛刺激。在进行足跟采血、动静脉穿刺等有创操作时要进行有效的疼痛管理。

一、标 本 类 型

（一）末梢血标本

需要微量血液检查时最常用的取血方法,在充盈良好的足跟采取动脉、静脉、毛细血管和组织液的混合物。足跟有水肿、损伤、青紫、感染或发育异常要避免采血。

1. 新生儿指尖皮肤到骨骼的距离若少于 1.5mm,禁止使用指尖采血。

2. 针刺入深度 0.65~2mm,不能超过 2mm。

3. 尽量避免使用捏、挤的方法。

4. 白细胞计数、血小板计数、血气分析 PaO_2 不会很准确。

5. 应使用疼痛控制的方法。

（二）静脉穿刺

常见采血部位:手背、肘部、足部、腿、头皮。也可从脐静脉导管、深静脉插管中获得。足月儿接受静脉穿刺的痛苦较采足跟血要轻。

1. 需要使用止血带,止血带使用时间不超过 1 分钟。若止血带使用时间超过 3 分钟,将会影响实验室检查结果。

2. 较小婴儿进行静脉穿刺比较困难。

3. 会破坏可用于静脉输液的血管。

4. 应使用疼痛控制方法。

（三）动脉穿刺

常用部位:桡动脉、颈动脉、颞动脉。因有动脉痉挛影响下臂供血的危险,较少使用肱动脉采血。NICU 患儿很少使用股动脉采血。如有脐动脉导管也可经此获取动脉血标本。

（四）床旁分析测试

快速诊断,优点为:快速检测;血量要求少,少于 0.5ml。

（五）腰穿

获取脑脊液标本进行检查。以下情况需要脑脊液标本进行检查：感染、出血、脱髓鞘疾病、恶性肿瘤。

（六）尿标本

尿标本收集方法：尿袋收集、导尿管收集、耻骨弓膀胱穿刺。

（七）胸腔穿刺

胸腔积液检查项目：

1. 微生物检查　培养、菌株检查。

2. 生化检查　电解质水平、总蛋白、白蛋白、血糖、甘油三酯。

3. 血液检查　白细胞计数和白细胞分类。

（八）腹腔穿刺

腹腔积液检查项目：

1. 微生物检查　培养、菌株检查。

2. 生化检查　电解质水平、总蛋白、白蛋白、血糖、甘油三酯。

3. 血液检查　白细胞计数和白细胞分类。

二、实验室检查流程

1. 开具化验检查项目医嘱。

2. 检查医嘱是否合适。

3. 尽可能将检查项目合并，减少实验用血量。

4. 根据医院工作流程核对患儿身份和检验条码。

5. 为患儿做好检查准备。

（1）如取足跟血，建议将足部包裹，可增加血流量。有研究显示：足跟加热并不能提高足部血流量。

（2）使用疼痛管理方法：如非营养性吸吮、口服蔗糖水、袋鼠式护理等。

6. 遵循严格的无菌操作流程，降低医源性感染发生的可能性。

7. 遵循标准预防流程，保护医务人员。

8. 根据检查需要选用合适的采血方法。

9. 采足跟血时针头刺入后前几滴血丢弃。

10. 先取培养标本，后取血液检查标本、生化标本、配血检查标本。或根据医院流程执行。

11. 每一个试管注入足够的血量。

12. 贴标签。

13. 将取好的标本置于合适的容器中。

14. 标本应立即送检。

15. 取血试管　NICU 会应用一些微量试管，所需实验血量较少。取血后，要将试管轻柔的上下颠倒 7~10 次。不同颜色的试管里面所含的抗凝剂不同，要根据医院实验指南选择合适的标本容器。

二、实验室检查概念阐述

了解实验性结果的应用以及局限性对临床非常重要。采血时间、部位、血量、输血、婴儿生长发育等诸多因素均会影响实验室检查结果,在临床应用时要考虑下述情况。

1. 精确性 精确性就是真实性,指实验室检查结果和真实情况的接近程度。

2. 可重复性 是指重复做检查是否得到相同结果,与精确性有关,但又不完全由精确性所决定。

3. 灵敏度 即区别假阴性的能力,不把患儿漏诊的能力。

灵敏度高则有较低的特异性。一些试验检查需要较高的灵敏度:献血者的血液筛查,发生假阳性的结果要比发生假阴性的危害要小得多。

4. 特异性 区别假阳性的能力,即不把患儿误诊的能力。

特异性高通常灵敏性较低。一些检查要求特异性较高,如尿液的毒理筛查。

5. 取值范围 确定正常结果的上下限。取值范围与人群特征有关,如年龄、性别等。约有5%的正常值是落在正常值范围之外的,不同实验室的正常值范围亦会不同。

四、检查结果应用原则

患儿管理依靠良好的临床技能,审慎的试验检查的应用以及对试验数据的仔细判读。要将患儿的病情和试验结果结合起来应用于临床治疗中。根据最优照顾、患儿痛苦最小、花费最少制订下面的试验原则。

1. 即使在最好的条件下,不做实验室检查是最好的。
(1)试验结果可能会对临床判断产生误导。
(2)任何试验均有局限性,灵敏度和特异度都不会是100%。

2. 要根据最可能的诊断选择试验项目。
(1)根据病史、体格检查、疾病流行情况确定可能的诊断。
(2)病史和体格检查的重要性要高于实验室检查。

3. 对于取值落入边界范围导致临床判断困难的情况,检查有无病情变化或实验误差。
(1)即使最高质量的实验室,试验结果也可能不准确。
(2)如果换一个实验室,需要重新检查。

4. 每个实验室会有不同的参考值范围。
(1)年龄、性别、种族、体型、身体状况这些因素都必须考虑。
(2)在没有疾病的人群中,5%的试验结果取值会在参考值范围以外。

5. 参考值范围仅代表了95%的人群,参考值范围以外的试验结果并不一定意味着异常。
(1)实验室检查结果在正常值范围以内并不一定代表正常。
(2)一些情况下需要相关试验验证。

6. 对一个个体来讲,应长时间保留化验检查结果,与个体本身健康状态时的试验结果对比要比与正常值范围对比更有意义。

7. 多个试验结果异常要比单一试验结果异常更有临床意义。2个或2个以上的检查结果异常更有助于诊断疾病。

8. 试验结果异常幅度越大,临床意义越大。

9. 即使一种疾病的特异性试验检查也可能只在有相同症状的 1/3 的患儿中出现。

10. 过多的重复试验是资源浪费,而且实验室工作负担过重会增加出错的可能性。

11. 只有当试验结果会影响诊断、预后、治疗和疾病管理是才应决定实施这项试验。

12. 不要忽略药物对试验结果的影响,能导致假阴性和假阳性试验结果的药物有抗惊厥药、抗高血压药、抗生素等。

13. 阴性试验结果不能排除临床疾病。

五、实验检查医源性并发症的预防

实验室检查的目的是帮助疾病的诊断和引导疾病的管理,但是检查本身也会给患儿带来一些并发症,如其他疾病、压力、伤害等。对于医源性并发症预防的认识可以最大限度地减低医源性并发症的发生。

1. 生理压力

(1) 疼痛刺激、感觉刺激会引起身体出现一些不良症状,如心动过速和心动过缓、血压升高或血压下降、哭闹或窒息、发绀或呼吸暂停、皮肤颜色和体温的改变。

(2) 生理压力的增加会影响实验室检查结果,如婴儿哭闹时 $PaCO_2$ 和 PaO_2 的值均会变化,体温过低时血液 PH 会发生变化。

(3) 减少生理压力的措施:通过较少实验检查项目和检查项目的组合从而减少取血的次数;使用现存管路获得试验标本;使用非侵袭性的疼痛控制技术帮助患儿应对疼痛;足跟取血时使用自动回弹的针头(深度不超过 2mm),动作准确、迅速,足跟保暖,可能会加大血流并提高检查的准确性;避免重复检查,标本收集过程仔细核对、粘贴标签等会减少重复试验的可能性。

2. 疼痛　疼痛为现存的或潜在的组织损伤带来的心理和生理的不愉快体验,疼痛会带来不良的心理压力、潜在的神经系统的变化。收集标本过程中的皮肤穿刺会引发疼痛,婴儿不易区分急性疼痛和慢性疼痛。

减少疼痛的措施主要有:非药物控制疼痛的方法:用褓褓包裹,皮肤接触、非营养性吸吮。药物控制疼痛:24% 蔗糖、局部麻醉剂、阿片类或非阿片类止痛剂。局部麻醉药会对静脉穿刺、腰穿、静脉置管有效,但对足跟穿刺无效。和动脉穿刺相比,静脉穿刺造成的痛苦小,潜在并发症发生的概率要小。在足月儿中,静脉穿刺比足跟取血的痛苦要轻。

3. 皮肤损伤　由于侵袭性操作带来的皮肤屏障功能的破坏,胶布粘连皮肤,皮肤本身对消毒剂的反应,或疾病本身的影响所致。此外,动脉穿刺、静脉穿刺和足跟穿刺本身会带来潜在的皮肤伤害。

潜在的皮肤伤害包括青紫、出血、由于消毒剂、摩擦、胶布等原因带来的皮肤擦伤、胶布造成的表皮损伤、多次穿刺造成的瘢痕形成、足跟预热造成的烫伤、表皮消毒剂带来的化学损伤。

预防皮肤损伤的措施:减少实验;当取末梢血时,避免过度挤压,取血后要在穿刺点上充分按压避免出血,穿刺点上覆盖不黏性物质,防止胶布带来的皮肤损伤;将皮肤消毒剂完全清除,选用合适的采血工具。

4. 感染　皮肤重要的功能是防止微生物入侵的屏障,屏障作用的破坏会带来潜在的感染的危险。常见感染类型包括表皮细菌或念珠菌感染、蜂窝织炎、穿刺点脓肿、败血症、骨髓炎、尿路感染、脑膜炎。

预防感染的措施包括减少实验,不在皮肤损伤处反复穿刺,避免在中心导管反复取血,操作规范,严格按照操作程序操作,以维持皮肤的完整性。

5. 组织损伤和神经损伤　留取实验标本时的穿刺可能会带来组织损伤。可能造成的组织损伤有动脉穿刺造成腕部和臂部神经损伤、胸穿时造成肺和胸组织的损伤、腹穿时造成腹腔器官的损伤、耻骨弓上穿刺造成膀胱和肠道损伤、腰穿时造成脊髓神经的损伤、动脉穿刺造成的组织缺血。

预防措施包括审慎取用实验标本,应用正确的穿刺技术,胸穿和腹穿时应用超声引导,避免盲穿。

6. 贫血　由于标本采集造成的医源性贫血,医源性贫血和生理性贫血是婴儿慢性贫血的主要原因。医源性失血量常与患儿疾病严重程度有关。尽管每项实验标本用血量很少,但是一个病情危重的婴儿每天失血量可高达5ml。而NICU早产儿体重低,血容量少,1kg的婴儿失血1ml,等于成人失血70ml。取血量多于实验标本用量在NICU中很常见。

减少医源性贫血的措施包括:谨慎应用实验室检查,尽可能选用微量试验,详细记录失血量,避免取血量大于标本需要量。

（连冬梅）

第四章　不同类型早产儿的管理

第一节　极低和超低出生体重儿的管理

极低出生体重儿（very low birth weight infant，VLBWI）和超低出生体重儿（extremely low birth weight infant，ELBWI）多见于胎龄小于 32 周的早产儿，由于各脏器发育不成熟，生活能力低下，易发生各种并发症，是新生儿发病率和病死率最高的人群，成为早产儿管理的重点。

一、概　　述

1960 年提出将出生体重低于 2500g 的新生儿命名为低出生体重儿，随着 1970 年及 1980 年期间出生体重低于 1500g 新生儿存活率的提高，采用"极低出生体重儿"这一概念来更好地描述此群体的问题及结局。1990 年又增加了"超低出生体重儿"的概念来定义出生体重低于 1000g 的新生儿。关于出生体重小于 1500g 早产儿的发生率各国报道不一。发达国家 VLBWI 发生率为 1%~1.5%。日本 ELBWI 发生率约为 0.2%，英美国家的极低和超低出生体重儿发生率分别为 1% 和 0.3%。我国 2005 年对 22 个省、市、自治区的 47 个城市中 62 所医院 45 722 例产科新生儿的调查表明，其中 VLBWI 发生率为 0.7%，ELBWI 发生率为 0.2%。对 22 个省、市、自治区的 47 个城市中 80 所医院 43 289 例新生儿科住院病例的调查显示，住院新生儿中早产儿所占比例有增加趋势，其中极低和超低出生体重儿发生率分别为 0.3% 和 2.6%，ELBWI 出生率与 2002 年（3.6%）相比有所减少。中国香港特别行政区极低及超低出生体重儿发生率分别为 0.69%、0.14%。中国台湾省 12 家医院统计分析表明，VLBWI 发生率为 1.6%。影响极低和超低出生体重儿发生的主要危险因素包括早产、多胎妊娠、胎膜早破、妊娠高血压综合征、胎盘早剥、孕期感染等，加强孕期、围生期保健和高危因素的有效管理是防止极低和超低出生体重儿发生的重要环节。

随着围生医学和新生儿医学的迅速发展，早产儿尤其是 VLBWI 及 ELBWI 存活率得以明显提高。发达国家小于 1500g 早产儿存活率达 80% 以上，可存活的最小体重为 243g，存活且不伴严重并发症者达 70%。近年的一项研究表明，日本、美国、韩国的 VLBWI 存活率分别达到 92%（2008 年）、92.6%（2006 年）、85.7%（2009 年），ELBWI 存活率分别为 85.5%（2008 年）、85%（2006 年）、71.8%（2009 年）。目前我国内地 VLBWI 存活率为 80%~91.2%，ELBWI 存活率约为 70%，香港特别行政区的超低出生体重儿存活率可达 85%，中国台湾省的极低和超低出生体重儿存活率分别为 98%、75%。存活的早产儿有较高伤残率，早产儿相关问题如脑瘫、智力低下、视听损害等成为医学界日益突出的课题。

二、围生期管理

1. 转运 极低和超低出生体重儿应尽量在设有 NICU 的医院进行分娩。通过母亲的子宫进行转运是最佳转运方式。研究表明,通过母亲子宫转运的早产儿比分娩后转运者具有更高存活率,更少发生远期并发症。

2. 了解病史 对于可能分娩极低和超低出生体重儿的孕妇,新生儿科医生应进行会诊,与婴儿父母建立信任关系并协助决策。

3. 父母参与决策 医护人员应提供客观、真实的信息,让婴儿父母参与决策,了解分娩和复苏极低和超低出生体重儿的挑战及未知情况。此外,应让父母感受到医护人员对其所做决策的支持。

三、分娩室管理

(一) 分娩准备

1. 做好分娩准备 医护人员应在分娩前明确分工,保障抢救工作有序进行。分娩时应有熟练掌握新生儿复苏术的新生儿科医生及 NICU 护士在场。

2. 备好复苏用物 对分娩室进行预热,维持室温达 26 ~ 28℃。另外,预热辐射床及被单,准备聚乙烯塑料袋,以便包裹初生婴儿,减少体表热量散失和不显性失水。

(二) 分娩处理

1. 复苏 如果条件允许应延迟钳夹脐带至少 60 秒,并使婴儿位置低于母亲以促进母-婴输血。将婴儿放于辐射台上,立即评估呼吸、心率及肤色情况,监测脉搏血氧饱和度,必要时实施心肺复苏。如需人工正压通气可使用 T-组合复苏器(T-Piece 复苏器),以维持合适的呼气末正压。不宜常规应用纯氧进行复苏,可使用空-氧混合仪以最低氧浓度维持适宜血氧饱和度,生后 10 分钟的目标氧饱和度为 85% ~ 93%。早产儿出生后 2 分钟可接受的 SpO_2 为 60%,3 分钟 SpO_2 为 70%,4 分钟 SpO_2 为 80%,5 分钟 SpO_2 为 85%,10 分钟时升至 90%。复苏起始氧浓度以 21% ~ 30% 为宜,此后根据血氧饱和度及心率予以调节,脉氧饱和度探头置于婴儿右手腕。若婴儿对面罩正压通气无反应时应保留气管插管,对需要气管插管的婴儿应使用肺泡表面活性物质。胎龄小于 27 周和出生体重低于 1000g 的早产儿须在生后 15 分钟内给予肺泡表面活性物质(PS)治疗。研究表明,预防性应用 PS 能将早产儿或低体重儿 RDS 发生风险降低 20% ~ 30%,RDS 死亡风险降低 40%。对于有 RDS 危险的早产儿,例如暂不需机械通气、胎龄小于 30 周的早产儿,可早期使用 CPAP 直至临床表现稳定。对于有自主呼吸的婴儿,面罩或鼻塞 CPAP 的压力至少 5 ~ 6cmH₂O。

2. 保暖 由于受到外界寒冷环境及蒸发散热的影响,婴儿娩出后热量快速丧失,生后 30 分钟内体温可下降 2 ~ 3℃。因此,应在出生后迅速采取保暖措施。对于胎龄小于 30 周的早产儿,分娩后 1 分钟内无需擦干皮肤即用保鲜膜袋包裹全身以减少热量蒸发,从脚趾到肩部放入聚乙烯塑料袋中。因头部面积占体表面积较大,经头部散失热量逾 50%,可覆盖聚乙烯塑料膜并戴上绒线帽以减少散热及氧耗。辐射台上的婴儿应在生后 10 分钟内使用伺服式温度调控以免温度过热。美国儿科学会及心脏学会建议,在分娩室对出生体重低于 1500g 者实施复苏时用聚乙烯塑料袋保暖。此外,应注意监测核心温度与体表温度的差距以识别寒冷应激、感染及低血容量症等。当婴儿送到 NICU 入住暖箱,暖箱温度适宜且婴儿体温维持正常时则可撤除塑料膜。散热与预防措施见表1-4-1。

表1-4-1　散热与预防措施

散热机制	定　义	预 防 措 施
传导	热量从体内器官经体表皮肤散失,热量从皮肤经寒冷物体散失,由于接触造成散热	预热辐射台,预热衣被,使用保暖床垫,头戴双层帽
对流	通过流动气体或水从机体带走热量	预热分娩室,使婴儿床远离气流,加热吸入的空气
辐射	热量以电磁波的形式散失,发散至周围冰凉的墙壁、窗户或其他物体表面	提供辐射台,使病床远离冰凉的窗户,预热转运暖箱
蒸发	由于存在蒸汽压力梯度,热量通过潮湿的皮肤及呼吸道散失	擦干婴儿,除去潮湿的衣被,使用塑料袋或膜包裹婴儿身体

摘自:Guyton A,Hall J. Text book of medical physiology,11th ed. Philadelphia:Saunders,2006. Nadel E. Regulation of body temperature. In Bornon W &Boulpaep E(Eds),Medical physiology,Philadephia:Saunders,2003,1231-1241.

3. 体位　尽快将早产儿仰卧,头部呈轻度仰伸位(鼻吸气位),使气道处于开放状态,及时清理呼吸道分泌物。四肢置于屈曲位,并用布卷进行支持。放置尿布时避免快速提举双腿,以免增加颅内血流引发颅内出血,应将尿布平塞到婴儿臀部下面。生后96小时内保持极低和超低出生体重儿头部与躯干处于中线可以降低颅内压。

4. 转运　尽快将极低和超低出生体重儿放入转运暖箱转往NICU。转运暖箱应提早半小时开启,调节箱温至35~38℃,并备好辅助保暖装置如加热床垫、塑料袋等。如果婴儿有气管插管,转运途中不宜采用简易呼吸器,因其容量和压力不稳定,可使用呼吸机以减少气胸的发生。

5. 黄金小时管理　出生至生后数小时被视为黄金小时(golden hour),对婴儿预后具有重要影响。黄金小时管理是以团队为导向、以任务为驱动的方案,关注复苏、体温调控、对可疑感染早期应用抗生素、早期静脉营养、低血糖管理等。实施基于循证的黄金小时集束化管理(golden hour bundle)可以有效改善早产儿的近期及远期预后,集束化管理主要包括呼吸支持、体温调控、团队合作等。

四、NICU 管理

(一)体温管理

1. 体温调节特点及常见并发症　体温平衡通过产热和散热来维持。极低和超低出生体重儿下丘脑体温中枢发育不成熟,缺乏寒战的物理产热机制和产热代谢的内分泌调节功能,体温容易随外界环境的变化而改变。体表面积相对较大,皮下脂肪薄,血管较多,易于散热,保温能力差。产热方式主要为非寒战产热及化学产热,非寒战产热是早产儿通过代谢活动产热的主要机制,涉及游离脂肪酸氧化及棕色脂肪、5′\3′单脱碘酶、增温素等。棕色脂肪在75mm胎儿阶段开始发育,胎龄25周时重量可达体重的1%~2%,但其代谢产热的功能未臻完善。增温素在32周时显著增加,使早产儿能够通过非寒战产热机制进行产热。5′\3′单脱碘酶于25周时激活,至32周时酶含量明显增加,至足月时增长4倍。32周以前增温素和5′\3′单脱碘酶水平低下是极低和超低出生体重儿难以实现非寒战产热机制的主要原因。

皮肤通过辐射、对流、蒸发及传导四种方式进行散热。辐射散热是胎龄大于28周早产儿热量去失的主要途径,也是暖箱内裸体婴儿热量丢失的主要原因。室温对辐射散热具有重要影响,尤其是使用单壁暖箱时。虽然初生的超低出生体重儿较少辐射散热,但是在出生1周后辐射散热成为其主要散热方式。通过传导散热丢失热量多见于早产儿皮肤与其他低温物体表面接触。对流散热常见于将初生早产儿从产床转移至辐射保暖台,而辐射台上的早产儿主要受对流散热及蒸发散热的影响。蒸发散热是生后最初10天处于干燥环境的胎龄25~27周早产儿出现热量丢失的主要形式,机体每丧失1g水可散热2.5kJ。有研究显示,胎龄越小则皮肤越薄,早产儿经表皮丧失水分量与胎龄呈负相关,胎龄25周早产儿经表皮丧失水分量是足月儿的15倍。随着日龄的增长,皮肤逐渐发育成熟,出生数小时及生后数天内的高蒸发散热也得以降低。

低体温是最常见的并发症之一,国外研究显示,VLBWI低体温发生率为40%~80%,ELBWI低体温发生率为33%~100%,主要为寒冷应激和中度低体温。低体温可表现为皮肤色暗、卷曲、少吮、少动、肢端凉,部分患儿可见皮肤硬肿,严重者可有多脏器损伤等。胎龄越小,体重越低,低体温发生率越高,并发硬肿症及多脏器功能受损更严重,体温越低则死亡率越高。新生儿的体温应激反应见表1-4-2。

表1-4-2　新生儿的体温应激反应

特　征	早产儿	足月儿
皮肤	薄	厚
血管	无隔热作用,反应差	有隔热作用,血管活性反应好
脂肪	发育不成熟	发育成熟
姿势	不能屈曲	屈曲良好
机体含水量	高	较低
糖储备	发育不成熟	发育成熟
身体情况	较差	较好

摘自:East of England Neonatal Benchmarking Group,Clincal Guideline:Thermoregulation. 2011.

2. 治疗与护理

(1) 低体温的处理:低体温的处理主要包括复温、控制感染、供给热量、纠正酸中毒及水电解质紊乱、纠正器官功能障碍等。WHO将低体温分为:①潜在寒冷应激(36.0~36.5℃),需要查找原因;②中度低体温(32.0~36.0℃),应立即保暖;③重度低体温(<32℃),予以紧急、高效的保暖措施。复温是治疗低体温的主要措施,应尽快在12~24小时内恢复正常体温,复温速度一般为每小时提高暖箱温度1℃,若体重低于1200g、胎龄小于28周或体温低于32℃,复温的速度不超过每小时0.6℃。严重低体温者(核心温度低于35℃)可以采用快速复温,使用辐射保暖设备(伺服式控制设置为37℃)或加热水床。复温期间每30分钟测量1次体温,体表温度与肛温之差不应超过1℃。

(2) 低体温的预防

1) 严密监测体温变化:早产儿的正常腋温为36.3~36.9℃,皮肤温度为36.2~37.2℃,应持续监测体温。由于早产儿的寒冷应激主要表现为血管收缩,皮肤温度下降可能是低体温的先兆,辐射保暖台及暖箱中的早产儿以测量腹部皮温为宜。美国妇产科和儿科学会推荐,维持皮肤温度 36~36.5℃,核心温度 36~37.5℃。外周(足心)与中心温度(腹部、腋温、零热流)之差不超过 0.5~1℃,超过 2℃可能有寒冷应激或败血症。有研究提出零热流体温监测技术。零热流(zero heat flux)指将体温探头置于某皮肤区域时该处无热量散失,热流从身体中心到外周呈梯度下降,则此处皮肤温度近于核心体温,通常将体温探头置于肩胛与不导热的床垫之间进行监测。

2)维持适中温度及湿度:适中温度是指维持人体正常体温且机体氧耗及代谢率最低的环境温度,超过此温度±2℃都会影响早产儿的代谢和体温。Sauer 等通过对极低出生体重儿的研究发现体温的正常波动并未引起代谢的异常改变,建议将适中温度界定为:使机体在安静状态下核心体温保持 36.7~37.3℃,且核心体温及皮肤平均温度每小时变化分别低于 0.2℃及 0.3℃时的环境温度。胎龄越小则适中温度越高,随着日龄的增加适中温度逐渐降低。此外,湿度过低会使蒸发散热增加而影响保暖效果,将早产儿置于湿度大于 60%的环境中可以减少蒸发散热。环境控制旨在维持正常体温,减少寒冷应激,从而降低能量消耗。应根据胎龄、体重及出生日龄调整箱温及湿度以维持正常体温,极低和超低出生体重儿生后早期的适中温度及湿度见表 1-4-3。适中温度的换算公式如下:①年龄<1 周:36.6-(0.34×出生时胎龄)-(0.28×日龄);②年龄>1 周:36.6-[1.4×体重(kg)]-(0.03×日龄)。计算时出生胎龄以周为单位,胎龄 30 周为 0,小于 30 周者为负数,大于 30 周者为正数,例如 28 周者为-2,32 周者为+2。

表 1-4-3　极低和超低出生体重儿的适中温度及湿度

日龄	极低出生体重儿		超低出生体重儿	
	箱内温度	箱内湿度	箱内温度	箱内湿度
0 天	35℃	90%	35℃	100%
5 天	35℃	80%	35℃	90%
10 天	33℃	70%	34℃	80%
20 天	33℃	65%	33℃	70%
30 天	32℃	55%~65%	32℃	65%

3)预防措施

暖箱保暖:在早产儿到达 NICU 前预热暖箱或辐射保暖台,注意箱温-室温差不应超过 7℃,当室温低于箱温 7℃时预调箱温应增高 1℃。温暖的暖箱或辐射台有利于减少传导散热及辐射散热:①辐射保暖台:由于辐射保暖台(radiant warmer)使早产儿体温以对流及辐射的方式散热,不显性水分丧失增加 50%,用塑料薄膜遮盖体表不仅减少热量散失,还可以使经皮水分丢失减少 30%,如彩图 1-4-1~彩图 1-4-3;②双壁暖箱(duoble-walled incubator):双壁暖箱比单壁暖箱能产生更高温箱内壁温度,减少热量散失和不显性水分丢失,有效达到中性温度的环境;③单壁暖箱:常用暖箱箱壁由单层有机玻璃制成,室温和周围的流动空气常常干扰暖箱温度的稳定性,辐射和对流散热比例较高。单壁暖箱内体重低于 1500g 早产儿可着单衣,并在暖箱外覆盖防辐射罩予以保暖;④伺服控制式暖箱(servocontrolled incubator):手动调控暖箱温度无法及时获取体温反馈,尽可能采用根据皮肤温度调节箱温的伺服控制式暖箱,伺服控制可以更有效地维持极低出生体重儿的适中温度。放置伺服传感器时应避开棕色脂肪分布区域,例如,肩胛下区、腹股沟、腋窝、颈部大血管周围,可将传感器置于右上腹部,预定希望该部皮肤达到的温度值,暖箱加热装置根据传感器所测皮温与预定值的差值情况而供热。维持某皮肤温度值的作用温度 = 箱温×0.4+箱内壁温度×0.6,箱内壁温度 =（室温+箱内温度）÷2。

袋鼠式护理:对病情稳定的早产儿可予以袋鼠式护理,出生后直接送入母亲怀抱中进行皮肤与皮肤的接触,可以减少辐射散热和传导散热,有利于维持适中环境温度。袋鼠式护理的时间应≥1 小时/次。袋鼠式护理保暖效果可靠、简便易行,不受环境条件的影响,较恒温保暖法升温快,比使用传统暖箱更能降低早产儿低体温的发生风险。值得注意的是,有研究表明,胎龄小于 28 周早产儿在生后 1 周进行袋鼠式保暖会增加热量散失,故应至少延迟 2 周方可实施。

"鸟巢"护理:在传统暖箱内放置绒布制作的椭圆形"鸟巢",形成改良的"鸟巢"暖箱,减少暖箱开启时空气对流,从而降低暖箱温度下降幅度。研究发现,使用"鸟巢"15 天后,早产儿的奶量和体重增加、减少体温差、体温波动小,硬肿症发生率也低于对照组。

缩短操作时间:各种医疗护理操作应尽量集中,使暖箱开放时间限制在最短时间内。例如,在实施脐静脉插管操作过程中密切监测体温,采取相应措施进行保暖;在早产儿身下放置保暖垫或使用辐射热灯。

控制呼吸机温度:上呼吸道受到冷刺激时可降低中性体温,加热湿化的氧气可减少因蒸发引起的热量散失及不显性失水,有效保持体温。机械通气治疗时注意吸入氧气要加温加湿,确定呼吸机加热器中溶液容量及温度符合要求,温度维持在 35～38℃。

控制静脉输液液体温度:在进行静脉输液治疗前,可将注有药液的注射器或输液袋放置于暖箱内预热。在实施换血治疗时,应将血液预热至 37℃。研究发现,经脐静脉导管输注未经加热液体时,婴儿腹部温度可出现明显下降。

沐浴的保暖护理:生后 6 小时内不宜沐浴以免发生低体温,体温低于中性温度时暂缓沐浴。沐浴前应测量体温,控制皮温在 36.7～37.3℃,沐浴时间少于 5 分钟。床上擦浴、淋浴和盆浴是早产儿常用的沐浴法,有研究显示,擦浴和淋浴较盆浴显著增加蒸发散热。早产儿不应常规沐浴,有建议每隔 4 天沐浴 1 次,病情稳定后进行盆浴。近年来,国外有学者采用襁褓式沐浴(swaddle bathing)模拟子宫环境以减少不良刺激,以被单包裹婴儿身体进行盆浴,维持屈曲的中线体位,初始水温 37.8～38.3℃,沐浴时间不超过 8 分钟,如彩图 1-4-4。乳化膏是一种不含防腐剂的水溶性凡士林润滑膏,美国妇产科和儿科学会建议,每 6h 涂抹身体 1 次可减少经皮肤散失的水分,尤其针对体重低于 750g 的早产儿。

保暖链联合保暖:将现代保暖设备组成保暖链,以减少护理各环节环境温度的波动。保暖链中的现代保暖设备包括箱温控制型婴儿暖箱、辐射保暖台、转运暖箱、开放式远红外线暖器、自制开放式灯泡取暖床、电子暖衣柜、婴儿床等。婴儿沐浴后穿上预热的衣物,放入预热后的暖箱。在婴儿出暖箱的过渡期,在自制开放式灯泡取暖床内观察 1 天,体温正常则转至婴儿床。通过此方法可保持婴儿体温稳定,住院期间无体温过低发生。

（二）呼吸管理

1. 呼吸系统特点及常见并发症

（1）呼吸窘迫综合征(RDS):是导致极低和超低出生体重儿死亡的主要疾病。极低和超低出生体重儿胸壁薄,呼吸肌发育差,小支气管的软骨少,肺Ⅱ型上皮细胞发育不成熟,肺泡表面活性物质生成和释放不足,肋间肌和膈肌较弱,故功能残气量低,肺顺应性差,容易发生呼吸窘迫综合征,尤其是胎龄小于28周的早产儿RDS发生率高达50%~60%。

(2)呼吸暂停:呼吸中枢的组织结构及神经元之间的联系不完善,神经冲动传出较弱,任何细微的干扰均可发生呼吸调节障碍。呼吸系统解剖结构发育未完善,肺泡通气量、潮气量较小,肺代偿能力较差,肺牵张反射弱,当呼吸负荷增加时不能有效延长呼气时间。极低出生体重儿呼吸暂停发生率为20%~30%,而超低出生体重儿高达90%。生后7天内易发呼吸暂停,夜间多发,高峰见于生后24h内,频发性呼吸暂停每日逾40次。呼吸暂停主要为原发性,继发性病因中以呼吸系统疾病占首位。

(3)肺部感染:肺发育不成熟,血浆中IgG水平低,免疫功能差,咳嗽反射弱,兼之分娩过程中吸入羊水,实施气管插管及吸痰等侵入性操作,易发生肺部感染。有研究报道,体重低于1500g早产儿吸入性肺炎发生率可达20%,呼吸机相关性肺炎可达50%。

(4)支气管肺发育不良(BPD):极低和超低出生体重儿的肺发育处于管道形成期结束和囊泡期开始,尚未进入肺泡期,对外界刺激非常敏感,暴露于高体积分数氧、气压伤或容积伤、炎症等致病因素下,易出现肺发育迟滞。小胎龄、低体重是发生BPD的最主要危险因素。研究显示,极低和超低出生体重儿BPD发生率分别为10%和40%,近2/3的BPD患儿为出生胎龄小于28周的超低出生体重儿。

2. 治疗与护理

(1)呼吸监测:密切观察病情变化、反应能力、肤色、胸廓运动和肺功能监测结果等。安置呼吸监护仪,设定呼吸报警界值和心率报警界值,记录呼吸参数和监护数据。

(2)气道管理:主要包括胸部物理治疗和吸痰。不应常规实施胸部物理治疗,要求在仔细全面的评估后采取个性化措施。对于痰液增多且黏稠者,可给予超声雾化吸入或低流量氧气雾化吸入治疗。震颤法仅适用于经吸痰无法清除呼吸道分泌物时,可用小号面罩进行震颤叩击排痰。体位支持对早产儿肺功能具有重要影响,与仰卧位相比,俯卧位头部抬高15°可以改善肺功能并减少呼吸暂停的发生。进行气道吸痰时注意选择合适的吸痰管型号、吸引压力、插管深度及吸痰时间,文献推荐早产儿使用60~80mmHg负压吸引,负压吸引时间为10~15秒,连续吸引的次数不宜超过3次,不宜在吸痰管回撤过程中旋转吸痰管,对于机械通气的患儿可采用密闭式吸痰以保证通气支持的连续性。

(3)呼吸支持

1)氧疗:当临床出现呼吸窘迫的表现,吸入空气时动脉氧分压低于50mmHg或经皮氧饱和度低于85%,则应给予氧气吸入。治疗的目标是维持SpO_2 90%~95%(不超过95%),或动脉氧分压50~70mmHg。近年有研究提出氧浓度过低会增加早期死亡风险,故氧浓度目标值不应低于90%。对于早期呼吸支持、治疗呼吸暂停或轻度肺疾患早产儿而言,高浓度(>2L/min)鼻塞吸氧与nCPAP同样安全、有效,且可减少气管插管的应用。直接输氧至暖箱内氧浓度不应大于30%。以加温湿化的氧气吸入为宜(温度31~34℃),应使用测氧仪监测吸入氧浓度。

2)持续气道正压呼吸:对轻症或早期NRDS、湿肺、呼吸暂停等可使用双鼻塞CPAP,鼻塞宜短,压力4~6cmH_2O,流量3~5L/min,及时应用CPAP可以减少机械通气的使用。任何有RDS风险的患儿均应在出生后立即使用CPAP。对胎龄小于30周、暂不需机械通气的患儿,临床应用 CPAP 至能彻底除外 RDS 为止。近年研发的新型气泡式 CPAP(bubble CPAP)压力调节准确、方便,具有高频通气的功效,使患儿胸壁发生随机共振。气泡式 CPAP 有更高的拔管成功率,减少使用 CPAP 的使用时间并降低慢性肺疾病的发病率。当病情好转,逐渐降低压力,每 2~4 小时 1 次,每次 $2cmH_2O$,当 CPAP 达到 $2~3cmH_2O$ 时即可停止 CPAP,改用低流量给氧直至停氧。

3)机械通气:如应用 nCPAP 后病情无明显改善,$PaCO_2 > 55mmHg$ 或迅速上升、$PO_2 < 50mmHg$、$FiO_2 \geq 0.5$ 而 $SaO_2 < 90\%$、出现严重的呼吸暂停,则可使用机械通气。通常根据患儿病因、临床特点及病理生理改变及自主呼吸等选择通气模式,常用通气模式有 A/C、SIMV、PSV、PRVC 等,有研究建议对极低出生体重儿采用由患儿触发的容量控制通气模式。若常频通气效果不理想可采用高频通气,HFOV 的指征为常频通气 $FiO_2 \geq 0.6$、平均气道压力(mean airway pressure,MAP)$\geq 15cmH_2O$、胸片提示气漏以及不能纠正的持续性高碳酸血症等。肺保护通气策略:尽可能利用患儿的自主呼吸和采用自主或部分辅助通气模式、低容量通气、低压力通气、允许性高碳酸血症、最佳 PEEP,维持 PO_2 $50~70mmHg$,在 pH > 7.2 的情况下允许 PCO_2 在 $45~60mmHg$。此外,尽量缩短机械通气的时间,加强呼吸机的温湿化管理,避免呼吸道分泌物干稠及气道黏膜纤毛功能受损。

(4)药物治疗

1)NRDS 治疗:联合预防(产前孕母予以激素、产后早产儿予以 PS)可降低 RDS 发生风险。早期给予 PS 是治疗 RDS 成败的关键:①对已患有或有 RDS 高危因素者应使用天然型 PS。②胎龄 < 26 周、$FiO_2 > 0.30$ 或胎龄 > 26 周、$FiO_2 > 0.40$,应给予 PS 治疗。③初始剂量猪肺 PS 制剂 200mg/kg 治疗 RDS 的效果优于猪肺 PS 制剂 100mg/kg 或牛肺 PS 制剂。④如果 RDS 继续进展(表现为持续需氧或需要机械通气),需考虑使用第二剂甚至第三剂 PS。⑤欧洲早产儿呼吸窘迫综合征管理指南(2010)推荐,通过气管导管进行弹丸式(bolus)注入 PS 可以获得较好的体内分布,采用 INSURE 模式即气管内插管-注入 PS-拔管后应用 CPAP(intubation-surfactant-extubation)可减少机械通气应用及降低 BPD 发生率。也有研究提出改良 PS 注入法配合 nCPAP 可有效减少机械通气的应用及 IVH、BPD 等并发症,例如 LISA(less invasive surfactant administration)及 MIST(minimally-invasive surfactant therapy)。此类方法无需气管插管,在直视下将小型号导管(如 5F 婴儿胃管、16G 血管导管等)插入声门下,经导管注入 PS。

2)呼吸暂停:患儿头部置于中线位置,避免颈部过度屈曲或伸展,呼吸暂停发作时首先予以弹足底、托背等物理刺激,必要时置于俯卧位。频繁发作者可给予氨茶碱、枸橼酸咖啡因、多沙普仑或纳洛酮等兴奋呼吸中枢。

3)支气管肺发育不良(BPD):予以地塞米松治疗以降低平均氧需求;缩短用氧及机械通气时间,3~5 天内撤机为宜;根据药敏结果选用抗生素抗感染;生后最初数天限制液体入量,减少细胞外液容积,达到液体负平衡。生后 1~2 天液体摄入量 50~60ml/kg,3~5 天 80~100ml/kg,1 周后 120~150ml/kg;酌情应用小剂量利尿剂;iNO 用于防治 BPD 的临床证据尚不充分,考虑到潜在的不良反应,临床上应慎重使用 iNO,对于胎龄 < 34 周早产儿不应早期常规给予 iNO。

(三)循环管理

1. 循环系统特点及常见并发症

(1)动脉导管未闭(PDA):正常足月儿生后 24~48 小时动脉导管呈功能性关闭,由于早产影响了动脉导管收缩机制的成熟过程而导致早产儿的动脉导管常常不能关闭或功能性关闭后又重新开放。胎龄越小,动脉导管收缩机制越不成熟,PDA 发生率也越高,极低出生体重儿 PDA 发生率为 40% ~50%,而 ELBWI 的 PDA 发生率高达 70%。PDA 常发生于生后 1~3 天,可闻及心脏杂音。动脉导管延迟闭锁使血流动力学明显改变,从而引起心衰、肺出血等。

(2) 低血压:由于 PDA 导致左向右分流,极低和超低出生体重儿的心肌收缩力较弱,代偿能力有限,导致低血压和血压波动较大。文献报道,极低出生体重儿低血压发生率为 20% ~40%。

(3) 早产儿持续肺动脉高压(persistent pulmonary hypertension of prematurity,PPHP):早产儿容易发生高碳酸血症、低氧血症、代谢性酸中毒、心功能不全及低体温,引起肺小动脉痉挛而导致 PPHP。研究报道,体重小于 1500g 早产儿持续肺动脉高压发生率可达 28%。

2. 治疗与护理

(1) 循环监测:密切观察心率、心律、肢端循环、尿量、血压及毛细血管再充盈时间等。关于低血压的界定尚存争议,有文献认为低血压是指平均动脉压低于胎龄或生后数周内平均动脉压低于出生胎龄,例如,若出生胎龄 24 周,则平均动脉压不应低于 24mmHg,也有研究提出不应仅关注血压值,而应通过对心血管稳定状况的综合评估来判断。

(2) 限制液体量及速度:限制液体量的同时保证满足生理需要,可有效降低 PDA 及 BPD 的发生,一般每天 80~100ml/kg。补液过快可使 PDA 发生率达到 30% ~50%。

(3) 手术治疗:胎龄小、低出生体重早产儿其动脉导管平滑肌过少,药物治疗的作用有限,且药物副作用可能加重 PDA 引起的重要脏器灌注所致的严重并发症。当用药禁忌或药物使用 2 个疗程关闭失败并严重影响心肺功能时需及时进行外科手术结扎 PDA。

(4) 药物治疗

1) PDA:应用前列腺素合成抑制药物治疗 PDA,例如吲哚美辛或布洛芬。

2) PPHP:关于 PPHP 吸入 NO 的疗效和安全性尚存争议。

3) 低血压:对于无明显循环血量减少的超低出生体重儿不主张扩容,可应用血管活性药物,常用多巴胺及多巴酚丁胺。

(四) 贫血管理

1. 血液系统特点及常见并发症 极低和超低出生体重儿贫血是临床常见疾病,出生后几周均有血红蛋白下降,出生体重越低,贫血出现越早且更严重、持续时间越长。有资料显示,超过 60% 的极低和超低出生体重儿需要输血治疗。贫血程度在出生后 4~8 周达最低值。机体代谢对氧的需求量低,贫血可能是极低出生体重儿对低氧消耗的一种生理性反应。此外,红细胞生成素(EPO)水平低下,胎龄越小、体重越轻,则 EPO 浓度越低。早产儿贫血时 EPO 产生不足,而非红系祖细胞对 EPO 反应异常,是导致极低出生体重儿贫血的最主要因素。早产儿生长发育较快,若体质量增长 10% 以上即有可能发生稀释性贫血。

2. 治疗与护理

(1) 减少医源性贫血:如果婴儿分娩后无需复苏至少延迟 60 秒进行脐带结扎,并使婴儿体位低于母亲以增加胎盘-胎儿输血。做到合理采血,采血或输液、穿刺后予以有效按压,每日记录采血量。

（2）营养支持：静脉补允葡萄糖、氨基酸、脂肪乳、电解质、微量元素及多种维生素等，并尽早建立肠内营养。

（3）药物治疗：早期应用 EPO 可减少输血量及输血次数，疗程 4 周。补充 EPO 的同时予以铁剂以避免铁和转铁蛋白含量下降。维生素 E 10mg/d，口服维生素 B_{12}。

（4）输血：最佳替代原则是缺什么补什么，尽量避免输全血。血红蛋白低于 70～80g/L 并出现以下情况时予以输血治疗：①胎龄<30 周，进食易疲劳；②呼吸>50 次/分，心率>160 次/分；③每日体重增加<25g。输血量为 15ml/kg，输血时间持续 2～3 小时。

（五）黄疸管理

1. 胆红素代谢特点及常见并发症

（1）高胆红素血症及胆红素脑病：血清胆红素来源于血红蛋白及胆红素肠肝循环。首先，极低和超低出生体重儿的红细胞寿命短（平均 40 天），喂养不足致胆红素肠肝循环增加，导致体内胆红素积聚。其次，肝脏功能发育不成熟，白蛋白值较低，细胞外液与胆红素结合能力及转运能力低下；肝脏配体蛋白、结合酶及毛细胆管排泄胆红素能力生后发育缓慢，肝脏处置胆红素能力低下，即使情况稳定的极低出生体重儿也要 1～2 周或更长时间才能将胆红素从血浆中廓清。血脑屏障功能发育不完善，易出现酸中毒、缺氧等发生胆红素脑病的高危因素，胎龄 25～32 周早产儿胆红素脑病发生率可达 25%，多见于生后 6～10 天。传统观念认为血清胆红素超过 20mg/dl 容易发生胆红素脑病，但有报道显示极低出生体重儿和超低出生体重儿血清胆红素低于 20mg/dl 亦可发生，称为低胆红素核黄疸（low bilirubine kernicterus）。与足月儿相比，极低和超低出生体重儿的总胆红素峰值更高、持续时间更长，几乎所有婴儿都会发生病理性黄疸，出院后因黄疸再次入院机会也有增高。

（2）肠外营养相关性胆汁淤积（parenteral nutrition associatedcholestasis，PNAC）：PNAC 发病机制尚未阐明，可能与多种因素导致的胆汁酸分泌受抑制，胆管内胆汁流速降低和胆汁成分改变有关。极低和超低出生体重儿肝细胞膜转运器及肝酶系统未发育成熟，胆囊收缩素分泌不足使胆汁流动缓慢，同时，肠道缺少食物刺激，肠道细菌过度生长，刺激肝脏库普弗细胞释放细胞因子使肝细胞及胆管受损。持续禁食容易出现细菌移位致内毒素血症，损害肝细胞或抑制肝细胞膜的 Na^+-K^+-ATP 酶活性，从而抑制肝细胞对胆酸的摄取和转运。内毒素可能在损伤线粒体致生物氧化作用障碍、诱发肝细胞凋亡，参与炎性作用和免疫反应引发肝脏病理性损伤的过程中起重要作用。兼之氨基酸用量、脂肪乳用量等累积用量的增加可导致结合胆红素升高，使极低和超低出生体重儿更易发生胆汁淤积，PNAC 发生率为 11.6%～20.9%，胎龄越小、体重越低、肠外营养时间越长，则胆汁淤积发生率越高。

2. 治疗与护理

黄疸治疗方案要考虑 4 个因素，即胆红素值、出生体重、日龄及有无其他核黄疸的高危因素，重点在于防止核黄疸的发生。

（1）光疗：光疗是目前治疗黄疸的主要手段。建议对胎龄 30 周以下的极低出生体重儿实施预防性光疗。"考虑光疗"是指在该日龄的血清胆红素水平，可以根据临床病史、病程和体检做出判断，权衡利弊，选择光疗或严密监测胆红素。出生后 7 天内（尤其是生后 3 天内）接近但尚未到达干预标准者，应严密监测胆红素水平。光疗方法可采用蓝光箱、蓝光毯及 LED 光疗仪等，以蓝光最好（主峰波长 425～475nm），分为连续和间歇照射，前者为 24 小时连续照射，后者是照 10～12 小时，间歇 14～12 小时，照射时间视病情而定。光疗期间严密观察并发症,常见并发症包括发热、腹泻、皮疹、核黄素缺乏、青铜症及低血钙等。每 12 ~ 24 小时监测 1 次血清胆红素值,对溶血病及血清胆红素浓度接近换血者,应每 4 ~ 6 小时测定血清胆红素和血细胞比容。光疗结束后至少追踪 24 小时以排除黄疸复现。极低和超低出生体重儿黄疸干预推荐标准低于足月儿和晚期早产儿,需干预的血清胆红素参考值见表 1-4-4。光疗失败是指光疗 4 ~ 6 小时后,血清胆红素仍上升 0.5mg/(dl·h)。如达到上述标准可视为光疗失败,准备换血。灯管连续使用 2000 ~ 2500 小时需更换新灯管。光疗箱要预热,待灯下温度达 30℃ 左右时才放患儿入内,用黑色不透光的布类遮盖双眼和生殖器。由于光疗时不显性失水增加,光疗时液体入量需增加 15% ~ 20%。

表 1-4-4　极低和超低出生体重儿黄疸干预推荐标准[μmol/dl(mg/dl)]

胎龄 出生体重	0 ~ 24h		~ 48h		~ 72h	
	光疗	换血	光疗	换血	光疗	换血
~ 28 周 <1000g	≥17 ~ 86 (≥1 ~ 5)	≥86 ~ 120 (≥5 ~ 7)	≥86 ~ 120 (≥5 ~ 7)	≥120 ~ 154 (≥7 ~ 9)	≥120 (≥7)	≥154 ~ 171 (≥9 ~ 10)
~ 31 周 1000 ~ 1500g	≥17 ~ 103 (≥1 ~ 6)	≥86 ~ 154 (≥5 ~ 9)	≥103 ~ 154 (≥6 ~ 9)	≥137 ~ 222 (≥8 ~ 13)	≥154 (≥9)	≥188 ~ 257 (≥11 ~ 15)

引自:中华医学会中华儿科杂志编辑委员会,中华医学会儿科学分会新生儿学组. 新生儿黄疸干预推荐方案. 中华儿科杂志,2001,39(3):184.

(2) 换血疗法:通常用于黄疸严重、危及生命的新生儿,如血清结合胆红素超过 20mg/dl 则需采用换血疗法。换血指征:①产前确诊为新生儿溶血病,出生时有贫血(脐血红蛋白<120g/L)、水肿、肝脏肿大、心力衰竭者;②早产儿体重 1500g 者血清胆红素>256μmol/L,体重 1200g 者血清胆红素>205μmol/L;③有核黄疸早期症状者。换血是新生儿重症黄疸唯一有效的治疗方法,换血时注意血液选择,目前主要为成分血。注意监测血压、电解质、血小板,换血总量为 80ml×体重(kg)×2,总量约 400 ~ 600ml,每次抽输血量 3 ~ 5ml/kg,输注速度为每小时 100ml/kg,大约在 2 小时内完成,减少动脉血压波动,最后可用鱼精蛋白对抗等量肝素,必要时输注血小板,防止颅内出血的发生。换血途径有经脐静脉换血、脐静脉和脐动脉同步换血及周围血管同步换血。换血部位:出生后<1 周采用脐静脉换血,出生后≥1 周采用大隐静脉换血。换血后处理:①继续光疗,每 4 小时测心率、呼吸,注意黄疸程度及嗜睡、拒食、烦躁、抽搐、拥抱反射等情况,黄疸减轻即可解除;②使用抗生素 3 天以预防感染;③每 1 ~ 3 天检测 1 次血常规,每天监测 1 次胆红素,出院后每 2 周复查 1 次红细胞和血红蛋白直至生后 2 个月。

(3) 药物治疗:对高胆红素血症的药物治疗包括肝酶诱导剂、防止胆红素重吸收药物、白蛋白、锡卟啉、免疫球蛋白等,也可给予微生态制剂以减少肠肝循环。熊去氧胆酸作为一种利胆药对 PNAC 有明显疗效。为了减少胆汁淤积的发生,生后 1 ~ 2 周早期微量喂养的同时经静脉营养补充热量不足,静脉营养热量≤209 ~ 251kJ/(kg·d),氨基酸≤3g/(kg·d),选用小儿专用氨基酸溶液。

(4) 基础护理:观察神经行为、皮肤黄染等情况;维持体液平衡,光疗时增加水分摄入量 20%,每日测体重判断经皮水分丢失量;做好皮肤护理及体温管理。尽早开始肠道喂养并适时给予灌肠促使胎便排尽,在增加肠道菌群的同时减少胆红素经肠肝循环重吸收。

（六）血糖管理

1. 糖代谢特点及常见并发症

（1）低血糖症：肝糖原的贮备主要发生在胎儿最后 4～8 周,胎儿棕色脂肪的分化从胎龄 26～30 周开始,一直延续到生后 2～3 周。极低和超低出生体重儿体内糖原储存量低而能量代谢率高。脑细胞能量代谢活跃,对糖原的需求量大,但由于机体神经系统发育不完善,特别是对肾上腺素反应不活跃,易发生低血糖症,低血糖发生率为 1.5%～5.5%。

（2）高血糖症：生成胰岛素的功能低下,胰岛 β 细胞将胰岛素原转换为胰岛素的功能存在缺陷。不能抑制肝脏合成糖原以应对静脉输注葡萄糖。胰岛素敏感组织较少（肌肉、脂肪组织等）,使得糖原摄取减少。此外,体内缺乏 Staub-Traugott 效应（即重复输入葡萄糖后血糖水平递降和葡萄糖的消失率加快）,葡萄糖清除率低下,生后第 1 天葡萄糖清除率最低。超低出生体重儿甚至不能耐受 5～6mg/（kg·min）的输注速度。研究报道,极低出生体重儿高血糖发生率为 25%～75%,超低出生体重儿高血糖发生率高达 45%～80%,多发生在生后 2～7 天,峰值多见于生后第 2 天。

2. 治疗与护理

（1）血糖监测：出生后进行实时（real-time）持续监测血糖,每天 3～4 次,直至血糖稳定。

（2）低血糖症防治：①早期喂养,对可能发生低血糖症者,于生后 1 小时即开始喂养 10% 葡萄糖,生后 2～3 小时开始喂奶;②静脉滴注葡萄糖,起始速度为 4～6mg/（kg·min）为宜。血糖<2.6mmol/L 应予以 10% 葡萄糖 6～8mg/（kg·min）,血糖<1.7mmol/L 应给予 10% 葡萄糖 8～10mg/（kg·min）,对反复发生或顽固性低血糖症须进行病因治疗。

（3）高血糖症防治：①控制葡萄糖滴入速度,起始速度以 2～3mg/（kg·min）为宜,根据血糖水平调整葡萄糖输注量和速度;②稀释药物采用 5% 葡萄糖液;③不主张早期使用胰岛素治疗以预防高血糖。如血糖持续超过 15mmol/L 可应用胰岛素,开始剂量每小时 0.1U/kg 静脉滴注维持,根据血糖结果调节剂量。

（七）水、电解质管理

1. 水电解质平衡的特点及常见并发症

（1）体液组成变化：足月儿总体液量占体重的75%,大约50%为细胞内液,而胎龄25～30 周早产儿的总体液量占体重的85%～90%,大约60%的水分为细胞外液。胎儿在宫内处于体液和电解质超负荷状态,生后早期出现细胞外液容积减少和排出过多电解质。出生后24～48 小时开始出现多尿,于72～96 小时停止。生后 1 周摄入过多的液体及钠可阻碍细胞外液容积的正常缩减,诱发 NEC、PDA、BPD 等并发症,导致早产儿出现神经发育不良结局。在体液摄入适当时,生后 8～10 天内平均体重下降10%～15%。

（2）不显性失水增多：体表面积相对较大,皮肤角质甚薄,从皮肤散发的水分近乎于物理性蒸发的状态,生后早期不显性失水可达 50～150ml/（kg·d）。循环血量占体重的10%,根据不同情况,可能有近乎循环血量 1.5 倍的水分从皮肤丢失,如不加以纠正可形成高渗性脱水。在 100% 加湿的情况下,日龄 1～6 天的新生儿的不显性失水仅 20ml/（kg·d）。不显性失水与胎龄周数及出生后的日龄数密切相关,随着皮肤的成熟、角质层的增生迅速形成,不显性失水逐渐减少,环境湿度及输液量随之降低,见表1-4-5。

表 1-4-5　影响不显性失水的因素

增加不显性失水的因素	减少不显性失水的因素
低成熟度	较高成熟度
低相对湿度	相应胎龄增长
环境温度超过中性温度环境	较高的相对环境湿度
皮肤缺陷	较高的呼吸机相对湿度
光疗及使用辐射台	

（3）肾功能不成熟：肾小球滤过率（GFR）极其低下，出生第 2 天内多数早产儿的 GFR 处于 $10ml/(min \cdot 1.73m^2)$ 以下，对水分的调节能力极弱。未成熟儿被称为肾盐消耗者（renal salt waster），尿中排出的钠量较多，自胎儿期钠排泄率就很高，呈高钠尿状态。

1）低钠血症：有早发性和晚发性两种。早发性低钠血症称为稀释性低钠血症，主要是由于出生后 0~1 天抗利尿激素分泌不足。晚发性低钠血症则在出生后 1~2 个月后发生，由于尿中钠排泄过多或长期使用利尿剂引起，纯母乳喂养者更易发生。

2）高钠血症：高钠血症多数是由于高渗性脱水引起，大量的不显性失水而又未能及时输液的情况下容易发生。生后 2~4 天可因低渗尿过多而引起高渗性脱水。随着皮肤的成熟，在出生后急速生长的过程中，高钠血症发生率逐渐下降。补钠或纠酸不当亦可以引起高钠血症的发生。

3）低钙血症：由于以胎盘来源的供给中止后，早产儿本身的甲状旁腺功能低下，出生后降钙素值上升所致。

4）高钾血症：生后 3 天内肾小管对钾的排泄能力低，可呈非少尿性高钾血症，在生后 24 小时达到高峰。以后肾小管排钾能力增强，但肾小管滤过率低，尿排出少，钾排出亦少，血钾仍可增高。研究报道，与胎龄相符的极低出生体重儿高钾血症发生率为 40%，尤其要注意胎龄 24~26 周的超低出生体重儿。

5）代谢性酸中毒：可分为三类①由缺氧造成的酸中毒，随着呼吸循环的改善而改善；②晚发性代谢性酸中毒（late metabolic acidosis）：由于人工喂养所造成的蛋白质负荷增加，可在出生后 1 周发生代谢性酸中毒，出生后 4 周前后症状多见自然改善；③非蛋白质负荷下发生的代谢性酸中毒：以适于胎龄儿多见，出生后逐渐发生，日龄 4~6 天时血液 pH 值小于 7.25，原因是由于肾脏对酸的处理功能不足。胎龄越小的极低出生体重儿对尿素的排泄率越低，尿素排泄不良是造成代谢性酸中毒的主要原因之一。

极低出生体重儿生后肾脏、液体和电解质具有一定的适应性调节功能，见表 1-4-6。

2. 治疗与护理

（1）监测水、电解质：密切监测尿量及体重变化，动态监测电解质情况。极低出生体重儿每 24 小时监测 1 次电解质，超低出生体重儿每 12 小时监测 1 次。

（2）高加湿环境：生后早期使用高加湿环境及婴儿体表覆盖塑料膜可使不显性失水减少 30%~60%。合理设置暖箱温湿度，注意机械通气吸入气体的湿化和加温。

（3）合理补液：生后 1 周内维持水电解质负平衡，生理性体重下降控制在出生体重的 10%~15% 之间，每日生理性体重丢失维持在 1%~2% 为宜。每日维持液体的需要量应根据:①每日丢失量包括显性和不显性失水;②合并症的病情和代谢情况;③细胞外液容积;④体重变化;⑤每日尿量。出生后待细胞外液容积减少后给予 5% 葡萄糖,补液时注意防止发生肺水肿和肺外水肿。生后第 1 天液体需要量为 100 ~ 105ml/kg,以后每天增加 10 ~ 20ml/kg,直至最大量 150ml/kg。光疗时液体摄入量应在原有基础上增加 20ml/kg。如需长期用氧、合并 BPD 者,液体宜控制为 100ml/(kg·d)。为防止输液过多增加 PDA 和 NEC 发生风险,液量应低于 120ml/(kg·d)。若体重下降>10% ~ 15%,或每天下降 2% ~ 5%,尿量 <0.5ml/(kg·h)超过 8 小时,需增加液体量。如果营养状态良好,不应反复输注胶体性液体,必要时可输全血提高胶体渗透压。

表 1-4-6 极低出生体重儿生后肾脏、液体和电解质的适应性调节

指 标	利 尿 前 期	利尿/利钠期	稳 态 期
日龄	出生 2 天内	1 ~ 5 天	2 ~ 5 天后
尿量	少	快速增加	下降,直至与入量平衡
排钠	非常少	快速增加	下降,直至与入量平衡
排钾	非常少	快速增加	下降,直至与入量平衡
水平衡	<(入量-不显性失水)	显著负平衡	大致与钠平衡相适应
钠平衡	轻微负平衡	显著负平衡	稳定,随生长正相关
钾平衡	轻微负平衡	显著负平衡	稳定,随生长正相关
细胞外溶液	稳定或轻度下降	急剧减少	与钠平衡相适应,随生长增加
肾小球滤过率	低	快速增加	先下降后增加
排钠分数	多变	增加	逐渐减少
排钾分数	多变	无改变	无改变
尿渗透压	中等低渗	中等低渗	中等低渗
常见问题	1. 不显性失水小于预计量可导致水中毒 2. 不显性失水大于预计量可导致高钠血症 3. 高钾血症	1. 高血钠 2. 高血糖	1. 水钠潴留伴 CLD、PDA 2. 水钠丢失伴或不伴低血钠 3. 低血钾

注:利尿前期发生在生后最初 48 小时;利尿期发生在生后 2 ~ 5 天;稳态期指生后第 4 ~ 5 天开始。

引自:简珊,王丹华. 极低出生体重儿的液体和电解质疗法. 中国新生儿科杂志,2008,23(6):379-380.

(4) 补充电解质:生后最初 1 ~ 2 天内钠的摄入应限制在 1mmol/(kg·d),等液体平衡后钠的需要量不应超过 3 ~ 4mmol/(kg·d),维持血钠 133 ~ 142mmol/L。血钾补充应在排尿后开始,一般生后第 3 天开始补钾 1 ~ 2mmol/(kg·d),维持血钾 4 ~ 5mmol/L。血清钙 <1.75mmol/L 或游离钙<0.62 ~ 0.75mmol/kg 时补钙治疗,予以 10% 葡萄糖酸钙 1 ~ 2ml/kg(相当于元素钙 9 ~ 18mg/kg)。早期预防性补钙,维持游离钙水平>0.9mmol/L,有助于防止非少尿性高钾血症。

新生儿水、电解质初始和调整治疗指南,见表 1-4-7。

表 1-4-7　新生儿水、电解质初始和调整治疗指南

	生后第 1 天 [ml/(kg·d)]	利尿前期	利尿/利钠期
水			
胎龄<25 周	150	增加:体重下降>2%/d 或血钠增加	如每日体重下降>5% 或未摄入钠时,血钠>150mmol/L,则增加 10~30ml/(kg·d)
胎龄 25~27 周	120		
胎龄 28~30 周	100	减少:体重增加或血钠减少	如每日体重下降<1%,则减少 10~30ml/(kg·d)
胎龄 31~36 周	80		
胎龄>36 周	60		
钠	无	一般不需要	如体重下降伴血钠<135mmol/L;或体重不变或增加,伴血钠<130mmol/L,则从 1~2mmol/(kg·d)开始
钾	无	一般不需要	如血钾<5mmol/L 且增加,尿量>1ml/(kg·h),则从 1~2mmol/(kg·d)开始

引自:简珊,王丹华. 极低出生体重儿的液体和电解质疗法. 中国新生儿科杂志,2008,23(6):379-380.

（八）脑损伤管理

1. 中枢神经系统特点及常见并发症

（1）颅内出血:常见脑室周围-脑室内出血（PIVH）,发生率在 25%~70% 之间。80% PIVH 发生在生后 72 小时内,50% PIVH 出现于生后 24 小时,生后 1 周时 PIVH 发生率为 90%。早产儿侧脑室室管膜下存在脆弱易受损的胚胎生发层基质,孕 24~32 周时室管膜下胚胎生发层组织细胞处于活跃分裂阶段,易为血流动力学的突然变化所损伤,对缺氧、高碳酸血症、低碳酸血症及酸中毒敏感,容易发生坏死、崩解而致室管膜下出血。胎龄越小、体重越低,此部位发育越不完善,PIVH 发生风险越大。

（2）脑室周围白质软化（PVL）:PVL 发生率为 25%~75% 不等,与早产儿的脑血管发育特点有直接关系。脑室周围白质血供来源于大脑中或前、后动脉的长、短穿支和基底核穿支动脉的支配,脑室周围区域系动脉终末供血区。胎龄 24~28 周左右,短穿支较少,长穿支的侧支发育不全,长短穿支较少汇合,致使脑室周围成为脑血流分布的最少部位。一旦全身血压降低,这些部位易遭受缺血性损伤而导致 PVL 发生。此外,脑血流自主调节功能不完善及少突胶质细胞前体的特殊易损伤性也与 PVL 发生密切相关。

2. 治疗与护理

（1）神经系统监测:密切观察意识状态改变及神经行为。出生体重<1500g 者在生后 3~4 天进行床旁头颅 B 超检查,生后第 7 天和 30 天进行复查,以后还要定期随访,必要时行头颅 MRI 检查和神经行为测定。

（2）支持性治疗:维持适当的通气、组织灌注及酸碱平衡;控制惊厥发作;治疗凝血功能障碍。

（3）药物治疗:生后常规给予 1 次维生素 K_1 1mg 静脉滴注。限制液体入量,输液不可过多过快,不用高渗药物,尽量避免应用多巴胺类血管活性药物。PVL 尚无有效的治疗方法,重在预防。

（4）基础护理：提出绿色婴儿（green baby）的概念，让婴儿自己生长发育。主张轻柔护理（gentle care），尽量营造宫内环境，减少外界不良刺激，促进神经行为的稳定性，减少缺氧和损伤。尤其注意生后4小时内保持婴儿舒适、安静，尽量减少干预的条件下维持正常生命体征。

（九）感染管理

1. 免疫系统特点及常见并发症　感染源主要来自宫内、分娩过程及出生后。极低和超低出生体重儿缺乏来自母体的抗体，细胞免疫及体液免疫均不成熟。皮肤屏障功能于胎龄32~34周逐渐发育成熟，黏膜的屏障功能有赖于分泌型 IgA 提供的保护层。早产儿的皮肤及黏膜屏障功能低下，生后2~3天开始出现皮肤细菌定植。早产儿医院感染发生率较高，以耐药菌和条件致病菌多见。有研究表明，体重低于1500g早产儿生后1个月内发生感染的风险比足月儿高20倍。其中，医院感染以接触感染和各种置管相关感染为主。国外研究报道，极低和超低出生体重儿血行感染发生率可达50%。出生体重低于1500g者早发型败血症发生率（early-onset sepsis，EOS）为1.5%~2.4%，主要为 G⁻菌感染，EOS 增加早产儿死亡及神经系统并发症的发生风险。迟发型败血症（出生3天以后）发生率超过11%，大约半数为凝固酶阴性葡萄球菌感染，18%为 G⁺菌感染，12%为真菌感染。胎龄越小、体重越低，迟发型败血症发生风险越高。

2. 治疗与护理

（1）感染监测：密切观察感染征象，必要时进行相关实验检查，例如外周白细胞计数和分类、血小板、血培养、CRP 及 PCT 等。

（2）对发生感染者应尽可能获得细菌学资料，根据病原特点和药敏结果选用抗生素治疗。

（3）减少医源性血流感染风险：尽可能减少皮肤穿刺及侵袭性操作，以保持皮肤完整性；加强手卫生管理，接触患儿前应洗手；置入侵入性导管时严格执行无菌技术；做好静脉导管维护，尽量缩短置管天数。

（4）基础护理：以预防为主，严格落实消毒隔离制度。做好病室空气、物品及设备的消毒工作，定期进行细菌学检测；加强日常护理，如皮肤护理、口腔护理及脐部管理等。新生儿皮肤状况评分（Neonatal Skin Condition Score）见表1-4-8。

表1-4-8　新生儿皮肤状况评分

皮肤状况	评分标准
干燥	1=正常，无皮肤干燥的现象
	2=皮肤干燥，可见鳞片
	3=皮肤非常干燥，可见皲裂
红斑	1=无红斑
	2=可见红斑，<50%体表面积
	3=可见红斑，>50%体表面积
皮肤破损/剥脱	1=无
	2=局部皮肤
	3=大面积
最佳评分=3，最差评分=9	

摘自：Carolyn HL, Osborne JW. Validity and reliability of the Neonatal Skin Condition Score. JOGNN, 2003, 33（3）：320-328.

（十）营养管理

1. 消化系统特点及常见并发症

（1）喂养困难：胎儿在第 11 周时出现吞咽动作，13 周时有吸吮动作，32 周前形成吸吮型态，但吸吮-吞咽-呼吸不协调，直到 40 周左右吸吮功能达到成熟。极低和超低出生体重儿通常由于生后缺乏经口喂养能力而需要经胃肠管饲法喂养。

（2）喂养不耐受：胎儿肠管在 28 周已分化，30 周胎龄时出现功能性小肠蠕动，34 周左右已有系统性肠蠕动，β-半乳糖苷酶等在 34 周时虽不充分，但给予肠内营养后即可活化。极低和超低出生体重儿的胃肠道分泌、消化、吸收、动力和免疫功能都不成熟，消化酶含量少且活性低，胃排空延迟，因此，通过胃肠喂养往往不易耐受。胎龄越小、体重越轻，喂养不耐受发生率越高，极低出生体重儿喂养不耐受高达 69.2%，多在肠道喂养后第 1 周内，以胃潴留和腹胀多见。

（3）胃食管反流：胎儿 5 周时可见食管神经节，24 周时完成到直肠的迁移。极低和超低出生体重儿的食管呈漏斗状，弹力组织和肌层不够发达，食管下端贲门括约肌发育不成熟，胃肠收缩幅度及传播速度均降低。此外，28 周时，食管下段括约肌的静息压力仅有 4mmHg，足月时才达到成人值 18mmHg。虽然极低出生体重儿容易发生胃食管反流，但其临床表现复杂且缺乏特异性。

（4）坏死性小肠结肠炎（NEC）：早产儿胃肠道发育不成熟，容易受到各种危险因素的攻击。胃肠黏膜损伤、细菌感染及肠道喂养是 3 个最重要的高危因素。有报道显示，极低出生体重儿 NEC 发病率为 12%，其中有 30% 的婴儿发生死亡。

2. 宫外生长发育迟滞　极低和超低出生体重儿容易发生宫外生长发育迟缓（extrauterine growth retardation，EUGR）。EUGR 的概念是相对于宫内生长发育迟缓（IUGR）而言，指出生后的体重、身高或头围低于同胎龄的第 10 个百分位。美国国家儿童健康和人类发育研究所（NICHD）12 个新生儿研究中心在 20 世纪 90 年代对 1600 例出生体重 500～1500g 的早产儿进行生长监测，按胎龄分为 24～25 周、26～27 周、28～29 周三组，到胎龄 32 周时，所有三组早产儿的体重均降至第 10 个百分位以下，与第 50 个百分位相比，体重欠缺达 35%～41%，提示早产儿普遍存在由于出生后营养供给不足而导致体重增长不足的问题。我国 10 家医院 696 例住院两周以上单胎早产儿的调查发现，极低出生体重儿以体重评价，出生时 IUGR 占 50.8%，而出院时 EUGR 达 82.9%，EUGR 发生率随胎龄和出生体重的下降而上升。出生体重低、开奶时间延迟、热量达标的日龄偏晚等均是导致早产儿住院期间生长速度慢的独立危险因素，营养摄入不足是 EUGR 的重要因素。值得注意的是，既往强调早产儿住院期间的营养而忽略出院后喂养，因此不能填补早产儿生后早期营养的累积缺失，难以满足其追赶性生长的需求，早产儿出院后营养强化日益受到关注。

3. 治疗与护理

（1）营养监测：观察胃肠道症状及体征，做好各项营养指标的监测，方案见表 1-4-9。

（2）肠内营养：①生后 3～4 小时若情况稳定可经鼻胃管喂养，先喂 1～2 次 5% 糖水，以后每隔 1 小时喂 1 次母乳。提倡生后第 1 天早期微量喂养[10～20ml/（kg·d）]。对有严重窒息者应适当延迟（出生 24～72 小时后）开奶时间；②开始喂养前确认婴儿已排胎便，如胎便排出少或有排便困难，需用液体石蜡或甘油 2ml 注入肛内，1 天 2 次，连用 3～4 天或至胎便排尽为止；③尽量采用早产儿母亲自身母乳而非配方乳，如果无法获得母乳则以捐赠母乳替代;④如果评估婴儿可以增加奶量,第 1 周奶量增加速度为 10～20ml/(kg·d)。当奶量达到 90～100ml/(kg·d),可将能量密度增加至 100kJ/30ml 并增加奶量。若能耐受 100kJ/30ml,则每日增加密度 8kJ/30ml 直至 126～134kJ/30ml。当喂养量达到 100ml/(kg·d)时可予以母乳强化剂;⑤经口喂养适用于吸吮、吞咽功能较好者。胃管喂养适用于吸吮、吞咽功能不协调者,包括间歇胃管法和持续胃管滴注法;⑥采用非营养性吸吮、口腔按摩等以促进吸吮-吞咽功能成熟。喂奶时予以体位支持、下颌支持及间歇喂养;⑦出院后合理的营养可以促进早产儿出院后的生长发育,例如使用母乳加强化剂或出院后配方奶喂养。具体喂养方法见表 1-4-10、表 1-4-11、表 1-4-12。

表 1-4-9　极低出生体重儿营养支持的实验室监测方案

	肠外营养		肠内营养	
	初始阶段	稳定阶段	初始阶段	稳定阶段
生长				
体重	每日	每日	每日	每日
身长	基础值	每周	每周	每周
头围	基础值	每周	每周	每周
摄入量及排出量	每日	每日	每日	每日
血糖				
血	必要时	必要时	基础值	必要时
尿	1～3 次/日	必要时	基础值	必要时
电解质	1～3 次/周	每隔 1～2 周	基础值	每隔 2～3 周
钙、镁、磷	2～3 次/周	每隔 1～2 周	基础值	每隔 2～3 周
甘油三酯	剂量增加时每日	每隔 1～2 周	必要时	必要时
BUN/肌酐	2～3 次/周	每隔 1～2 周	基础值	每隔 2～3 周
血清蛋白质	基础值	每隔 2～3 周	基础值	每隔 2～3 周
肝酶	基础值	每隔 2～3 周	基础值	每隔 2～3 周
碱性磷酸酶	基础值	每隔 2～3 周	基础值	每隔 2～3 周
血细胞计数	基础值	每隔 2～3 周	基础值	每隔 2～3 周
维生素、微量元素或其他	必要时	必要时	必要时	必要时

初始阶段:指调整肠外营养或肠内喂养以满足个体婴儿特定能量及营养素需求的阶段。肠外营养支持<1 周,肠内营养支持 7～10 天。

稳定阶段:指代谢处于稳定状态。对于适宜营养摄入且生长理想的病情稳定的婴儿,可以适当延长实验室监测间隔时间。

摘自 Koo WWK,McLaughlin K,Saba M:Nutrition support for the preterm infant,in Christensen ML (ed):Nutrition Support for the Preterm Infant. The A.S.P.E.N. Nutrition Support Practice Manual (ed 3). Silver Springs,MD,American Society for Parenteral and Enteral Nurition,1998,26-27。

表 1-4-10　初始微量喂养方法

项目	体质量<750g	体质量 750～1000g
时间	出生 48 小时内,持续 48～96 小时	同前
方法	经口管饲	同前
乳品	强化母乳(首选初乳)或早产儿配方乳	同前
剂量	1ml,每 3～6 小时 1 次(直至 15ml/kg,适用于≥500g 婴儿)	1～2ml,每 3～6 小时 1 次(直至 10～16ml/kg)
增量	如可耐受,48～96 小时后开始增量	同前

摘自:严超英.新生儿重症监护室早产儿营养指南(推荐).实用儿科临床杂志,2010,25(14):1117-1120。

表1-4-11 逐渐加量喂养方法

项目	体质量<750g	体质量750~1000g
时间	微量喂养后,生后第5~6天	同前
方法	经口管饲	同前
乳品	强化母乳或早产儿配方乳	同前
剂量	1~2ml,每3~4小时1次	2ml,每3~6小时1次
增量	每次1ml,每24小时1次,直至150~160ml/(kg·d)	同前

摘自:严超英.新生儿重症监护室早产儿营养指南(推荐).实用儿科临床杂志,2010,25(14):1117-1120.

表1-4-12 体质量1000~1500g婴儿的喂养方法

项目	内 容
时间	出生48小时内
方法	经口管饲
乳品	强化母乳或早产儿配方乳
剂量	2ml,每3~4小时1次(体质量1kg≤16ml/kg·d^{-1})
增量	每次2~3ml,每24小时1次,直至150~160ml/(kg·d)

摘自:严超英.新生儿重症监护室早产儿营养指南(推荐).实用儿科临床杂志,2010,25(14):1117-1120.

(3)肠外营养:营养目标是达到宫内生长速率,即15~20g/(kg·d)。生后数天主要依赖肠外营养,肠外营养是生后最初1~2周的主要能量来源。在生后尽早开始肠外营养,通常在生后24小时内。周围静脉营养主要通过外周静脉输注部分营养液,中心静脉营养可经PICC输入,适合需要静脉营养2周以上的早产儿,能量摄入开始为126~209kJ/(kg·d),以后增加42kJ/(kg·d),直至460~544kJ/(kg·d),糖、脂、蛋白质需要量按比例分配,同时补充维生素、微量元素等,奶量达120ml/kg时可停止静脉营养。

2005年,早产儿营养国际专家组对于超低出生体重儿和极低出生体重儿的合理营养摄入推荐范围进行了修订:在稳定的生长期,VLBWI蛋白质和能量摄入推荐量为3.2~3.8g/(kg·d)、肠外营养377~418kJ/(kg·d)和3.4~4.2g/(kg·d)、肠内营养460~544kJ/(kg·d);ELBWI的蛋白质和能量摄入更高,分别为3.5~4.0g/(kg·d)、肠外营养440~481kJ/(kg·d)和3.8~4.4g/(kg·d)、肠内营养544~628kJ/(kg·d)。

(4)胃食管反流及NEC的处理:详见消化系统疾病章节。

(十一)筛查/监测

1. 视力筛查 关于早产儿视网膜病变(retinopathy of prematurity,ROP)的病因尚未阐明,可能与早产、低出生体重、高浓度吸氧有密切关系。视网膜发育不成熟是ROP发生的根本原因,在高危因素作用下,视网膜血管收缩、阻塞使视网膜血管发育停止,造成视网膜缺氧。视网膜缺氧可继发血管生长因子大量产生,从而刺激新生血管形成,导致ROP发生。胎龄越小,体重越轻,ROP发生率越高。氧疗时间越长、氧浓度越高、动脉血氧分压越高,ROP发生率越高、病情越重。有研究报道,VLBWI的ROP发生率为25.4%~47.3%,ELBWI的ROP发生率为73.3%。建立ROP筛查制度,生后3~4周或相应胎龄32周进行首次检查,每 2 周进行复筛直至相应胎龄 42 周。ROP 患儿每 1~2 周检查 1 次。

2. 听力筛查 极低和超低出生体重儿的听力障碍发生率可达 11%,其原因是未成熟儿脑受诸多围生期不利因素影响。出院前采用耳声发射检查听力初筛,通过者一般随访至 3 岁,未通过者于生后 42 天采用脑干诱发电位检查及耳声发射检查联合复筛,对失聪或听力障碍早期诊断并尽早干预。

3. 遗传代谢疾病筛查 遗传代谢疾病包括氨基酸、有机酸、脂肪酸等先天性代谢缺陷。目前在我国每年 2000 多万出生婴儿中约有 40 万~50 万的儿童患有遗传代谢疾病。通过筛查可以及早发现先天性遗传疾病并进行及时治疗。筛查时间为出生 72 小时后、7 天之内并充分哺乳(吃足 6 次奶),对于各种原因(早产儿、低体重儿、提前出院者等)未采血者,最迟不宜超过出生后 20 天。目前我国新生儿筛查项目从原来的先天性甲状腺功能低下及苯丙酮尿症两项扩展到 27 种遗传代谢性疾病筛查。

4. 免疫接种 当出生后体重大于 2500g 时应开始 0~6 岁儿童免疫接种计划。如果母亲患有乙肝,早产儿分娩后即可给予乙肝疫苗和乙肝免疫球蛋白。

(十二) 发育支持护理

新生儿重症监护能提高极低出生体重儿存活率,但对于减少致残率的作用并不显著,较多患儿在生长发育、神经发育方面明显滞后。早产儿需要类似母亲子宫的环境,同时需要连续调适自己的体位与环境,使自己适应环境刺激,取得平衡以利发育。发育支持护理通过改善 NICU 环境和照护方式,保障早产儿及其家人的身心健康。发育支持护理措施主要包括减少光线及噪声的影响、减少侵袭性操作、建立 24h 照护计划、合理摆放体位、抚触、鼓励父母参与护理等。

(十三) 出院后干预与追踪

随着医学科学技术发展和医疗条件的改善,早产儿存活率明显提高,但出生体重小于 1500g 的早产儿中有 5%~15% 长大后遗留有严重的神经系统缺陷,主要表现为脑瘫。ELBWI 的脑瘫发生率 5%~19%,37% ELBWI 的 IQ 低于 70。50% 的 VLBWI 及 60%~70% 的 ELBWI 存在学习及行为问题,如智能低下、学习困难、注意及行为缺陷等,给个人、家庭和社会带来极大的痛苦和负担,故对其进行早期干预促进智能发育极为重要。

1. 出院标准 ①能自行经口喂养 30~40ml/次;②体重增长 10~30g/d,体重达 2000g 以上;③近期内无呼吸暂停及心动过缓;④已停止用药及吸氧一段时间;⑤无黄疸;⑥达相应胎龄 35~36 周。

2. 门诊随访 出院后第 1 年的前半年应每 1~2 个月随访 1 次,后半年 2~3 个月随访 1 次,以后仍需半年随访 1 次,主要通过临床、家庭访视或电话随访等方法。随访的重点是神经系统发育、智力测试、生长发育、营养评估、行为测试、视力听力筛查等,必要时进行头颅超声或 CT、脑电图检查。

3. 神经行为评估 20 项新生儿行为神经测定可评估脑损伤新生儿的神经行为发育。自发性全身运动评估(General movements,GMs)可提示脑功能障碍。对发育水平的评价可采用 Bayley 婴儿发育量表、Gesell 婴儿发育量表、婴儿智力发育量表(CDCC)。

4. 早期干预

(1) 早期干预模式:包括在医院内对婴儿进行干预、在家中通过指导家长间接对婴儿进行干预、医院和家庭相结合。儿童健康和发展方案(IHDP)提出如下服务模式:①家访

（Home Visit）：为父母提供感情和社会支持,宣传关于儿童健康和发育知识,指导家长使用有序的生长发育课程,帮助父母提高解读婴儿信息方面的能力。②儿童发展中心（Child Development Center）：在儿童发展中心的 1 天护理中促进护理者与儿童之间相互交流,提高儿童的智力、行为以及社会发展。主要内容包括观察、实施和评估,观察的目的是决定什么样的干预活动适合特殊的儿童。通过实施后由儿童发展中心的老师进行评估,衡量儿童现在的功能水平,预测以后应实施的方案。③父母讨论会（Parent Support Group Meetings）：为父母提供更多信息,相互借鉴经验,与其他父母交流儿童抚养与发育有关的话题。

（2）早期干预的方法：根据围生儿初始评估分数以及家庭环境来决定。根据不同年龄和发育的程度制订 0 ~ 3 岁早期教育教学大纲：①新生儿期：对视、听、触、嗅觉进行刺激,尤其强调视、听刺激,在早期筛查出有听力或视力缺陷的高危儿,及时进行早期干预使患儿的身体机能得到最大恢复。②婴儿期：在进一步视、听、触刺激的基础上加强小儿各部位的协调,通过与家庭成员的交流来发展直觉辨别能力、交流能力、精细动作和大动作的能力,这个时期更强调家庭的作用。

（彭文涛）

第二节　多胎早产儿的管理

一次妊娠宫腔内同时有两个或两个以上胎儿时称为多胎妊娠（multiple pregnancy）。随着产科促排卵药物的应用和辅助生殖技术的广泛开展,多胎妊娠在全球的发生率呈上升趋势,已成为生殖技术方面常见的医源性并发症之一,是新生儿不良结局的主要原因。多胎妊娠面临早产发生率增加、胎儿生长受限、各器官功能不成熟等问题,各项并发症及病死率显著增高。加强多胎儿的治疗与护理对降低多胎早产儿病死率、提高其存活率和生存质量具有重要意义。

一、概　　述

Hellin 自然妊娠多胎发生率计算公式为 $1:89^{n-1}$（n 代表一次妊娠的胎儿数）,这一公式曾沿用多年。1980 年以来多胎出生率迅速增长,大约占出生婴儿人数的 3% 及婴儿死亡人数的 14% ,不同国家的多胎出生率差异较大。2009 年,美国双胎出生率为 33.2/1000 活产婴儿,三胎及更多胎的出生率为 153.5/100 000 活产婴儿。2000 年欧盟国家的多胎出生率介于 12.2 ~ 19.4/1000 婴儿,双胎出生率 14.0 ~ 19.0/1000 婴儿,三胎及更多胎的出生率为 0.16 ~ 0.62/1000 婴儿。2008 年法国的多胎出生率为 15.6% ,日本多胎出生率为 20.5% ,韩国多胎出生率为 27.5% 。2007 年韩国双胎及三胎出生率分别为 26.9/1000 活产婴儿、0.36/1000 活产婴儿。我国对 15 家医院的统计资料显示,多胎发生率为 1.51% 。多胎妊娠中以双胎最多见,双胎妊娠分双胎双卵和单卵双胎,约 2/3 为双卵双胎。多胎发生率因地区及种族的不同而异,非洲裔美国人双胎发生率为 1/70,高加索人双胎发生率为 1/88,意大利人双胎发生率为 1/86,希腊人双胎发生率为 1/150,日本人双胎发生率为 1/150,中国人双胎发生率为 1/300,美国的三胎及更多胎发生率约为 1/86。

多胎妊娠各项并发症及病死率明显高于单胎妊娠。早产及低出生体重儿是多胎妊娠最常见的并发症之一,美国双胎早产发生率为 30% ~ 55% ,三胎早产发生率为 66.6% ~ 90% ,

四胎早产发生率100%。欧盟国家多胎早产儿出生率为42.2%～68.4%,出生胎龄<32周者占8.1%～12.7%,32～36周者占35.4%～55.7%,<32周者占42.2%～68.4%,而单胎早产儿出生率仅为4.4%～8.4%,早产是多胎妊娠新生儿死亡的首要原因。四胎早产儿的平均出生胎龄为$29^{1/2}$周、平均出生体重为1482g,三胎早产儿的平均出生胎龄为32～33周、平均出生体重为1720g,双胎早产儿的平均出生胎龄为35～36周、平均出生体重为2390g,胎数越多则越容易导致早产,早产儿胎龄及出生体重亦越小。双胎、三胎及以上妊娠中极低出生体重儿的发生风险分别是单胎妊娠的8倍和33倍。柳州市2001～2007年516例多胎早产儿的调查显示,多胎早产儿中SGA发生率(33.9%)高于单胎早产儿(14.4%),大部分SGA出生后体重增长呈追赶趋势,随后身长也出现快速增长阶段,生后第二年末达到正常水平,体格、智力发育正常,约有8%出生体重或身长小于第3个百分位者出现终身生长落后。多胎妊娠新生儿疾病发生率与多胎儿的个数成正比,例如双胎为32%,三胎为53%,四胎及以上为68%,多胎第一胎儿较其余胎儿发病率低。多胎妊娠可能发生胎儿生长不一致,体重轻者更容易发生新生儿疾病和死亡。多胎妊娠先天畸形发生率比单胎妊娠高2倍(主要为心血管畸形和泌尿系统畸形),单卵双胎发生畸形的风险高于异卵双胎,单绒毛膜囊双胎特有的畸形包括无心畸形、联体双胎等。多胎妊娠围生儿死亡率达10%～12%,双胎和三胎儿生后1年发生死亡的风险是单胎儿的5倍和14倍。

多胎妊娠的原因主要包括以下四个方面:①遗传因素:多胎妊娠有家族性倾向,凡夫妇一方家庭中有分娩多胎者其多胎发生率增加。单卵双胎与遗传无关,双卵双胎有明显遗传史,若妇女本身为双卵双胎之一,分娩双胎的概率比丈夫为双卵双胎之一者更高,提示母亲的基因型影响较父亲大;②年龄及产次:年龄对单卵双胎发生率的影响不明显。双卵双胎发生率随年龄的增长显著升高。产次增加,双胎发生率也增加;③内源性促性腺激素:自发性双卵双胎的发生与体内促卵泡激素(FSH)水平较高有关。脑垂体分泌促性腺激素增加可导致多个始基卵泡发育成熟;④促排卵药物的应用:多胎妊娠是药物诱发排卵的主要并发症。与个体反应差异、剂量过大有关。应用人类绝经期促性腺激素(HMG)治疗过程中易发生卵巢过度刺激,以致多发性排卵,发生双胎的机会将增加20%～40%。自1980年以来,母亲生育年龄延迟与25%～30%的多胎出生有关,而辅助生殖技术的广泛应用成为多胎妊娠发生的主要原因。

二、早产儿问题

早产儿因产热少、散热多、体温调节功能差,易发生低体温而导致硬肿症及肺出血,出生后即应予保暖。低血糖易引起脑细胞损伤,故血糖低于2.2mmol/L应给予葡萄糖静脉滴注。多胎早产儿PDA发生率较高,补液过快可增加PDA发生率,应严格控制补液速度及液量,必要时予以药物治疗或手术结扎PDA。吸入高浓度氧可诱发ROP,应严格控制氧浓度,出生后3～4周常规进行眼底检查。研究表明,对多胎儿实施同床(co-bedding)有利于其更好地适应宫外环境,促进睡眠觉醒型态,改善呼吸型态及心律失常,并达到保暖及增进舒适的目的。

三、呼吸问题

1. 呼吸窘迫综合征(RDS)　是早产儿的主要问题,多胎早产儿RDS发生率更高,尤其是多胎中后出生者更容易发生RDS。研究表明,双胎儿RDS发生率为14%,三胎儿RDS发生率逾 40% ,而四胎儿 RDS 发生率超过 60%。Romaine 对 287 例三胎早产儿进行统计,出生胎龄<28 周早产儿的 RDS 发生率高达 100% ,29~31 周早产儿的 RDS 发生率为 92.8% ,32~36 周早产儿的 RDS 发生率仅约 50% ,出生后需要呼吸支持的比例达 64.4%。欧洲新生儿呼吸窘迫综合征防治指南指出,对孕 23~35 周有早产风险的孕妇产前单疗程使用皮质激素以预防 RDS 发生。出生后应及早给予 RDS 早产儿肺泡表面活性物质替代治疗,首选天然表面活性物质,给予表面活性物质后应快速下调吸入氧浓度以避免高氧血症峰值的出现,因其与 I、II 脑室内出血有关。对轻症或早期 RDS 早产儿,应早期使用短双鼻塞 CPAP,若 NCPAP 效果不佳则改用机械通气。所有通气方式均可造成肺损伤,应尽量缩短其使用。对刚拔除气管插管者使用 6cmH₂O 的 NCPAP 以减少拔管后近期再插管。

2. 呼吸暂停　有研究报道,多胎极低出生体重儿的呼吸暂停发生率高于单胎儿。反复呼吸暂停可致脑损伤或猝死,应及时处理。有呼吸暂停的高危儿尤其是胎龄小于 34 周的患儿应给予心率、呼吸及血氧饱和度的监测。呼吸暂停的监测必须强化,以便明确呼吸暂停的类型,掌握其病理生理状况。在监测呼吸暂停患儿脑缺氧情况时,近红外光谱氧监测仪优于脉搏氧监测仪。当监护仪报警时,首先检查患儿是否有呼吸暂停、心动过缓、发绀、肌张力及呼吸道梗阻等,及时给予触觉刺激,并寻找呼吸暂停的原因,如供氧不足、感染性疾病、中枢神经受损、代谢紊乱、环境温度不稳定、高胆红素血症等。呼吸暂停反复发作者应予药物治疗,可选用的药物有甲基黄嘌呤类药物(茶碱类和咖啡因类)、多沙普仑、纳洛酮等。上呼吸道不稳定或功能残气不足可用 NCPAP 或 NIPPV,上述治疗无效则应用机械通气。呼吸暂停缓解后 4~5 天停止治疗,治疗停止后应监测 4~5 天。

3. 支气管肺发育不良(BPD)　多见于早产儿,尤其是胎龄小于 28 周、出生体重低于 1000g 者,胎龄越小、体重越轻,BPD 发病率越高。BPD 临床表现无特异性,目前尚无特效治疗,应采取综合治疗:①营养支持:提供充足的热量和蛋白质,以利于增加机体抗感染、抗氧中毒能力以及正常肺组织生长、成熟和修复。维生素 A 可促进肺泡上皮细胞增殖,调节肺胶原含量,促进胎肺成熟,维持呼吸道上皮完整性,逆转高氧等病理因素对肺发育进程的干扰;②限制液体:BPD 患儿肺液体平衡异常,对液体耐受性差,应严格控制液体量和钠摄入;③氧疗:氧浓度控制在最低限度,维持组织可耐受的最低 PO_2($>50~55mmHg$)和最高 PCO_2($50~60mmHg$)。氧疗过程中应监测血气,并予以适当调整。早期应用 NCPAP,并应装有空氧混合装置。尽量减少气管插管机会,机械通气时尽可能采取低气道压、短吸气时间(0.3~0.5 秒)、低潮气量(4~6ml/kg)、改进的 PEEP;④肾上腺皮质激素:炎性损伤是发生 BPD 的关键环节,肾上腺皮质激素具有抑制炎症反应、减轻支气管痉挛及肺水肿和肺纤维化、促进肺抗氧化酶及表面活性物质的生成,有助于撤离呼吸机,减少 BPD 的发生。但由于其副作用较多,对于极低出生体重儿生后使用地塞米松应采取谨慎态度,不应常规作为预防或治疗 BPD 的药物。目前尚无证据证实雾化吸入糖皮质激素预防或治疗 BPD 的疗效。

4. 肺出血　多见于早产儿及低体重儿,有两个高峰期:生后第一天约占 50% ,生后 6~7 天约占 25% ,生后两周极少发生。缺氧是最常见的病因,多见于第一高峰期,感染是第二高峰期的主要病因。硬肿症及各种严重疾病时的低体温是本病的重要诱因。肺出血防重于治,积极治疗原发病,保持呼吸道通畅及体温正常,维持正常心功能及酸碱平衡,纠正凝血机制障碍,必要时应用机械通气或止血药。

四、神经系统问题

研究显示,多胎儿的脑瘫发生风险是单胎儿的 5~10 倍,极低出生体重儿中双胎儿死亡或神经发育障碍的风险高于单胎儿,2 岁时多胎早产儿的体格和智能发育均落后于单胎早产儿。对多胎妊娠进行流行病学调查发现,双胎儿中发生脑瘫的危险是 1.5%,三胎是 8%,四胎接近 50%。三胎儿在纠正月龄 6、12、24 个月时发生神经发育受损的风险高于单胎及双胎儿,其中,胎儿生长不一致者在婴儿期表现出认知功能及社会发展不良,5 岁时其认知功能、执行功能及社会适应亦较差,内化症状评分更高,应给予特殊的、持续的专业照护。多胎儿脑瘫、智能发育障碍等神经系统问题发生率较高,主要与早产、低出生体重、双胎生长不一致、双胎输血综合征、多胎之一死亡、窒息、颅内出血等有关。应加强新生儿监护,对有高危因素的多胎新生儿进行筛查,及早做出诊断,及时采用干预措施综合治疗,尽可能减轻残疾,提高其远期生存质量。

五、感 染 问 题

首先,多胎妊娠由于子宫膨大、压力高,易发生胎膜早破导致感染。其次,免疫系统功能较差,皮肤屏障功能发育不完善,兼之侵袭性操作多,故而易患感染性疾病,以败血症和呼吸道感染多见。多胎、早产、胎膜早破是早发型败血症的危险因素,随中心静脉置管、静脉营养、机械通气时间的延长,晚发型败血症的发生风险增加。早发型败血症的主要病原菌包括大肠杆菌、克雷伯杆菌、脆弱拟杆菌。研究报道,多胎极低出生体重儿的晚发型败血症发生率为 22.6%,49.2% 由凝固酶阴性葡萄球菌引起,其他常见细菌包括克雷伯杆菌、大肠杆菌、白色念珠菌。也有研究显示,感染发生的时间以初生 7~14 天多见,以肺炎及败血症为主。皮肤感染多发生在 7 天以内,中枢神经系统感染多发生在 14 天以后。精神反应差、呼吸暂停、喂养困难是早产儿感染的常见早期症状。因此,应密切监测感染征象,重视初生 7 天内对皮肤(包括脐部)的护理,7~14 天应注意肺炎、败血症的发生,14 天以后出现感染应高度警惕中枢神经感染。此外,应加强环境管理及手卫生,减少侵袭性操作,严格掌握早产儿预防性应用抗生素的指征,避免经验性用药或预防性使用广谱抗生素。

六、新生儿窒息

多胎妊娠孕期并发症显著高于单胎妊娠,且胎儿与胎儿之间有相互影响,更容易导致胎盘剥离、脐带脱垂等。此外,多胎妊娠使得整个分娩过程延长,尤其是 2、3 胎在宫内滞留时间长,频繁的宫缩容易造成宫内乏氧,因此,多胎儿窒息发生率明显增加,可达 20%~30%。双胎儿中第 2 个出生者容易发生窒息,三胎或四胎中后出生者窒息发生率增高。窒息可导致全身缺氧损伤,是引起多胎儿死亡的主要原因,在产程中应严密监护胎心,及时了解胎儿有否宫内窘迫。对于自然分娩的多胎儿更应警惕 HIE 的诱发因素,应加强对第 1 个胎儿产后其他未出生儿的监护,及时处理宫内窘迫,并做好新生儿窒息复苏的准备。根据多胎的数目,必要时组织特护小组实施救治。

七、双胎输血综合征

双胎输血综合征(twin-twin transfusion syndrome,TTTS)由 Heditz 于 1941 年首先报道,指

双胎之间通过胎盘血管吻合进行血流输注,从而引起一系列病理生理改变及临床症状。遗传基因异常是 TTTS 的主要病因,功能性胎盘血管吻合进而继发胎儿血容量改变是主要的病理生理变化。双胎妊娠中 TTTS 发生率为 5%～15%,单绒毛膜多胎妊娠的 TTTS 发生率约为 4%～35%,TTTS 占双胎妊娠围生儿死亡的 15%～17%,未经治疗 TTTS 死亡率可达70%～100%,存活者中15%～32% 出现神经系统障碍。受血者胎儿表现为循环血量增加,羊水过多,心脏扩大或心衰伴有水肿;而供血者循环血量减少,羊水过少、生长受限。供血者贫血严重时予以输血,发生休克时予以抗休克治疗。受血者发生红细胞增多症时应放血,同时输入等量血浆或生理盐水,以免发生心力衰竭、血栓形成等不良后果。由于选择性胎儿镜激光凝固术可提高 TTTS 胎儿的存活率及平均体重,目前国外逐渐推崇使用该法治疗 TTTS。TTTS 的产前诊断主要依靠超声检查,产后主要以脐血血红蛋白相差 5g/dl 或出生体重相差≥20% 为诊断标准。为区分 TTTS 病变的严重程度,Quintero 等人于 1999 年制订了 5 级分期系统,为估计预后及采取处理方法提供依据(表 1-4-13)。

表 1-4-13　双胎输血综合征的 Quintero 分期系统

分期	描述
I 期:	供血儿膀胱可见
II 期:	供血儿膀胱不可见
III 期:	Doppler 超声检查发现胎儿血流出现特异性改变(脐动脉舒张末期血流消失或反向、动脉导管血流反向、脐静脉出现搏动性血流)
IV 期:	出现胎儿水肿
V 期:	1 个或 2 个胎儿死亡

摘自:Quintero RA,Morales WJ,Allen MH,et al. Staging of twin-twin transfusion syndrome. J Perinatol,1999,19:550-555.

八、胎死宫内

多胎妊娠不但流产、早产发生风险高于单胎,发生胎儿宫内死亡亦多,时有多胎之一胎死宫内及双胎之一死亡。国外资料显示,妊娠 12 周以后双胎中一胎死亡发生率为 0.5%～0.6%,国内为 0.6%～8.9%,单卵双胎是双卵双胎的 3 倍。双胎妊娠中、晚期一胎宫内死亡是一种少见的妊娠并发症,临床处理既要防止死胎对活胎及母体凝血功能的影响,又要兼顾活胎的成熟度,选择合适的分娩时机及方式,以获得最佳的妊娠结局。由于存活的单卵双胎儿具有较高的患病率,出生后应给予特殊照护,观察其是否发生惊厥或其他神经系统功能异常,超声检查有助于早期发现婴儿脑、肾、肝等重要脏器梗死的证据,对于改善存活胎儿的预后有重要意义。

九、营养问题

多胎妊娠儿从中期妊娠开始生长有逐渐减缓的趋势,双胎、三胎及四胎妊娠儿分别从30～32 周,27～28 周、25～26 周出现生长减缓。妊娠 36～38 周时大约有 1/3 的双胎发生IUGR,32～34 周时大约12% 的三胎儿发生 IUGR,妊娠 35～36 周 IUGR 发生率超过 60%,而四胎及更多胎几乎 100% 均为胎儿生长迟缓。多胎儿除存在 IUGR,在出生后更有发生

EUGR 的可能。此外,多胎早产儿由于先天储备不足与发育不完善导致物质和能量代谢过程中更容易出现失代偿。从部分胃肠外营养过渡到完全经口喂养难度更大,更可能需要进行吸吮训练,达到完全经口喂养所需时间更长。应根据病情及个体差异采用肠内营养、肠外营养、联合营养支持等方式,以保证患儿营养的供给。

(彭文涛 钟守萍)

第三节 晚期早产儿的管理

晚期早产儿(late preterm infants,LPIs)指胎龄 $34 \sim 36^{+7}$ 周早产儿。近年来,早产儿出生人数明显增加,其主要原因为晚期早产儿比例增高。既往研究多关注出生胎龄小于 32 周的早产儿,所有早期早产儿均被转入 NICU 并严密随访。而晚期早产儿因接近成熟,常被视为低危人群而等同于足月儿对待。虽然晚期早产儿发生疾病和死亡的风险低于早期早产儿,但他们尚处于生长发育不成熟阶段,与足月儿相比,有其不同的生理特点,营养储备不足、代谢不稳定、疾病易感性增加、对医疗干预的反应不同等,面临更多风险。因此,晚期早产儿治疗和护理的特殊性受到关注和重视,成为新生儿医学领域的一个热点。

一、概 述

从 20 世纪后期至今晚期早产儿增加了约 18%,各国晚期早产儿出生率差异较大,西方国家晚期早产儿出生率高于中国。美国每年大约有超过 47 万晚期早产儿出生,占早产儿出生人数的 71%,占新生儿出生人数的 8.7%。意大利的一项研究表明,晚期早产儿出生率为 7%,占早产儿的 65%。西班牙一所医院 1992 年早产儿出生率为 3.9%,2008 年增至 9.8%,其中晚期早产儿占 79%。2005 年对我国 22 个省、市、自治区的 47 个城市中 80 所医院 43 289 例新生儿科住院病例的调查显示,晚期早产儿出生率为 16.4%。浙江省 11 家医院 2007 年晚期早产儿出生率约为 6.2%。郭战坤等报道了 2006 年 12 月 1 日至 2007 年 5 月 31 日北京市 4 家医院分娩的早产儿占全部活产儿的 6.3%(955/15 197),晚期早产儿占全部早产儿的 71.5%(682/955)。由于晚期早产儿发育未完全成熟,其在宫外环境的生存风险增加。研究显示,与足月儿相比,晚期早产儿的患病率与病死率增加约 3 倍,出生第 1 个月和第 1 年内 LPIs 病死率均明显高于足月儿。常见临床疾病有低体温、低血糖、呼吸系统疾病、消化系统疾病、败血症及高胆红素血症等,住院时间比足月儿更长,出院后再入院率也高于足月儿,黄疸和败血症是导致新生儿期再入院的主要原因。LPIs 远期预后不良风险亦高于足月儿,更容易发生脑瘫、语言障碍、神经发育障碍、行为异常和社会适应性差等。住院足月儿和晚期早产儿并发症发生率比较,见表 1-4-14。而北美 14 家医院 802 例晚期早产儿研究显示,低体温是首要风险因素,见表 1-4-15。

晚期早产儿出生人数增加的原因迄今尚未明确,可能与以下原因有关:①辅助生殖技术的推广应用致多胎率增加;②围生保健和产科干预技术的发展增强了对死产、宫内发育迟滞、胎儿畸形、宫内缺氧等异常情况的早期识别,使提前至 34～36 周分娩的人数相应增加;③选择性剖宫产率增加。另有一些研究指出,晚期早产儿的发生是各种因素综合作用的结果,如 35 岁以上女性生育率升高、母体因素(如感染、肥胖、出血、高血压、先兆子痫、胎盘病变)及胎儿因素(如宫内生长迟缓、胎膜早破、胎儿宫内窘迫)等。

表 1-4-14　住院足月儿和晚期早产儿并发症发生率比较[N(%)]

并发症	晚期早产儿 (n=2478)	足月儿 (n=7434)
呼吸系统并发症	796(32.12)	213(2.87)
神经系统并发症	16(0.65)	13(0.17)
坏死性小肠结肠炎	10(0.40)	4(0.05)
高胆红素血症	446(18.00)	185(2.49)
感染	502(20.26)	200(2.69)
低血糖	169(6.82)	88(1.18)
贫血	20(0.81)	9(0.12)
低体温	18(0.73)	5(0.07)
住院时间大于 7 天	456(18.40)	139(1.87)
入 NICU 治疗	489(19.73)	212(2.85)

摘自:Melamed N et al. Short-term neonatal outcome in low-risk,spontaneous,singleton,late preterm deliveries. Obstetrics and Gynecology. 2009,114:253-260.

表 1-4-15　北美 14 家医院 802 例晚期早产儿的风险因素分析(%)

风险因素	总体发生率	34 周 GA	35GA	36GA	P
低体温	32.4	37.6	43.2	25.9	<0.001
低血糖	25.0	19.6	33.2	22.1	0.002
高胆红素血症	27.8	40.2	30.0	23.9	<0.001
呼吸窘迫	17.8	29.7	20.6	13.8	<0.001
败血症	28.3	63.7	32.3	18.4	<0.001

摘自:Barbara Medoff-Cooper. newborn clinical outcomes of the AWHONN Late Preterm Infant Research-Based Practice Project. JOGNN,2012,41:774-785.

二、呼 吸 管 理

(一) 呼吸系统特点及常见并发症

1. 呼吸窘迫综合征　RDS 是晚期早产儿最常见的疾病,其发生率为 18% ～25%,症状出现较迟,一旦出现则较为严重,机械通气比例较高且上机时间较长。PS 替代治疗效果不如早期早产儿理想,并发气胸、PPHN 的机会较多。仅有 30% ～65% 的晚期早产儿肺发育成熟,PS 生成不足是 RDS 发生的主要原因。晚期早产儿的肺结构处于终末囊泡末期和肺泡初期,开始形成原始肺泡并进一步成熟。肺 Ⅱ 型细胞于胎龄 22 ～24 周开始合成,从 34 ～36^{+7}孕周,胎儿肺终末呼吸单元的发育是由表面覆以立方形 Ⅱ 型上皮细胞和扁平 Ⅰ 型上皮细胞的肺泡囊逐渐发展为以非常薄的 Ⅰ 型上皮细胞覆盖的成熟肺泡,同时肺血管也开始进入每个肺泡中,并逐渐产生相当于成年人水平的肺泡表面活性物质。

2. 暂时性呼吸困难　新生儿暂时性呼吸困难(TTN)又称新生儿湿肺,常见于生后 2 ～3

小时,而晚期早产儿可在生后 12 ~ 24 小时发生。晚期早产儿 TTN 发病率可达 10% ,而足月儿仅为 3% ~ 5% 。TTN 的发生可能为肺泡上皮细胞内的阿米洛利(amiloride)-敏感的 Na^+ 通道表达不成熟,肺液吸收出现障碍,导致肺泡内液体潴留而引起低通气。TTN 具有自限性,多在 72 小时内缓解,预后良好,但对于重症病例,若不积极处理可并发 PPHN,从而导致严重后果。

3. 呼吸暂停 晚期早产儿的呼吸系统不稳定,易发生周期性呼吸暂停,呼吸暂停的发生率为 4% ~ 7% ,较足月儿高 2 倍,发病机制包括对缺氧刺激易感性增加,呼吸感受器对 CO_2 的敏感性下降,肺内受体不成熟,咽喉部刺激导致呼吸抑制敏感性增加,上气道舒张肌张力下降等。同时,因其中枢神经系统发育不成熟(脑沟、脑回和髓鞘均少),而且大脑体积仅约为足月儿的 2/3,所以发生中枢性呼吸暂停的危险性也高。因此,晚期早产儿在发生呼吸暂停后至少应留院观察 5 ~ 7 天,确定没有再次发作后方可出院。

4. 婴儿猝死综合征 33 ~ 36 孕周出生早产儿的婴儿猝死综合征(sudden infant death syndrome,SIDS)发生率为 1.4/1000 人,为足月儿的 2 倍,发病机制迄今尚未明确。

(二) 治疗与护理

1. 呼吸监护 观察呼吸频率、节律、发绀、呼吸功增加等情况。生后最初 30 分钟每次监测呼吸频率至少持续 1 分钟。生后 6 ~ 12 小时内每隔 30 分钟监测 1 次呼吸频率、节律和活动,直至患儿病情保持稳定 2 小时。生后最初 24 小时至少每隔 4 小时评估呼吸状况、心率、肌张力及循环情况,然后改为每班进行评估。

2. 呼吸治疗 必要时予以呼吸支持及胸部物理治疗。给予加温、湿化的氧气吸入,监测用氧情况,血氧饱和度维持 85% ~ 93% 。

3. 药物治疗 必要时给予 PS、氨茶碱等药物。

4. 体位支持 睡眠时采用仰卧位是避免发生 SIDS 的关键措施。俯卧位虽然有利于氧合,但仅对有呼吸困难并有监护条件的住院患儿适用,一旦其逐渐脱离氧气并准备出院,则应在睡眠时采用仰卧位。

5. 为减少呼吸系统并发症,美国儿科学会建议:

(1) 分娩室配备精通早产儿评估、复苏和治疗的专业人员;

(2) 首次评估应评估呼吸稳定性,如有呼吸困难应早期使用 NCPAP,并根据病因确定是否继续呼吸治疗;

(3) 晚期早产儿生后需入住 NICU 或过渡观察室,待呼吸和体温平稳且喂养良好方可转入普通病房。

三、血 糖 管 理

(一) 糖代谢特点及低血糖

肝糖原的储备主要在胎龄 32 ~ 36 周,而晚期早产儿体内储备少,生后代谢所需能量高,出生早期参与糖原分解及糖异生的肝葡萄糖-6-磷酸酶产生不足,对各种升血糖激素不敏感,胃肠功能不成熟及吸吮吞咽不协调而喂养不良,使得晚期早产儿比足月儿更容易发生低血糖。早产儿体内的葡萄糖浓度一般在生后 1 ~ 2 小时内降至最低并保持在一个较低的水平,直到代谢旁路能够代偿或有外源性葡萄糖补充时,血糖水平才逐渐上升并趋于平稳。晚期早产儿的碳水化合物代谢特点迄今不甚明确,但已知其对葡萄糖的调节功能很不成熟,因而比足月儿更需要静脉输注外源性葡萄糖以纠正低血糖。有研究表明,晚期早产儿生后 12 小时内常常不能有效完成从宫内到宫外的转换,有 10% ~15% 晚期早产儿可能发生低血糖,发生风险是足月儿的 3 倍。出生时需要复苏抢救的晚期早产儿更容易发生低血糖,因此,在复苏后病情稳定阶段应严密监测血糖水平。

(二) 治疗与护理

1. **血糖监测**　血糖是大脑代谢的物质基础,严重持续低血糖可影响中枢神经系统发育和导致脑损伤。因此预防低血糖比治疗更重要,应了解高危因素,严密观察低血糖症状,加强血糖监测:①出生至生后 4 小时:生后 1 小时内首次喂养,喂养后 30 分钟内筛查血糖。首次筛查低于 25mg/dl 则予以喂养并在 1 小时内检测血糖;②生后 4 ~24 小时内:每隔 2 ~3 小时哺乳 1 次,每次喂养前筛查血糖。每次喂养前血糖浓度的目标是 45mg/dl。血糖筛查持续到达到多次稳定的喂养周期以后。

2. **合理喂养**　对于吸吮力好、吞咽反射健全的晚期早产儿,应给予早吸吮、早开奶,防止低血糖的发生。如果出现无症状性低血糖,应立即予以母乳或配方奶经口喂养或鼻饲。

3. **药物治疗**　血糖低于 40mg/dl 并出现相应症状时可予以 10% 葡萄糖 2ml/kg 静滴,速度为 4 ~6mg/(kg·min)[80ml/(kg·d)],完成输注的 30 分钟内应监测血糖,此后每隔 1 ~2 小时监测 1 次血糖直至血糖趋于稳定。

四、黄 疸 管 理

(一) 胆红素代谢特点及常见并发症

高胆红素血症　晚期早产儿的肝脏功能不成熟,体内尿核苷二磷酸葡萄糖醛酸酯及葡萄糖醛酸转移酶浓度不足,肝脏摄取非结合胆红素能力差,消化系统功能不成熟导致肠肝循环增加,出现胆红素生成与排泄不平衡。母乳喂养是晚期早产儿发生高胆红素血症的危险因素之一,如能早期建立经口喂养,达到每 24 小时喂养 8 ~12 次母乳则可有效避免或减轻高胆红素血症的发生。晚期早产儿在生后 5 ~7 天的胆红素水平比足月儿高 2 倍,胆红素高峰多发生在生后 96 ~196 小时,足月儿胆红素高峰多发生在生后 48 ~120 小时。此外,晚期早产儿因血脑屏障发育不成熟,通透性高且持续时间长、白质髓鞘化晚、胆红素更易透过血脑屏障造成胆红素脑病。晚期早产儿高胆红素血症发生率为 25% ~28%,发生风险是足月儿的 2.4 倍,25% 的患儿需要蓝光照射治疗,因黄疸而再入院率是足月儿的 2 ~3 倍,发展为胆红素脑病和核黄疸的概率也远高于足月儿。晚期早产儿缺乏早期胆红素脑病的症状,容易被忽视,胆红素脑病足月儿 87% 有临床症状,胎龄 36 周的早产儿 40% 有临床症状,胎龄近 37 周者中 77% 有临床症状。

(二) 治疗与护理

1. **光疗和换血治疗**　光疗是减少高胆红素血症和换血治疗的有效方法。晚期早产儿接受光疗和换血的胆红素指征应低于足月儿。

2. **关注高危群体**　密切观察奶量摄入不足、第一胎、剖宫产、大于胎龄及男婴等存在病理性黄疸危险因素的患儿。

3. **母乳喂养**　母乳喂养不足是晚期早产儿发生高胆红素血症及黄疸再入院的主要危险因素,如能早期建立经口喂养,达到每日 8 ~12 次母乳喂养频次,则能有效避免或减轻高胆红素血症的发生。如果奶量摄入不足、体重下降或脱水,可给予奶瓶喂养母乳或配方奶,但不宜喂水。

4. 美国儿科学会高胆红素分会在其临床诊疗常规中提出 10 点要求:

（1）保证足量的母乳喂养。

（2）建立评估和判定高胆红素血症的护理常规。

（3）监测生后 24 小时血清总胆红素(TSB)和经皮胆红素。

（4）不能仅凭视觉判断黄疸程度。

（5）根据新生儿日龄分析血清胆红素值。

（6）密切监控黄疸高危儿,尤其是胎龄小于 38 周且实施母乳喂养者。

（7）出院前系统评价高胆红素发生风险。

（8）对新生儿父母进行书面和口头的黄疸健康教育。

（9）根据出院时间和风险评估加强随访。

（10）有适应指征时进行光疗或换血治疗。

五、营 养 管 理

（一）消化系统特点及常见并发症

1. 喂养困难　妊娠最后 6～8 周是肌肉生长成熟时期,也是睡眠-觉醒循环和吸吮-吞咽-呼吸协调发育成熟的时间。晚期早产儿在宫内未经历肌肉生长及神经发育的成熟阶段,参与摄食的肌肉生长发育不成熟,容易出现吸吮-吞咽不协调。此外,晚期早产儿不能产生充分的饥饿感,觉醒时间短,进食时易疲倦及入睡,身体姿态稳定性差,因而难以建立成功的喂养。足月分娩妇女产后第 1 天可分泌约 30ml 乳汁,两天内约分泌 100ml 乳汁,第 1 周内有大约 700ml 乳汁量,而晚期早产儿妇女分娩后 3 天才会有足够的乳汁供给。晚期早产儿的吸吮能力弱,不能给母亲乳头足够刺激也是造成哺乳延迟的原因。研究显示,有超过 30% 的晚期早产儿发生喂养困难,27% 的晚期早产儿比足月儿更需要静脉营养支持(27% vs5%),喂养困难是导致晚期早产儿延迟出院及再入院的主要原因。

2. 喂养不耐受　晚期早产儿喂养不耐受也日益受到关注,由于吸吮-吞咽反射尚未成熟,消化道的运动及排空延迟,部分晚期早产儿需要较长时间才能达到正常的喂养型态。

（二）治疗与护理

1. 营养监测　观察胃肠道症状及体征,做好各项营养指标的监测及喂养能力的评估。

2. 肠内营养

（1）母乳喂养:母乳喂养旨在预防不良结局,建立母乳供应,确保恰当的母乳摄入。生后 1 小时内尽早开奶,最初 3～4 小时应每小时喂养 1 次,每 2～3 小时喂养 1 次直至生后 12 小时,每日至少哺乳 8 次。生后第 1 天喂养量为 5～10ml/次,第 2 天为 10～20ml/次,第 3 天为 30ml/次,其后实行按需哺乳。住院期间有专人指导哺乳,喂奶时予以半坐卧位,喂养前后应监测婴儿体重以确保足量摄入。指导父母准确评估经口喂养准备,识别饥饿和应激表现,运用体位支持、间歇喂养、奶速控制等喂养技术。

（2）配方奶喂养:母乳缺乏或不足时给予早产儿配方奶喂养。

（3）个性化管饲:经口喂养失败时可通过管饲保证入量,评估患儿的喂养兴趣和能力,选择个性化的管饲时间和途径。

3. 肠外营养 若肠内营养途径不安全或不足以满足营养需求量,可给予静脉营养补充。

4. 出院随访 出院后随访至建立成功的哺乳、进食良好、体重增长达标。

六、体 温 管 理

(一) 体温调节特点及常见并发症

新生儿出生后对寒冷刺激的应激能力与孕周、体表面积、棕色脂肪和白色脂肪含量及下丘脑的成熟度有关。晚期早产儿的白色脂肪量不足,不能用于有效隔热。皮下棕色脂肪的储备始于孕 26～30 周,持续到生后 3～5 周,棕色脂肪的聚集、成熟及与其代谢相关激素(催乳素、去甲肾上腺素、碘甲腺氨酸钠和皮质激素等)的含量在足月时才能达到高峰值,晚期早产儿未储备足够的棕色脂肪,产热和保暖能力低下。由于体表面积相对较大,更易丢失热量,不成熟的皮肤屏障亦可导致经皮水分丧失增加,因此,晚期早产儿易发生低体温及寒冷应激,大约有 10% 的晚期早产儿因低体温而需要采取保暖干预措施。

(二) 治疗与护理

1. 体温监测 生后最初 2 小时每 30 分钟测量 1 次体温直至体温稳定,此后每 4 小时测量 1 次体温。观察寒冷应激综合征的表现,如皮肤发绀或苍白、呼吸急促、昏睡、代谢性酸中毒等。

2. 保暖 低体温可增加低血糖和呼吸困难的发生风险,保暖对于晚期早产儿具有重要意义,应采取措施减少对流、传导、辐射、蒸发等散热,使婴儿处于中性温度环境中。美国儿科学会建议,保持室温 22～26℃,室内湿度 50%。出生后立即擦干婴儿全身,头部覆盖帽子。若母婴情况稳定则可实施袋鼠式护理。若出现低体温且无法实施袋鼠式护理时,可将早产儿置于暖箱内保暖,体温维持在腋温 36.3～36.9℃ 或皮温 36.2～37.2℃ 之间。

3. 沐浴 必要时延迟首次沐浴时间,通常推迟至生后 2～4 小时,待核心体温至少达到 36.5℃、体温及心肺情况稳定后方可进行沐浴。尽量缩短沐浴时间,采用擦浴或襁褓式沐浴(以布类包裹早产儿身体进行盆浴),沐浴水温 38～40℃,室温 26～27℃,沐浴后立即使用预热的毛巾擦干身体并以温暖的被单包裹婴儿。

4. 出院指导 出院前 24 小时,在室温下评估婴儿的体温调控能力,并指导父母如何着衣、调节室温、测量体温及求助医疗服务。

七、感 染 管 理

(一) 免疫系统特点及常见并发症

晚期早产儿免疫功能成熟度介于足月儿和早期早产儿之间。对于其 T 细胞成熟性、粒细胞功能及其他免疫介质在宿主防御机制中的特点尚未阐明。37 孕周以前母亲抗体不能全部经胎盘转移使得晚期早产儿发生感染的风险高于足月儿。研究报道,晚期早产儿比足月儿更容易发生 B 族链球菌感染所致败血症,主要原因在于母亲患有绒毛膜羊膜炎。Coffman 报道了晚期早产儿的呼吸道合胞病毒感染风险高及需要医院、家庭和诊所的护理保健。Cohen-Wollkowiez 等观察了 1996 至 2007 年美国 248 个 NICU 出生胎龄 34～36 周且年龄小于 121 天的婴儿队列,早发和晚发败血症的累积发病率分别为 4.42% 和 6.3%,引起早发和晚发败血症的主要病原体是 G^+ 菌,G^- 杆菌败血症者(OR = 4.39,95% CI:1.71 ~ 11.23,P = 0.002)和晚发败血症者比血培养阴性败血症者更容易死亡(OR = 3.37,95% CI:2.35 ~ 4.84,P < 0.001)。晚期早产儿发生感染的风险是足月儿的 3 倍,但感染的症状及体征较轻微或非特异性,病情也更易于迅速加重或恶化。

（二）治疗与护理

1. 感染监测   将 <36 孕周出生的早产儿视为感染高危患儿加以监控。如果不知母亲感染状况,未使用预防性抗生素,则应进行血常规检测以了解白细胞计数,生后 24 小时内应每隔 4 小时进行 1 次白细胞计数检查。有感染表现者应进行白细胞计数、血培养、胸片等检查。必要时完成相关的宫内感染筛查如梅毒、乙肝、HIV 等。

2. 药物治疗   有感染征象时可给予广谱抗生素,如有细菌学检查结果应根据药敏选择抗生素。

3. 预防感染   避免接触患有急性呼吸道感染或其他病毒感染的人员。医护人员应加强手卫生,并对患儿父母进行手卫生健康教育。

八、神经发育管理

（一）神经发育特点及常见并发症

晚期早产儿的大脑发育不成熟,有脑损伤的风险。脑的生长发育和神经通路的形成主要发生在妊娠 34 ~ 40 周,大约 50% 的大脑皮质在此期生长,灰质、髓鞘化白质与全脑的比例增长迅速。孕 34 周胎儿的大脑沟回数目少,脑的重量仅为足月儿脑的 65%,孕 36 周脑的重量是足月儿脑的 80%。晚期早产儿的大脑皮质发育只有足月儿的 53%,大约一半的大脑皮质在孕期最后 6 周生长发育。孕 29 周前只有很少的白质髓鞘化,胎龄 35 ~ 41 周间髓鞘化的白质增加 5 倍。脑室周围白质软化(PVL)是胎龄 30 周以下早产儿典型的脑损伤,与脑瘫的发生密切相关,影像学研究和尸检结果证明,晚期早产儿也会发生脑室周围白质软化。虽然晚期早产儿接近足月儿,但其颅骨与其中的脑容易移位,使大脑凸面的蛛网膜下腔内的薄壁桥静脉破裂而引起蛛网膜下腔和硬膜下出血,同时室管膜下组织细胞分裂活跃,发育不成熟,对缺氧、高碳酸血症和酸中毒极为敏感,容易发生坏死、崩解而出血。晚期早产儿神经系统发育不完善及由此引发的脑损伤可能导致诸多精神运动发育问题。对美国胎龄 ≥30 周的 141 321 例早产儿的队列研究表明,胎龄减少与脑瘫和发育迟缓/精神发育迟滞的发病率增高有关,甚至在 34 周<胎龄<36 周的条件下也成立。晚期早产儿在幼童期脑瘫发病率是足月儿的 3 倍多。Gray 随访 869 例低出生体重儿至 8 岁,发现 19% ~ 20% 的晚期早产儿存在行为异常,其发生率高于足月儿。晚期早产儿发生脑瘫的风险是足月儿的 3.4 倍,在学习和语言方面出现发育迟滞的风险比足月儿高出 25% 以上。生后 3 年发育延迟的风险更高,学前准备问题更多,更需要转到特殊学前教育机构。

（二）治疗与护理

1. 脑损伤监测   密切观察神经系统症状及体征,必要时进行头颅超声及 CT 检查。保持婴儿舒适、安静,减少外界刺激,促进神经行为稳定性。

2. 支持性治疗   维持正常的通气、循环、体温、代谢和脑部的正常灌流。对脑室内出血脑室进行性扩大者作脑室-腹腔引流术。

3. 药物治疗　必要时给予维生素 K_1 预防颅内出血。对 PVL 尚无特殊治疗,强调预防为主。

4. 早期干预　进行生长发育监测及神经发育评估,并根据小儿的不同发育情况采取早期干预措施。

九、出　院　管　理

由于晚期早产儿的高风险,出院前应对其父母进行健康教育。关注分娩后第 1 天或 1 周内在家中可能出现的问题,出院后 72 小时内进行家访或门诊随访可降低再入院风险。出院标准应基于生理成熟度、喂养和体温调节能力、母亲的照护水平、随访安排及对医疗、家庭、环境和社会风险因素的综合评估,出院指标主要包括:

（1）正确评估胎龄;

（2）出院时间个体化,综合考虑喂养能力、体温控制、疾病状况及社会因素;

（3）实施出院后 24~48 小时访视,必要时随访至体重增长达标;

（4）出院前 12 小时严密观察生命体征并做好记录,呼吸频率应小于 60 次/分,心率维持 100~160 次/分之间,室温下腋温维持在 36.5~37.4℃;

（5）自主排便至少 1 次;

（6）24 小时成功喂养,吸吮-吞咽-呼吸协调。对生理性体重下降每日超过 2%~3% 或最大超过 7% 者,出院前应评估脱水状况;

（7）专业人员实施每日至少 2 次的母乳喂养指导;

（8）制订喂养计划并由家庭执行;

（9）评估高胆红素血症发生的风险,并安排随访;

（10）经体检无需要继续住院治疗的异常情况;

（11）包皮环切处至少 2 小时内无活动性出血;

（12）核对母子检查结果,包括梅毒、乙肝表面抗原、血型、Coombs 实验以及 HIV 筛查;

（13）注射乙肝疫苗或已安排注射计划;

（14）进行相关代谢和基因测试;

（15）专业人员检查车辆婴儿座位安全性;

（16）实施听力筛查,必要时安排随访;

（17）评估家庭、环境和社会风险;

（18）评估父母或照护者护理知识和技能,实施健康教育。

美国妇女保健、产科和新生儿护士学会(Association of Women's Health, Obstetric and Neonatal Nurses, AWHONN)倡议制订晚期早产儿护理评估和与持续治疗相关的护理实践指南,包括胎教、新生儿护理等级和网站、护理标准、护理知识和经验、风险监测、出院后管理以及包括基于家庭的初级保健和出院后随访。推荐将胎儿发育知识作为家长产前教育,协助那些可能会经历晚期早产的家长,以便他们更好地了解临床情况从而做好准备及做出分娩决定。

（彭文涛）

附 新生儿护理记录单

新生儿护理记录单

姓名: 　床号: 　住院号: 　性别:男 女

诊断: 　日期: 年 月 日 　年龄: 天 　体重: g

时间	生命体征					症状评估						呼吸管理					患者安全					基础护理	特殊病情护理措施	签名
	T ℃	HR 次/分	RR 次/分	BP mmHg	SpO₂ %	神经		皮肤			伤口	氧疗	吸痰	呼吸节律	呼吸机参数	雾化拍背	输液评估	腕带评估	管道评估	箱温 ℃	暖箱湿度 %			
						反应	肌张力	颜色	脐部	臀部	部位/渗出	方式/L/min	痰量/性状											

备注: 肌张力:低下－,正常＋,增高＋＋,抽搐＋＋＋;反应:－无,±低下,＋良好;基础护理:1 抚触;2 皮肤护理;3 口腔护理;4 眼部护理;5 脐部护理;6 管道护理。

"患儿安全"中的管道、腕带、输液评估如无异常可划"－",如有异常则具体注明,安全评估至少每班交接 1 次。呼吸机参数记录:呼吸模式,呼吸频率 ＊ 吸气时间 ＊ 峰压 ＊ 呼吸末压 ＊ 氧浓度

新生儿出入量记录单

时间	喂养观察								输入液量(ml)				大便(次)			小便	呕吐		引流					指尖血糖	经皮胆红素	签名
	乳品	奶量(ml)			胃残余		吸吮力	腹围	肠鸣音	液体		药物		胎便	黄软便	其他	量(ml)	量(ml)	性状	方式	部位	渗出	量(ml)	性状			
		医嘱量	经口	鼻饲	量(ml)	性状				备用	实入	备用	实入														

24 小时总结

备注　乳品:1 母乳,2 早产儿配方奶,3 足月儿配方奶;吸吮力:无吸吮-,无力±减弱,正常+,良好++;肠鸣音:消失-,±减弱,正常+,亢进++

第五章 NICU 早产儿管理体系的建立与评估

第一节 NICU 的建设与管理

一、新生儿病房的分级

各级医院根据自己的医疗资源和服务对象可以将新生儿病房分为三级：

一级新生儿病房，主要任务是为正常足月儿和体重在 2300g 以上的早产儿提供常规护理。新生儿与母亲同居一室，所有护理均在床旁进行，利于母乳喂养和亲子护理，促进新生儿健康成长。

二级新生儿病房，是为胎龄>32 周、出生体重≥1500g 的早产儿和合并各种疾病但病情相对稳定不需要重症监护治疗的新生儿提供特殊的治疗护理。

三级新生儿病房，即治疗胎龄<32 周、出生体重<1500g 的超低、极低体重儿及合并各种严重疾病又需要呼吸、循环、支持的新生儿。

目前，许多医院由于受到人力资源和经济条件的影响，还没有将二级新生儿病房和真正的 NICU 完全独立分开，而是将不同病情的新生儿据病情分类、分区域安置。此种情况，在环境的布局上，应尽量满足不同治疗的要求，而使各个功能区更佳合理。

二、NICU 的规模和房屋设计

（一）NICU 的规模

在确定 NICU 床位时，应多因素考察和论证，如本地区的新生儿出生数，本院新生儿数，有多少新生儿需要特殊治疗，本地区新生儿死亡情况及病种分布等。卫生部规定新生儿重症监护室床位数不低于产科床位数的 30%。较大规模（大于 20 张床）的 NICU 可以分成几个小的单元，工作起来更为方便和有效。在确定床位时还要考虑到应用呼吸机与不用呼吸机的比例，应为 7∶3。总之，新生儿重症监护病房的病床数量要符合医院功能任务和实际收治患儿的需要。

（二）NICU 的房屋设计

新生儿重症监护病房（NICU），考虑到利于危重患儿的抢救，应安排在与手术室、产房同一楼层的独立区域内，有自己单独的出入口和可控制的环境空间。最好与相关业务科室血库、检验科、放射科、药房相连，以便抢救时快速建立绿色通道。如果 NICU 与产房、手术室不在同一楼层，应设置专用电梯，以便及时转运。

NICU 房间设计时,可以是多格局的,如建立几个大房间及多个小房间。小房间非常适合开展以家庭为中心的护理,对新生儿特别是早产儿的成长十分有利。另外小房间也非常适合隔离新生儿的诊疗和护理。大房间的优势是便于危重患儿的抢救、护士对新生儿的病情观察和护理、各种大型仪器(床旁 B 超机、床旁 X 光机等)的操作。大房间的缺点是环境较嘈杂、噪声大、人员走动太多。

在建立 NICU 时,一定要用发展的眼光,综合考虑今后的发展方向、服务对象的需求、医院的功能任务、所在医院的特色等诸多相关因素。考虑越全面,建成后的 NICU 越能够满足不同患儿的需求,从而提供最好的治疗和护理,取得最理想的预后。

三、NICU 的空间设计

NICU 病房在空间设计上在病室入口处应设置洗手设施和更衣室。布局要合理,可分为医疗区、辅助医疗区和工作人员专区。医疗区和生活区分开,有独立的通道,方便家长探视和参与护理。

(一) 医疗区

由监护病室、恢复期病室、隔离病室和治疗室构成。医疗区应安装空气净化装置,净化级别和层流方式根据各自病区的特点和需要选择。

1. 监护病室　为了满足患儿医疗救治的需要,无陪护病室每床净使用面积不少于 $3m^2$,床间距三个边都不小于 $1m$。有陪护病室应当一患一房,净使用面积不低于 $12m^2$。

2. 隔离病室　可以根据病情分隔成几个小间,每床使用面积不少于 $9.5m^2$。隔离病室要安装负压换气功能。

3. 治疗室　应配备空气净化装置和净化工作台。

(二) 辅助区

包括清洗消毒间、接待室、配奶间、哺乳室、新生儿洗澡间(区)、小型实验室、仪器室、清洁物品和污秽物品存放区,有条件的还可以建立临终关怀室。

1. 接待室　主要用于接待患儿家长的咨询和健康宣教(护士讲解和观看各种宣教短片),还可以作为家长间交流的房间。

2. 配奶间　除配奶外还要预留出存放母乳和消毒母乳的空间。

3. 哺乳室　可以一房多用,在哺乳结束后还可以作为示教新生儿沐浴、抚触及其他日常护理的房间。

4. 污秽物品存放区　最好设在离污物通道近的地方,方便运输和减少污染。

5. 小型实验室　应配备微量血气分析仪、胆红素和血清电解质分析仪等基础设施。

(三) 工作人员专区

包括办公室、图书室、会议室、休息室、卫生间及疏散通道等。

四、环境和设施

(一) 环境

1. 光线　新生儿不需要持续明亮的光照环境,如持续接收强光的照射,会使他们娇嫩的视网膜受损,导致视力下降、视网膜病变发生率增高。光线对早产儿脑部发育也有很大影响,光线刺激可使早产儿生长发育缓慢,持续性照明能致早产儿生物钟节律变化和睡眠剥夺。他们更喜欢柔和、昏暗的照明。因此,在建设病室时,玻璃窗不能像其他病室一样建成透明的大玻璃窗,可以适当缩小窗户的面积,再安装毛玻璃以减少光线对早产儿的刺激。

2. 声音　在新生儿重症监护病房(NICU)的护理环境中,存在着特有的环境噪声,这些噪声不但威胁高危儿的生存,还能降低这些小儿的生存质量。美国第五次新生儿重症监护病房设计会议报告提出:建议NICU持续噪声限制在<50dB(A),脉冲噪声限制在<55dB(A)。所以,我们在建设之初,要考虑这些问题,要给各个房间增加隔音板、隔音门、隔音玻璃甚至隔音窗帘。

3. 中性温度　适中的环境温度能使早产儿维持理想的体温,因此环境中对温、湿度的要求就显得很重要。早产儿的中性温度(是指能保持早产儿正常体温,而新陈代谢率最低、耗氧量最少的一种最适宜的环境温度)一般在32～36℃之间,体重越轻者,周围环境应越接近早产儿体温。早产儿室的温度一般应保持在24～26℃,相对湿度在55%～65%,并应根据早产儿的体重、成熟度及病情,给予不同的保暖措施。

(二) 设施

1. 护士工作站　根据病室规模可以设置1～2个护理站,内设中央监护设施和计算机数据系统,方便医护人员随时查阅患儿的检查结果、医疗费用情况以及药房备药情况、仪器的各种档案、物资的储备等等。

2. 中心供气设施条件　设备完善的NICU,氧气、压缩空气和负压吸引全部由医院中心系统供给。NICU病室作为用气的终端,在给每张床配备时要电位充足。如无中心供气设施的,可用氧气瓶、空气压缩机及电动负压吸引器替代。

3. 应当配备必要的清洁和消毒设施,每个房间内至少设置1套洗手设施、干手设施或干手物品,洗手设施应当为非手触式。

4. 护理单元　每张NICU床位即是一个护理单元,必须装备保暖设施(暖箱或辐射式抢救台)、呼吸机、负压吸引装置、新生儿监护仪、吸氧装置、氧浓度监护仪、蓝光治疗仪、输液泵、静脉推注泵、微量血糖仪、新生儿专用复苏囊与面罩、喉镜和气管导管等基本设备。

5. 气源、电源设施　NICU每张床需要10～12个插座(最好是不间断的),氧气源、压缩空气源、负压气源各2个。在遇停电等突发事件时,应备有应急供电设备,及时启动保证安全使用。

6. 其他设备　还应备有转运暖箱、转运呼吸机、床旁超声机、床旁X线机、骨密度检测仪、床旁心电图机、脑电图机等。

7. 突发事件应急设施　过滤式自救呼吸器、强光手电、转运襁褓等。

第二节　NICU 的组织与管理

一、NICU 的人员组成

（一）NICU 的人员配置

根据新生儿重症监护室配置规模与工作量规模进行医护人员配置。NICU 开放床位医生与患儿之比为 1∶2，护士与患儿之比为 1.5~2.5∶1。

（二）人员组成

主要由医生、护士和辅助人员组成。

1. 护士　由具备主管护师以上专业技术职务、护理大专以上学历、任职资格有 2 年以上新生儿护理工作经验的护士担任负责人，协助主任管理病房。新生儿重症监护病室的护士应具有护理大专或以上学历，并具有专科培训经历的护士担任。新生儿重症监护病室的护士要相对固定，经过新生儿及重症医学相关专业理论和技术培训并考核合格，掌握新生儿常见疾病的护理技能、新生儿急救操作技术和新生儿重症病室医院感染控制技术。护理队伍相对稳定、梯队合理、技术职称比例应满足高级∶中级∶初级＝0.1∶0.5∶1。护士本科学位人员比例大于 50%。

2. 医生　由具有 3 年以上新生儿专业工作经验并具备儿科副高级以上专业技术职务任职资格的医师担任科室负责人。NICU 医生应具备本科或以上学历、2 年或以上的儿科工作经历，且经过新生儿及重症医学相关专业理论和技术培训并考核合格的医师才能确保医疗工作的进行。中级职称以上医生队伍相对稳定、梯队合理、技术职称比例应满足高级∶中级∶初级＝0.3∶0.4∶0.3。新生儿重症监护病室有住院医师专科培训基地，并开展住院医师规范化培训。医师研究生学位人员比例大于 70%。

3. 辅助人员　新生儿病室可根据实际需要配置其他辅助人员，经过培训并考核合格，协助医生护士参与日常护理和辅助检查等工作。

（1）检验技师：协助管理小实验室并负责病区内患儿微量血气、血清胆红素及微量血糖的标本采集和检测。

（2）呼吸治疗师：专职负责呼吸机的操作、护理、调试、维护、消毒工作，并且是提供 24 小时的支持服务。

（3）营养师和药师：可以是专职也可以是兼职，定期为 NICU 的患儿从营养和用药的方面给予指导，辅助医生参与治疗。

（4）生长发育技师：负责定期为患儿作神经行为发育的测试，各种疾病的筛查和听力测试、骨密度、微量元素的检验等工作。

（5）仪器管理人员：负责管理仪器室和仪器消毒员的工作，并将所用仪器分类建档、登记，定期消毒、维修并记录在册。每日检查、清点所有仪器，使各类仪器都处于完好备用状态。

（6）配奶间工作人员：应当经过消毒技术培训且符合国家相关规定。其工作是保证新生儿使用的奶具清洗、消毒合格，并保证母乳的储存、消毒合格。

（7）接待人员：负责接待患儿的家长，再按规定帮助家长联系各位医生、护士，协助接收母乳，满足患儿家长的需求，服务于家长。

二、各级护理人员的职责

（一）护士长

1. 在护理部主任和科主任的领导下，根据护理部及科内工作计划，制订新生儿重症监护病房具体计划，并组织实施。

2. 负责检查了解本病房的护理工作，参加并指导危重、大手术及抢救患儿的护理。督促护理人员严格执行各项规章制度和技术操作规程，有计划地检查医嘱的执行情况，加强医护配合，严防差错事故。

3. 随同科主任和副主任医师查房，参加科内会诊及大手术或新开展的手术前、疑难病例、死亡病例的讨论。

4. 负责本病房护理人员的政治思想工作，教育护理人员加强责任心、爱心，遵守劳动纪律。

5. 组织本病房护理查房和护理会诊，积极开展新技术新业务及护理科研工作。

6. 组织领导护理人员的业务学习及技术训练。

7. 负责管理好病房，包括护理人员合理分工，病房环境的整洁、安静、安全，陪住、探视家长的组织管理，各类仪器、设备、药品的管理。

8. 负责指导和管理实习、进修人员，并指定护师或有经验、有教学能力的护士担任教学工作。

9. 督促检查卫生员、配奶员、仪器消毒员做好清洁卫生和消毒隔离工作。

10. 定期召开座谈会，听取医疗、护理等方面的意见，研究改进病房管理工作。

（二）主管护师职责

1. 在本科护士长领导和主任护师指导下进行工作。

2. 负责本科护理质量检查与技术指导。协助护士长做好质量控制工作，把好护理质量关。

3. 掌握护理理论基础知识，参与和指导护师运用护理程序制订具有护理特色的护理计划，对患者实施整体护理。

4. 解决本科护理业务上的疑难问题。指导并参与制订重危、疑难患者的护理计划，组织实施。

5. 协助拟定本科业务培训计划，参与教材的编写和讲授、协助组织本科护理人员学习护理知识，修订本科护理常规，加强护理基本功的训练。

6. 参与组织护理查房，护理会诊等业务活动。对本科发生的护理差错、事故进行分析、鉴定，并提出防范措施。

7. 做好护理系学生、中专生、进修护师的临床带教组织工作，并负责讲课和评定成绩。

8. 制订本科护理科研、新业务、新技术的开展计划，并组织实施，不断总结经验，撰写论文。

9. 协助本科护士长做好行政管理和护理队伍的建设工作。

（三）护师职责

1. 在病房护士长领导下和本科主管护师指导下进行工作。

2. 参加病房的护理临床实践，指导护士正确执行医嘱及各项护理技术操作规程，发现问题及时解决。

3. 参与病房危重、疑难患儿的护理工作及难度较大的护理技术操作，带领护士完成新业务、新技术的临床实践。

4. 协助护士长拟订病房护理工作计划，参与病房管理工作。

5. 参加本科主任护师、主管护师组织的护理查房、会诊和病例讨论，主持本病房的护理查房。

6. 协助护士长负责本病房护士和进修护士的业务培训，制订学习计划，组织编写教材，并担任讲课，对护士进行技术考核。

7. 参加护校部分临床教学，带教护生临床实习。

8. 协助护士长制订本病房的科研、技术革新计划，提出科研课题，并组织实施。

9. 对病房出现的护理差错、事故进行分析，提出防范措施。

（四）护士职责

1. 在护士长领导下进行工作。

2. 认真执行各项制度和操作规程，正确执行医嘱，准确及时完成各项护理工作，严格执行查对和交接班制度，防止差错、事故的发生。

3. 做好基础护理和心理护理，经常巡视病房，密切观察病情变化，发现异常及时报告医生。

4. 认真做好危重患儿的抢救工作。

5. 协助医师进行各种治疗工作，负责采集各种检查标本。

6. 定期组织患儿学习，宣传卫生知识和住院规则，经常征求患者意见，以便改进护理工作，并做好出院前卫生保健宣传工作。

7. 办理入院、出院、转科、转院手续及有关登记工作。

8. 在护士长领导下，做好病房管理，消毒隔离、物资、药品、器械的保管工作。

三、各级护理人员的培训

（一）护士长

1. 每个月阅读护理杂志、自学各种护理书籍，丰富自己的知识。

2. 每年有计划地参加高质量的学习班。

3. 到国内外学习参观，吸取别人的长处，完善自己。

4. 参加本学系、本院的各种年会、培训班，互相交流、学习。

（二）主管护师

1. 自学各种护理书籍、杂志。

2. 参加教学、护理管理相关内容的学习。

3. 参加国内、市内的各类学习班和学术交流。

4. 参加护理部、本科内的科研论文写作等活动。

（三）护师

1. 参加市内、院内的各类学习班和学术交流。

2. 积极参加护理部组织的各项活动。

3. 每年有计划地学习教案的书写、课件的设计、讲课的技巧等内容。

4. 每年学习如何撰写护理文章、护理心得或读书报告。

5. 每年参加三基培训和专科护理技能培训 4 次。

（四）3~5 年护士

1. 每年完成 Ⅰ、Ⅱ 类学习班的学习。

2. 参加院内、科内的各种业务学习、护理查房和教学查房。

3. 每个月参加科内的三基培训。

4. 每个季度参加院内的三基培训。

5. 每年按要求参加重症护理的实践。

（五）1~2 年护士

1. 每个月参加科内的三基培训。

2. 每个季度参加院内的三基培训。

3. 参加岗位的强化培训（各种规章制度、素质教育、工作态度等）。

4. 参加专科培训和临床实践。

5. 接受院内、科内的各种考核。

（六）新护士

1. 工作环境的培训,熟悉医院内的各种工作场所。

2. 各项规章制度、各种应急预案的培训。

3. 护理的组织结构、工作程序、岗位职责的培训。

4. 医德医风和工作准则的培训。

5. 仪容仪表、行为举止等护士素质的培训。

6. 相关法律法规、安全防范知识的培训。

第三节 NICU 的设备与管理

　　NICU 是对高危新生儿集中进行监护与治疗的病房,需先进的监护与治疗设备给予高级生命支持,为医生提供准确的医学数据信息,便于采取有效准确的医疗及护理措施,达到挽救生命的目标。重危患儿的成功救治不仅需要医护人员精湛娴熟的专科医疗护理水准,更与现代化的医疗设备提供的监测、生物医学工程技术提供的生命支持密不可分。因此,科学管理 NICU 设备势在必行。

一、NICU 的设备

　　NICU 的设备包括:保温设备,生命体征监护设备,输液设备,辅助通气设备,光疗设备,窒息复苏急救设备,其他设备。

二、仪器设备的管理制度

由于 NICU 仪器种类较多且耗资巨大,所以必须建立健全各项规章制度,便于医护人员的操作使用及管理者的管理。

(一) 仪器设备的登记制度

1. 仪器设备专业化管理,建立数据档案库,设专职专人管理。

2. 仪器档案库内容包括仪器的名称、数目、购进日期、厂家名称、产地、价格、附件名称及数量、保修时间、厂家人员、电话号码及维修记录,便于工作人员全面了解科室所用设备概况,为科室领导掌握科室资产提供详细的数据。此数据库的内容应与医学工程部的数据保持一致。

3. 建立仪器维修档案库,包括所需维修仪器名称、故障部位或故障情况,送修人签名,送修日期,修回日期及收货人签名。

4. 建立仪器外借登记库,包括名称,数量,借入单位名称及签名,借出日期及签名,归还日期及签名,是否完好。

5. 随时完成目录更新,包括新进设备及报废设备的登记。

(二) 仪器设备的日常管理制度

1. 设立专职仪器管理人员,专人负责科室仪器的日常管理与维护工作,加强与厂家工程师的沟通与交流,能够处理简单故障排除。

2. 每台仪器的使用说明书、操作程序、注意事项、保养步骤、管理制度等资料装订成册并集中放置,方便科室人员学习。

3. 每台仪器上均标明使用流程,使用登记本,包括使用日期,运转情况及日常消毒情况记录。

4. 做好贵重仪器、急救物品的交接班工作,以保证仪器及物品完好,随时处于备用状态。并有"备用"字样的标识。

5. 加强仪器管理人员素质及科室工作人员的素质培训,加强对仪器使用的重视程度,提高操作水平。

6. 定期检查及测试,加强预防维修,即在故障发生之前就对医疗仪器的性能、安全性等进行检查维护,保证医疗仪器高效运行,防止故障发生。

7. 由于各种原因造成仪器损坏或发现使用中安全隐患,科室人员需进行问题分析,重新学习相关使用知识,加强安全使用意识,提高操作技能。

(三) 仪器设备的使用培训制度

1. 仪器管理人员及科室工作人员定期进行培训。

2. 仪器使用培训作为新入科人员岗前培训的重点内容。

3. 培训中加强操作演练,完成知识更新,熟悉操作规程,防止违规操作,保证医疗护理安全。

4. 定期对各项操作规程进行考核,不合格者重新培训再考核。

5. 将仪器设备相关管理制度也作为培训内容,使每一个人都掌握。

（四）仪器设备的日常维护制度

1. 仪器使用前,检查是否完好,保证正常运行。

2. 使用中仪器每日进行清洁与消毒,加强巡视,遇到异常情况及时处理,保证仪器正常使用,保证医疗护理安全。

3. 仪器需合理定位放置,利于方便使用,避免意外损毁。

4. 使用后仪器严格终末消毒,并保证充电电池设备处于备用状态,保证随时使用,并记录仪器使用登记本。

（五）仪器设备的消毒制度

1. 仪器设备消毒员专人负责消毒各类仪器,严格执行消毒隔离制度。

2. 仪器设备消毒员的工作由仪器管理护士每日监督、检查,护士长定期抽查。

3. 仪器及物品分类管理,消毒用具及消毒液按要求定量专用,严格消毒流程。

4. 每日对各类使用中仪器、设备,常规清洁消毒,并登记。

5. 使用后仪器、设备进行终末消毒。

6. 定期进行感染指标监测,完善科室消毒规范,防止交叉感染。

（六）仪器设备的维修制度

1. 当发现仪器设备无法正常工作时,将待修理的仪器登记在本上。

2. 登记内容包括设备名称、编号、无法工作的原因、日期。

3. 每日仪器设备管理护士根据登记情况,及时与医学工程部联系,及时送修。

4. 送修后要及时与医工部联系,缩短维修周期,能够保证安全使用。

5. 修回的仪器要详细登记并且彻底消毒后方可使用。

三、仪器设备的消毒方法

（一）NICU培育箱消毒

1. 培育箱　每周一进行大消毒,包括将使用7天的暖箱更换、消毒液擦拭暖箱表面及箱体,水槽用含氯消毒剂浸泡、床垫晾晒并更换新垫,更换床套,袖套更换新的。消毒彻底后用过氧乙酸熏。消毒后的暖箱贴好"已消毒"标识。

2. 日常使用　每日晨护时用清水擦拭暖箱表面,每日大夜班更换暖箱水(用灭菌注射用水)。

3. 床垫、床套随脏随换。

4. 过滤棉由工程师定期(1个月)更换。

5. 暖箱的消毒检查由仪器管理护士负责,有问题及时向护士长反应。护士长定期抽查,有问题及时更改,并持续改进。

（二）多功能培养箱清洁与维护

1. 清洁之前的重要注意事项

（1）停止加湿后,倒空水浴箱并对加湿器进行消毒。

（2）清洁前,确保婴儿床关闭30分钟,以便冷却。

（3）清洁前,从抽屉和架子上取走所有患者护理设备。拆下任何附属设备如一次性温度传感器。丢弃所有一次性用品。可以用合适的消毒剂与软布对可重复使用的温度传感器进行消毒,切勿浸泡温度传感器。

（4）不要清洁箱篷门内的发热元件或防护盖。

2. 具体操作

（1）准备好个人防护装备,包括手套和口罩。

（2）将培养箱移至宽敞的工作区,将部件全部拆卸下来,并将"脏污"部件与"干净"部件分开。

（3）平放床垫,将箱篷抬升至合适的高度,以便可以轻松地够着所有内表面(包括密封圈)和外表面进行清洁。

（4）将电子基座调到可以舒适地进行清洁的位置。

（5）关闭备用电源,拔下设备电源。

（6）按 GE Healthcare 对设备安全的溶液的建议,使用一般的清洁/消毒剂。

（7）若有电子秤,要从传感器插孔板上拔下。

（8）拆下操作窗遮罩和护边、套管护边并放进浸泡液中。把要浸泡的部件放入制造商推荐的消毒剂中,然后取出并按照制造商的指示进行干燥。

（9）按压每个门顶角的插销打开侧门,推出门销后面的凸片以松开壁顶,拆下内壁。

（10）向下转动外门,使其相对于垂直的内壁保持水平,轻轻提起内壁,推压门底脚的弹簧钮,拆下外侧壁。

（11）用另一只手把门从其铰链中提出,将壁放下到床的底端(即南端),让壁可向前和向下旋转。

（12）提起床顶端(即北侧)的壁,这将升高约4cm,以便清洁壁下面。

（13）拆下床垫,移开床垫下的透明平板。

（14）若有电子秤,即拆下,拆下 X 射线托盘。

（15）将床垫托盘和移动台移动到中心位置,提起移动台,使其脱离底盘。

（16）把移动台翻转过来,同时按压床中心的两个弹簧插销,将旋转床垫托盘与移动台分离。

（17）按压床北端的倾斜装置并推压秤座附近拇指大小的插销,松开倾斜螺钉。

（18）垂直拉起中央把手并压下弹簧销,提起倾斜平台,将平板提起底盘。

（19）拆下风扇,擦拭干净后放回。拆下加湿器,倒空残留的消毒剂、蒸馏水。

（20）分离加湿器盖与集水器,将这两个部件放在浸泡液中最少10分钟,然后取出风干。亦可根据操作与维护手册,可以对加湿器进行高温高压机械消毒。

检查加湿器集水器后面的入口过滤器。拆下固定过滤器盖的螺钉,然后拉出过滤器进行检查或更换。建议每隔3个月更换一次过滤器,或过滤器明显脏污时,或患传染病的患者用过床后应进行更换。按照医院的感染控制政策,采用推荐的清洁剂擦拭底盘上的床组件。按照现有的感染控制操作程序清洁和干燥。

（三）呼吸机各部位的清洗和消毒

1. 呼吸机的外表面(包括界面、键盘、万向臂架、电源线、高压气源管路等)　应用湿润的纱布擦拭即可(每日一次)。污染严重和呼吸机使用完毕消毒时,须用75%医用酒精擦拭,触摸屏式操作面板,应用湿润的纱布擦拭即可(每日一次),切勿使液体进入呼吸机内部。

2. 呼吸机外置回路　包括呼吸机呼吸管路、螺纹管、湿化器,集水杯、雾化器等。其消毒方法有两种:清洗消毒机清洗消毒法和手工清洗消毒法。

用清洗消毒机清洗消毒方法、步骤及要点包括:

(1) 医务人员在清洗消毒前应穿戴必要的防护用品,如口罩、帽子、防护镜、手套等。

(2) 用戴手套的手将呼吸机外置回路的部件完全拆卸,各部件按清洗消毒机厂商操作说明所述方法放置,若呼吸机外置回路上有血渍、痰痂等污物,可预先加酶浸泡,再放入清洗消毒机内清洗。

(3) 正确放置呼吸机外置回路后,按照清洗消毒机厂商的说明选择适宜的程序进行清洗消毒。清洗消毒机的最低温度至少应达到85~90℃,维持时间至少5分钟。

(4) 呼吸机清洗、消毒、烘干自动完成后,装入清洁袋内干燥保存备用。

手工清洗消毒方法、步骤及要点包括:

(1) 医务人员在清洗消毒前应穿戴必要的防护用品,如口罩、帽子、手套、防溅屏、防护镜等。

(2) 彻底地拆卸呼吸外置回路的各处连接,仔细检查管道内有无痰痂、血渍及其他污物残留。

(3) 管路消毒前应按要求清洗干净,管路中如有痰痂或血渍等脏物,需在专用的水槽中用含酶液浸泡后使用专用刷彻底清洁干净。

(4) 呼吸机使用过程中,装有过滤纸的湿化器应更换内衬过滤纸并及时更换湿化液(使用中的呼吸机湿器内的湿化液应每天更换,以减少细菌繁殖)。为避免病原微生物的生长、繁殖及呼吸机被腐蚀损坏,每次使用后应倒掉湿化器内的液体,浸泡消毒晾干备用。

(5) 将洗净的管路及附件浸泡在有效的消毒液中,浸泡时要将其全部浸泡在消毒液中,管路不应有死弯,中空物品腔内不应有气泡存在。也可以单独封装进行环氧乙烷消毒。

(6) 消毒方法或消毒液的选择应根据各医院的具体情况选择,且各消毒液浸泡的时间应根据各消毒液的说明书来调整。

(7) 采用消毒液浸泡方法消毒后的管路和配件,应用无菌水彻底冲洗。

(8) 呼吸机外置回路消毒完成后,晾干或烘干装入清洁袋内,干燥保存备用,保存时间为一周。

传染病患儿及特殊感染患儿用过的呼吸机管路应单独清洗、消毒。

3. 呼吸机内置回路　应由工程师定期保养维修。时间按各厂商的要求而定,定期更换呼吸机内皮囊、皮垫、细菌过滤器等,呼吸机每工作1000小时,应全面进行检修及消耗品的更换,并将每一次更换的消耗品名称和更换时间进行登记,建立档案,以备核查。

4. 其他特殊部件

(1) 呼吸机主机或空气压缩机的空气过滤网:需每日清洗以防灰尘堆积造成细菌繁殖。

(2) 呼吸机内部可拆卸的呼气管路:应根据厂商提供的方法进行清洗消毒。

(3) 可拆卸的流量传感器:各种呼吸机的流量传感器应根据厂家的要求进行严格更换、

清洗消毒。

（4）呼吸机吸入端或呼出端的细菌过滤器、供气模块滤网、冷却风扇过滤器、防尘网等部件可根据厂家要求或按需进行清洗更换。

（四）呼吸机清洗和消毒效果的监测

1. 用化学浸泡方法进行消毒的医院,消毒剂的浓度必须每日进行监测并做好记录,保证消毒效果。消毒剂使用的时间不得超过产品说明书所规定的期限。

2. 消毒后的呼吸机应当至少每3个月监测一次,并做好监测记录。消毒后的呼吸机合格标准参考值为≤20cfu/m^2;如高度怀疑医院感染暴发与呼吸机相关感染时应及时监测;（建议采样部位:外表面板、外管路、湿化罐、集水杯、流量传感器、吸气和呼气端细菌过滤器、呼吸机内部可拆卸的呼气管路等）。

3. 呼吸机消毒效果监测采用以下方法:

（1）采样方法:按《消毒技术规范》物体表面采样方法。

（2）采样时间:呼吸机使用前。

（3）常规采样部位:外管路。

（4）监测方法:涂碟法进行活菌计数。

（五）清洗消毒机的消毒监测

清洗消毒机自身有工艺监测。在使用清洗消毒机时,应记录水温、清洗消毒时间等,并保存好监测记录以备查验。

（六）呼吸机使用中的感染控制

1. 各类呼吸机应严格根据厂商提供的说明进行应用。

2. 根据产品说明定期清洗防尘网垫。

3. 呼吸机湿化罐内加入的湿化液应为无菌蒸馏水,使用过程中应适时添加保持一定水位,湿化罐中的湿化液24小时彻底更换一次,湿化罐及滤纸应每周更换。

4. 呼吸机的使用过程中,集水杯中的冷凝水应及时清除（有水就清除）,接水碗应垂直向下,位于管路最低处,防止冷凝水倒流至气管插管或呼吸机内（冷凝水应按污物处理）。

5. 感染及传染病患者应使用专用呼吸机管路或一次性管路,必要时使用专用过滤器。

6. 建议使用一次性温湿交换器（人工鼻）替代加温湿化器。

7. 应建立呼吸机消毒制度并登记。

8. 对呼吸机管路的消毒效果定期进行细菌学监测。

（七）呼吸机的维护

维护保养工作是及时消除呼吸机隐患、避免损坏,确保呼吸机处于正常工作状态或完好的备用状态,提高抢救成功率同时延长呼吸机使用寿命必不可少的重要环节。保养工作一般是根据呼吸机的性能及附件使用寿命的要求,定期清洗,消毒管道,更换消耗品,检测主机功能等。由于呼吸机种类繁多,结构复杂,各自的性能及保养要求不同,加之呼吸机的价格昂贵,故应该由接受过专门训练的人员负责进行管理。

经过消毒、装机、检测、校正后的呼吸机处于完好的备用状态,需套上防灰罩,并在显著位置挂上标明“备用状态”字样的标牌，放置在清洁、整齐、通风的房间内，随时准备应用于临床。

（八）其他医疗器械消毒

1. 复苏囊、面罩应用0.5‰的健之素浸泡后清洗。
2. 喉镜用后用75%酒精擦拭。
3. 集痰瓶和氧气湿化瓶应每日更换一次并消毒。
4. 雾化器为一次性物品，专人专用，如同一患者应每周更换一次。
5. 听诊器专人专用，每日清水擦拭，每周用75%酒精擦拭一次。
6. 体温表应专人专用，用75%酒精浸泡，每日更换一次。
7. 心电监护及输液泵每日用清水擦拭，终末用0.5‰的健之素擦拭。

（韩冬韧）

第六章 用 药 管 理

　　新生儿的生理功能及代谢过程是处于急剧变化的、适应从宫内到宫外环境的过程。早产儿由于提前离开母体，机体发育不成熟，对宫外环境的适应面临更多的高危因素，其生理功能需要进行利于生存的重大调整，如肺呼吸的建立、消化及排泄功能的启动、血液循环的改变等。这些变化决定了新生儿及早产儿对药物的吸收、分布、排泄等过程不同于其他年龄段的儿童，更不同于成年人。

第一节　新生儿及早产儿的药代动力学特点

　　新生儿系指从脐带结扎到生后满 28 天内的婴儿；胎龄在 37 周以前出生的活产婴儿称为早产儿或未成熟儿。其出生体重大部分在 2500g 以下，头围在 33cm 以下。此期的婴儿正处于生理和代谢过程迅速变化的阶段，对药物具有特殊的反应，并随日龄的增长而不断变化，表现为：①随出生体重、胎龄及生后日龄的改变，药物代谢及排泄速度变化很大；②脏器功能发育不全，酶系统发育尚未成熟，药物代谢及排泄速度慢；③患儿之间个体差异很大。在病理状况下，各系统功能均减弱。因此，所用药物剂量及给药间隔、途径等，应随患儿成熟度和病情不同而变化。

一、药物的吸收

　　吸收是指药物经用药部位进入血液循环的转变过程，吸收的速度和程度决定于药物的理化特性、机体的状况和给药的途径。

（一）经胃肠道给药

　　口服药物主要通过胃及小肠吸收，药物吸收主要取决于胃液酸碱度、胃排空时间、小肠蠕动和病理状态。影响药物的吸收率的因素如下：

　　1. 胃液 pH　足月新生儿的胃液 pH 值达 6~8，接近中性。但出生后 24~48 小时 pH 值下降至 1~3，然后又回升到 6~8，并持续 2 周左右。早产儿出生后一周内几乎没有胃酸分泌，胃液 pH 值没有下降的过程，故胃内缺乏必要的酸度。一些在酸性环境下不稳定的药物如口服青霉素类（青霉素 G、氨苄西林、阿莫西林等），新生儿口服吸收完全，生物利用度高，受胃酸破坏少，血药浓度可较成人高。而在酸性环境下易被吸收或本来具有活性的药物，如胃蛋白酶、乳酶生、铁剂等，新生儿口服药物疗效会下降。因此能吃奶的或经鼻饲给药能耐受的新生儿及早产儿，经胃肠道给药安全。

　　2. 胃排空时间　胃排空时间延长可增加药物与胃黏膜接触时间使吸收增多。新生儿的胃排空时间约6~8小时,6~8个月龄时才接近成人水平。早产儿则更慢,易发生胃潴留,因此主要在胃部吸收的药物吸收完全,如β-内酰胺类抗生素、地高辛等。

3. 肠道功能　新生儿的肠管8倍于身长(成人4~5倍),肠壁薄,黏膜血管丰富,通透性高,由于相对吸收面积大,对药物的吸收增加。因此,新生儿口服给药的吸收与成人不同,使一些药物的吸收量和吸收速率增加,如半合成青霉素类;但有些药物的吸收则减少,如苯巴比妥和苯妥英钠、对乙酰氨基酚等;有些药物与成人吸收相仿,如地西泮、地高辛、磺胺类药物等。新生儿肠蠕动不规则,表现为分节运动,使药物吸收不规律,难以预测吸收多少。主要在十二指肠部位吸收的药物表现吸收缓慢、达峰值时间延长,如阿司匹林、红霉素等。

4. 病理状态　腹泻可使肠蠕动增强,减少药物在肠道的停留时间,进一步减少药物的吸收;胃食管反流新生儿或早产儿会将口服药随奶呕吐而排出体外,药物吸收很难准确计算,故对此类患儿一般不主张通过口服途径给药。

（二）经直肠给药

经直肠给药较为方便又不引起呕吐,也避免了肝脏的首过效应。如直肠灌注地西泮溶液,数分钟后即可达止惊的血药浓度,效果确切。止吐药、解热药(例如非那西汀)、镇静药(例如水合氯醛)、抗惊厥药(例如地西泮)等可直肠给予。但由于早产儿和新生儿大便次数多,直肠黏膜受刺激易引起反射性的排便,或因粪便阻塞药物使吸收不完全,若采用此法一定要在排便后进行。使用栓剂应置于肛门括约肌以上,避免自行脱出。新生儿便秘不宜使用开塞露和甘油栓,否则可致腹泻不止,宜用益生菌或液体石蜡。

（三）胃肠道外给药

1. 皮下或肌内注射　药物吸收的多少取决于局部血液灌注和药物沉积面积。早产儿和新生儿有以下特点:

（1）新生儿和早产儿肌肉组织和皮下脂肪少、局部血流灌注不足、肌肉血流量变化大,药物多滞留于局部组织,有时形成硬肿或结节影响药物吸收。

（2）当新生儿和早产儿出现低体温、缺氧或休克时,皮下或肌内注射药物的吸收量更少。

（3）早产儿和新生儿接受注射后,局部逐渐蓄积会产生"储库效应",导致药物释放缓慢影响吸收。

2. 静脉给药　静脉给药可直接进入血液循环,量-效关系相对准确,可直接获得较高的血药浓度,是可靠的给药途径,尤其适用于急症危重早产儿和新生儿给药,多从外周静脉滴入或静脉推注。但输液瓶或输液管道中的残留会影响实际给药剂量。需要注意的事项:

（1）严格按医嘱规定速度给药,最好用微量泵。

（2）一般不通过脐血管给药,脐静脉、脐动脉给药有引起肝坏死或肾坏死的危险。

（3）反复应用同一血管可产生血栓性静脉炎,应变换注射部位。

（4）预防医源性高渗血症对新生儿的损伤,在用药时应了解所用药物的渗透压,尽量避免在短期内重复、大剂量使用多种高渗药物,必要时监测新生儿血渗量。

（5）有些药物渗出可引起组织坏死,如钙剂,使用时要严密观察输液部位。

3. 皮肤给药   新生儿皮下脂肪少,药物透皮吸收较快,新生儿和婴儿的体表面积相对较大,皮肤角质层薄,药物经皮肤吸收的速度和程度比成人高;当皮肤有炎症或破损时,吸收更多可导致中毒反应(如硼酸、类固醇激素等)。

4. 鞘内注射给药   一般取慎重态度,因为新生儿血脑屏障通透力强,静脉给药可使一些药物在脑脊液内达到一定浓度,而起治疗作用;除非一些药物难以通过血脑屏障,可考虑鞘内注射给药,如在治疗脑膜白血病时鞘内注射甲氨蝶呤、阿糖胞苷等。

5. 经气管给药   已被列为复苏中的第二给药途径,动物实验和临床应用均已证明某些药物可经肺泡毛细血管迅速吸收回心。由于急救复苏过程中早期建立人工气道非常重要,气管插管措施应先于静脉通道的建立,对训练有素者来说,气管插管仅需数秒钟即可完成,比静脉穿刺或切开术一般可多争取数分钟,为新生儿建立迅速的给药途径。经气管给药的另一优点是"供应站"作用,即部分药物暂留在细支气管内,可逐渐进入肺泡被吸收而发挥作用时间比静脉给药长。此外,经外周静脉注入的药物在到达心肌之前,部分已被降价而作用衰减,为维持血液中药物有效浓度而常需反复注射。但经气管给药后需重复给药的间隔时间较长,且可避免静脉大剂量给药所致的不良反应,但需严格掌握气管内给药的种类和剂量。

二、药 物 分 布

药物吸收后经血循环迅速分布到全身。药物的分布取决于早产儿和新生儿体液量的多少、细胞内液与细胞外液的比例、体液的 pH、药物的极性、脂肪含量、与蛋白结合的程度及生物屏障等因素。早产儿和新生儿的特点如下:

（一）体液及细胞外液容量高

新生儿体液占体重的比例高(达80%),早产儿更高。其中细胞内液占35%,细胞外液占45%,使水溶性药物的分布容积增大,水溶性药物在细胞外液中容易稀释,浓度较低。结果是降低血药峰浓度而减弱药物最大效应,又使药物代谢排泄减慢,延长药物作用的维持时间。

（二）脂肪含量低

新生儿脂肪含量低,早产儿仅占体重的1%～3%,足月儿占12%～15%,脂溶性药物(如地高辛)不能与之充分结合,使血中游离药物浓度升高。脂溶性药物浓度增高,脑组织富含脂质,血脑屏障发育未完善,新生儿易出现药物中毒及神经系统的反应。

（三）血浆蛋白结合率低

是影响药物分布最重要的原因,新生儿血浆蛋白含量少,尤其是早产儿血浆白蛋白产生不足,并且以胎儿白蛋白为主。与药物的结合能力弱,若再患有严重感染、营养不良或低蛋白血症,则药物与血浆蛋白结合得更少,药物与血浆蛋白呈疏松、可变性结合,凡与血浆蛋白结合的药物相对分子质量变大,不能再透过毛细血管壁进入组织液抵达靶细胞发生效应,只有游离型药物才能保持其药理活性。药物间可以竞争与血浆蛋白的结合部位,结合力强者可置换出弱者使其游离,同时后者血浆浓度增高,生理效应增强。

（四）血脑屏障发育不完善

新生儿和早产儿血脑屏障易被透过,游离药物可自由通过,尤其是缺氧时其通透性增强,许多药物如青霉素在新生儿脑脊液中可达较高浓度,有助于对细菌性脑膜炎的治疗。但有些药物如磺胺类等与胆红素争夺白蛋白,使游离胆红素增加,透过血脑屏障可引起核黄疸。容易穿过血脑屏障向脑组织转运增加的药物有:全身麻醉药、镇静催眠药、吗啡等镇痛药。这些药物在脑脊液中浓度高,易引起呼吸抑制,新生儿最好避免使用吗啡及巴比妥类药物。

三、药　物　代　谢

药物代谢主要在肝脏进行,代谢速度取决于肝大小和酶系统的代谢能力,其次是消化器官,也有一些在肾、肺、血液中进行,过程包括氧化、还原、水解和结合。早产儿及新生儿的药物代谢特点如下:

新生儿肝细胞微粒体中的细胞色素 P-450 氧化还原多功能酶和还原型烟酰胺腺嘌呤核苷酸(NADPH),这两种酶的总量仅为成人的一半,对茶碱、咖啡因、地西泮、苯巴比妥等水解清除率低,半衰期明显延长。

新生儿葡萄糖醛酸转移酶活性低,早产儿此酶的活性只有成人的36%,对药物的代谢能力较差,药物代谢清除率减慢。与葡萄糖醛酸结合后排泄的药物如吲哚美辛、水杨酸盐和氯霉素,必须减量和延长给药时间间隔。通过该途径代谢的药还有:吗啡、对乙酰氨基酚等,所以应用时需非常谨慎。若不适当调整给药方法方案(给药时间、给药间隔及疗程)往往会造成药物蓄积而致中毒。

新生儿磺基转移酶发育已完善,可对葡萄糖酸结合力不足起补偿作用,新生儿对某些药物可以产生与成人不同的代谢产物,如早产儿使用茶碱可产生咖啡因。大多数脂溶性药物,需与葡萄糖醛酸,甘氨酸、乙酰基或硫酸盐等结合成为水溶性而排出。

总之,影响新生儿药物代谢因素多,要全面考虑、综合分析、实现用药个体化。

四、药　物　排　泄

排泄是药物在体内彻底清除的过程之一,肾脏是药物排泄的主要器官,其次从肠道、胆道和肺排出。早产儿和新生儿的特点如下:

新生儿和早产儿的肾功能特点:肾组织结构未发育完全,肾小球数量较少是成人的1/8 ~ 1/5,肾小球和肾小管功能低,肾血流量及肾小球滤过率均不足成人的40%,早产儿更低,1 周后,肾小球滤过率增加,出现球管不平衡现象并且持续几个月。由于肾脏的清除率低,往往造成血药浓度高,半衰期延长,导致主要以原型由肾小球滤过及肾小管分泌排泄的药物及其代谢产物易在体内发生蓄积中毒,如抗生素、地高辛、氨基苷类、呋塞米等。所以一般来说,日龄越小,出生体重越轻,药物半衰期越长。给药间隔时间应按胎龄、体重和月龄决定。

病理情况的影响:如缺氧和低血压可使肾血流量减少,使药物的消除慢,应注意减少剂量,延长间隔时间。

应根据新生儿及早产儿的药物代谢特点,针对病情合理用药,以便使药物最大限度的发挥药效,使不良反应限制在最低限度。

第二节 药物选择及给药途径

由于早产儿及新生儿器官发育不成熟,器官功能未发育完善,酶系统不够健全,药物在其体内的药代动力学及药物毒性反应受其胎龄、日龄及患病的影响,不能将成人的药理学资料应用于早产儿及新生儿。要使这类人群的用药有效并且安全,必须熟悉其药代动力学特征和药效学规律,如给药的剂量、给药的途径、给药的时间间隔等,使药物发挥治疗作用的同时,不会导致毒性反应。

一、新生儿抗生素应用特点

新生儿患有感染性疾患时,应采用抗感染疗法。由于新生儿脏器未发育成熟,血中药物浓度增加,不良反应阈值低下,特别是早产儿和未满一周的新生儿,更应注意用药量比成熟儿小,同时也必须考虑给药的间隔时间。选择用药种类时应掌握适应证,最好采用经过血、气管分泌物和咽培养等的药物敏感性检查结果,使抗生素的选择更具针对性。为了增加疗效,减少不良反应,延长耐药菌的产生,可考虑联合用药。新生儿抗菌药物应用特点:

1. 采用静脉给药 对血培养阳性的败血症,疗程 10～14 天。GBS 及 G⁻菌所致化脓性脑膜炎(简称化脑)疗程 14～21 天。国内外多种教科书均将早产儿不同孕龄或不同出生体重分开列出各种抗菌药物的用量和间隔,同时注意致病菌的耐药问题。

2. 不主张预防性使用抗生素 预防性使用抗生素客观上造成抗菌药物的高选择性压力,不易筛选出更多的耐药菌株。

(一)抗生素使用一般原则

1. 临床诊断败血症,在使用抗生素前收集各种标本,不需等细菌学结果即应及时使用抗生素。

2. 根据病原菌可能来源初步判断病原菌种,未明确前可选择既针对革兰阳性菌又针对革兰阴性菌的抗生素,可先用两种抗生素,掌握不同地区、不同时期有不同优势的致病菌及耐药谱,经验性地选用抗生素。

3. 一旦有药敏结果,应作相应调整,尽量选用一种针对性强的抗生素;如果临床疗效好,虽药敏结果不敏感,亦可暂不换药。

(二)新生儿常用抗生素用法

详见表 1-6-1。

(三)抗生素的序贯疗法

序贯疗法即在急性期或住院期间采用静脉用药,病情稳定或出院后改为口服用药,以达到巩固疗效、清除致病菌的目的。静脉用药转换为口服药继续治疗的标准:静脉用药至少 48～72 小时后,感染的症状与体征改善或消失;患儿未发热(腋温≤37℃)或热退后 24 小时以上;白细胞总数和分类恢复正常;C 反应蛋白恢复正常。

表1-6-1　早产儿、新生儿常用抗生素用法表

药　品	途径	剂　量	用　法			备　注
			孕周(周)	日龄(天)	间隔(小时)	
青霉素类						
青霉素G(Penicillin G)	IV IM Ivgtt	一般感染: 每次2.5万~5万U/kg 化脓性脑膜炎: 每次7.5万~10万U/kg	≤29 30~36 37~44	0~28 / >28 0~14 / >14 0~7 / >7	q12 q8 q12 q8 q12 q8	用于G⁺细菌感染,如溶血性链球菌,肺炎链球菌,敏感的葡萄球菌,淋球菌,螺旋体等对G⁻杆菌不敏感。每100万U约合1.7mmolNa⁺和K⁺,肾功能不全和大剂量应用时应监测Na⁺和K⁺。副作用:骨髓抑制,粒细胞减少,溶血性贫血,间质性肾炎,肠道菌群失调和中枢毒性。(偶可发生过敏反应。新生儿尽量避免肌注)
氨苄西林(Ampicillin)	IV IM Ivgtt	一般感染: 每次25~50mg/kg 化脓性脑膜炎: 每次50~100mg/kg,最大量400mg/(kg·d)	≤29 30~36 37~44	0~28 / >28 0~14 / >14 0~7 / >7	q12 q8 q12 q8 q12 q8	广谱抗生素,对G⁺和某些G⁻杆菌(李斯特菌,GBS,流感杆菌,敏感,但对克雷伯菌,铜绿假单胞菌,不动杆菌耐药)需快速静脉滴入。副作用:皮疹,发热
氨苄西林+舒巴坦(优立新)(Unasyn)	IV IM Ivgtt	一般感染:0~7天 50mg/(kg·d) >7天 75mg/(kg·d) 化脓性脑膜炎:0~7天:100~200mg/(kg·d) >7天:20~300mg/(kg·d)		均为q12h 日龄0~7天:为q12h 日龄>7天:为q8h		同氨苄西林
苯唑西林(Oxacillin)(新青霉素Ⅱ)	IV IM Ivgtt	0~7天:每次25mg/kg >7天:每次25mg/kg		BW<2000g:q12h BW>2000g:q8h BW<2000g:q8h BW>2000g:q6h		耐青霉素酶,主要用于耐青霉素,葡萄球菌引起的感染。副作用:腹泻,呕吐,间质性肾炎,白细胞减少,肝酶升高

续表

药品	途径	剂量	用法			备注
			孕周(周)	日龄(天)	间隔(小时)	
羟氨苄西林(阿莫西林)(Amoxycillin)	PO	每次 10~15mg/kg	q12h			口服吸收好 抗菌谱同氨苄西林 副作用同氨苄西林
哌拉西林(氧哌嗪青霉素)(Piperacillin)	IV IM Ivgtt	0~7天每次 75mg/kg >7天 每次75mg/kg	BW:≤2000g,q12h BW:>2000g,q8h BW:≤2000g,q8h BW:>2000g,q6h			广谱,对G⁻菌敏感,对B族溶血性链球菌也敏感。增强对铜绿假单胞菌,克雷伯菌,沙雷氏菌,枸橼酸杆菌和变形杆菌的抗菌力;脑膜炎时可进入脑脊液 副作用:皮疹,高胆红素血症,发热等
头孢类						
头孢噻吩(Cephalothin)	Iv Ivgtt	每次 20mg/kg	≤29 30~36 37~44	0~28 >28 0~14 >14 0~7 >7	q12 q8 q12 q8 q12 q8	第一代头孢,对G⁺球菌效果较好 副作用:中性粒细胞和白细胞减少,肝酶增加。长期应用可有血清病样反应
头孢唑啉(Cefazoline)(先锋Ⅴ号)	IV IM Ivgtt	每次 20mg/kg	≤29 3~36 37~44	0~28 >28 0~14 >14 0~7 >7	q12 q8 q12 q8 q12 q8	第一代头孢中较好的品种。是多种G⁺和少数G⁻细菌的杀菌剂,可被β-内酰胺酶微生物灭活,不易进入脑脊液 副作用:恶心,呕吐,白细胞和血小板较少,Coombs试验阳性,肝功能异常,激惹等
头孢克洛(Cefaclor)(希刻劳)	PO	2~40mg/(kg·d)	分3次空腹服			第二代头孢。对G⁻杆菌优于第一代,对G⁺球菌则稍弱,用于呼吸道,中耳炎和泌尿道感染 副作用:胃部不适,嗜酸性粒细胞增加

续表

药品	途径	剂量	用法	间隔(小时)	备注
头孢呋辛 西力欣 Cefuroxime	IV IM Ivgtt	30~50mg/(kg·d) 50~100mg/(kg·d)	日龄≤7天:分2饮 日龄>7天:分2饮		第二代头孢。对G⁺球菌比头孢唑林耐强,但对G⁻及β-内酰胺酶稳定性强,因此对阴性菌更有效。副作用:血胆红素升高,假膜性肠炎和皮疹
头孢噻肟(Cefotaxime)(凯福隆)(头孢氨噻肟)	IV IM Ivgtt	50mg/(kg·次)	孕周(周) 日龄(天)　≤29:0~28,>28　30~36:0~14,>14　37~44:0~7,>7	q12 q8 q12 q8 q12 q8	第三代头孢,对G⁻球菌作用强。体内分布广泛,易进入脑脊液。副作用:皮疹,腹泻,白细胞减少,嗜伊红细胞增多,肝酶升高
		特殊感染: 淋球菌结膜炎:每次25mg/kg,q12h,共7天 脑膜炎:每次50mg/kg,IV,q6h,14~21天			
头孢哌酮(Cefoperazone)(先锋必)	IV IM Ivgtt	50mg/(kg·d) 50~100mg/(kg·d) 100~150mg/(kg·d)	日龄≤7天:分2~3次 日龄>7天:分2~3次 严重感染:分2~3次		第三代头孢,广谱,对G⁻杆菌更有效,尤其对铜绿假单胞菌有效。副作用:发热,皮疹和腹泻,血小板减少,出血时间延长
头孢他啶(Ceftazidime)(复达欣)	IV IM Ivgtt	每次50mg/kg	孕周(周) 日龄(天)　≤29:0~28,>28　30~36:0~14,>14　37~44:0~7,>7	q12 q8 q12 q8 q12 q8	第三代头孢,广谱,易进入脑脊液。用于G⁻杆菌,对铜绿假单胞菌尤其好。副作用:皮疹,发热,腹泻,转氨酶升高
头孢曲松(Ceftriaxone)(头孢三嗪)(菌必治)	IV IM Ivgtt	50mg/(kg·d) 75mg/(kg·d) 25~50mg/kg 125mg/kg 100mg/(kg·d)	BW:≤2000g,任何日龄,qd BW:>2000g,生后0~7天,qd BW:>2000g,日龄>7天:qd 早产儿淋病,眼炎,肌注一次 足月儿淋病,眼炎,肌注一次 脑膜炎,q12h		第三代头孢。G⁻菌和G⁺导致的败血症和化脓性脑膜炎。对铜绿假单胞菌无效。治疗淋球菌感染。副作用:皮疹,腹泻,出血时间同延长,血小板增加等

续表

其他抗生素

药品	途径	剂量	用法 孕周(周)	用法 日龄(天)	用法 间隔(小时)	备注
亚胺培南/西司他丁（Imipenem/Cilastatin）（泰能）(Tienam)	IM Ivgtt	每次20mg/kg	≤29	0~28	q24	为碳青霉素类抗生素，抑制细胞壁的合成而杀菌。对G⁺或G⁻和厌氧菌都有效，对β-内酰胺酶高度稳定。用于治疗对其他抗生素耐药的细菌（主要是肠杆菌科和厌氧菌）引起的非中枢感染。副作用：恶心呕吐，过敏反应，肝功能损害，中枢神经系统症状
				>28	q12	
			30~36	0~14	q12	
				>14	q8	
			37~44	0~7	q12	
				>7	q8	
帕尼培南-倍他米隆（Panipenem-Betamipron）（克倍宁）(Carbenin)	IM Ivgtt	每次20mg/kg	≤29	0~28	q24	没有中枢神经系统不良反应。其他同亚胺能
				>28	q12	
			30~36	0~14	q12	
				>14	q8	
			37~44	0~7	q12	
				>7	q8	
氨曲南（Aztreonam）（君刻单）	Ivgtt	每次30mg/kg	≤29	0~28	q12	为单环类β-内酰胺类抗生素，主要作用于G⁻菌引起的肠杆菌科和铜绿假单胞菌引起的败血症。副作用：低血糖，腹泻，皮疹，全血细胞减少
				>28	q8	
			30~36	0~14	q12	
				>14	q8	
			37~44	0~7	q12	
				>7	q8	
红霉素（Erythromycin）	PO Ivgtt	每次10mg/kg 每次5~10mg/kg		q6~8h 日龄≤7天:q12h 日龄>7天:q8h		为抑菌剂，抗菌谱与青霉素相似，对衣原体、支原体、百日咳杆菌引起的感染有效。很少进入脑脊液。副作用：胃肠不适，肝脏毒性

续表

药 品	途径	剂 量	用 法			备 注
			孕周(周)	日龄(天)	间隔(小时)	
克林霉素（Clindamycin）（氯洁霉素）	Ivgtt	每次5mg/kg	≤29	0~28	q12	为抑菌剂，对G⁺菌作用和厌氧艰难梭菌，脆弱类杆菌作用强 副作用：耐甲氧西林金葡菌所致的假膜性肠炎，此时可口服万古霉素5~10mg/(kg·次)，q6h
				>28	q8	
			30~36	0~14	q12	
				>14	q8	
			37~44	0~7	q8	
				>7	q6	
万古霉素（Vancomycin）（稳可信）	Ivgtt	每次15mg/kg	≤29	0~28	q24	仅用于对甲氧西林耐药的葡萄球菌和对青霉素耐药的肺炎球菌引起的严重感染。不宜和氨基糖苷类合用 副作用：肾、耳毒性。皮疹、低血压、中性粒细胞减少等。给予第三剂后需监测药物血浆浓度，谷浓度5~10μg/ml，峰浓度：20~40μg/ml
				>28	q18	
			30~36	0~14	q18	
				>14	q12	
			37~44	0~7	q12	
				>7	q8	
抗真菌类						
氟康唑（Flaconazole）（大氟康）	Ivgtt PO	首剂：12mg/kg 维持：每次6mg/kg 预防：每次3mg/kg	≤29	0~28	q72	广谱抗真菌药，分布全身体液、脑脊液，可治疗隐球菌脑脑膜炎度高。副作用：恶心、腹胀、皮疹、腹痛等。长期应用需监测肝肾功能
				>28	q48	
			30~36	0~14	q48	
				>14	q24	
			37~44	0~7	q48	
				>7	q24	
制霉菌素（Nystitin）	PO	10万U/ml	早产儿0.5ml,q6h 足月儿1ml,q6h			肠道吸收少，用于肠道真菌感染，局部应用治疗黏膜皮肤念珠菌感染
	局部	10万U、甘油10ml,加蒸馏水至100ml	q6h			

摘自:《实用新生儿学》第4版，邵肖梅等主编，有删节。

1. 选择可行序贯疗法的抗菌药物,见表1-6-2。

表1-6-2　序贯疗法的抗菌药物

药物类型	常用药物	制剂类型	适应证	不良反应
青霉素类	氨苄西林+舒巴坦因	静脉制剂口服制剂	链球菌属感染	过敏反应,过敏性休克
	阿莫西林+舒巴坦因	静脉制剂		
	阿莫西林+克拉维酸	口服制剂		
头孢类	第1代头孢菌素头孢氨苄和头孢拉啶	口服制剂	G⁺菌感染且没有并发化脓性脑膜炎时可以选用	
	第2代头孢菌素头孢呋辛酯	口服制剂	G⁺、G⁻菌均有效,易于进入脑脊液	
	第3代头孢菌素头孢克洛头孢克肟头孢布烯	口服制剂	G⁻菌尤其对肠杆菌科细菌作用较强	金葡菌、表皮葡萄球菌、肠球菌、铜绿假单胞菌和不动杆菌属耐药
大环内酯类	红霉素和阿齐霉素	静脉制剂口服制剂	G⁺菌,衣原体及支原体感染	对流感杆菌仅有中等活性,对肺炎链球菌、溶血性链球菌及葡萄球菌耐药率已升到20%,故常推荐与口服头孢菌素联用
喹诺酮类	环丙沙星	静脉制剂口服制剂	对大多数 G⁺和 G⁻有良好抗菌活性	避免用时口服含钙和镁制剂

注:摘自《儿科药物治疗学》第二版胡亚美等主编

2. 考虑口服抗菌药物的生物利用度,要达到有效的序贯疗法,必须保证有效的血药浓度,口服药必须要有较好的吸收率即生物利用度。环丙沙星及氧氟沙星口服吸收率分别为70%～80%和85%～95%,甲硝唑(灭滴灵)95%,氨苄西林+舒巴坦80%,阿莫西林+克拉维酸约60%,头孢克洛90%,以上这几种药除了杀菌效果外,还有较高的口服生物利用度,故成为较常选择的用于序贯疗法的药物,但必须避免用时口服含钙和镁制剂,因为会干扰喹诺酮类等药的吸收。

3. 不适合序贯疗法　①完全禁食需要胃肠道休息的婴儿。②有影响胃肠道吸收的因素如严重的恶心、呕吐、持续鼻胃管引流、吸收不良综合征、短肠综合征等。③病情严重如白细胞太低、化脓性脑膜炎、脑脓肿、骨髓炎、感染性休克及心内膜炎等。④极低体重儿。⑤多重耐药菌如 MRS 感染。⑥早期新生儿。

新生儿抗菌药物的序贯疗法,在治疗效果、药物经济学等方面都显示出其广阔的应用前景,随着更多的新的高效口服药物不断研制成功并投入临床应用,现在已是口服抗生素治疗的时代。

二、新生儿复苏用药特点

早产儿、新生儿复苏中药物应少用。心动过缓通常是肺膨胀不全及严重低氧血症所致。建立足够的通气是最重要的纠正方法,但在充分的100%氧正压通气和胸外按压后心率仍小于60次/min,应给予肾上腺素、扩容或二者兼用。复苏后可用碳酸氢钠或血管活性药。新生儿复苏用药,见表1-6-3。

表1-6-3 新生儿复苏用药

药物	用药指征	给药途径	给药剂量和浓度
肾上腺素 必要时可3~5分钟重复一次	在30秒正压人工呼吸和30秒胸外按压配合人工呼吸后,心率仍<60次/分,应使用肾上腺素	首选脐静脉 外周静脉注射 气管内注入,如首剂气管内给药,需重复给药时应选择静脉途径	每次0.01~0.03mg/kg,(即0.1~0.3ml/kg的1:10 000溶液) 每次0.03~0.1mg/kg(即0.3~1.0ml/kg的1:10 000溶液)
扩容剂 生理盐水 同型血或O型红细胞悬液 必要时可重复	1. 对其他的复苏措施反应不良 2. 新生儿、早产儿呈现休克(尽管已做了复苏努力但新生儿仍肤色苍白、脉搏细弱、持续心动过缓及循环状态无改善) 3. 合并有胎儿失血的病史(如胎盘早剥、前置胎盘等)	外周静脉或脐静脉在10~15分钟注入	单次剂量为10ml/kg

三、肺表面活性物质应用

新生儿呼吸窘迫综合征(NRDS)是指出生后不久,出现进行性呼吸困难,乃至呼吸衰竭。多见于早产儿,也可见于剖宫产儿。病理特点是肺泡壁及细支气管壁上覆以嗜伊红的透明膜和肺不张,又称新生儿透明膜病。病因主要是缺乏肺泡表面活性物质(PS)。目前对肺表面活性物质维持正常呼吸功能的重要性已有充分认识,肺表面活性物质替代性治疗新生儿呼吸窘迫综合征和急性呼吸窘迫综合征(ARDS)等疾病得到肯定疗效。肺表面活性物质有天然型PS,合成型PS。

(一) 用药指征

早产儿由于肺泡Ⅱ型细胞发育不成熟,不能分泌足够的PS而发生早产儿呼吸窘迫综合征。

(1) 预防用药:胎龄小于30周或有高危因素的早产儿,生后进行PS预防性用药,对减少RDS发病、降低病死率有明显作用。

(2) 治疗用药:已诊断为RDS的患儿应尽早用药,可迅速改善肺的换气功能,提高动脉氧分压,改善肺的顺应性,降低吸入氧浓度,机械通气压力及平均气道压力等。天然型 PS 优于合成型 PS,重复用药效果优于单次用药,但超常规剂量用药不增加疗效。

（二）给药途径

常规经气管插管直接将药注入气管。PS 进入肺内后,影响其分布重要因素包括:按重力分布;PS 量越大分布越好,给予速度越快分布越好。

采用气管内滴注药物时,单次给药维持疗效较短暂,对小胎龄者常需重复给药。经气道滴入的另一个缺陷是肺内分布不均匀。为使 PS 能在肺内分布均匀,药液容积不能过少。但滴入液体过多可致肺水肿加重和循环系统不稳定等。滴注速度缓慢不利于均匀分布,滴注过快易造成药物反流,故推荐给药时间在 1~2min 左右为宜。

（三）给药操作方法

吸净患儿气道分泌物,置患儿于右侧卧位,将 PS 用 4~5ml 生理盐水配成混悬液加温至 37℃ 左右将与注射器与细硅胶管相接,送入气管插管口处,注入所需药量的 1/2,抽出管,机械通气或气囊正压通气 1 分钟,以利于药液更好弥散。再置患儿于左侧卧位,用以上方法将剩余药液注入肺内。给药时变换患儿体位,有利于 PS 在肺内均匀分布。为减少药液损失,除有明显的气道阻塞外,用药后 6h 内不进行拍背吸痰。

（四）给药剂量及次数

目前,多数推荐剂量为 100~200mg/kg,早期 PS 应用一般仅给药 1 次,若疗效不理想,可按需给药。在第一次给药后,如呼吸机参数吸入氧浓度（FiO_2）大于 0.5,或平均气道压力（MAP）大于 0.78kPa,可考虑重复给药,但最多给 4 次,间隔时间为 10~12 小时,视患儿病情而定。

四、新生儿抗惊厥药物应用

新生儿惊厥的治疗主要是积极治疗原发病,纠正生化代谢失调和抗惊厥药物的应用。

（一）纠正生化代谢失调

1. 纠正低血糖　先以 25% 葡萄糖 2~4ml/kg 于 3~5 分钟内静脉推注,继而用 10% 葡萄糖 5~6ml/（kg·h）静脉滴注,维持血糖在正常稍高水平。

2. 纠正低血钙　静脉滴注 10% 葡萄糖酸钙 1~2ml/kg,同时应监测心率。因低血钙引起的惊厥,在血钙浓度恢复正常后抽搐可停止。

3. 纠正低血镁　血镁浓度低于 0.65mmol/L,可确诊为低镁,可用 50% 硫酸镁 0.2ml/kg 肌注。

4. 纠正维生素 B_6 缺乏或依赖　静注维生素 B_6 50mg 试验性治疗而确诊,给药同时作脑电图监护。

（二）抗惊厥药物的应用

经上述病因性治疗后仍反复发作惊厥,或确诊为颅内器质性病变所致,则需应用抗惊厥药物。

1. 地西泮　新生儿惊厥首选药,对控制惊厥持续状态作用迅速,但需缓慢静注,注意呼吸抑制,速度宜<50mg/min。氯硝西泮:静脉注射,维持时间更长。有黄疸的患儿要慎用。

2. 苯巴比妥　首剂 10～20mg/（kg·次），而后 5mg/（kg·次）肌注，隔 12 小时一次；紧急情况下，可予静脉注射。为保证安全，血药浓度不应超出 40μg/ml。

3. 苯妥英钠　若苯巴比妥负荷量已超过 20mg/kg 而惊厥未得到控制，考虑应用苯妥英钠，要监测血药浓度以随时调整用药剂量。苯巴比妥和苯妥英钠可联合应用，仍未能有效控制惊厥，说明颅内有器质性病变。

4. 水合氯醛　以上药物疗效不佳时，临时用 10% 水合氯醛 0.5ml/kg 灌肠，可增加抗惊厥效果。

第三节　新生儿及早产儿的用药监护

治疗药物监测（therapeutic drug monitoring，TDM）是指在临床进行药物治疗过程中，观察药物疗效的同时，定时采集患儿的血液（有时采集尿液、唾液等液体），采用现代的分析测定手段，定量测定血液或其他体液中药物代谢的浓度，并将所测得的数据运用药动学原理，拟合成各种数学模型，并根据求得的各种药动学参数制订最佳给药方案，从而提高药物疗效、降低药品不良反应，实现给药个体化，从而达到满意的疗效及避免发生毒副反应。同时也可以为药物过量中毒的诊断和处理提供有价值的实验室依据，将临床用药从传统的经验模式提高到比较科学的水平。

一、治疗药物监测（TDM）概述

（一）血浆药物浓度与药效密切相关

一般来讲，药物的体内过程是从用药部位吸收进入血液循环，随血液循环分布进入病变部位，与受体作用而发挥药理作用，因此，"受体部位"活性药物的浓度应当是最能反映药物的指标。体液中药物治疗作用的强弱与持续时间的长短，理论上取决于受体部位活性药物的浓度。因此认为，将血药浓度作为一个指标来指导临床用药具有重要意义。

（二）临床应用

在临床上，并不是所有的药物或在所有的情况下都需要进行 TDM。在下列情况下，通常需要进行 TDM：

1. 药物的有效血浓度范围狭窄。此类药物多为治疗指数小的药物，如强心苷类，它们的有效剂量与中毒剂量接近，需要根据药代动力学原理和患儿的具体情况仔细设计和调整给药方案，密切观察临床反应。

2. 同一剂量可能出现较大的血药浓度差异的药物，如三环类抗忧郁症药。

3. 具有非线性药代动力学特性的药物，如苯妥英钠，茶碱，水杨酸等。

4. 肝肾功能不全或衰竭的患儿使用主要经过肝代谢消除（利多卡因，茶碱等）或肾排泄（氨基糖苷类抗生素等）的药物时，以及胃肠道功能不良的患儿口服某些药物时。

5. 长期用药的患儿，依从性差，不按医嘱用药；或者某些药物长期使用后产生耐药性；以及原因不明的药效变化。

6. 怀疑患儿药物中毒，尤其有的药物的中毒症状与剂量不足的症状类似，而临床又不能明确辨别。如普鲁卡因胺治疗心律失常时，过量也会引起心律失常，苯妥英钠中毒引起的抽搐与癫痫发作不易区别。

7. 合并用药产生相互作用而影响疗效时。

8. 药代动力学的个体差异很大,特别是由于遗传造成药物代谢速率出现明显差异的情况,如普鲁卡因胺的乙酰化代谢。

9. 常规剂量下出现毒性反应,诊断和处理过量中毒,以及为医疗事故提供法律依据。

10. 当患儿的血浆蛋白含量低时,需要测定血中游离药物的浓度,如苯妥英钠。

（三）TDM 一般流程

治疗决策(医师/临床药师)→处方剂量(医师/临床药师)→初剂量设计(医师/临床药师)→调剂(药师)→投药(护师/药师)→观察(医师/临床药师/护师)→抽血(医师/临床药师/护师/检验师)→血药浓度监测(临床药师/检验师)→药动学处理(临床药师/医师)→调整给药方案(医师/临床药师)。

在 NICU 开展用药监护,使药学、医疗、护理监护有机结合在一起,临床医生、临床药师、护士形成全方位的监护团队,药师发挥积极作用,指导医护人员合理用药、经济用药,监测患儿用药的全过程,发现和报告药物的不良反应。临床护士在 NICU 实施用药监护的主要工作内容如下:

1. 及时准确给药　药名、浓度、剂量、给药途径等准确给药,防止差错。

2. 用药反应观察　包括药物疗效、副反应、中毒反应等观察。

3. 采集各种药物浓度监测的样本。

（四）采集样本的时间

药物在体内的血药浓度是随时间变化的,取样的时间不同,测得的血药浓度值也会不同。因此,在 TDM 工作中取样时间的把握非常重要。取样时间的确定是根据 TDM 的目的及所使用的药物的动力学特点等因素决定的。

1. 长期使用某药物而进行的定期监测,需测定稳态浓度,即在用药后至少 5 个半衰期以后取样。

2. 治疗指数低,安全范围窄的药物,通常需要分别测定稳态的峰浓度和谷浓度。如果患儿临床表现类似中毒症状,此时需要测定的是药物的峰浓度,如中毒情况紧急可随时取样以明确诊断。毒副作用较强的药物应尽量减少药物的用量。药物使用中感觉疗效不明显,应测定谷浓度。

3. 需要确定某个具体患儿的药动学参数,取样点不得少于 10 个,时间段为 3～5 个半衰期。其中吸收相、平衡相不得少于 3 个点,消除相至少 4～6 个点。

不同目的浓度的样本采集时间,见表 1-6-4。

（五）几种新生儿常用药物的监测

新生儿的药物动力学复杂,药物毒性反应高,为 24%,儿童及成人为 6%～17%。新生儿需监测的药物是治疗量与中毒量比较接近的药(茶碱、地高辛等),毒性较大的药(氨基糖苷类)。几种新生儿常用药物监测见表 1-6-5,表 1-6-6。

表 1-6-4 不同目的浓度的样本采集时间

目的浓度	样本采集时间
稳定浓度 Css	开始用药后 4 个 $T_{1/2}$ 血药浓度可达稳定浓度的 94% ;经过 5 个 $T_{1/2}$ 血药浓度可达稳定浓度的 97% ;经过 7 个 $T_{1/2}$ 血药浓度可达稳定浓度的 99% ;因此,给药 5 个 $T_{1/2}$ 取血可认为血药浓度可达稳定浓度
峰浓度 Cmax	静脉滴注给药后 15 ~ 30 分钟,肌内注射给药后 1 小时,口服给药后 1 ~ 2 小时,取血测得的结果为峰浓度
谷浓度 Cmin	下次给药前取血测得的结果为谷浓度

表 1-6-5 几种新生儿常用药物的监测

药物名称	治疗浓度范围	潜在中毒剂量
地高辛	0.8 ~ 2ng/ml 新生儿<2ng/ml	>2ng/ml
氨茶碱	成人:10 ~ 20μg/ml 新生儿:5 ~ 10μg/ml	成人:20μg/ml 新生儿:15μg/ml
庆大霉素	Cmax15 ~ 12μg/ml Cmin<2μg/ml	12μg/ml
阿米卡星	Cmax15 ~ 25μg/ml Cmin<5μg/ml	
万古霉素	Cmax20 ~ 40μg/ml Cmin5 ~ 10μg/ml	
氯霉素	10 ~ 25mg/L	100mg/(kg · d)
苯妥英钠	10 ~ 20μg/ml	25μg/ml
咖啡因	5 ~ 25μg/ml	

注:摘自《临床药理学》第 3 版,徐叔云主编

表 1-6-6 几种药物监测时取血样本的时间

药物名称	给药途径	测峰值	测谷值	达稳态时间
氨茶碱	静注	1h	5h	
	口服	2h(负荷量)		儿童:6 ~ 44h
		4h(普通量)	下次给药前	新生儿:>7d
丙戊酸钠	口服	1 ~ 4h	晨间服药前	2d
庆大霉素	静注	0.5 ~ 1h	下次给药前	儿童:2.5 ~ 12.5h
				新生儿:10 ~ 45h
地高辛	口服	12h	下次给药前	2 ~ 10d
苯巴比妥	口服	Css 任何时间	下次给药前	10 ~ 18d
阿司匹林	口服	3d		3d

续表

药物名称	给药途径	测峰值	测谷值	达稳态时间
甲氨蝶呤	口服	24h		12~24h
利多卡因	静注	1h		5~10h
		6~12h(负荷量)		
		6~12h(维持量)		
卡马西平	口服	7d	下次给药前	7d

注:摘自《儿科药物治疗学》第2版,胡亚美等主编

二、NICU 用药监护的观察重点及护理

1. 应用肺表面活性物质(PS)时的监护　治疗同时应对血氧和生命体征进行监测,使 PaO_2 维持在 6.7~9.8kPa,SaO_2 维持在 87%~95% 之间,对同时应用 CACP 或机械通气的患儿进行呼吸管理。

2. 应用氨茶碱时的监护　氨茶碱作为兴奋呼吸中枢药物,多年来一直用于预防和治疗早产儿出生后出现呼吸暂停,但氨茶碱治疗浓度与中毒浓度接近,且个体差异较大,监护内容包括:

(1) 有条件的 NICU 应测定氨茶碱的血药浓度。

(2) 注意给予准确剂量,微量泵控制滴注速度、给药时间间隔。

(3) 观察患儿有无茶碱中毒体征:烦躁不安、易激惹、心跳呼吸次数加快、四肢震颤、抖动等。

3. 应用抗感染药物时的监护　细菌感染仍是早产儿死亡最常见原因,院内感染常为多重耐药菌。因此,临床护士在 NICU 中应加强抗生素药物的观察监护,为医生提供第一手临床资料。主要对策如下:

(1) 严格掌握抗生素药物的应用指征:应根据 NICU 感染流行菌株及院内耐药菌株的监测结果,重视细菌培养(可反复多次培养)与药敏试验,与医师、药师一起制订合理的用药方案。

(2) 密切观察使用抗生素导致的并发症

1) 早产儿、新生儿的神经系统仍在发育阶段,血脑屏障发育未成熟,药物易透过血脑屏障,直接作用于较脆弱的中枢神经系统,产生不良反应。卡那霉素、庆大霉素等氨基糖苷类药物易致听神经损害;碳青霉烯类如亚胺培南/西司他丁剂量较大时,在中枢神经系统浓度较高,会出现惊厥症状,如脑膜炎球菌在应用头孢菌素效果不佳需要使用碳青霉烯类时,临床药师建议尽可能使用中枢毒性较低的美罗培南。

2) 早产儿生存能力差,肝药酶系统发育不成熟,肾功能不完善使药物的代谢和排泄受影响,而且由于循环血浆蛋白较少,游离药物浓度较高,更易产生不良反应。可使用对肝肾功能影响较小的第三代头孢菌素,如头孢噻肟钠。

3) 不主张用广谱抗生素预防感染。早产儿用抗生素预防感染是没有意义的,反而更易导致耐药菌株的出现,引起消化道和呼吸道的菌群失调。

4. 早产儿光疗时血钙的监测　早产儿黄疸是常见的症状,而且持续时间较长,光

照疗法作为降低血清非结合胆红素首选方法，方法简单，疗效肯定。但有研究结果显示，患儿光疗后血清总钙和游离钙明显降低，尤以早产儿为甚，部分早产儿会出现低钙体征，故早产儿接受光疗的过程中应监测血清钙水平，当血清总钙低于 1.8mmol/L 或游离钙低于 0.9mmol/L 时，应及时补充 10% 葡糖糖酸钙 1~2ml/kg 或光疗的同时常规补钙。

　　NICU 开展用药监护，医疗、药学、护理有机结合在一起，临床药师与医师、护士形成全方位的监护团队，监测患儿用药的全过程，降低药物的不良反应。并设计药物治疗方案（即个体化用药），对药物做出综合评价，从而提高临床治疗效果。

第四节　相关护理技能

一、口服给药法

【目的】

药物经口服后被胃肠道吸收和利用，以达到治疗疾病、缓解症状、协助诊断等目的。

【评估】

1. 早产儿一般情况：孕周、日龄、体重。

2. 早产儿用药史、过敏史、不良反应等情况。

3. 早产儿的病情、吞咽能力、有无口腔或食管疾病、有无胃食管反流等。

【计划】

1. 用物准备　口服药、药卡、治疗车、药杯、研钵、搅拌棒、水壶、洗手液、毛巾。

2. 家属准备　了解家属对患儿所服药相关知识的了解程度。告知家属用药目的以及相关注意事项等，取得配合。

3. 环境准备　整洁、安静、安全。

【实施】

1. 操作步骤

操作步骤	要点与说明
（1）洗手，戴口罩	• 防止交叉感染
（2）备齐用物 1）核对：患儿信息、药物信息 2）根据医嘱准备药物	• 严格遵循查对制度（药物信息包括药名、浓度、剂量、方法、时间等） • 能吞咽的患儿，用研钵研碎药物，药杯内可放少许糖水混合 • 为鼻饲患儿给药，应将药物研碎用温开水溶解后由胃管注入
（3）携带用物至患儿处	
（4）核对患儿信息、药物信息	• 核对患儿口服药卡、腕带信息相符 • 特殊药物必须经双人核对

操 作 步 骤	要点与说明
（5）喂药 1）适度抬高患儿头部并使头部偏向一侧 2）用小毛巾围于患儿颈部	● 喂药应在喂奶前或2次喂奶间进行 ● 半卧位体位,避免呕吐、引起窒息
3）操作者左手固定患儿前额并轻捏患儿的双颊,右手拿药杯或小汤匙从患儿下口角喂入口内,并停留至患儿咽下药物 4）喂药顺利,再喂少许温开水或糖水	● 防止药液溢出打湿衣服 ● 协助患儿张口和吞咽,确保喂药顺利 ● 若患儿有呛咳,应停止喂药并轻拍背部 ● 如有异常,及时与医生沟通
（6）喂药后 1）核对患儿信息和药物信息 2）协助患儿取舒适卧位,必要时头偏向一侧 3）观察用药效果及不良反应	● 操作后查对,确保准确无误 ● 防止呕吐,引起窒息
（7）整理用物	● 按分类处理原则
（8）洗手、记录	● 医嘱执行单上记录给药时间、药物不良反应等,并签名

2. 健康教育　向患儿家属宣传药物的有关知识,使家属主动遵守医嘱以提高疗效,减轻不良反应的发生。指导患儿家属在服药时应该遵守以下要求:

（1）需吞服的药物通常用 40～60℃ 温开水送下,一般不用牛奶等代替温开水。

（2）健胃药宜在饭前服,助消化药及对胃黏膜有刺激性的药物宜在饭后服,催眠药在睡前服。

（3）对呼吸道黏膜起安抚作用的药物服用后不宜立即饮水,同时服用多种药物,应最后服用止咳糖浆。

（4）抗生素及磺胺类药物应准时服药,磺胺类药物服药后要多饮水。

（5）服强心苷类药物需加强对心率、节律的监测,脉率低于每分钟 60 次或节律不齐时应暂停服用,并告知医生。

（6）服用利尿剂需记录出入量。

【评价】

1. 患儿家属能主动配合,遵医嘱按时、安全、正确服药,达到治疗效果。

2. 患儿家属了解用药的目的和注意事项。

3. 患儿家属了解治疗效果和不良反应,一旦发现异常,及时报告医护人员。

二、雾化吸入

【目的】

1. 预防和控制呼吸道感染。

2. 解除支气管痉挛。

3. 稀释和松解黏稠的分泌物。

4. 湿化呼吸道。

【评估】

1. 评估患儿的过敏史、用药史。

2. 用药目的、呼吸道状况及配合能力等。

【计划】

1. 用物准备　药液、药物治疗单、无菌注射器、雾化驱动装置(氧驱动、空气驱动等)、雾化器面罩、治疗盘、弯盘。

2. 家属准备　家属了解治疗目的、药物名称、家属愿意配合。

3. 环境准备　安静、整洁,安全,远离火源。

4. 护士准备　由注册护士执行;进修护士在其能力得到带教护士的认可后,方可执行;非注册护士、实习护士见习。

【实施】

1. 操作步骤

操 作 步 骤	要点与说明
(1) 核对患儿信息、药物信息	• 核对医嘱、床号、姓名、药物名称、剂量、浓度、时间、用法
(2) 向家属解释	• 指导家属合作,婴儿喂奶后慎雾化,避免呛咳引起窒息
(3) 洗手,戴口罩	
(4) 按医嘱抽吸药液,注入雾化器;准备雾化装置	
(5) 携用物至患儿床旁	
(6) 核对患儿	• 准确无误
(7) 协助患儿取安全、舒适体位	• 避免仰卧位
(8) 连接雾化装置	• 确保连接紧密
(9) 打开开关,待药液呈雾状喷出后调节适宜的雾量,给患儿戴上面罩或口含嘴,辅助患儿吸入。对于气管切开的患儿,可直接将面罩置于气管切开造口处,直至药液用尽	• 墙式氧气流量表,建议流量调至 4~5L,避免压力过大,导致导管脱落 • 雾化器应竖直,防止药液外漏 • 对于烦躁的患儿,嘱家属用手托住面罩 • 勿将雾化气体喷及眼部
(10) 注意观察患儿的面色,有无呛咳	
(11) 雾化结束,先摘去面罩或口含嘴,再关闭雾化装置开关	
(12) 雾化后评价疗效和不良反应	• 必要时帮助拍背,鼓励咳嗽、吸痰
(13) 合理安置患儿,助患儿清洁面部,整理床单位	
(14) 清理用物	• 依废弃物处理原则 • 雾化吸入的面罩、口含嘴一人一套,防止交叉感染
(15) 洗手,脱口罩	
(16) 记录	• 在医嘱执行单上记录时间并签名

2. 健康教育

（1）向患儿家属介绍雾化吸入的相关知识,指导家属协助患儿正确地吸入药物,更好的发挥药物疗效。

（2）指导患儿家属雾化后正确拍背,帮助患儿排出痰液,避免或减轻呼吸道感染。

（3）向患儿家属宣传预防呼吸道疾病的相关知识。

【评价】

1. 患儿雾化吸入后痰液较容易排出,吸入支气管解痉药后,治疗作用明显。

2. 患儿家属了解雾化吸入的相关知识和治疗中积极配合。

三、微量输液泵的使用

【目的】

精确控制输液给药的输注速度和总量。

【评估】

1. 患儿的病情、年龄、体重、心肺功能、血管情况等。

2. 药物的种类、渗透压特性、浓度等。

【计划】

1. 用物准备　微量输液泵、延长管、输注药液。

2. 患儿准备　输液通路保持通畅。

3. 环境准备　安静、整洁,安全。

4. 护士准备　由注册护士执行;进修护士在其能力得到带教护士的认可后,方可执行;非注册护士、实习护士见习。

【实施】

1. 操作步骤

操作步骤	要点与说明
（1）核对治疗信息和患儿信息	• 两人合作保证查对准确、安全
（2）计算输液速度(ml/h)	
（3）洗手,选择合适的针筒配置输注药液,接上延长管,排气,并在针筒上贴标签	• 标签上注明床号、姓名、药物稀释浓度、用药时间,姓名
（4）携至患儿床边,核对患儿信息	
（5）接上电源,打开电源开关	• 尽可能直接接入电源使用,避免电池使用寿命缩短
（6）将针筒正确放在微泵上,待微泵确认针筒大小	• 微量泵自动确认或根据相应确认键确认 • 放置针筒时针乳头朝下
（7）设置输液速度	
（8）将延长管与患儿静脉注射部位连接	
（9）再次核对患儿信息和用药信息,按"开始"键,微泵开始运作	• 绿色指示灯闪动时提示正常运作

续表

操 作 步 骤	要点与说明
（10）输液巡视，观察患儿	● 常规每小时巡视 1 次 ● 观察输液速度与实际进液量是否符合 ● 观察有无与输液相关的并发症 ● 微泵报警，及时排查并处理（阻塞、低电压、药液将尽等）
（11）输液结束后关机，断开电源	
（12）处理用物	● 使用中的微泵每日用消毒液擦拭，微泵用毕进行总消毒
（13）微泵保养	● 备用状态时每周充电 1 次（至少 24 小时）

2. 健康教育

（1）患儿家属了解报警发生时，要立即报告医护人员。

（2）指导患儿家属观察有无与输液相关的并发症，如有异常，及时报告医护人员。

【评价】

微量输液泵运作正常，及时、准确输入药液。

四、眼部给药法

【目的】

1. 眼部治疗用药，如眼部感染（如杀菌、消炎）或其他原因（如扩瞳，缩瞳）需要眼部用药时。

2. 眼部检查或手术前准备。

3. 对眼部的异物或分泌物实施冲洗治疗。

【评估】

1. 早产儿一般情况：孕周、日龄、体重。

2. 早产儿用药史、过敏史、不良反应等情况。

3. 早产儿的病情，眼睑、结膜、角膜有无异常，有无眼部受伤等。

【计划】

1. 用物准备　医嘱指定眼药、无菌棉签或棉球、生理盐水棉球、给药治疗记录单。

2. 家属准备　向家属解释，以取得合作。

3. 环境准备　整洁、安静、安全，光线适宜。

4. 护士准备　由注册护士执行；进修护士在其能力得到带教护士的认可后，方可执行；非注册护士、实习护士见习。

【实施】

1. 操作步骤

操 作 步 骤	要点与说明
（1）洗手，戴口罩	● 防止交叉感染
（2）备齐用物 1）核对：药物信息、患儿信息 2）根据医嘱准备药物：眼液或眼膏	● 严格遵循查对制度，医嘱与执行单查对准确无误，如有疑问应核对无误后方可给药。 ● 药物信息：包括药名、浓度、剂量、方法、时间等，检查药物是否过期、变质、沉淀。 ● 患儿信息：与腕带核对床号、姓名、性别、孕周、住院号、疾病等
（3）备齐用物携至患儿床旁	
（4）核对患儿信息	● 核对患儿医嘱执行单、腕带信息相符 ● 特殊药物必须经双人核对
（5）助手或家属协助采取舒适姿势，可取仰卧位或坐位，头微向后倾	
（6）确定需滴药的眼睛，观察患眼，若有分泌物或结痂，以无菌生理盐水棉球擦拭，不易擦掉时可用棉球湿敷几分钟再从内眼角向外眼角方向轻轻擦拭	● 双眼用药，应先右眼或健眼，再左眼或患眼，先轻后重 ● 从内眼角到外眼角方向擦拭可预防微生物进入泪道
（7）一手拇指轻轻向下拉开下眼睑	● 将下眼睑压下眼眶，可预防直接压迫和损伤眼球，还可以预防手指碰触眼睛，使敏感的角膜上移离开结膜囊，并减少眨眼反射
（8）再次核对药物	
（9）用眼药	● 如同时应用眼药液或眼药膏，应先滴眼药液 ● 数种药物同时应用，应先滴刺激性小的药液，并间隔 2～3 分钟
1）眼药液滴入法 ①将药液瓶盖打开，瓶盖向上放置 ②另一手持药液，先弃去 1～2 滴，距患儿结膜囊上方 2～3cm，滴管呈 45°，以小指固定于患儿前额上，将医嘱规定数量的药液滴入下穹隆 ③使下拉开的眼睑复原患儿闭眼 1～2min ④以无菌棉球轻按眼内眦 30～60 秒 ⑤以无菌棉球将多余药液由眼内眦向外轻拭	● 避免污染瓶口 ● 滴药时防止滴管触碰眼内组织，避免眼睛损伤和感染 ● 若药液为混悬液，使用前应摇匀 ● 若药液须避光，用完后即放回避光处 ● 眼药液不宜直接滴在角膜上 ● 可使眼药液均匀分布整个眼球 ● 眼部神经受损无法闭合者，协助闭合，将过多的药液吸收，或用无菌纱布覆盖于双眼 ● 预防药液流到鼻咽部而吸收入血而引起全身反应
2）眼药膏给药法 ①手持眼药膏，由眼内眦向外眦，挤 1cm 长的药膏于下穹隆部结膜囊内 ②使下拉开的眼睑复原闭上眼睛，用棉球轻轻按摩眼睑	● 眼药膏宜在晚上睡前或于手术后使用 ● 注意眼药膏管口勿触及眼睛的任何部位，以防污染 ● 进一步促使药物均匀分布
（10）核对患儿信息及治疗信息	● 确保用眼药准确无误
（11）观察用药后反应	
（12）整理患儿床单及用物，洗手	● 依废弃物分类处理
（13）记录	● 给药后在医嘱执行单上记录并签名

2. 健康教育

（1）指导患儿家长眼药要保持无菌，放置在阴凉、干燥、避光的地方保存。

（2）指导患儿家长观察患儿眼部情况，了解用药后的反应。

【评价】

1. 滴眼药方法正确、及时、准确。

2. 患儿家属了解用药目的、积极配合。

五、鼻部给药法

【目的】

1. 鼻腔治疗用药达到消炎、消肿、抗过敏等目的。

2. 减轻鼻塞症状保持呼吸道通畅。

3. 治疗严重鼻出血。

【评估】

1. 早产儿一般情况：孕周、日龄、体重。

2. 早产儿用药史、过敏史、不良反应等情况。

3. 评估患儿鼻腔，有无堵塞、感染和严重的鼻出血等状况。

【计划】

1. 用物准备　医嘱药物、棉球、给药执行单。

2. 家属准备　向家属解释用药的目的和注意事项，以取得合作。

3. 环境准备　整洁、安静、安全，光线适宜。

4. 护士准备　由注册护士执行；进修护士在其能力得到带教护士的认可后，方可执行；非注册护士、实习护士见习。

【实施】

1. 操作步骤

操 作 步 骤	要点与说明
（1）洗手，戴口罩	● 防止交叉感染
（2）备齐用物 1）核对：药物信息、患儿信息 2）根据医嘱准备药物：滴鼻药液	● 严格遵循查对制度，医嘱与执行单查对准确无误，如有疑问应核对无误后方可给药 ● 药物信息：包括药名、浓度、剂量、方法、时间等，检查药物是否过期、变质、沉淀 ● 患儿信息：与腕带核对床号、姓名、性别、孕周、住院号、疾病等
（3）备齐用物携至患儿床旁	
（4）核对患儿信息	● 核对患儿医嘱执行单、腕带信息相符 ● 特殊药物必须经双人核对
（5）用生理盐水棉签清洁鼻腔	● 清除鼻腔黏液和分泌物，促进药物分布

操 作 步 骤	要点与说明
（6）助手协助患儿取适宜的姿势,若采取坐姿,侧头向后仰;若采取卧姿,则平躺或取患侧卧位,于肩下垫枕头,使头向后仰;取侧卧仰颏位时鼻部转向上肩方向	• 恰当的体位有助于药物到达病变部位
（7）将药瓶打开,瓶盖向上放置	• 避免污染瓶口
（8）一手将鼻尖往上轻推,使鼻孔打开,另一手将药瓶口对准鼻孔上方 1cm,挤压药瓶将药物向筛骨中线方向滴入,轻捏鼻翼	• 注意瓶口勿接触鼻孔,如用鼻滴管,插入约 1.5cm • 预防患儿将药物吸入气道
（9）协助患儿保持此姿势约 5 分钟	• 促进药物吸收
（10）用棉球将鼻孔外药液擦拭净	
（11）协助患儿恢复舒适体位	
（12）整理患儿床单位及处理用物	• 依废弃物分类处理
（13）洗手	
（14）记录	• 给药后在医嘱执行单上签名

2. 健康教育

（1）指导患儿家属用药后观察用药反应 15~30 分钟,观察患儿的鼻部情况。

（2）指导患儿家属保持患儿适当的姿势,促进药物疗效。

【评价】

1. 滴鼻药方法正确、及时、准确,达到治疗目的。

2. 患儿家属了解用药目的、积极配合。

六、经外周插管的中心静脉导管(PICC)置管术

【目的】

1. 为患儿提供中、长时间静脉输液治疗。

2. 减轻患儿频繁静脉穿刺的痛苦。

3. 静脉输注高渗、有刺激性的药物,如高能营养液、高浓度电解质、钙剂等。减少药物对外周静脉的刺激。

【评估】

1. 患儿一般情况　孕周、日龄、体重。

2. 患儿用药史、用药疗程、药物性质等情况。

3. 评估患儿静脉,查看血常规,确定穿刺部位。

【计划】

1. 用物准备

（1）PICC 穿刺包:纸尺 1 根、无菌隔离衣 1 件、无菌无粉手套 2 副、静脉注射盘、无菌敷料 6 块、无菌棉垫 1 张、无菌止血带 1 根、无菌药碗 1 只、无菌纱布若干、无菌剪刀 1 把、无菌有齿镊子 1 把、无菌无齿镊子 1 把、无菌棉球若干、免缝胶带 3 根、10cm×12cm 透明敷料贴膜 1 张、PICC 导管 1 套。

（2）20ml、10ml 注射针筒各 1 副。

（3）明胶海绵 1 包。

（4）生理盐水 100ml 1 袋。

（5）1% 有效碘 1 瓶、75% 乙醇 1 瓶。

2. 家属准备　做好穿刺前的解释工作,签署知情同意书。

3. 患儿的准备

（1）患儿注射部位用中性皂液清洗。

（2）根据医嘱给予镇静,防止穿刺时呕吐。

（3）穿刺前确定患儿呼吸道通畅,可耐受穿刺过程,并全程对病儿进行心电监护。

（4）患儿置于远红外线床上,注意保暖。

4. 环境准备　安静、整洁,光线适中,温湿适宜。

5. 护士准备　注册护士经 PICC 维护培训并经资格认证后执行此操作。

【实施】

1. 操作步骤

操 作 步 骤	要点与说明
（1）核对医嘱及患儿身份(姓名、日龄),评估,向家属解释	• 确认患儿无误
（2）洗手,戴口罩、帽子	• 洗手液及清水。范围为手肘以下
（3）备齐用物,放置体位	• 患儿安置在远红外线床上,取仰卧位,手臂外展与身体呈 90°
（4）选择合适的静脉	• 首选:贵要静脉 • 第二选:肘正中静脉 • 第三选:头静脉
（5）测量定位	• 应当注意外部的测量不能准确地显示体内静脉的解剖 • 可以在此测量基础上根据衣物阻挡、患儿胖瘦等情况增减 1~2cm • 需要准确记录测量数值 • 导管尖端进入右心房可以引起心律失常、心肌损伤、心脏压塞
1）测量臂围以备参考,新生儿应测量双臂围。测量方法:肘窝以上 4 横指,以患儿手指为准,以后每次测量应于同一位置 2）测量时患儿平卧手臂外展与身体呈 90° 3）测量方法:从预穿刺点下 1~2 横指沿静脉走向到右胸锁关节	
（6）洗手,打开 PICC 穿刺包外包装	• 免洗液洗手 • 戴无菌手套,准备消毒液消毒皮肤
（7）皮肤消毒 1）助手握住患儿手部并抬高 2）操作者铺第一块无菌棉垫 3）操作者按无菌原则消毒穿刺点	• 先用 75% 酒精棉球消毒 3 次,脱脂待干 • 再用 1% 有效碘棉球消毒 3 次,范围为全臂(腋部至手腕) • 消毒后穿刺前要留足够长的时间(>2 分钟),以杀灭皮肤上的细菌

操 作 步 骤	要点与说明
（8）建立无菌区：按照无菌技术方法，将其余5块敷料铺满患儿身体	• 无菌范围越大越好，患儿只需暴露头和穿刺部位
（9）操作者脱手套，洗手	
（10）操作者穿隔离衣，戴无菌无粉手套，打开PICC导管包	
（11）预冲导管：应用无菌技术，抽吸生理盐水，用生理盐水冲洗PICC导管、连接器和肝素帽	• 生理盐水浸润导管、导丝
（12）实施静脉穿刺 1）用无菌纱布蘸生理盐水轻轻擦拭穿刺点及周围皮肤 2）扎止血带 3）静脉穿刺	• 在穿刺点上方扎止血带 • 针与皮肤呈15°～20°，在穿刺点下1～2横指进针 • 一旦有回血，立即降低穿刺角度，推进1～2mm，保持针芯的位置，单独向前推进插管鞘 • 取出穿刺针芯，松开止血带，左手拇指和示指固定住插管鞘，中指和无名指压住插管鞘末端的位置，以减少出血 • 注意：如果穿刺未成功，不可将针芯再穿入插管鞘，否则将导致管鞘断裂
（13）送管 固定插管鞘，将导管自插管鞘内缓慢、匀速地推进	• 用无齿镊子夹住导管尖端，开始将导管逐渐送入静脉。注意：不要用镊子过紧夹持导管，钳子和镊子可以损害聚硅酮导管 • 送管每次1～2cm，遇到阻力，先回撤导管，再边推生理盐水边送管，切忌使用暴力 • 导管送至10～15cm时，助手协助患儿将头转向穿刺侧，下颌靠近肩部，继续送管。以防导管误入颈静脉 • 导管送到位后协助患儿转回头，保持患儿舒适 • 接生理盐水针筒抽回血，见回血推注生理盐水5ml
（14）撤回插管鞘	• 当导管置入预计长度时，在鞘的前端静脉上加压止血并固定导管，然后撤出插管鞘 • 将插管鞘自导管近端滑脱
（15）撤除导丝：撤出导丝前最后调整导管的置入长度，轻压穿刺点以保持导管位置，缓慢撤除导丝	• 禁止暴力撤去导丝，暴力能损害导管及导丝。如遇阻力或发生隆起，应立即停止撤去导丝，并使导管恢复原状，然后连同导管、导丝一起退出约2cm后，再试着撤出导丝。重复这样的过程直到导丝能顺利地撤出

操　作　步　骤	要点与说明
（16）修剪导管长度,安装连接器	• 保留体外导管 4～5cm 以便于安装连接器,用无菌剪刀垂直修剪导管,注意不要剪出斜面或毛边 • 先将减压套管套在导管上,再将导管连接到连接器翼形部分的金属柄上,注意一定要将导管推进到底,导管不能起褶,经翼形部分的倒钩和减压套筒上的沟槽对齐,锁定两部分
（17）抽回血,冲管	• 连接 20ml 注满生理盐水的注射器,抽吸有回血然后脉冲式冲管,正压封管,接肝素帽 • 新生儿 6～10ml 生理盐水即可
（18）妥善固定	• 导管体外部分必须有效地固定,任何的移动意味着导管尖端位置的改变 • 导管防止呈 45° 弯曲,在连接器上贴第一条无菌免缝胶带 • 穿刺点处垫明胶海绵吸收渗血,再加压一小块纱布压迫止血。置管 24 小时后去除 • 透明薄膜覆盖在导管及连接器的翼形部分的一半 • 将第二条无菌免缝胶带蝶形交叉固定住第一、第二条 • 固定外露的延长管使患儿感觉舒适 • 在透明敷料上注明时间、日期、操作者 • 注意:禁止在导管上贴胶带,此举将影响导管的强度和完整性
（19）脱手套、隔离衣,洗手	
（20）定位:X 线检查	• X 线检查确定导管尖端的位置
（21）PICC 穿刺后的记录	• 记录导管的名称、编号、型号、长度 • 记录穿刺静脉的名称、上臂围、置入体内导管长度、体外导管长度 • 记录穿刺是否顺利、固定情况

2. 健康教育

（1）向患儿家属解释 PICC 置管的目的和必要性,介绍 PICC 置管的优点。

（2）向患儿家属说明 PICC 置管应注意的问题,可能出现的反应、处理方法及自我监护等相关知识,签署知情同意书。

【评价】

1. 家属理解 PICC 置管的目的及药物作用的相关知识,了解 PICC 置管的优点,积极配合治疗。

2. 严格无菌操作,插管顺利,无并发症发生。

七、经外周插管的中心静脉导管(PICC)敷料更换

【目的】

预防 PICC 感染,固定导管。

【评估】

1. 患儿的穿刺敷料及日期、穿刺部位皮肤、导管外露长度等。

2. 测量患儿两侧臂围,测量部位为上臂的 1/2 处,双侧对照。

【计划】

1. 用物准备　1% 有效碘 1 瓶、75% 乙醇 1 瓶、一次性无菌药碗 1 只、肝素液(浓度 1U/ml)、治疗巾 1 条、无菌透明薄膜(新生儿选用 6cm×7cm)1 张、无菌免缝胶带 3 根、无菌无粉手套 1 副、弯盘 1 只、肝素帽 1 个、10ml 注射器 1 个、清洁手套 1 副。

2. 家属准备　向家属解释操作过程。

3. 环境准备　安静、整洁,光线适中,温湿适宜。

4. 护士准备　注册护士,即经 PICC 维护培训并经资格认证后执行。

【实施】

1. 操作步骤

操 作 步 骤	要点与说明
(1) 核对患儿身份,向家属解释操作过程	• 核对床头卡和腕带
(2) 洗手,戴口罩	• 按照七步洗手,洗手后彻底干手
(3) 备齐用物,携用物到床旁	
(4) 铺治疗巾,戴清洁手套	
(5) 去除旧敷料	• 先用生理盐水棉球边轻擦拭边去除周边敷料,再清洁敷料周围及手肘后的皮肤;避免局部皮肤受损 • 撕薄膜时,注意由下向上向心性撕开,切勿由上向下撕开,以免使导管移位
(6) 脱去清洁手套,观察穿刺点导管刻度和局部皮肤情况	• 查看导管外露长度,如外滑,不可回送,导管外滑超过 5cm(新生儿 3cm),咨询静脉管理资深护士 • 观察局部皮肤是否有红、肿、热、痛、皮疹及分泌物等感染、过敏症状,如果出现感染症状,需做细菌及真菌培养,通知医生,并做记录
(7) 洗手	• 按照七步洗手,洗手后彻底干手
(8) 以穿刺点为中心由里向外用 1% 有效碘螺旋状消毒皮肤 3 次,再以 75% 乙醇脱碘 3 次,包括连接器	• 第三次 1% 有效碘消毒后,皮肤需完全干燥,通常为 20~30s 以上 • 从近端(穿刺处)擦至远端 • 消毒范围需大于敷料大小

操作步骤	要点与说明
（9）用无菌方法撕开敷贴及免缝胶布，避免污染	
（10）洗手，戴无菌手套	
（11）将第一张免缝胶布贴在连接器上，再贴无菌透明薄膜固定，第二张免缝胶布折成翼形进行交叉固定，然后贴第三章免缝胶布于交叉翼上	• 免缝胶布不能贴于导管上 • 贴无菌薄膜时不要过于紧绷，由中心导管体向两侧覆盖，保持局部无菌封闭状态，胶布和薄膜不要包住肝素帽 • 第三条要压住第一、第二条
（12）洗手	• 按照七步洗手，洗手后彻底干手
（13）更换肝素帽 1）用生理盐水预冲新的肝素帽 2）移去旧肝素帽 3）酒精棉片包裹擦拭肝素帽接口15秒以上 4）快速接上新的肝素帽	• 常规5～7日更换肝素帽，输血或抽血后立即更换；每班均需评估肝素帽，如肝素帽有积血、断裂或渗液，及时更换 • 更换肝素帽时避免空气进入
（14）洗手	• 按照七步洗手，洗手后彻底干手
（15）注明敷料更换的日期、时间及更换者的名字，记录皮肤穿刺点处导管长度的标记	• 透明敷贴常规5～7日更换1次；每班均需评估敷料，如敷料潮湿、污染或敷料一旦被揭开，应及时更换
（16）处理用物	• 按废弃物分类处理废弃物
（17）洗手	
（18）记录	• 记录导管长度、敷料更换、局部皮肤等情况

2. 健康教育

（1）向患儿家属说明敷料更换的频率：穿刺后第一个24小时更换敷料，以后每周按常规更换敷料2～3次。

（2）向患儿家属说明敷料注意事项：敷料保持清洁干燥、穿脱衣服时避免拉脱敷料。

【评价】

1. 更换敷料方法正确，无导管移位，无伤口感染发生。

2. 家属了解敷料保持清洁干燥重要性，无敷料拉脱情况的发生。

八、经外周插管的中心静脉导管（PICC）冲管及封管

【目的】

保持PICC通畅，防止阻塞。

【评估】

评估患儿的治疗或冲洗周期。

【计划】

1. 用物准备

（1）无防腐剂生理盐水5～10ml、肝素、一次性注射器1个、酒精棉片若干。

（2）冲管及封管：每日需用生理盐水行脉冲式冲管，频率为每隔 6 小时 1 次。每日输液结束后应先用生理盐水冲管，再用稀释的肝素盐水正压封管。肝素封管液浓度小儿为 1 ~ 10U/ml，使用剂量为两倍于导管及辅助延长管容积。此外，在输注高渗性、刺激性的药物后，推药前后，应及时用生理盐水冲管。

2. 家属准备　向家属解释操作过程。

3. 环境准备　安静、整洁，光线适中，温湿适宜。

4. 护士准备　注册护士经 PICC 维护培训并经资格认证后执行。

【实施】

1. 操作步骤

操 作 步 骤	要点与说明
（1）确认患儿身份，向家属解释操作过程	• 核对床头卡和腕带
（2）洗手，戴口罩	• 按照七步洗手法洗手
（3）备齐用物	
（4）停止静脉输液，用 75% 酒精棉片包绕肝素帽消毒 15 秒以上	
（5）换接上含生理盐水的一次性注射器，脉冲方式将 10ml 生理盐水推注到导管中	• 必须使用 10ml 或更大的一次性注射器，避免因压力过大而损害导管 • 脉冲式冲洗法：推-停-推-停（push-stop-push-stop），确保将导管内残留的血液及药液冲洗干净 • 冲洗的整个过程中，密切观察患儿呼吸和心率有无异常及导管接口处有无渗液等现象
（6）正压封管：当注射到最后 0.5 ~ 1ml 生理盐水时，边推注边分离注射器，保证注射器乳头或头皮针为出水状态	• 确保正压封管，避免输注生理盐水冲洗导管时用力过大 • 封管液量：封管液量应为导管及其附加装置容量的 2 倍（包括延长管、输液接头）
（7）处理用物	• 按废弃物分类处理原则
（8）洗手	
（9）记录	

2. 健康教育　家属了解冲管的意义和相关知识，未使用的 PICC 需每周冲管和封管 1 次，积极配合。

【评价】

冲管方法正确，PICC 导管通畅，确保治疗顺利进行。

九、经外周插管的中心静脉导管（PICC）撤除

【目的】

1. 存在感染、阻塞再通无效等问题的静脉导管。

？ 治疗结束不需要保留的静脉导管。

【评估】

1. 静脉导管使用的周期。

2. 有感染的征象 局部穿刺部位出现红、肿、热、痛,患儿出现反应低下,体温不升或发热等全身感染的症状。

3. 静脉导管阻塞,再通无效。

【计划】

1. 用物准备 无菌镊子1把、无菌剪刀1把、无菌棉签1包、1%有效碘1瓶、一次性药碗1只、无菌纱布1包、清洁手套1副、无菌手套1副、(弹力)胶布1张、培养管(必要时备一次性注射器及血培养瓶)1个。

2. 家属准备 向家属解释操作过程。

3. 环境准备 安静、整洁,光线适中,温湿适宜。

4. 护士准备 注册护士经PICC维护培训并经资格认证后执行。

【实施】

1. 操作步骤

操 作 步 骤	要点与说明
(1) 确认患儿身份	● 床头卡或腕带
(2) 洗手	● 使用无菌洗液,洗手后彻底干手
(3) 使用清洁手套去除敷料	
(4) 无菌手套	
(5) 用1%有效碘消毒穿刺部位3次,并用75%乙醇脱碘	● 注意无菌技术
(6) 用无菌纱布压住穿刺部位的同时拔出导管,检查导管顶端是否完整	● 将导管末端剪下,放入培养管内送检 ● 如果出现红、肿或渗液,需对穿刺部位进行细菌及真菌培养
(7) 用无菌纱布按压穿刺部位	● 加压止血,通常需要5分钟,特殊情况下适当延长按压时间
(8) 止血后去除纱布,继续观察(1分钟)穿刺部位是否出血,然后用1%有效碘消毒穿刺部位	● 消毒范围(5cm×5cm)从穿刺部位到周围皮肤,以避免周围皮肤微生物污染穿刺点 ● 局部如有感染,用无菌棉签蘸取抗菌药膏涂抹穿刺部位
(9) 用无菌纱布覆盖穿刺部位,用敷贴固定	● 适当加压避免出血
(10) 处理废弃物	● 依次分类处理废弃物
(11) 脱手套,洗手	
(12) 记录	● 在护理治疗单上记录撤除导管的时间、完整性、局部情况等
(13) 保持敷料干燥,第二日去除敷料,用1%有效碘消毒穿刺部位每日2次,连续2日	

2. 健康教育

（1）向家属解释拔管的必要性，取得家属的理解配合。

（2）介绍拔管后的注意事项、可能出现的反应，如有异常，及时报告医护人员处理。

【评价】

（1）家属理解拔管的必要性，积极配合。

（2）拔管顺利，无并发症发生。

十、留取与导管相关感染的标本方法

【目的】

检测导管相关部位病原菌。

【评估】

1. 患儿的一般情况　病情、日龄、全身反应、抗生素使用等。

2. 导管的种类、导管已留置的时间，药液的浓度、药液特性等。

3. 怀疑患儿有导管相关血液感染　如体温异常、血象异常、周围皮肤有红肿等症状。

【计划】

1. 用物准备

（1）血液培养瓶。

（2）检验单。

（3）治疗盘

1）外周静脉采集血培养标本：10ml 无菌注射器、一次性无菌针头或头皮针、无菌棉签、安尔碘、75% 的乙醇、无菌干棉签、止血带、清洁手套。

2）导管内抽血采集血培养标本：10ml 无菌注射器（空 10ml 无菌注射器 1 个，含生理盐水的 10ml 无菌注射器 2～3 个），75% 的乙醇，无菌干棉签，清洁手套，肝素帽。

2. 患儿准备

（1）选择恰当采集时机，提高检验的准确性：最好在抗生素使用前或停用抗生素 24 小时后，或寒战、高热时采集。已经使用抗生素的患儿，最好在下次用药前采集。

（2）保留深静脉导管者：在开始抗生素治疗前分别从导管和外周静脉获取血标本送培养，培养瓶上应明确标注该血样的来源部位。

（3）拔出深静脉导管者：从独立的 2 个外周静脉部位获取血样送培养，同时在无菌技术下取出导管并剪下导尖端 5cm 送培养。

3. 环境准备　安静、整洁，安全。

4. 护士准备　注册护士经 PICC 维护培训并经资格认证后执行。

【实施】

1. 取外周血培养标本操作步骤

操作步骤	要点与说明
（1）核对患儿信息和检验信息	● 核对床头卡及患儿腕带，信息准确
（2）向患儿家属解释	● 家属协助配合

操 作 步 骤	要点与说明
（3）备齐用物，携用物至患儿床旁	● 选择正确的血培养瓶，检查血培养瓶有无损坏和有效期
（4）洗手，戴口罩，建议戴手套	
（5）根据患儿年龄病情选择合适的采血部位，协助患儿取舒适卧位，并露出适宜的采血部位	
1）肘前窝静脉穿刺部位：伸直手臂，暴露抽血处，用止血带在采血部位上方 2～3cm（新生儿）扎止血带	● 通常为头静脉、贵要静脉、股静脉等
2）股静脉穿刺部位：患儿仰卧，腿成青蛙式，用尿布遮盖会阴部	● 不宜在进行静脉输液、输血的同侧手臂采血
3）颈外静脉穿刺部位：在患儿肩下垫软枕，将头转向对侧并固定	● 注意扎止血带的时间应控制在 1 分钟内，一旦血液进入针筒，就应松开止血带
	● 心导管术前严禁在右侧股静脉穿刺
（6）检查一次性空针和针头，取出备用	
（7）消毒：用安尔碘消毒皮肤 2 次，新生儿消毒范围 3cm×3cm，待干。再次核对	● 必须严格执行无菌技术
	● 消毒过的地方不能重复涂抹，在涂抹的过程中棉签必须也要同时旋转
（8）穿刺	
1）肘前窝静脉、颈外静脉穿刺：针尖斜面朝上，紧绷皮肤，呈 15°～30°进针，见回血，固定针栓抽取所需血量	● 可以用拇指和示指将皮肤绷紧固定血管
2）股静脉穿刺：左手示指和中指消毒后于腹股沟处扪及股动脉搏动最明显部位并固定，右手持空针，针尖与皮肤呈直角刺入。在股动脉内侧 0.5cm 处刺入，见有暗红色血液固定针头，抽取所需血量	● 抽出鲜红色血液，回血压力高，提示为股动脉。在回抽所需血量后，拔出针头，紧压穿刺部位 10～15min，直至无出血为止
	● 血量不少于2ml
（9）松止血带，以干棉签按压穿刺点，拔出针头	
（10）消毒培养瓶：用 75% 乙醇擦拭血培养瓶橡皮塞 60 秒（若使用含碘消毒剂，必须彻底脱碘）待干	● 若是立刻打开瓶盖注入血液则无需消毒瓶塞
（11）更换采血空针针头，排尽针头空气，然后将血液注入瓶内，轻摇颠倒混匀以防血液凝固	● 如针头未更换，可能造成污染，影响培养结果
	● 避免注入空气
	● 如为多瓶，则先注入厌氧培养瓶
（12）脱手套，再次核对，确认采血时间并立即送检	● 采血后应立即送检，不能超过 2 小时
（13）整理患儿床单位，处理用物	● 按废弃物分类处理
（14）洗手，记录	● 抽取时间，在医嘱单上签名

2. 取导管血培养标本操作步骤

操 作 步 骤	要点与说明
（1）～（4）同外周静脉血培养标本采集	
（5）取下导管上的肝素帽弃用	
（6）用 75% 乙醇棉签环形消毒抽血接口 7 秒	
（7）立即接含生理盐水的无菌空针用脉冲法缓慢冲洗 10ml	• 使用 10ml 以上的无菌空针,避免压力过大损坏导管 • 脉冲法确保导管通畅而且无残留药液影响血标本
（8）回抽 1ml 血废弃	• 根据年龄决定废弃血量:年龄<1 岁,废弃 1ml 血;年龄>1 岁废弃 2～3ml 血
（9）换接 10ml 无菌空针,抽取所需血量	
（10）消毒培养瓶:用 75% 乙醇擦拭血培养瓶橡皮塞 60 秒（若使用含碘消毒剂,必须彻底脱碘）待干	• 若是立刻打开瓶盖注入血液则无需消毒瓶塞
（11）更换采血空针针头,排尽针头空气,然后将血液注入瓶内,轻摇颠倒混匀以防血液凝固	• 如针头未更换,可能造成污染,影响培养结果 • 避免注入空气 • 如为多瓶,则先注入厌氧培养瓶
（12）再接含生理盐水的无菌空针用脉冲法缓慢冲洗 10ml	• 脉冲式冲洗法确保冲净导管内残留的血液 • 冲洗过程中密切观察患儿有无药液外渗,呼吸心率改变
（13）移开空针,用 75% 乙醇棉签环形消毒抽血接口 7 秒	• 清除残留在接口处的血液
（14）换接肝素帽 1）静脉输液中:插进头皮针,继续输液调节滴速 2）无静脉输液:接生理盐水无菌空针正压封管	• 肝素帽要预冲
（15）整理患儿床单位,处理用物	• 按废弃物分类处理
（16）脱手套,洗手,记录	• 抽取时间,在医嘱单上签名
（17）再次核对,确认采血时间并立即送检	• 核对标本来源、是否用过抗生素、采样时间、临床诊断等,有利于化验室综合分析判断,得出准确结论 • 采血后应立即送检,不能超过 2 小时

3. 健康教育

（1）向患儿家属解释废弃血量是为了保证检验的准确性,使家属理解。

（2）大多数的菌血症是间歇性的,往往需要以反复多次血培养阳性来证实。

（3）家属了解应该同时(相差时间≤5 分钟)分别在两个部位采集血标本,在两个不同部位分离到同样菌种才能确定是病原菌。

【评价】

1. 严格按照无菌操作采集血标本。

2. 采集的血标本符合检查要求。

3. 与家属沟通有效,取得理解配合。

（向国平）

第七章　营养管理

第一节　早产儿的营养需求

营养是早产儿管理的一个重要内容,对提高早产儿存活率及生存质量至关重要,合理营养的前提是准确的营养评估,动态掌握营养状态,优化营养治疗方案,满足早产儿的特殊营养需求,避免早产儿器官及生理功能尚未完全成熟而面临许多营养问题。

一、营 养 评 估

(一) 生长评估

1. 生长测量指标　生长是营养充足的最佳指标,生长状态的评估是早产儿营养评估的关键部分,标准的生长测量指标包括:①体重:体重反映身体各组成部分的重要总和。新生儿生后第一周有生理性体重下降,足月儿一般不超过出生体重的10%,早产儿可达15%,超低出生体重儿可达20%,高峰一般在生后4~6天左右,2周左右可恢复至出生体重。住院患儿应每日常规测量体重,固定测量时间及测量工具。测量体重最好采用婴儿磅秤,读数准确至5~10g。测量时患儿应裸体,并扣除身上所附着的胃管、气管插管等设施的重量。②身长:身长测量由于不受补充液体量的影响,是估计早产儿营养状况的重要指标。胎儿在宫内最后3个月身长的生长速度为每周0.75cm。③头围:头围测量间接反映了婴儿脑的生长情况。胎儿最后3个月及出生后最初2年是脑的快速发育期。早产儿在宫内最后3个月头围每周增加0.75cm。因此,头围的连续测量是早产儿营养监测的重要指标。

早产儿生后至足月以前的理想生长应达到宫内生长速率,一般平均体重增长10~20g/(kg·d),身长增长0.8~1.1cm/周,头围0.5~1cm/周。早产儿的生长目标至少应符合已发表的最佳出生后生长曲线的生长速率,并努力达到宫内生长曲线的理想生长速率。早产儿出院后的生长评价则多采用横向数据的百分位法,对营养评价尤其是群体评价时建议选择Z评分。评估早产儿生长状况时要全面衡量体重、身长、头围各项指标及其关系常用指标,例如年龄别体重、年龄别身高、年龄别头围、身长别体重等。建议早产儿住院期间每日常规测量体重,每周测量身长和头围,出院后6月龄以内每月1次,6~12月龄每2个月1次,1~2岁每3个月1次。

2. 生长曲线　生长的纵向比较和横向比较各有其优点,前者反应个体本身的生长态势,后者则反应与群体间的差异。生长曲线可用于观察和比较生长情况,主要包括胎儿宫内生长曲线图及早产儿出生后生长曲线图。胎儿宫内生长曲线源自对不同出生胎龄新生儿出生体重、身长及头围的横断面测量,反映胎儿宫内生长情况,仅代表理想的生长目标。出生后生长曲线代表不同病情及接受不同营养支持的早产儿人群出生后的纵向生长情况,主要反映参考值而非理想的生长曲线。国外常用于早产儿营养评估的生长曲线图包括：①Bason生长曲线图：可用于早产儿生长监测；②Fenton 生长曲线图：主要监测早产儿在 NICU 住院期间至纠正胎龄 40 周的生长情况；③婴儿健康发育项目生长曲线图：适用于患有慢性疾病的低出生体重儿及极低出生体重儿；④WHO 儿童生长标准：当早产儿达到纠正胎龄 40 周时，可采用 WHO 颁布的生长曲线进行监测。早产儿住院期间的生长监测可参照我国不同胎龄新生儿的生长参照值（见表 1-7-1），出院后的生长评价可参照 2005 年九省市儿童体格发育调查制订的中国儿童生长标准（见表 1-7-2、表 1-7-3），为了进行国际比较可采用 2006 年世界卫生组织儿童生长标准。

表 1-7-1　中国 15 城市不同胎龄新生儿出生体重值（g）及百分位数

| 胎龄 | 平均值 | 标准差 | 百分位数 | | | | | | |
			第 3	第 5	第 10	第 50	第 90	第 95	第 97
28	1389	302	923	931	972	1325	1799	1957	2071
29	1475	331	963	989	1057	1453	2034	2198	2329
30	1715	400	1044	1086	1175	1605	2255	2423	2563
31	1943	512	1158	1215	1321	1775	2464	2632	2775
32	1970	438	1299	1369	1488	1957	2660	2825	2968
33	2133	434	1461	1541	1670	2147	2843	3004	3142
34	2363	449	1635	1724	1860	2340	3013	3168	3299
35	2560	414	1815	1911	2051	2530	3169	3319	3442
36	2708	401	1995	2095	2238	2712	3312	3458	3572
37	2922	368	2166	2269	2413	2882	3442	3584	3690
38	3086	376	2322	2427	2569	3034	3558	3699	3798
39	3197	371	2457	2560	2701	3162	3660	3803	3899
40	3277	392	2562	2663	2802	3263	3749	3897	3993
41	3347	396	2632	2728	2865	3330	3824	3981	4083
42	3382	413	2659	2748	2884	3359	3885	4057	4170
43	3359	448	2636	2717	2852	3345	3932	4124	4256
44	3303	418	2557	2627	2762	3282	3965	4184	4342

引自：邵肖梅，叶鸿瑁，丘小灿，实用新生儿学.2011,46.

（二）实验室评估

实验室评估是营养评估的重要组成部分，为判断营养状态提供有价值的信息，但由于一些技术因素和患儿因素可能会影响生化指标结果，因此，在分析结果时应结合临床情况。

对于长期接受静脉营养的早产儿，应定期评估动脉血气分析、电解质、钙、镁、磷、血糖、肝酶及甘油三酯，以便早期发现静脉营养相关并发症，并评估患儿对治疗的反应。在开始静脉营养或调整营养支持之后应每日监测酸碱状况、血糖、电解质、钙、镁、磷及甘油三酯，情况稳定后则每 7~14 天监测 1 次。

表 1-7-2 2005 年九市城区 7 岁以下儿童体格发育测量值（$\bar{x}\pm s$）

年龄组	男					女				
	体重(kg)	身高(cm)	坐高(cm)	头围(cm)	胸围(cm)	体重(kg)	身高(cm)	坐高(cm)	头围(cm)	胸围(cm)
初生～3d	3.33±0.39	50.4±1.7	33.5±1.6	34.5±1.2	32.9±1.5	3.24±0.39	49.7±1.7	33.2±1.6	34.0±1.2	32.6±1.5
1 个月～	5.11±0.65	56.8±2.4	37.8±1.9	38.0±1.3	37.5±1.9	4.73±0.58	55.6±2.2	37.0±1.9	37.2±1.3	36.6±1.8
2 个月～	6.27±0.73	60.5±2.3	40.2±1.8	39.7±1.3	39.9±1.9	5.75±0.68	59.1±2.3	39.2±1.8	38.8±1.2	38.8±1.8
3 个月～	7.17±0.78	63.3±2.2	41.7±1.8	41.2±1.4	41.5±1.9	6.56±0.73	62.0±2.1	40.7±1.8	40.2±1.3	40.3±1.9
4 个月～	7.76±0.86	65.7±2.3	42.8±1.8	42.2±1.3	42.4±2.0	7.16±0.78	64.2±2.2	41.9±1.7	41.2±1.2	41.4±2.0
5 个月～	8.32±0.95	67.8±2.4	44.0±1.9	43.3±1.3	43.3±2.1	7.65±0.84	66.2±2.3	42.8±1.8	42.1±1.3	42.1±2.0
6 个月～	8.75±1.03	69.8±2.6	44.8±2.0	44.2±1.4	43.9±2.1	8.13±0.93	68.1±2.4	43.9±1.9	43.1±1.3	42.9±2.1
8 个月～	9.35±1.04	72.6±2.6	46.2±2.0	45.3±1.3	44.9±2.0	8.74±0.99	71.1±2.6	45.3±1.9	44.1±1.3	43.9±1.9
10 个月～	9.92±1.09	75.5±2.6	47.5±2.0	46.1±1.3	45.7±2.0	9.28±1.01	73.8±2.8	46.4±1.9	44.9±1.3	44.6±2.0
12 个月～	10.49±1.15	78.3±2.9	48.8±2.1	46.8±1.3	46.6±2.0	9.80±1.05	76.8±2.8	47.8±2.0	45.5±1.3	45.4±1.9
15 个月～	11.04±1.23	81.4±3.2	50.2±2.3	47.3±1.3	47.3±2.0	10.43±1.14	80.2±3.0	49.4±2.1	46.2±1.4	46.2±2.0
18 个月～	11.65±1.31	84.0±3.2	51.5±2.3	47.8±1.3	48.1±2.0	11.01±1.18	82.9±3.1	50.6±2.2	46.7±1.3	47.0±2.0
21 个月～	12.39±1.39	87.3±3.5	52.9±2.4	48.3±1.3	48.9±2.0	11.77±1.30	86.0±3.3	52.1±2.4	47.2±1.4	47.8±2.0
2.0 岁～	13.19±1.48	91.2±3.8	54.7±2.5	48.7±1.4	49.6±2.1	12.60±1.48	89.9±3.8	54.0±2.5	47.6±1.4	48.5±2.1
2.5 岁～	14.28±1.64	95.4±3.9	56.7±2.5	49.3±1.3	50.7±2.2	13.73±1.63	94.3±3.8	56.0±2.4	48.3±1.3	49.6±2.2
3.0 岁～	15.31±1.75	98.9±3.8	57.8±2.3	49.8±1.3	51.5±2.3	14.80±1.69	97.6±3.8	56.8±2.3	48.8±1.3	50.5±2.2
3.5 岁～	16.33±1.97	102.4±4.0	59.2±2.4	50.2±1.3	52.5±2.4	15.84±1.86	101.3±3.8	58.4±2.2	49.2±1.3	51.3±2.4
4.0 岁～	17.37±2.03	106.0±4.1	60.7±2.3	50.5±1.3	53.4±2.5	16.84±2.02	104.9±4.1	59.9±2.3	49.5±1.3	52.1±2.4
4.5 岁～	18.55±2.27	109.5±4.4	62.2±2.4	50.8±1.3	54.5±2.6	18.01±2.22	108.7±4.3	61.5±2.4	49.9±1.2	53.0±2.6
5.0 岁～	19.90±2.61	113.1±4.4	63.7±2.4	51.1±1.3	55.5±2.8	18.93±2.45	111.7±4.4	62.7±2.4	50.1±1.3	53.7±2.8
5.5 岁～	21.16±2.82	116.4±4.5	65.1±2.5	51.4±1.3	56.6±3.0	20.27±2.73	115.4±4.5	64.4±2.4	50.4±1.3	54.8±3.0
6～7 岁	22.51±3.21	120.0±4.8	66.6±2.5	51.7±1.3	57.6±3.3	21.55±2.94	118.9±4.7	65.8±2.4	50.7±1.3	55.7±3.1

引自：九市儿童体格发育调查协作组. 2005 年中国九市七岁以下儿童体格发育调查. 中华儿科杂志，2007，45（8）：609-614.

表1-7-3 2005年九市郊区7岁以下儿童体格发育测量值（$\bar{x}\pm s$）

年龄组	男					女				
	体重（kg）	身高（cm）	坐高（cm）	头围（cm）	胸围（cm）	体重（kg）	身高（cm）	坐高（cm）	头围（cm）	胸围（cm）
初生~3d	3.32±0.40	50.4±1.8	33.5±1.7	34.3±1.3	32.8±1.5	3.19±0.39	49.8±1.7	33.0±1.7	33.7±1.3	32.4±1.6
1个月~	5.12±0.73	56.6±2.5	37.7±1.9	38.0±1.4	37.4±2.0	4.79±0.61	55.6±2.2	36.9±1.8	37.2±1.2	36.6±1.8
2个月~	6.29±0.75	60.5±2.4	40.1±1.8	39.8±1.3	39.8±2.0	5.75±0.72	59.0±2.4	38.9±1.9	38.8±1.3	38.7±1.9
3个月~	7.08±0.82	63.0±2.3	41.5±1.9	41.1±1.4	41.3±2.1	6.51±0.76	61.7±2.2	40.5±1.8	40.1±1.2	40.2±2.0
4个月~	7.63±0.89	65.0±2.3	42.5±1.9	42.5±1.3	42.2±2.1	7.08±0.83	63.6±2.3	41.5±1.8	41.2±1.3	41.1±2.0
5个月~	8.15±0.93	67.0±2.2	43.5±1.8	43.2±1.2	42.9±2.1	7.54±0.91	65.5±2.4	42.5±1.9	42.1±1.3	41.8±2.1
6个月~	8.57±1.01	69.2±2.5	44.6±1.9	44.2±1.3	43.7±2.1	7.98±0.94	67.6±2.5	43.5±1.8	43.1±1.3	42.6±2.1
8个月~	9.18±1.07	72.1±2.6	45.9±1.8	45.2±1.3	44.5±2.1	8.54±1.05	70.5±2.7	44.9±1.9	44.0±1.3	43.5±2.2
10个月~	9.65±1.10	74.7±2.8	47.2±2.1	46.0±1.3	45.3±2.1	9.00±1.04	73.2±2.7	46.1±1.9	44.7±1.3	44.2±2.0
12个月~	10.11±1.15	77.5±2.8	48.4±2.1	46.4±1.3	46.2±2.0	9.44±1.12	75.8±2.9	47.3±2.1	45.2±1.3	44.9±2.0
15个月~	10.59±1.20	80.2±3.1	49.7±2.1	46.9±1.3	46.9±2.1	9.97±1.13	78.9±3.1	48.8±2.1	45.8±1.3	45.8±2.0
18个月~	11.21±1.25	82.8±3.2	51.0±2.2	47.5±1.2	47.8±2.0	10.63±1.20	81.7±3.3	50.2±2.2	46.4±1.3	46.7±2.2
21个月~	11.82±1.36	85.8±3.4	52.5±2.2	47.9±1.3	48.3±2.1	11.21±1.27	84.4±3.3	51.5±2.2	46.8±1.3	47.3±2.1
2.0岁~	12.65±1.43	89.5±3.8	54.1±2.3	48.4±1.3	49.2±2.2	12.04±1.38	88.2±3.7	53.2±2.3	47.3±1.3	48.1±2.2
2.5岁~	13.81±1.60	93.7±3.8	55.9±2.3	49.0±1.3	50.3±2.3	13.18±1.52	92.5±3.7	55.0±2.3	47.9±1.3	49.1±2.2
3.0岁~	14.65±1.65	97.2±3.9	57.0±2.3	49.3±1.3	50.9±2.2	14.22±1.66	96.2±3.9	56.2±2.3	48.3±1.3	50.0±2.2
3.5岁~	15.51±1.77	100.5±4.0	58.4±2.2	49.7±1.3	51.7±2.3	15.09±1.82	99.5±4.2	57.6±2.3	48.8±1.3	50.7±2.3
4.0岁~	16.49±1.95	104.0±4.4	59.8±2.4	50.1±1.3	52.5±2.3	15.99±1.89	103.1±4.1	59.1±2.3	49.0±1.2	51.4±2.4
4.5岁~	17.46±2.17	107.4±4.3	61.3±2.4	50.3±1.3	53.4±2.5	16.84±2.07	106.2±4.5	60.4±2.4	49.4±1.3	52.1±2.4
5.0岁~	18.46±2.32	110.7±4.6	62.7±2.4	50.6±1.3	54.2±2.6	17.85±2.35	109.7±4.6	61.9±2.5	49.6±1.4	52.8±2.6
5.5岁~	19.58±2.72	113.6±4.7	63.9±2.6	50.9±1.4	55.0±2.8	18.83±2.49	112.7±4.7	63.2±2.5	49.9±1.3	53.6±2.7
6~7岁	20.79±2.89	117.4±5.0	65.5±2.6	51.1±1.4	56.0±2.9	20.11±2.87	116.5±5.0	64.7±2.6	50.1±1.4	54.5±3.0

引自：九市儿童体格发育调查协作组.2005年中国九市七岁以下儿童体格发育调查.中华儿科杂志,2007,445(8):609-614.

对于接受肠内营养且达到理想生长状况的病情稳定的早产儿,可以适当减少实验室评估次数,主要检测血常规、蛋白质、微量元素、电解质及酸碱状态等。

(三) 摄入评估

每日进行营养摄入评估,包括液体出入量、营养类型、热量摄入、热氮比、脂肪摄入量和主要营养素的量等,结果通常以 kg/d 为单位,与推荐量进行比较,以调整营养治疗方案。

(四) 临床评估

1. 喂养耐受性　主要评估奶量完成情况、胃潴留、呕吐、腹胀、腹围、大便次数及性状等。小胎龄、低出生体重儿、小于胎龄儿、机械通气、脐插管、开奶延迟和胎粪黏稠等均可能引起喂养不耐受。

2. 吸吮-吞咽功能　评估经口喂养功能,选择合适的喂养方式或喂养制剂。

3. 影响营养治疗的主要疾病　某些疾病对于临床营养治疗有着特殊要求和限制,例如慢性肺疾病、先天性心脏病、胃食管反流等,应熟悉此类疾病与营养之间的相互影响,制订个性化营养方案,促进早产儿疾病恢复和生长发育。

4. 营养缺乏相关症状　摄入营养素不足或不合理可引起各种疾病症状,例如皮肤弹性降低,出现水肿、贫血、生长发育迟缓及代谢性骨病等,应注意观察早产儿营养缺乏的临床症状及体征。

二、营养需要量

(一) 早产儿的营养需求

能量平衡可以用以下公式来表示:能量摄入=能量丢失+能量储备+能量消耗。能量消耗包括克服静息能量消耗、活动、体温调节、组织合成所需的能量和食物的特殊动力。能量储备指生长所储存的能量,能量丢失是由于营养素的不完全吸收所致。能量的需求量取决于日龄、体重、生长速率、环境温度、活动量、喂养状态和器官成熟等。研究表明,早产儿出生后第 1 周能量消耗较低,约为 40 ~ 50kcal/(kg·d),第 2 周增至 55 ~ 65kcal/(kg·d),故胎龄 30 ~ 34 周、无机械通气的早产儿出生后第 1 周达到能量平衡的能量摄入为 60 ~ 70kcal/(kg·d),第 2 周增至 70 ~ 80kcal/(kg·d),以后能量摄入进一步增加以满足体重稳定增长的需求。除由于疾病所致的氧耗增加或吸收不良而需要能量增加外,早产儿摄入能量 120kcal/(kg·d)时可有适当体重增加(10 ~ 15g/kg·d)。每增加 1g 体重需要额外的 18.8kJ 能量,若要上调预期的体重增加(15 ~ 20g/(kg·d)还需额外 10 ~ 15kcal/(kg·d)的能量。需要指出的是,肠外营养和肠内营养的能量需求存在差异,肠内营养时大约有 10% ~ 16% 的能量从粪便丢失,因此,肠外营养时总能量供给可减少 10% ~ 15%。对于某些特殊疾病,如支气管肺发育不良、先天性膈疝、败血症和先天性心脏病患儿,应适当增加能量需求。积极的营养支持(aggressive nutrition support)可以减少能量和蛋白质的累积缺失,促进生长发育,优化人体成分,改善神经发育预后。一项对出生体重小于 1250g 早产儿的研究表明,生后第 1 天给予热量 50kcal/(kg·d)、蛋白质 2.5g/(kg·d),至生后第 6 天热量 120kcal/(kg·d)、蛋白质 4g/(kg·d),稳定期给予热量 120kcal/(kg·d)、蛋白质 4g/(kg·d),实施积极的营养支持显著减少了出院时的生长受限。见表 1-7-4 ~ 表1-7-7。

表 1-7-4　早产儿的能量需求［kcal/（kg·d）］（kcal×4.1840＝kJ）

组成	美国儿科学会	欧洲胃肠和营养学会	
		均值	范围
能量消耗			
静息代谢率	50	52.5	45～60
活动	15	7.5	5～10
寒冷应激	10	7.5	5～10
食物特殊动力作用	8	17.5	10～25
能量储备	12	25	20～30
排泄的能量	25	20	10～30
总计	120	130	95～165

摘自：Gerald B. Merenstein, Sandra L. Gardner. Hand book of neonatal intensive care. 6th ed. Philadephia：Elsevier Mosby, 2006,399.

表 1-7-5　早产儿不同时期的能量需求

组成	急性期	过渡期	恢复期
静息能量消耗（REE）[a]	45	50～60	50～70
寒冷应激	0～10	0～10	5～10
活动/操作[b]	0～10	5～15	5～15
粪便丢失[c]	0	10～15	10～15
特殊动力作用[d]	0～10	0～5	10
生长所需	0	20～30	20～30
总计	50～80	85～135	105～150[e]

a：下限适用于正常 REE 患儿,上限适用于患有与 REE 增加相关疾病的患儿。
b：如果瘫痪或深度镇静则为 0。
c：如果采用全胃肠外营养则为 0。
d：如果采用全胃肠外营养则输入 10% 的热量。
e：上限可能不符合生理性,较少采用。
摘自：Feeding and nutrition of preterm infants. Philadephia：Elsevier Saunders,2005；1045.

表 1-7-6　早产儿的能量来源

类别	比例（%）	需要量［g/（kg·d）］
碳水化合物	40～50	11～15
脂肪	30～40	4～6
蛋白质	10～15	2.5～4.0

表 1-7-7　早产儿的理想营养摄入量

需要量		第 1 天[1]	转变期[2]	生长期[3]
液体（ml）	肠外	90～120	90～140	140～180
	肠内	90～120	90～140	160～220
能量（kcal）	肠外	40～50	75～85	105～115
	肠内	50～60	90～100	130～150
蛋白质（g）	肠外	2	3.5	3.5～4.0
	肠内	2	3.5	3.8～4.4
碳水化合物（g）	肠外	7	8～15	13～17
	肠内	7	8～15	9～20
脂肪（g）	肠外	1	1～3	3～4
	肠内	1	1～3	6.2～8.4
钠（mEq）	肠外	0～1	2～5	3～5
	肠内	0～1	2～5	3～5
氯（mEq）	肠外	0～1	2～5	3～7
	肠内	0～1	2～5	3～7
钾（mEq）	肠外	0	0～2	2～3
	肠内	0	0～2	2～3
钙（mmol）[4]	肠外	0.5～1.5	1.5	1.5～2
	肠内	0.8～2.5	2.5	2.5～5.5
磷（mmol）[4]	肠外	0[5]	1.5～1.9	1.5～1.9
	肠内	0.6～1.9	1.9～4.5	1.9～4.5
镁（mmol）	肠外	0	0.2～0.3	0.2～0.3
	肠内	0.1～0.3	0.3～0.6	0.3～0.6
铁（mg）	肠外	0	0	0.1～0.2
	肠内	0	0	2～4
锌（μg）	肠外	0～150	150	400
	肠内	0～1000	400～1200	1000～3000
维生素 A（IU）	肠外	700～1500	700～1500	700～1500
	肠内	700～1500	700～1500	700～1500
维生素 D（IU/d）[6]	肠外	40～160	40～160	40～160
	肠内	150～400	150～400	150～400
维生素 E（IU/d）	肠外	2.8～3.5	2.8～3.5	2.8～3.5
	肠内	6～12	6～12	6～12
维生素 K（μg）	肠外	500（肌注 1 次）	10	10
	肠内	0	8～10	8～10

摘自：Tsang RC，Ricardo Uauy，BertholdKoletzko，et al. Nutrition of the preterm infant. 2nd. 2005.

注释：1. 出生后第 1 天应开始肠外营养，如允许喂养，根据母乳或配方奶的成分决定摄入量。

2. 转变期指出生后生理和代谢不稳定的阶段，可持续 7 天左右。

3. 生长期指临床状况稳定直至出院。

4. 表中所列较高的量需要应用有机盐形式。

5. 如生后第 1 天应用有机磷酸盐可给予 30mg/kg。

6. 肠外最大量 400U/d，肠内最小量 400U/d。

(一) 早产儿营养治疗的目标

早期合理的营养对早产儿生长、疾病转归和远期预后有着非常重要的影响,见图1-7-1。2009年美国儿科学会(AAP)提出,应给予充足和均衡的营养素使早产儿的生长速率和体重增长的成分接近相同胎龄的正常胎儿。2010年欧洲儿科胃肠、肝病与营养学会(ESPGAN)建议,早产儿营养支持目标不仅要达到相似胎龄的正常胎儿在宫内的生长速率,而且要达到与正常胎儿相似的体成分和功能状态。中华医学会儿科分会新生儿学组、儿童保健学组及《中华儿科杂志》编辑委员会共同制订了早产/低出生体重儿喂养建议,早产/低出生体重儿营养管理的目标应满足以下目的:①满足生长发育的需求;②促进各组织器官的成熟;③预防营养缺乏和过剩;④保证神经系统的发育;⑤有利于远期健康。制订早产儿营养支持目标时要基于"两个体重标准"和"三个年龄阶段":"两个体重"是指出生体重<1000g和>1000g。"三个年龄阶段"包括转变期、稳定-生长期和出院后时期。不同体重标准反映了出生前宫内营养储备差异,而不同年龄阶段则反映了随着生后成熟其生长和代谢的变化(表1-7-8、表1-7-9)。

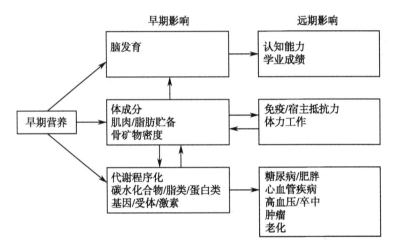

图 1-7-1　早期营养支持的重要性

表 1-7-8　早产儿达到宫内生长速率所需的营养需求

	体重(g)					
	500~700	700~900	900~1200	1200~1500	1500~1800	1800~2200
胎儿体重增长(g/d)	13	16	20	24	26	29
胎儿体重增长[g/(kg·d)]	21	20	19	18	16	14
蛋白质[g/(kg·d)]						
丢失	1.0	1.0	1.0	1.0	1.0	1.0
生长(累积)	2.5	2.5	2.5	2.4	2.2	2.0
所需摄入						
肠内	3.5	3.5	3.5	3.4	3.2	3.0
肠外	4.0	4.0	4.0	3.9	3.6	3.4

续表

	体重(g)					
	500 ~ 700	700 ~ 900	900 ~ 1200	1200 ~ 1500	1500 ~ 1800	1800 ~ 2200
能量[kcal/(kg·d)]						
丢失	60	60	65	70	70	70
静息消耗	45	45	50	50	50	50
其他消耗	15	15	15	20	20	20
生长(累积)	29	32	36	38	39	41
所需摄入						
肠内	89	92	101	108	109	111
肠外	105	118	119	127	128	131
蛋白质/能量(g/100kcal)						
肠外	3.9	3.8	3.5	3.1	2.9	2.7
肠内	3.8	3.7	3.4	3.1	2.8	2.6

摘自:Ziegler EE. Nutritional recommendations for the very low birth weight newborns. Neonatology,2012,45:298-303.

表1-7-9 早产儿营养治疗的三个年龄阶段

分期	年龄阶段	目 标
转变期	生后7天以内	维持营养和代谢平衡
稳定-生长期	临床平稳至出院	达到正常胎儿在宫内的生长速率,平均15g/(kg·d),极低出生体重儿的理想速率应达到18~20g/(kg·d)
出院后时期	出院至1岁	完成追赶性生长

第二节 肠外营养

肠外营养(parenteral nutrition,PN)指当人体不能耐受肠道喂养或肠内营养不能满足机体需要时通过静脉输入的方式供给热量、液体、碳水化合物、蛋白质、脂肪、维生素和矿物质等来满足机体代谢以及生长发育所需要的营养方式,是宫内经母体输送营养的延续,成为早产儿有效营养支持的重要手段。肠外营养分为全肠外营养(total parenteral nutrition,TPN)和部分肠外营养(partial parenteral nutrition,PPN)。

一、肠外营养适应证和禁忌证

1. 适应证 各种原因所致无法肠道喂养3天以上或经肠道内摄入热量不能达到所需总热量的70%。

2. 禁忌证 休克患儿、严重水电解质紊乱、酸碱平衡失调时禁用营养支持为目的的补液。肝肾功能不全,脂肪、氨基酸代谢相对不足,氨基酸过量可加重肾脏负担,应慎用肠外营养支持。

二、肠外营养支持方式

1. 脐静脉置管(UVS) 于20世纪80年代后期开始应用于临床,为早产儿生后早期静脉营养供应提供了重要保障。由于存在发生静脉血栓及感染风险,通常在生后1周左右拔管。

2. 外周短导管和中长导管 套管针留置时间为72~96小时,中长导管可保留2~4周,中长导管静脉炎发生率低于短导管,感染率及价格低于中心静脉导管。短导管和中长导管适用于短期或开始应用PN者。外周静脉营养支持的液体渗透压不应高于900mOsm/L,碳水化合物浓度不可过高(葡萄糖浓度<12.5%)。有文献建议外周静脉营养液体渗透压应低于500mOsm/L。

3. 经外周中心静脉导管(PICC) PICC置管利用导管从外周手臂静脉穿刺插入上腔静脉近右心房处,其留置时间大于3个月,成为中心静脉导管的一种安全、方便的替代品。1973年Show率先描述了PICC作为新的方法作为新生儿全静脉营养提供可靠静脉途径,近年来PICC作为中长期静脉通道广泛用于早产儿肠外营养支持。

4. 中心静脉导管(CVC) 中心静脉管腔粗、管壁厚,能耐受较高葡萄糖浓度和高渗透压液体。导管留置时间48小时~4周,缺点是操作复杂、并发症较多、感染率较高。

三、肠外营养监测

1. 生长监测 每日监测体重,每周监测身长及头围。

2. 生化监测 定期监测钙、磷、碱性磷酸酶有利于发现与骨量减少(osteopenia)相关的代谢紊乱。蛋白质营养不良监测包括血清总蛋白质、白蛋白、视黄醇结合蛋白、转铁蛋白、转甲状腺蛋白。生化监测对于避免TPN相关并发症十分重要。

3. 水电解质平衡 监测体重、皮肤弹性、前囟、出入量、电解质等。液体平衡的最佳指标:生理性体重下降1%~2%/d,早产儿最大可达20%,尿量2~3ml/(kg·h),尿比重1.008~1.012。

新生儿肠外营养监测表见表1-7-10。

表1-7-10 新生儿肠外营养监测表

监测项目		第一周	以后
摄入量	能量[kcal/(kg·d)]	1次/天	1次/天
	蛋白质[g/(kg·d)]	1次/天	1次/天
临床体征观察	皮肤弹性、囟门	1次/天	1次/天
	黄疸、水肿	1次/天	1次/天
生长参数	体重	1次/天或隔日1次	每周2~3次
	头围	1次/周	1次/周
体液平衡	出入量	1次/天	1次/天

续表

监测项目		第一周	以后
实验室检查	血常规	每周 2~3 次	每周 1~2 次
	电解质(Na、K、Cl)	2 次/周(或调整电解质用量后第 1 天)	1 次/周(或调整电解质用量后第 1 天)
	血钙	2 次/周	1 次/周
	血磷、镁	1 次/周	必要时
	肝功能	1 次/周	每周或隔周 1 次
	肾功能	1 次/周	每周或隔周 1 次
	血浆总甘油三酯、总胆固醇*	1 次/周	必要时
	血糖	每天 1~4 次	必要时(调整配方后或临床出现低/高血糖症状)
	尿糖(无法监测血糖时)	同上	同上

*:血脂测定标本采集前 6h 内应暂停输注含脂肪乳剂的营养液。

摘自:中华医学会肠外肠内营养学分会儿科协作组,中华医学会儿科学分会新生儿学组,中华医学会小儿外科学分会新生儿学组. 中国新生儿营养支持临床应用指南. 中国当代儿科杂志,2006,8(5):352-356.

四、肠外营养液的组成

肠外营养液的基本成分主要包括氨基酸、脂肪乳、葡萄糖、电解质、维生素和微量元素。

1. 葡萄糖 葡萄糖是提供非蛋白质能量的主要来源,外周静脉输注葡萄糖浓度应低于 12.5%,中心静脉输注葡萄糖浓度可至 25%。葡萄糖输注速率(Glucose infusion rate,GIR)计算公式如下:

$$GIR[mg/(kg \cdot min)] = \frac{葡萄糖(g/d) \times 1000}{1440(min/d)}/体重(kg)$$

静脉输注葡萄糖初始剂量 6g/kg(4~6mg/kg·min),每日增加 1~2g/kg,直至 12~18g/(kg·d),血糖维持在 3~7mmol/L。最初开始输注葡萄糖或改变输注时,每隔 4~6 小时监测 1 次血糖变化。葡萄糖输注计算见表 1-7-11。

表 1-7-11 葡萄糖输注计算

葡萄糖浓度	补液速度 ml/(kg·h)	补糖速度 mg/(kg·min)	补液总量 ml/(kg·d)	补糖量 g/(kg·d)	热量值 kcal/(kg·d)
10%	3	5	72	7.2	28.8
10%	4	6.7	96	9.6	38.4
10%	5	8.3	120	12	48
12.5%	3	6.25	72	9	36
12.5%	4	8.3	96	12	48
12.5%	5	10.4	120	15	60

2. 脂肪乳 生后24小时给予脂肪乳,常用20%脂肪乳剂,由脂肪提供的能量不超过摄入总热量的50%。起始剂量1.0～1.5g/(kg·d),按0.5～1.0g/(kg·d)增加。超低出生体重儿起始剂量0.5～1.0g/(kg·d),按0.5g/(kg·d)增加,总量2.5～3.0g/(kg·d)。体重<1250g和胎龄<30周的早产儿处于高胆红素血症的最大风险,可能需要维持脂肪乳输注剂量1g/(kg·d)直至高胆红素血症开始消退。超低出生体重儿和SGA新生儿的脂肪组织较少,输注脂肪乳剂时脂肪廓清延迟,容易发生相关并发症,故而脂肪乳剂应24小时匀速输注以达到最低时速。使用肝素可以促进脂蛋白酯酶的释放,从而增强血浆脂肪廓清。输注脂肪乳剂时应同时使用碳水化合物以促进脂肪酸的氧化及清除。加入少量肝素钠可以增强脂蛋白酶活性,促进脂肪代谢。严重缺氧、血胆红素>171～205μmol/L、血小板低者不用中性脂肪,循环衰竭、肝肾功能不全、尿素氮>35mg/dl禁用脂肪乳剂。

3. 氨基酸 推荐使用小儿专用氨基酸,外周静脉输注氨基酸浓度不应超过2%,经中心静脉输注氨基酸浓度应低于3%。目前主张生后尽早(第1个24小时)开始给予氨基酸,起始剂量1.5～2.0g/(kg·d),每日递增1.0g/(kg·d),最终目标量3.0～4g/(kg·d),热氮比(热量:氮)=100kcal:2.5～3.6g,以减少分解代谢,促进线性生长。早产儿蛋白质摄入和蛋白质-能量比例见表1-7-12。

表1-7-12 生长中早产儿的蛋白质推荐量

	不需追赶性生长	需要追赶性生长
26～30wk PCA:16～18g/(kg·d)	3.8～4.2g/(kg·d)	4.4g/(kg·d)
LBM 14%蛋白质存留率	PER:±3.0	PER:±3.3
30～36wk PCA:14～15g/(kg·d)	3.4～3.6g/(kg·d)	3.6～4.0g/(kg·d)
LBM 15%蛋白质存留率	PER:±2.8	PER:±3.0
36～40wk PCA:13g/(kg·d)	2.8～3.2g/(kg·d)	3.0～3.4g/(kg·d)
LBM 17%蛋白质存留率	PER:2.4～2.6	PER:2.6～2.8

PCA:纠正胎龄;LBM:瘦体重;PER:蛋白质-能量比例

摘自:Mario De Curtis,Jacques Rigo. The nutrition of preterm infants. Early Human Development,2012,88:S5-S7.

4. 电解质 钠的正常需求量为2～3mmol/(kg·d)。胎龄小于28周者生后1周除了通过静脉营养还可以从其他途径获取钠(例如输血、药物),为了预防高钠血症,建议在生后1周内密切监测钠的摄入。生长中早产儿的钾需求量为1～2mmol/(kg·d),鉴于极低出生体重儿可能因远端肾小管功能不成熟而发生非少尿性高钾血症,生后3天内不宜补钾。氯的推荐需求量为2～3mmol/(kg·d),维持摄入量不低于1mmol/(kg·d)。血清电解质是调整电解质输注量的重要依据。新生儿不同日龄的液体需要量见表1-7-13。

5. 矿物质、维生素及微量元素 钙、磷、镁的需求量分别为0.6～0.8mmol/(kg·d)、1.0～1.2mmol/(kg·d)、0.3～0.4mmol/(kg·d)。静脉营养时需补充13种维生素,包括4种脂溶性维生素(A、D、E、K)和9种水溶性维生素(B₁、B₂、B₆、B₁₂、C、烟酸、叶酸、泛酸、生物素)。铁、铬、铜、碘、锰、钼、硒、锌是参与许多代谢过程的必需微量元素,如果TPN超过两周需在营养液中加入微量元素并定期监测。临床一般应用维生素混合制剂及微量元素混合制剂。目前使用的脂溶性维生素、水溶性维生素与微量元素制剂的推荐使用剂量为0.5～

1.0ml/(kg·d)。早产儿肠外营养推荐需要量见表1-7-14。

表1-7-13 新生儿不同日龄的液体需要量[ml/(kg·d)]

日龄	出生体重(g)			
	<1000	~1500	~2500	>2500
1	70~100	70~100	60~80	60~80
2	100~120	100~120	80~100	80~100
3~7	120~180	120~180	110~140	100~140
8~28	140~180	140~180	120~160	120~160

注:PDA、RDS、HIE、BPD、心衰等情况需限制液量,EVLWI、使用开放暖箱、光疗、呕吐、腹泻等情况需增加液量。

表1-7-14 早产儿肠外营养推荐需要量

项目	需要量	项目	需要量
能量(kcal)	60~70	维生素 B_1[mg/(kg·d)]	0.1~0.5
钠[mmol/(kg·d)]	2.0~3.0	维生素 B_2[mg/(kg·d)]	0.15~0.30
钾[mmol/(kg·d)]	1.0~2.0	烟酸[mg/(kg·d)]	5~6
钙[mmol/(kg·d)]	0.6~0.8	泛酸[mg/(kg·d)]	0.40~1.5
磷[mmol/(kg·d)]	1.0~1.2	维生素 B_6[mg/(kg·d)]	0.10~0.35
镁[mmol/(kg·d)]	0.3~0.4	维生素 B_{12}[μg/(kg·d)]	0.30~0.60
铁[μg/(kg·d)]	100~200	叶酸[μg/(kg·d)]	50~200
锌[μg/(kg·d)]	300~500	维生素 C[mg/(kg·d)]	20~40
铜[μg/(kg·d)]	20~50	维生素 A[μg/(kg·d)]	300~500
硒[μg/(kg·d)]	0.25~2	维生素 D(IU/d)	160
氟[μg/(kg·d)]	–	维生素 E[mg/(kg·d)]	3~4
碘[μg/(kg·d)]	1~1.5	维生素 K[μg/(kg·d)]	60~80
铬[μg/(kg·d)]	0.25~3	生物素[μg/(kg·d)]	6~8

摘自:中华医学会肠外肠内营养学分会儿科协作组,中华医学会儿科学分会新生儿学组,中华医学会小儿外科学分会新生儿学组.中国新生儿营养支持临床应用指南.中国当代儿科杂志,2006,8(5):352-356.

五、肠外营养常见并发症

1. 机械性并发症 主要发生在静脉导管放置过程中,如气胸、血胸、血管损伤、导管移位和断裂等。PICC并发症主要包括导管堵塞、导管脱落、静脉炎、导管断裂、导管相关感染等。应由经过培训的人员进行插管。PICC置管必须采用胸部 X 片定位以确保位置正确,每天观察并记录导管位置及穿刺部位情况。

2. 感染性并发症 主要发生在应用中心静脉输注肠外营养液过程中。在众多与静脉导管相关感染的危险因素中,医源性因素对其影响很大。如置管操作人员的经验、操作时是否采取保护措施、导管材料和留置时间长短、置管部位以及肠外营养是否受污染等均可直接或间接导致导管相关感染的发生和发展。肠外营养过程中凡不明原因发热、白细胞数增高、核左移、奶量突然降低,均应考虑导管相关性感染。若血培养与导管培养有相同微生物生长,导管感染的诊断即成立。拔管后症状会减轻或消失,通常不需使用抗生素。定期更换导管插管处敷料,当高度怀疑导管感染时可拔出导管,同时做血培养和导管头培养,改用外周静脉途径进行营养支持数天。

3. 代谢性并发症　肠外营养代谢性并发症的原因是底物过量或缺乏。通过常规监测可以避免代谢性并发症的发生和恶化。

(1) 糖代谢紊乱:高血糖主要发生在应用葡萄糖浓度过高(>20%)或短期内输注葡萄糖过快。临床表现开始时有多尿,继而脱水,严重时出现抽搐、昏迷等。发生高血糖时一般不需立即使用胰岛素,最简单而有效的方法是降低葡萄糖输注的量和速度,同时加用适量脂肪乳剂以保证热量摄入。葡萄糖输注应从小剂量开始,以后逐渐增加,采用循环输注方式能避免血糖波动。低血糖一般发生在静脉营养结束时营养液输注突然中断,主要是由于经过一段时间的肠外营养,体内胰岛素分泌增加以适应外源性高浓度葡萄糖诱发的血糖变化。此时若突然停止营养液输入,体内血胰岛素仍处于较高水平,极易发生低血糖。预防方法是停用 PN 应有 1～2 天逐渐降低输注速度和浓度的过程,可用 5%～10% 葡萄糖补充。输注营养液时应密切监测血糖和尿糖的变化。

(2) 脂肪代谢紊乱:高脂血症主要在应用脂肪乳剂时剂量偏大或输注速度过快时发生,特别当患儿有严重感染、肝肾功能不全以及有脂代谢失调时更易发生。高脂血症时血甘油三酯大于 2.3mmol/L,严重者出现脂肪超载综合征,主要特征有发热、呕吐、贫血、血小板下降、黄疸、出血倾向及肝功能损害等。为防止高脂血症的发生,主张脂肪乳剂量应在 1～3g/(kg·d)之间,采用 16～24 小时均匀输注,严密监测血清甘油三酯。如果血甘油三酯大于 6.5mmol/L 应减少或停用脂肪乳剂。高脂血症可用肝素治疗,10～25U/kg。

(3) 氨基酸代谢紊乱:高氨基酸血症和高氨血症均为与蛋白质代谢有关的并发症,其发生主要与使用氨基酸剂量偏大、氨基酸溶液配方不合理、提供非蛋白热卡不足等有关。如果输注过多氨基酸而同时非蛋白热量不足时,可导致肾前性氮质血症。此时氨基酸被用于供能而非蛋白合成。氨基酸分解导致血尿素氮增加。由于尿素需经肾脏排出并需要大量水,因此氮质血症可造成脱水,甚至进行性昏睡和昏迷。应给予充足水分,选择新生儿专用氨基酸,提供合适比例的热量和氮。监测体重、液体平衡、血氨和血尿素氮有助于预防肾前性氮质血症。

(4) 电解质失衡:可能原因在于肠外营养中电解质的补充未做到个体化治疗、疾病本身影响、早产儿电解质平衡调节功能差。常见电解质紊乱包括血钠、钾、氯的异常。密切监测电解质以满足个体化需求,对于长期使用全肠外营养的早产儿还应注意血钙、磷、镁变化。

(5) 肝功能损害及胆汁淤积:肠外营养相关性肝胆并发症是最为严重的代谢并发症,临床特征是应用 PN 期间出现不能解释的黄疸或肝功能损害。其确切病因目前尚未阐明,多数学者认为由多种因素引起,如静脉营养过量及营养成分失衡,某些营养素缺乏、肠道细菌过度生长及移位等。肠外营养相关性胆汁淤积发生率随禁食时间的延长而增加,多数病例在肠外营养进行 2～10 周后发生。为预防胆汁淤积的发生,应使用多种能源供能,采用低热量肠外营养支持。积极预防和控制肠道感染,尽早进行肠内营养是避免许多肠外营养相关并发症最有效的措施。

六、全合一肠外营养液

全合一(all-in-one)营养液是将患儿所需的蛋白质、脂肪、碳水化合物、维生素、微量元素、电解质和水分经过规范的配制方法注入静脉营养袋内,通过周围静脉或中心静脉输入体内以达到营养治疗的目的。早产儿推荐选用全合一输注方式,维持全合一营养液的稳定性尤为重要,主要是脂肪乳剂的稳定,影响脂肪乳剂稳定性的因素包括营养液的 pH、温度、渗透压、电解质浓度及放置时间等。

1. PN 常用营养成分的渗透压,见表 1-7-15。

表 1-7-15 各营养成分的渗透压

项目	渗透压(mmol/L)	项目	渗透压(mmol/L)
10% 脂肪乳剂	129～158	10% KCL	2666
20% 脂肪乳剂	258～315	0.9% NaCL	308
1% 氨基酸	100	10% NaCL	3180
6.74% 氨基酸	619	10% 葡萄糖酸钙	345
10% 氨基酸	875	安达美	1140
20% 力太	921	水乐维他	529
5% GS	250	维他利匹特	291
10% GS	500	多种微量元素	1900
12.5% GS	631	13% GS+10% NaCl+10% KCl	851
50% GS	2500		

2. 全合一营养液的配制

(1) 设置营养液配制室或超净工作台,严格按照无菌技术进行配制。

(2) 将电解质溶液、微量元素、水溶性维生素制剂先后加入葡萄糖溶液或(和)氨基酸溶液。电解质不宜直接加入脂肪乳剂中,注意一价阳离子电解质浓度<150mmol/L,二价阳离子电解质浓度<5mmol/L。

(3) 将脂溶性维生素加入脂肪乳剂中。脂肪乳剂只允许加入脂溶性维生素,不宜加入其他药物,以免影响脂肪乳剂的稳定性。

(4) 充分混合葡萄糖溶液于氨基酸溶液后,再与经步骤(3)配制的脂肪乳剂混合。

(5) 轻轻摇动混合物,排气后封闭备用。配制好的混合液最好现配现用,不宜长时间放置。注意避光、4℃保存。

(6) 输注时建议 24 小时内输完。全合一营养液配制完毕后应常规留样,保存至输注完毕后24 小时。

(7) 严格控制输液速度,保持 24 小时内均匀输入。注意监测血糖,观察呼吸,防止外渗。

附 肠外营养计算举例

输液对象:1000g 早产儿,日龄 3 天,其液体生理需要量以 120ml/(kg·d)计算,氨基酸 3g/(kg·d),脂肪乳 2g/(kg·d),钠 3mmol/(kg·d),钾 2mmol/(kg·d)。

（1）输注 10% GS 输液

输注速度:5ml/(h·kg)×1kg=5ml/h

每小时输糖总量:5ml/h×10%=0.5g/h=500mg/h

输液总量:24h×5ml/h=120ml/d

输热量值:输糖 12g,产热 48kcal,供热量为 48kcal/(kg·d)

输糖速度:500mg/h÷60min÷1kg=8.3mg/(kg·min)

渗透压值:100 000mg/L÷180=556mmol/L

（2）输注 12.5% 葡萄糖

输注速度:5ml/(h·kg)×1kg=5ml/h

每小时输糖总量:5ml/h×12.5%=0.625g/h=625mg/h

输液总量:24h×5ml/h=120ml/d

输热量值:输糖 15g,产热 60kcal,供热量为 60kcal/(kg·d)

输糖速度:625mg/h÷60 分钟÷1kg=10.4mg/(kg·min)

渗透压值:125 000mg/L÷180=695mmol/L

（3）输注氨基酸:小儿复方氨基酸(18AA),浓度 6%

6.74% 氨基酸的渗透压值为 619mmol/L。

输液总量:

每天每公斤 3g:3÷6.74%×1kg=44.5ml

渗透压:6.74% 氨基酸 44.5ml 的渗透压=619mmol/L×0.0445L=27.5mmol

（4）输注 20% 脂肪乳

20% 脂肪乳的渗透压值为 258~315mmol/L,取中间值 286mmol/L。

输液总量:2÷20%×1kg=10ml

渗透压:10÷1000×286=2.86mmol

（5）生理所需无机盐钠、钾的供给:Na、Cl、K 的分子量分别为 23、35.5、39。

1mmol NaCl 为 58.5mg NaCl,23mg Na,6.5ml 生理盐水,0.585ml 10% NaCl

1mmol KCl 为 74.5mg KCl,39mg K,0.745ml 10% KCl

0.9% 氯化钠溶液的渗透压值为 308mmol/L

每天每公斤补钠 3mmol 即每天每公斤补充生理盐水 19.5ml

19.5ml 生理盐水的渗透压值=308×19.5÷1000=6mmol

每天每公斤补钾 2mmol 即每天每公斤补充 10% 氯化钾溶液 1.5ml

1.5ml 10% 氯化钾溶液的渗透压值=2666×1.5÷1000=4mmol

（6）混合液的组成:以每公斤每日 120 毫升计算:6.74% 氨基酸液 44.5ml/(kg·d)+ 20% 脂肪 10ml/(kg·d)+10% 氯化钾 1.5ml/(kg·d)+水乐维他 0.1 瓶/kg+维他利匹特 5ml。因小儿复方氨基酸中含有钠,故不再另行补充。3 种液体总和为 61ml/(kg·d)。余 59ml 以葡萄糖液冲兑,常用 10% GS 和 50% GS,计算如下:

若 50% GS 为 Yml,则 10% GS 为(59-Y)ml。

若葡萄糖液为 10% 浓度,100ml 含葡萄糖 10g。则 50%×Yml+10%×(59-Y)= 10g,0.5Y+5.9-0.1Y=10,Y=10ml。即,50% 葡萄糖液 10ml,10% 葡萄糖液 49ml。

肠外营养示例见表 1-7-16。

表 1-7-16　肠外营养示例

营养液组成	每日需求量	液量(ml)	热卡(kcal)
20% 中长链脂肪乳	2g/(kg·d)	10	20
小儿复方氨基酸	3g/(kg·d)	44.5	12
10% 氯化钾	2mmol/(kg·d)	1.5	
水乐维他	0.1 瓶/kg		
维他利匹特	5ml/d	5	
肝素钠	45U		
10% GS		49	19.6
50% GS		10	20
合计		120	71.6

注:1000g 早产儿,日龄第 3 天计算 TPN

第三节　肠内营养

肠内营养(enteral nutrition,EN)是经胃肠道提供代谢需要的营养物质及其他各种营养素的营养支持方式。合理的营养支持策略是影响早产儿存活和生存质量的关键环节。尽管肠外营养在早产儿早期营养支持方面起着举足轻重的作用,但在应用过程中存在诸多并发症,肠内营养更有利于保护内脏功能。

一、喂养指征

无先天性消化道畸形及严重疾患、能耐受胃肠道喂养者尽早开始喂养。出生体重>1000g、病情相对稳定者可于出生后 12 小时内开始喂养。有严重围生窒息、脐动脉插管或超低出生体重儿(出生体重<1000g)可适当延迟开始喂养时间至 24~48 小时。早产儿坏死性小肠结肠炎(NEC)及其他原因所致肠梗阻需禁食。

二、乳品选择

1. 早产儿母乳　早产儿母乳中的成分与足月儿母乳不同,其营养价值和生物学功能更适合早产儿的需求。早产母乳中蛋白质含量高,利于早产儿快速生长的需求;乳清蛋白比例高,利于消化和加速胃排空;脂肪和乳糖量较低,易于吸收;钠盐较高,利于补充早产儿的丢失;钙磷易于吸收,利于骨骼发育。早产母乳中富含长链多不饱和脂肪酸(如 DHA)和牛磺酸,是成熟母乳的 1.5~2 倍,促进早产儿视网膜和中枢神经系统的发育。

2. 母乳强化剂（human milk fortifier, HMF） 对于胎龄小、出生体重低的早产儿而言, 纯母乳喂养摄入包括蛋白质、矿物质等在内的营养成分不够其生长所需, 生长速度较慢, 有造成骨发育不良和代谢性骨病的危险, 因此在国外常使用母乳强化剂以确保其快速生长的营养需求。添加时间是当早产儿耐受 100ml/(kg·d) 的母乳喂养之后, 将 HMF 加入母乳中进行喂哺。一般按标准配制的强化母乳可使其热量密度至 80 ~ 85kcal/100ml (1kcal = 4.184kJ)。如果需要限制喂养的液体量[不超过 130ml/(kg·d)], 例如患慢性肺部疾病时可增加奶的热量密度至 90 ~ 100kcal/100ml, HMF 则应在达到 100ml/(kg·d) 前开始使用, 以提供足够的蛋白质和能量。

3. 早产儿配方乳 适用于胎龄在 34 周以内或体重<2000g 低体重儿。早产儿配方奶保留了母乳的优点, 补充母乳对早产儿营养需要的不足。各种早产儿配方奶的共同特点: ①蛋白质含量高, 乳清蛋白与酪蛋白比例为 60∶40 或 70∶30, 供应足量的胱氨酸。②脂肪中中链脂肪酸占40%, 易于消化吸收。亚油酸含量高, 利于促进婴儿脑细胞的生长发育。③碳水化合物中 60% 为多聚葡萄糖, 供给所需要热量, 不增加血渗透压。④钠含量增加, 补充早产儿肾排钠量增加的需要。⑤钙含量为正常母乳含量的 3 倍, 使钙磷比例接近 2∶1。⑥维生素和微量元素的强化。一般来说, 适合体重<2000g 早产儿的乳类是强化母乳或早产配方奶, 而前者无论从营养价值还是生物学功能都应作为首选。

4. 早产儿出院后配方奶 为早产儿设计的专用出院后配方奶是目前推荐使用的出院后喂养的营养源, 此种配方奶的蛋白质含量为 2.6g/100kcal, 较足月儿配方奶高, 同时还强化了维生素 A、D、铁、钙、磷、铜、多不饱和脂肪酸等比较全面的营养素, 对今后的器官发育和智力发育均属必需。研究表明, 早产儿出院后配方奶增加体重和身长的效果优于足月儿配方奶。

配方乳的配制与保存: ①所有容器须经高温消毒; ②设置专用配奶间; ③病房内配制应即配即用; ④中心配制在配制完毕后置 4℃冰箱储存, 喂养前再次加温; ⑤常温下放置时间不应超过 4h; ⑥若为持续输液泵肠道喂养或间歇输液泵输注, 应每隔 8h 更换注射器, 每 24h 更换输注管道系统。各种乳品的主要成分见表 1-7-17。

表 1-7-17 各种乳品的主要成分表（每 100ml 奶的含量）

成分	成熟母乳	早产儿母乳	婴儿配方奶	早产儿配方奶	强化后母乳	早产儿出院后配方奶
能量（kcal）	67	67	67.0 ~ 68.0	80.0 ~ 81.0	85	72.0 ~ 74.0
蛋白质（g）	1.1	1.6	1.45 ~ 1.69	2.2 ~ 2.4	2.4	1.85 ~ 1.90
碳水化合物（g）	7.1	7.3	7.3 ~ 7.6	8.6 ~ 9.0	6.9 ~ 8.2	7.7 ~ 8.0
脂肪（g）	4.5	3.5	3.5 ~ 3.6	4.1 ~ 4.3	4.1 ~ 4.8	3.4 ~ 4.1
钠（mmol）	0.8	1.2	0.71 ~ 1.17	1.3 ~ 1.5	1.6 ~ 1.7	1.0 ~ 1.1
氯（mmol）	1.1	1.7	1.13 ~ 1.44	1.9 ~ 2.0	1.9 ~ 2.6	1.5 ~ 1.7
钾（mmol）	1.4	1.2	1.74 ~ 1.89	2.1 ~ 2.7	2.1 ~ 3.0	1.9 ~ 2.2
钙（mg）	33	25.3	51 ~ 53	134 ~ 146	112 ~ 139	77 ~ 90
磷（mg）	15	14.7	28 ~ 36	67 ~ 73	61 ~ 78	46 ~ 49

续表

成分	成熟母乳	早产儿母乳	婴儿配方奶	早产儿配方奶	强化后母乳	早产儿出院后配方奶
铁(mg)	0.03	0.09	1.0~1.2	1.2~1.4	1.4	1.3~1.4
维生素 A(IU)	250	389	200~204	250~1000	980~1305	330~340
维生素 D(IU)	2.2	12	40.5~41.0	70.0~192.0	120~150	52.0~59.0
维生素 E(IU)	0.18	0.3	1.35~1.36	3.2~5.0	4.2~5.5	2.6~3.0
维生素 K(μg)	0.3~0.5	5.4	5.4~5.5	6.5~9.7	–	5.9~8.0
渗透压	290	290	270~290	300	–	280~290

摘自:张巍,童笑梅,王丹华.早产儿医学.北京:人民卫生出版社.2008,141.
Taeuch HW,Ballard RA,Gleason CA. Avery's disease of the newborn. 8th ed. Philadephia;Elsevier aunders,2005,1048.

三、肠内营养需求

欧洲儿科胃肠病学、肝病学和营养协会(ESPGHAN)是 WHO 和国际食品法典委员会在制订婴儿食品国际标准的权威机构,1987 年 ESPGHAN 发布了早产儿营养-喂养建议,2002年美国营养科学会生命科学研究机构(Life Sciences Research Office of the American Society for Nutritional Sciences,LSRO)发布了早产儿营养需求,2005 年由 Tsand 等人出版《早产儿营养手册-科学基础和实践指南》,这三个文件是当今早产儿营养-喂养的权威著作。ESPGHAN自 2007 年起召集有关专家对近年来该领域的进展进行系统回顾和综述,制订 2010 年版早产儿肠内营养需求建议,见表 1-7-18。合理的营养需求以每天每公斤体重需多少单位营养素和每 100kcal 热量含多少单位营养素来表达。以最低能量消耗 110kcal/(kg·d)为基础,可推算每 100kcal 热量含多少单位营养素。对于摄入高热量的个体而言,应避免摄入的营养素超过可接受的最高值。

表 1-7-18　早产儿肠内营养推荐摄入量

项目	需要量	
	kg/d	每 100kcal
液体(ml)	135~200	
能量(kcal)	110~135	
蛋白质(g)		
<1000g 体重	4.0~4.5	3.6~4.1
1000~1800g 体重	3.5~4.0	3.2~3.6
碳水化合物(g)	11.6~13.2	10.5~12
脂肪(g)(中链脂肪<40%)	4.8~6.6	4.4~6.0
亚麻酸(mg)[1]	385~1540	350~1400
a-亚麻酸(mg)	>55(脂肪酸的 0.9%)	>50
二十二碳六烯酸(mg)[2]	12~30	11~27
花生四烯酸(mg)	18~42	16~39

续表

项目	需 要 量	
	kg/d	每100kcal
钠(mg)	69 ~ 115	63 ~ 105
氯(mg)	105 ~ 177	95 ~ 161
钾(mg)	66 ~ 132	60 ~ 120
钙(mg)	120 ~ 124	110 ~ 130
磷(mg)	60 ~ 90	55 ~ 80
镁(mg)	8 ~ 15	7.5 ~ 13.6
铁(mg)	2 ~ 3	1.8 ~ 2.7
锌(mg)	1.1 ~ 2.0	1.0 ~ 1.8
铜(μg)[3]	100 ~ 132	90 ~ 120
硒(μg)	5 ~ 10	4.5 ~ 9
锰(μg)	≤27.5	6.3 ~ 25
氟(μg)	1.5 ~ 60	1.4 ~ 55
碘(μg)	11 ~ 55	10 ~ 50
铬(μg)	30 ~ 1230	27 ~ 1120
钼(μg)	0.3 ~ 5	0.27 ~ 4.5
维生素 B_1(μg)	140 ~ 300	125 ~ 275
维生素 B_2(μg)	200 ~ 400	180 ~ 365
烟酸(μg)	380 ~ 5500	345 ~ 5000
泛酸(mg)	0.33 ~ 2.1	0.3 ~ 1.9
维生素 B_6(μg)	45 ~ 300	41 ~ 273
维生素 B_{12}(μg)	0.1 ~ 0.77	0.08 ~ 0.7
叶酸(μg)	35 ~ 100	32 ~ 90
维生素 C(mg)	1.1 ~ 4	10 ~ 42
维生素 H(μg)	1.7 ~ 16.5	1.5 ~ 15
维生素 A(μg)	400 ~ 1000	360 ~ 740
维生素 D(IU/d)	800 ~ 1000	
维生素 E(mg)	2.2 ~ 11	2 ~ 10
维生素 K_1(μg)	4.4 ~ 28	4 ~ 25
核苷酸(mg)	–	≤5
胆碱(mg)	8 ~ 55	7 ~ 50
肌醇(mg)	4.4 ~ 53	4 ~ 48

摘自:Agostoni C,Buonocore G,Carnielli VP,et al. Enteral nutrient supply for preterm infants:commentary from the European Society for Paediatric Gastroenterology,Hepatology,and Nutrition Committee on nutrition. JPGN,2010,50(1):85-91.

注释:1. 亚麻酸与 a-亚麻酸的比例为 5 ~ 15.1(wt/wt)。

2. 二十二碳六烯酸与花生四烯酸的比例为 1.0 ~ 2.0(wt/wt),二十碳五烯酸含量(20∶5n-3)不应超过二十二碳六烯酸的 30%。

3. 婴儿配方奶中锌与铜的摩尔比例不应超过 20。

　　早产儿生后控制液体摄入量在下限范围可以降低 BPD 及 PDA 发生率。肠内能吸收的液体量为 96～200ml/(kg·d),这是可耐受的上下限,但在制订液体量标准时需考虑渗透压和肾脏溶质负荷,适宜的渗透压为 150～380mOsm/kgH$_2$O。因此,ESPGHAN 建议早产儿摄入液体为 135～200ml/(kg·d)。通常情况下,以强化母乳或标准配方奶喂养的早产儿摄入 150～180ml/(kg·d)可以满足其各种营养素的需求。早产儿的能量供应要考虑胎龄、累积营养损失量、机体成分改变及基础能量代谢水平。当蛋白：能量比值(protein to energy ration,P：E)适宜(>3.0～3.6g/100kcal),摄入能量大于 100kcal/(kg·d)可使体质成分接近宫内参照值。如果 P/E 比例恰当,早产儿合理的能量摄入为 110～135kcal/(kg·d)。

四、喂　养　方　式

　　1. 经口喂养　早产儿营养以自吮为最佳喂养途径,尽早经口喂养不但可以减少管饲和肠外营养相关并发症,促进胃肠功能启动、激素形成及消化酶分泌,还能增强亲子联结,缩短住院天数,降低医疗费用。《中国新生儿营养支持临床应用指南》建议经口喂养适用于胎龄>34 周、吸吮和吞咽功能较好、病情稳定、呼吸<60 次/分的早产/低出生体重儿。然而近年的研究证实了更早开始经口喂养的可行性,有文献报道 31 周胎龄早产儿实现安全经口喂养。临床常用经口喂养方式包括:①按需喂养(Ad libitum feeding):不限制喂养时间或奶量,根据婴儿的饥饿征兆及饱足表现予以喂养;②按需定量(demand feeding):根据婴儿的饥饿征兆进行喂养,完成规定奶量即结束喂养;③定时喂养(scheduled feeding):根据规定时间而非婴儿状况进行喂养,唤醒婴儿进行喂养;④改良按需喂养(semidemand or modified ad libitum):由照护者而非婴儿决定喂养时机,定时评估饥饿情况。如果婴儿入睡,则于 30 分钟后再次评估。如果婴儿仍然入睡,则予以管饲。如果评估时婴儿有饥饿表现则予以喂养,完成规定奶量即结束喂养。研究表明,对于健康的早产儿而言,按需定量喂养更有利于体重增长,改善行为状态,缩短住院时间。

　　在经口喂养+管饲阶段,给予早产儿经口喂养 7～8 次/天,并通过管饲补充热量以满足婴儿的营养需求。在完全经口喂养阶段则实行全部经口喂养,完全经口喂养指经口完成 24 小时规定奶量,且连续 48 小时无需管饲。实施半需求喂养的条件:达到纠正胎龄 32 周;吸吮反射及呕吐反射存在;房间空气能维持氧供;能耐受母乳或配方奶肠道推注喂养,提供体重增长所需热量[105～130kcal/(kg·d)]。

　　2. 管饲喂养　胎龄<34 周、吸吮和吞咽功能不协调或由于疾病因素不能直接喂养的早产/低出生体重儿可采用管饲喂养。选择经口腔或鼻腔插入胃管,不推荐采用鼻空肠管或鼻十二指肠喂养。胃管喂养方式包括:①推注法。用注射器连接胃管依靠重力作用滴入或推入胃内,适用于较成熟、胃肠道耐受性好的婴儿,不适合胃食管反流、胃排空延迟。需要管饲喂养的患儿如果耐受良好应首选推注法。持续推注母乳时应注意推注末注射器内母乳脂肪浓度升高的问题,以及母乳中的脂肪附着于注射器及胃管壁而造成能量丢失,采用带有离心喷嘴的注射器(eccentric nozzle syringe)并将注射器倾斜 25°～40°使乳头高于活塞可以减少此类现象的发生。②间歇喂养法。是指根据肠道耐受情况间隔 1～3 小时进行管饲,此法可以监测胃残余,增强肠道激素周期性分泌,是较理想的营养输送方式。适用于胃食管反流、胃排空延迟和有肺吸入危险因素者。③持续输注法。是指连续 20～24 小时用注射泵输注喂养,每小时 2～3ml,仅建议用于上述两种管饲方法不能耐受者。

持续泵入母乳时,注射器的位置应低于婴儿,否则可能造成脂肪堆积于连接管内而使婴儿无法获得脂肪。

　　管饲时通常选择5F胃管进行置管,置入长度测量是从鼻尖到耳垂,再从耳垂至剑突与脐部连线的中点。有研究采用以身高为基础的图表法测量置管长度,置管长度(cm)= 6.7+[0.26×身高(cm)]。确定胃管插入位置的方法包括抽取胃液法、听诊气过水声、将胃管末端置于盛水的治疗碗内看有无气体逸出、用试纸测量胃液 pH 值等,研究表明,上述临床评估方法的一致性较差,采用超声或 X 线等影像检查较为可靠。有研究提出管饲时采用 TAP 程序进行胃管位置再评估,即评估胃管长度(tube)、患儿喂养耐受情况(patient)和胃内容物的量、性状及 pH[aspirate(volume,color/character,pH)]。管饲喂养的用量与添加速度见表1-7-19。

表 1-7-19　低体重儿喂养方案

时间	乳品	≤1000g		~1500g	
		奶量	频次	奶量	频次
早期喂养	母乳或配方奶	1~2ml/kg	1~2h 或持续输注	1~3ml/kg	2h
过渡期喂养(12~72h)	配方奶或母乳	每间隔 1 次增加1ml,直至最大量5ml	2h	每间隔 1 次增加 1ml,直至最大量20ml	2h
晚期喂养,(150ml/kg)	母乳或配方奶	10~15ml	2h	20~28ml	2~3h
达完全喂养的时间		小于 705g 者 ≥10~14d			7~10d

时间	乳品	~2000g		>2000g	
		奶量	频次	奶量	频次
早期喂养	母乳或配方奶	3~4ml/kg	2~3h	10ml/kg	3h
过渡期喂养(12~72h)	配方奶或母乳	每间隔 1 次增加2ml,直至最大量15ml	2~3h	每间隔 1 次增加5ml,直至最大量20ml	3h
晚期喂养,(150ml/kg)	母乳或配方奶	28~37ml	3h	37~50ml,然后按需	3~4h
达完全喂养的时间		5~7d		3~5d	

　　注:必要时予静脉补液 140~160ml/kg,满足热量需求 90~130kcal/kg。

　　引自:MacDonaldMG,Mullett MD,Seshia MMK. Avery's neonatology-Pathophysiology and management of the Newborn. 6th ed. Philadelphia:Lippincott Williams and Wilkins,2005,400.

　　3. 微量喂养(minimal enteral feeding,MEF)　指出生后早期以小于 10~20ml/(kg·d) 的奶量进行喂养,奶量均匀分成 6~8 次/天,通常维持 5~10 天不变,母乳或早产配方奶喂养,奶液不必稀释。如能耐受则逐渐加量,大约在 5~7 天内(即转变期结束时)增加至 20ml/(kg·d)以上。微量喂养方式旨在促进胃肠道功能成熟、帮助尽早从肠外营养过渡到经口喂养,适用于无肠道喂养禁忌证但存在肠道功能不良的早产儿和低出生体重儿。

4. 增加奶量　在稳定-生长期应循序渐进地增加奶量,以不超过 20ml/(kg·d)为宜,否则容易发生喂养不耐受或坏死性小肠结肠炎。每天增加的奶量均匀分成 6~8 次,视耐受情况每 1~2 天增加 1 次,大多至出院时喂养量可达 160~180ml/(kg·d),能量摄入为 128~144kcal/(kg·d)(按热量密度 80kcal/100ml 的强化母乳或早产配方奶计算)。一旦肠道喂养建立,以 10~20ml/(kg·d)的速度增加被认为是安全的。

五、肠内营养的监测

1. 机械性体位、胃管位置及口鼻腔护理。

2. 肠道胃残留量,有无呕吐腹胀,腹围,大便(次数、性状、潜血等)。

3. 代谢液体入量(ml/kg)、热量摄入(kcal/kg)、蛋白质摄入(g/kg)、尿量[ml/(kg·h)]、尿比重、血糖、电解质、血气、肝肾功、血常规。

4. 生长参数体重、身长、头围。

新生儿肠内营养监测见表 1-7-20。

表 1-7-20　新生儿肠内营养监测表

监测项目		第 1 周	以后
摄入量	能量[kcal/(kg·d)]	1 次/天	1 次/天
	蛋白质[g/(kg·d)]	1 次/天	1 次/天
喂养管	喂养管位置	Q8h	Q8h
	鼻腔口腔护理	Q8h	Q8h
	胃/空肠造瘘口护理	1 次/天	1 次/天
临床症状/体征	胃潴留	每次喂养前	每次喂养前
	大便次数/性状	1 次/天	1 次/天
	消化道症状	1 次/天	1 次/天
体液平衡	出入量	1 次/天	1 次/天
生长参数	体重	1 次/天或隔日 1 次	每周 2~3 次
	身长	1 次/周	1 次/周
	头围	1 次/周	1 次/周
实验室检查	血常规	1 次/周	1 次/周
	电解质	1 次/天	必要时
	肝功能	1 次/周	隔周 1 次
	肾功能	1 次/周	隔周 1 次
	血糖	1~3 次/天	必要时
	大便常规+隐血试验	必要时	必要时
	大便 pH	必要时	必要时
	尿比重	必要时	必要时

摘自:中华医学会肠外肠内营养学分会儿科协作组,中华医学会儿科学分会新生儿学组,中华医学会小儿外科学分会新生儿学组. 中国新生儿营养支持临床应用指南. 中国当代儿科杂志,2006,8(5):352-356.

六、肠内营养常见并发症

1. 喂养不耐受 喂养不耐受指进行母乳或配方奶喂养时发生消化和吸收不良,出现胃残余(gastric residual volume,GRV)>50%、腹胀和(或)呕吐等情况导致喂养计划中断。

(1) 喂养不耐受的诊断:若出现下列情况之一可考虑喂养不耐受:①呕吐;②腹胀,24小时腹围增加>1.5cm,伴有肠型;③胃残留量超过上次喂养量的1/3或持续喂养时超过1小时的量;④胃残留物被胆汁污染;⑤大便潜血阳性;⑥大便稀薄,还原性物质超过2%(乳糖吸收不良);⑦呼吸暂停和心动过缓的发生明显增加。

(2) 胃内残余的评估:在喂养初期,每次喂养量较小,此时胃内残余相当于前次喂养总量(2~3ml)是正常的。重点是评估胃内残余的性状、婴儿的整体临床表现和残余量是否逐渐增加。如残余量<喂养量的50%(无黏液或血液),临床症状好转,注回残余量,可继续喂养。如果临床症状无好转或再次出现>50%胃内残余,应做更全面的评估。

(3) 喂养不耐受的处理:积极进行母乳喂养,早产儿母亲的早期乳为首选乳类,其次为早产儿配方奶。在生命体征平稳的情况下尽可能早期微量喂养(微量0.1~4ml/kg·d、低热能、低容积),缓慢增加奶量,奶量从0.1~4ml/(kg·d)、浓度由1/3稀释开始,根据耐受情况逐渐增加至全奶浓度。每次管饲前回抽胃内残余奶量,如残余量<喂养量的50%或2~3ml/kg,可将残余重新注入胃内,连同母乳或配方奶达到预期喂养量。若残余奶量>喂养量的50%则减量或停喂1次。如果出现胃残余为胆汁样或有进行性腹胀则需禁食并摄腹部平片排除NEC。监测腹围、腹胀、呕吐、大便性状等情况,若腹围较前增加1.5cm应停喂1~3小时并查找病因。予以非营养性吸吮(NNS)训练,每次10分钟,直至患儿有吸吮和吞咽能力,建立起有规律的吸吮模式。喂养时婴儿头部抬高≥30°,右侧卧以促进胃排空。近年有研究认为喂养后半小时将婴儿置于俯卧位可以减少胃内残余。行CPAP的婴儿可在喂养前1小时开放胃管将气体放出。胃肠动力不足是造成早产儿喂养不耐受的主要原因,胃肠肽和促胃动素可促进胃排空和近端小肠的收缩活动,必要时给予多潘立酮每次0.3mk/kg,q8h。胃内残留评估流程见图1-7-2。

2. 误吸 早产儿胃食管反流发生率高,易引起误吸,应做好预防措施,一旦发生及时处理。预防措施包括:①尽量在空腹安静时置胃管;②常规取头高脚低位,头偏向一侧;③及时清除口腔及呼吸道分泌物;④每次喂奶前监测胃内残余情况,胃管回抽奶量残余超过喂养量1/3,应报告医生,遵嘱减量或停喂1次。

3. 胃食管反流(GER) 在早产儿较常见,尤其是BPD早产儿。改变体位、喂养增稠、使用抑酸剂和胆碱能药物可减少和避免胃食管反流的发生。

4. 坏死性小肠结肠炎(NEC) 缺氧缺血损伤、胃肠功能和宿主防御能力不成熟、肠内喂养和细菌增殖是NEC主要的病理生理因素。早期微量母乳喂养、内环境稳定(尤其是血气与血压的稳定)与感染的防治是预防NEC最关键的因素。

5. 其他管饲 解决了进食困难与早期肠道营养需求之间的矛盾,然而这种方法毕竟是一种非生理的喂养方式,它剥夺了早产儿吸吮和吞咽机会,可引起通气障碍、口腔感觉运动功能障碍、口腔厌恶、口腔刺激超敏反应及喂养延迟等不良影响。

循证医学推荐的肠内营养策略,见表1-7-21。

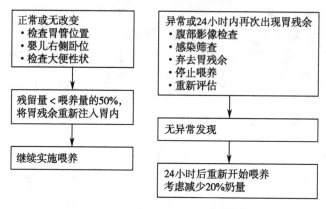

图 1-7-2　胃内残余评估

表 1-7-21　循证医学推荐的肠内营养策略

项目	证据
母乳	首选早产儿母亲的母乳。母乳储存:室温下初乳 24 小时,成熟乳 6 小时,超过此时间须 3 ~ 4℃冷藏;超过 5 天需要冷冻
母乳强化剂	适用于胎龄<31 周和(或)体质量<1500g 的早产儿;当母乳喂养量达到 100ml/(kg·d)时开始使用,每日摄入 180ml/kg 的强化母乳(母乳加强化剂)能满足生长需要
配方奶	不能母乳喂养者采用早产儿配方乳,开始时 60kcal/100ml,逐步加至 80kcal/100ml
喂养方法	置管方法:在机械通气时通过内置的鼻胃管喂养,拔除气管插管后使用内置的口胃管喂养。喂养方法:首选间歇经胃内管饲法;持续经幽门管饲法可用于严重的胃排空延迟及胃食管反流者
开始剂量	通常出生体质量<1000g 的新生儿 1ml/h(出生体质量 1000 ~ 1500g 者每 2 小时予以 2ml;出生体质量 1500 ~ 2000g 者每 3 小时予以 3ml;出生体质量>2000g 的早产儿每 4 小时予以 4ml);有严重呼吸窘迫时,可减少喂养量并增加喂养次数;喂养不耐受时,开始剂量可减少为每 2 小时 1ml,甚至减少到每 4 ~ 6 小时 1ml。微量喂养应在出生后尽早开始,在生后 1 ~ 2 天必须开始
喂养加量	每天增加 10 ~ 30ml/kg 是安全的。当建立每 4 小时 1 次的全母乳喂养后可实行按需喂养。非营养性吸吮是有益的,无不良反应。完全经肠道喂养后开始补充多种维生素;出生后 4 周补充铁

摘自:贾晓明.早产儿早期营养支持的意义与策略.实用儿科临床杂志,2009,24(14):1129-1132.

七、经口喂养支持技术

(一) 经口喂养相关理论

1. 统合发展理论 Als 于 1982 年提出统合发展理论(synactive theory of development),认为新生儿神经行为组织能力的统合会影响其与人互动及适应宫外环境的能力,进而影响生理稳定。新生儿体内存在 5 个子系统:①自主系统(autonomic):指心率、呼吸、体温控制及消化排泄等方面的生理功能;②运动系统(motor):可调节运动、肌肉张力与姿势;③行为状态系统(state):指调节意识清醒程度及状态转换能力;④注意-互动系统(attention-interactive):指新生儿与环境互动的能力和对刺激的反应;⑤自我调节系统(self-regulation):指维持内在平衡与各子系统之间调节的能力。自主系统最早成熟,是其他系统成熟的基础,运动系统、行为状态系统、注意-互动系统、自我调节系统依次相继成熟。该理论为深入了解早产儿从管饲到经口喂养的转换机制提供了概念框架。根据统合发展理论,早产儿受到外界刺激后,会启动体内各子系统以维持平衡,其神经行为的组织状况可以反映发育成熟度,故而可以通过早产儿的意识状态、动作、自主系统等方面的反应来判断喂养的安全性和有效性,并依据早产儿的表现及需求来提供支持性护理和个体化喂养。

2. 早产儿奶瓶喂养效能模式 Hill 对早产儿奶瓶喂养的相关文献进行整合分析,提出早产儿奶瓶喂养效能模式(feeding efficiency for bottle-fed preterm infants)。该模式将经口喂养准备的相关因素分为 3 大类别:①喂养活动:包括口腔运动功能和喂养表现;②干预因素:包括发育性干预、环境应激及其他外部因素;③个体因素:包括健康状况、生理特征及结局。其中,健康状况被认为是确定开始经口喂养的一个主要指标,健康状况对早产儿的口腔运动功能有着重要影响。其次,口腔运动功能与生理特征密切相关,随着出生胎龄、成熟度、相应胎龄及日龄的增长,口腔运动功能日趋完善。除健康状况和生理特征以外,乳液流速、奶嘴型号、奶孔大小等外部因素也会对口腔运动功能产生影响,改变吸吮型态及吸吮-吞咽-呼吸协调功能。喂养表现指摄入奶量、喂养效率、胃食管反流、呕吐及喂养频次等,反映了经口喂养准备的良好与否。当口腔运动功能和健康状况得到改善,喂养表现随之增强。不良的健康状况、生理特征、环境应激及外部因素不仅损害口腔运动功能,降低喂养表现,还会导致生长发育延迟、住院天数延长等不良结局,而实施发育性干预可以促进口腔运动功能、提高喂养表现。早产儿奶瓶喂养效能模式中各要素之间错综交叠的关系充分说明了经口喂养的复杂性,为建立经口喂养评估方法和干预措施提供了理论框架。

3. 早产儿喂养准备模式 Pickler 于 2005 年在统合发展理论的基础上创建了早产儿喂养准备模式(a model of feeding readiness for preterm infants),系统阐述了喂养准备、喂养经验与喂养结局之间的关系。其核心观点是:奶瓶喂养准备可以预测喂养结局,喂养准备对喂养结局的影响受到喂养经验的调节作用。是否可以实施某次奶瓶喂养取决于早产儿的神经成熟度、疾病严重程度、喂养前的自主神经功能、运动功能及行为状态组织,这 5 个因素对喂养表现、吸吮-吞咽-呼吸协调性、喂养中和喂养后的自主神经功能、运动功能及行为状态组织等结局具有重要影响。在经口喂养过程中,喂养经验与喂养准备、喂养结局密切相关,即奶瓶喂养次数及成功喂养次数越多,则喂养准备和喂养结局越好。

(二) 经口喂养的评估

1. 经口喂养准备的评估 经口喂养准备(oral feeding readiness)可分为两类:①开始经

口喂养准备(readiness for initiation of oral feedings):即是否可以从管饲转换到经口喂养;②单次经口喂养准备(readiness for a particular feeding event):指建立经口喂养以后,评估是否可以进行某次经口喂养。前者的评估指标主要与成熟度相关,而后者的评估指标多与行为和生理因素相关。对经口喂养准备的评估是实施经口喂养的关键环节,临床常用病情、呼吸状况、胃肠道耐受、非营养性吸吮、喂养准备行为及成熟度等指标进行评估,这些指标大多基于临床经验,缺乏实证研究。开始经口喂养不当常引发呼吸暂停、误吸、心动过缓、低氧血症和激惹等不良后果。有研究将生物反馈技术应用于吸吮能力测评,电子吸吮测定仪是最常用的吸吮吞咽功能测量工具,该仪器为带有压力传感器的奶瓶,可将吸吮吞咽压力波传送到电脑,通过特定软件分析波形,从而了解吸吮吞咽型态。对吞咽功能的测评主要包括电视X线透视吞咽功能检查、纤维鼻咽喉镜吞咽功能检查和超声影像检查,这些技术使吞咽过程可视化,吞咽功能测评更为客观。此外,也有一些研究探讨行为状态、疾病严重程度、口腔运动功能、喂养准备行为等对经口喂养准备的影响。

2. 经口喂养能力及喂养表现的评估 喂养表现(feeding performance)指奶瓶喂养的有效性,包括:①熟练度(proficiency):指进食初5分钟摄入奶量占医嘱奶量的比例,是衡量早产儿口腔运动功能的一项重要指标,反映了疲乏出现以前的进食表现;②喂养速率(rate of transfer):指一定时间内所摄入的奶量,即平均每分钟摄入奶量,反映了口腔运动功能和疲乏情况;③摄入奶量比(overall transfer):指经口摄入奶量占医嘱奶量的比例,反映了口腔运动功能和耐力状况。有研究表明,开始经口喂养时大多数早产儿能够耐受5分钟的进食活动,对于不同出生胎龄的早产儿应实施个体化喂养速率评估。虽然喂养速率3ml/min被视为判断经口喂养能力的标准,开始经口喂养时喂养速率1.5ml/min可能更适合26~29周胎龄早产儿。Lau等人根据熟练度(≥30%或<30%)和喂养速率(≥1.5ml/min或<1.5ml/min)将经口喂养能力从最成熟到最不成熟划分为4种水平,分别为:①经口喂养能力level 1(低实际喂养能力、高疲乏/低耐力):指熟练度低于30%、喂养速率低于1.5ml/min;②经口喂养能力level 2(低实际喂养能力、低疲乏/高耐力):指熟练度低于30%、喂养速率高于1.5ml/min;③经口喂养能力level 3(高实际喂养能力、高疲乏/低耐力):指熟练度高于30%、喂养速率低于1.5ml/min;④经口喂养能力level 4(高实际喂养能力、低疲乏/高耐力):指熟练度高于30%、喂养速率高于1.5ml/min。

早产儿经口喂养评估工具表,见表1-7-22,喂养准备及喂养质量评分表,见表1-7-23。

表1-7-22 早产儿经口喂养评估工具

项目	EFS (Thoyre et al,2005)	LATCH (Jensen,1994)	NOMAS (Braun&Palmer,1986)	PIBBS (Nyqvist et al,1996)	PIOFRAS (Cristina et al,2007)
目的	对早产儿喂养能力的测量标准化,促进个性化干预	评估母婴母乳喂养情况,确定干预措施	确定和量化新生儿口腔运动行为	评估早产儿吸吮母乳的行为	评估早产儿的经口喂养准备状况
方式	奶瓶喂养	母乳喂养	母乳喂养/奶瓶喂养	母乳喂养	母乳喂养
年龄组	早产儿	早产儿/足月儿	早产儿/足月儿	早产儿	早产儿

续表

项目	EFS (Thoyre et al,2005)	LATCH (Jensen,1994)	NOMAS (Braun&Palmer,1986)	PIBBS (Nyqvist et al,1996)	PIOFRAS (Cristina et al,2007)
目标行为	新生儿	新生儿和母亲	新生儿	新生儿	新生儿
构成	经口喂养准备、经口喂养能力、经口喂养恢复	衔乳、吞咽声、母亲的乳头形状、母亲的舒适度、母亲需求满足程度	口腔运动:颊和舌的运动	觅食反射、衔乳、衔乳时长、吸吮、吞咽、最长的吸吮脉冲	相应胎龄、行为状态、口腔反射、唇舌状态及非营养性吸吮
条目	36	5	28	6	18
评分方法	评分表	每个条目评分0~2	通过评分表将新生儿口腔运动型态分为正常、失调和障碍	评分量表,评分依据条目而异	评分量表,评分依据条目而异
评分范围	-	0~10	-	0~20	0~36
测评者	经过培训的专业人员	照护者	经过培训的专业人员	专业人员和母亲	专业人员

注:EFS=The Early Feeding Skilla,NOMAS=The Neonatal Oral-Motor Assessment Scale,PIBBS=The Preterm Infant Breast-feeding Behavior Scale.PIOFRAS=Preterm Infant Oral Feeding Readiness Assessment Scale

摘自:Howe TH,Lin KC,Fu CP,et al. A review of psychometric properties of feeding assessment tools used in neonates. JOGNN,2008,37(3):338-349.

表 1-7-23　喂养准备及喂养质量评分表

姓名:　　　　日龄:　　　　纠正胎龄:		时间			
喂养准备评分					
常规喂奶前或喂奶时处于清醒状态,有觅食反射、手到口、吸吮安抚奶嘴等行为		5			
触摸婴儿时出现哈欠或觉醒。有觅食反射或吸吮安抚奶嘴		4			
护理时出现短暂觉醒。无饥饿表现(如哭闹、觅食反射或吸吮反射)		3			
护理期间处于睡眠状态。无饥饿表现		2			
护理时需要增高吸氧基线值,出现呼吸暂停、心动过缓、氧饱和度下降、呼吸急促等		1			
喂养质量评分	评分标准	分值			
觉醒	喂奶期间保持觉醒	2			
	出现疲乏但继续吃奶	1			
	入睡或停止吃奶	0			
吸吮、吞咽、呼吸协调	喂奶期间保持安全的吸吮-吞咽-呼吸协调	2			
	吸吮-吞咽-呼吸不协调,可能需要:低流速奶嘴、遮挡奶嘴、间歇喂奶、改变体位或侧卧位奶瓶喂养	1			
	吸吮-吞咽-呼吸不协调,导致心动过缓或氧饱和度下降	0			

续表

姓名：	日龄：	纠正胎龄：	时间			
溢奶	无溢奶		2			
	毛巾上溢奶浸湿面积<2cm^2		1			
	过多溢奶:每次吸吮吞咽均出现溢奶或毛巾上溢奶浸湿面积>2cm^2		0			
呼吸功	呼吸功无增加		2			
	呼吸功增加:吸凹、呼吸频率增快或头部摆动增加		1			
	呼吸功明显增加,需要停止喂奶:鼻翼扇动、拔出奶嘴或转头		0			
摄入奶量比例(今日目标奶量 ml)	摄入 100%		2			
	摄入 50% ~90%		1			
	<50%		0			
喂奶质量总分						
使用奶嘴类型/母乳喂养						
经口喂养时间(min):奶瓶/母乳						
管饲奶量(ml)						

(三) 经口喂养的干预方法

1. 非营养性吸吮(non-nutritive sucking,NNS)　指对无法经口喂养的早产儿,在胃管喂养的同时给予吸吮空奶嘴。NNS 有助于促进胃肠动力和胃肠功能的成熟,缩短管饲喂养到经口喂养的时间;促进新生儿胃肠激素和胃酸的分泌,帮助消化;改善早产儿的生理行为,增加安静睡眠时间,减少激惹和能量消耗,加快临床状态改善的进程。对于尚未开始经口喂养的早产儿,多在间歇鼻饲喂养的基础上进行 NNS 训练。处于喂养过渡期的早产儿,每次喂养前实施 NNS 不应超过 2 分钟,否则会降低觉醒程度。最近新开发了一种 NNS 训练技术,采用带有气动装置的硅胶奶嘴(NTrainer),通过充气让奶嘴尖端产生脉冲来模仿 NNS 活动,帮助早产儿学习吸吮、吞咽及呼吸等一系列进食动作。

2. 口腔刺激/口腔按摩(oral stimulation/oral massage)　指对口周及口腔内结构进行叩击或按摩,有利于增强口腔感知觉及反馈,提高口咽部肌力和肌张力,促进原始反射建立,加快进食能力的发育。口腔刺激对早产儿进食能力发育有积极作用,使经口喂养时间提前。口腔刺激的方法较多,但大多数研究缺少干预方式类型及刺激强度的理论依据,其效应机制尚未阐明。口腔刺激方法见表 1-7-24。

3. 感知觉刺激　White-Traut 等提倡对早产儿进行更广泛的感觉输入,如视听觉、触觉、本体觉、前庭觉和嗅觉等,以促进神经系统发育,通过调整喂养时良好的觉醒状态来提高经口喂养功能。BuLock 等通过早产儿腹部按摩以刺激膈肌发育,提高呼吸效率,加快吸吮-吞咽-呼吸动作之间交替和精密协作的发育。

4. 体位支持(positioning)　Wolf 和 Glass 认为最佳体位是身体屈曲,双肩对称并前伸,手臂屈曲靠近身体中线,头颈与躯干呈直线是喂养体位的关键,头颈与躯干体位不当可导致

表 1-7-24　口腔刺激方法

部位	步骤	目的	频次	时间
面颊	1. 将示指放于婴儿鼻唇部 2. 边轻压边将手指向耳部移动,然后弧形向下至唇角形成"C"字形按压 3. 同法按摩对侧面颊	促进面颊运动范围和力量,增强嘴唇闭合功能	每侧面颊 4 次	2 分钟
上唇	1. 将示指放于上唇角 2. 轻柔按压唇角 3. 以圆周运动的方式将示指从一侧唇角移向上唇中央,至对侧唇角 4. 反方向从对侧上唇角同法按摩	促进嘴唇运动范围及闭合功能	4 次	1 分钟
下唇	1. 将示指放于下唇角 2. 轻柔按压唇角 3. 以圆周运动的方式将示指从一侧唇角移向下唇中央,至对侧唇角 4. 反方向从对侧下唇角同法按摩	促进嘴唇运动范围及闭合功能	4 次	1 分钟
上下唇缘	1. 将示指放于上唇中央 2. 用力将上唇向下按压至下唇中线处 3. 同法从下唇中央向上按摩	促进嘴唇运动范围及闭合功能	上下唇各 2 次	1 分钟
上牙龈	1. 将手指放于上牙龈中央,用力持续按压,缓慢向磨牙方向移动 2. 返回上牙龈中央 3. 同法按摩对侧上牙龈	促进舌的运动范围,增强吸吮和吞咽功能	上牙龈左右两侧各 2 次	1 分钟
下牙龈	1. 将手指放于下牙龈中央,用力持续按压,缓慢向磨牙方向移动 2. 返回下牙龈中央 3. 同法按摩对侧下牙龈	促进舌的运动范围,增强吸吮和吞咽功能	下牙龈左右两侧各 2 次	1 分钟
口腔内侧颊部	1. 将手指放于唇角内侧 2. 在口腔内侧颊部轻柔按压,向臼齿牙龈水平位置形成"C"字形按压,然后返回唇角内侧 3. 同法按摩对侧颊部	促进颊部运动范围和嘴唇闭合功能	每侧颊部 2 次	2 分钟
舌的两侧缘	1. 将手指放于舌头边缘与下牙龈之间相当于臼齿牙龈水平 2. 向中线方向移动手指,将舌推向对侧 3. 手指移动至对侧颊部,向外按压颊部	促进舌的运动范围和力量	每侧 2 次	1 分钟
舌中部	1. 将示指放于口腔中央 2. 用力按压硬腭 3 秒 3. 手指向下移动至舌中部 4. 用力向下按压舌头 5. 立即将手指移回口腔中央硬腭处	促进舌的运动范围,增强吸吮和吞咽功能	4 次	1 分钟
诱发吸吮动作	将手指放于硬腭中央,轻轻刺激上腭,引出吸吮动作	增强吸吮功能和软腭的活动范围		1 分钟
安抚奶嘴	将奶嘴放入口中	增强吸吮功能和软腭的活动范围		3 分钟

摘自:Fucile S,Gisel E,Lau C. Oral stimulation accelerates the transition from tube to oral feeding in preterm infants. J Pediatr,2002,141:230-236.

进食失调。Arvedson 和 Brodsky 提出奶瓶喂养的恰当体位为半坐卧位,头颈与躯干呈直线,髋部和膝盖屈曲。也有研究建议喂养时将婴儿身体屈曲,放低下颌,手臂和肩部前伸。良好的体位支持有利于避免颈部和肩部受限,维持身体稳定和生理稳定,增加喂养的持久性。

5. 间歇喂养(pacing)　指喂养者通过中断奶液而帮助早产儿调整呼吸。通常根据早产儿的行为暗示,每隔 3~5 次吸吮即拔出奶嘴暂停喂养,待早产儿休息数秒再继续进食。采用间歇喂养可以减少连续吞咽所致呼吸节律改变,有助于减少喂养期间心动过缓及血氧饱和度下降的发生。间歇喂养不适用于已建立规则吸吮脉冲的婴儿,因其可扰乱进食节律而致喂养表现不良。

6. 下颌及面颊支持(chin and jaw support)　有研究表明,喂养时通过拇指、示指和中指对早产儿颏部和面颊的支持可以增加奶瓶喂养摄入奶量。肌肉张力低下的婴儿进食时容易出现下颌移位(左右移动或前移),喂养时将中指放在颏部,示指放于下颏与下唇之间可以稳定其下颌位置。下颌支持及面颊支持技术主要用于口腔闭合不良的婴儿。

7. 选择合适的喂养工具　使用特定的装置可以使婴儿奶瓶喂养和母乳喂养达到吸吮-吞咽-呼吸协调,例如早产儿专用奶嘴、低流速奶嘴、压力可控型奶瓶等。乳头保护器可以让婴儿嘴唇在吸吮间歇期不会滑落,增加乳汁流速并且延长喂养的持续时间。当婴儿具有足够吸吮能力时即可逐渐停止使用保护器。

吸吮-吞咽-呼吸协调大约于纠正胎龄 34 周时形成,直至足月才发育成熟。在早产儿学会自己哺乳的过程中,吸吮-吞咽-呼吸三者之间的协调是实现安全经口喂养的前提条件,喂养时给予恰当的喂养支持对于促进安全的经口喂养具有重要意义。

8. 经口喂养的转换策略　由于经口喂养机制的复杂性及早产儿的生长发育存在较大个体差异,使得早产儿从管饲转换到经口喂养较为困难,应采取个体化的综合评估方法及喂养策略,见表 1-7-25。

表 1-7-25　早产儿经口喂养转换策略

经口喂养困难	干预策略
喂养时病情不稳定	根据婴儿自身情况喂养 选择低流速奶嘴 减慢喂养速度
衔乳困难	使用乳头保护器 合适的头部支撑和合适的体位
吸吮-吞咽-呼吸协调不良	包裹婴儿并调整到适宜姿势 根据婴儿情况喂养 减慢喂养速度
不会含住奶嘴、不会吸吮或吸吮较弱等发育不良的早产儿	下颌支持 颊部支撑 腭裂喂养模式
持久性较差	限制喂养时间 限制非喂养时间的刺激、护理 按需喂养 包裹婴儿并置于合适体位 帮助调整婴儿状态 根据婴儿的提示情况喂养 减慢喂养速度

摘自:张玉,孙秀静. 早产儿转换为经口喂养的策略. 中国新生儿科杂志,2012,27(3):213-214.

附 早产儿营养支持流程，见图 1-7-3

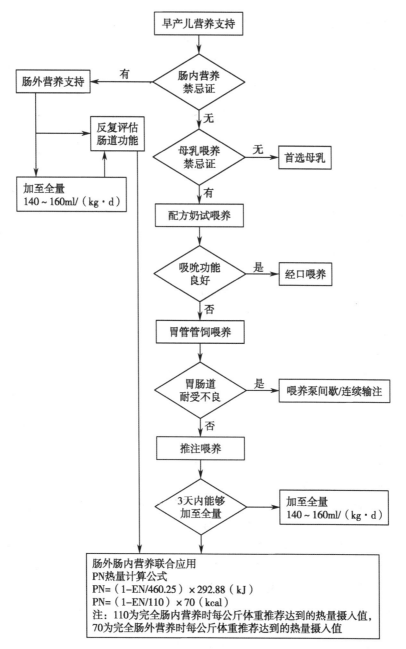

图 1-7-3 早产儿营养支持流程

第四节　出院后营养支持

为早产儿提供充足、均衡的营养是保证其生命质量的物质基础,不仅关系到近期生长和疾病转归,而且直接影响生长发育及远期预后。既往的营养支持策略偏重于对早产儿住院期间的关注,而对出院后的营养支持缺少持续的随访关注和规范,使其不能顺利完成追赶性生长,出现生长落后、发育迟缓,导致远期预后不良,早产儿出院后的喂养日益受到关注。

一、早产儿出院后的生长发育问题

1. 不同程度的生长迟缓　早产儿出院时的生长状况可分为 4 类:①出生体重和出院体重均为适于胎龄儿(生长恰当);②出生时适于胎龄儿(AGA)而出院时体重低于生长曲线图参数(宫外生长迟缓);③出生时小于胎龄儿(SGA)且出院时体重低于生长曲线图参数(宫内生长迟缓);④出生时 SGA 而出院时 AGA(生后早期追赶性生长)。宫外生长迟缓(EUGR)是相对于宫内生长迟缓(IUGR)而言,指小儿出院时生长发育测量指标在相应宫内生长速率期望值的第 10 百分位水平以下(≤生长曲线的第 10 百分位),可影响体重、身长和头围。近年来,早产儿宫外生长迟缓现象引起广泛关注。目前的营养支持策略尚不能满足早产儿宫外生长发育的需求,早产儿在住院期间的营养状况不能达到最佳营养需求,出院时早产儿普遍存在营养摄入不足和生长发育落后。生长迟缓早产儿的追赶性生长关键期很短,如果在生命早期不能完成追赶性生长,其后出现追赶性生长的机会极为有限。

2. 精神运动发育落后　早产儿体内的糖原和脂肪储备很少,若无外源性蛋白质补充,体内蛋白供给突然中断必将导致内源性蛋白丢失或组织蛋白分解以满足机体的基本代谢需要,从而影响头围生长。头围的生长情况反映了大脑的发育状况,对早产儿以后的运动、感知和智力等各方面均有重要影响。早产儿体重增长缓慢会导致认知发育(精神运动)较差,早产儿的脑更易受到体重增长缓慢的影响。动物实验显示,大脑发育阶段的营养可以永久地影响大脑的体积大小及脑细胞数目,并影响动物的行为、学习能力及记忆能力。全脑发育的关键期是从妊娠开始至生后 3 岁,尤其是孕期至生后 6 个月,其结构发育的情况对以后的运动及智力发育非常重要。早产儿早期的生长问题与精神运动、神经发育异常显著相关,提示早期的追赶性生长可以促进更好的神经精神发育。

3. 骨发育不良　胎儿期 80% 的骨形成发生于妊娠末期 3 个月,胎龄 24 周时胎儿体内骨矿物质含量仅为 5g,到妊娠 40 周时可增加到 30g。孕 24 周至足月期间获得大约 80% 的钙、磷和镁,早产导致部分或完全错过最好的矿物质沉积阶段。早产儿体内矿物质储备量较少,与其相关的维生素 D 也缺乏,加之出生后生长发育较快,对钙、磷的需要量较大,如果矿物质摄入不足,不但容易发生早产性代谢性骨病,出现骨质疏松、骨软化症、骨折及佝偻病等表现,而且还会导致免疫系统功能紊乱,影响其生长发育及生存质量。早产儿尤其是极低出生体重儿与同龄婴儿相比骨强度极度偏低,以低骨矿化为特征,早产儿的骨矿化持续落后。对足月儿及早产儿生后 6 个月内的骨矿物质含量进行监测,早产儿的骨矿物质含量明显低于足月儿。早产儿的骨矿物质含量直到 1 岁以后才逐渐接近正常,甚至在学龄期仍然存在骨矿化不良。除低骨矿化以外,早产儿发生代谢性骨病的风险也高于足月儿。出院后纯母乳喂养早产儿在相应胎龄 3 个月时的低骨矿物质发生风险是强化母乳喂养早产儿的 7 倍。

接受纯母乳或足月儿配方奶喂养的早产儿若不补钙有一半会患早产儿代谢性骨病。出生后第1年(婴儿期)骨的生长速度比人一生中其他任何时期(包括青春期)都快,婴儿期的合理喂养对早产儿的骨发育起到非常重要的作用。

4. 造血物质不足 由于早产儿各种生理功能发育不成熟,骨髓造血功能低下,早产使得其过早停止胎内的骨髓外造血,不能适应出生后机体的快速生长发育。此外,早产儿体内铁、铜、叶酸及维生素E等造血物质储备较少,故而早产儿容易发生贫血。50%的胎龄小于32周早产儿会发生有症状性贫血,多发生于生后4~10周,出生体重越低则贫血程度越重。目前普遍认为早产儿晚期发生的贫血中,营养因素起着重要作用,主要包括铁、维生素E、铜和叶酸,尤以前二者更为重要。虽然营养缺乏不是早产儿贫血的主要原因,即使营养充足的早产儿,贫血仍可发生,但如果上述物质缺乏,可使贫血加重。大多数早产儿在出院时尚未足月,体重远远低于足月新生儿的出生体重,其体内铁、锌、钙、铜等物质储备均没有达到相应胎龄标准,故对早产儿出院后营养应予以特别重视,不能将他们与足月儿等同对待。

二、早产儿出院后的营养支持目标

关于早产儿营养强化的争论,现阶段大多数学者公认的观点仍然是当早产儿恢复出生体重之后,营养支持的目标是维持其达到宫内生长速度,而出院后尤其是第1年帮助其完成追赶性生长。欧洲小儿胃肠、肝病和营养学会(ESPGHAN)、美国儿科协会(AAP)和美国医师协会(AAFP)均强调了早产儿出院后继续强化营养的重要性,旨在帮助早产儿达到理想的营养状态,满足正常生长和追赶性生长两方面的需求。

近年的一些队列研究发现,出生后给予积极强化营养、在住院期间或出院后生长迅速的低出生体重儿虽然会有较好的神经运动发育和骨骼健康,但将来发生胰岛素抵抗和心血管疾病的风险却有所增加。早产儿作为发育不成熟的、脆弱的特殊群体,对他们的营养需求不仅要考虑所有必需和条件必需营养素缺乏引起的健康问题,还要考虑营养素过多所致的可能风险;不仅要关注营养对早产儿体格发育的影响和血生化的改变,还要关注营养对促进早产儿成熟和人体功能的作用。如体重或线性生长速率、体质结构、组织代谢状况、胃肠功能及神经心理发育等,这些都是掌握营养平衡方面应重视的问题。

三、出院后强化营养的对象

根据我国早产儿喂养建议,出院后强化营养的对象是具有以下营养不良高危因素的早产儿:①极/超低出生体重儿;②有宫内外生长迟缓表现;③出生后病情危重、并发症多;④出生体重<2000g而住院期间纯母乳喂养者;⑤完全肠外营养>4周;⑥出院前体重增长不满意[<15g/(kg·d)]。对这些早产儿出院后必须强化营养支持,但如何强化应根据个体差异而定,不能一概而论。同样胎龄的早产儿,有宫内或生后营养不良者需要强化的力度更大、时间更长,同样出生体重的早产儿,小于胎龄儿比适于胎龄儿追赶性生长更困难。

四、强化营养的时间

早产儿出院后强化营养是指以强化母乳、早产儿配方奶和早产儿出院后配方奶进行喂养的方法。关于出院后强化营养的时间尚无一致公认的国际标准。婴儿早期营养的关键时期是呈现追赶性生长阶段即生后第1年,尤其是前半年,提示强化营养的时间应着重于生后第1年。根据目前循证医学的原则，出院后强化营养可以应用至校正年龄3~6个月，应根据早产儿体格生长各项指标在同月龄的百分位数，最好达到第25百分位，并且要监测个体增长速率是否满意。临床医生可根据早产儿出院后定期随访中营养状况及其体格发育监测的指标，包括体重、身长、头围的生长曲线是否正常等进行判断，充分考虑个体差异后予以调整和指导。在准备停止强化喂养时应逐渐降低奶方的热量密度至67kcal/100ml，即转换为纯母乳喂养或普通婴儿配方奶，其间应密切监测早产儿的生长情况，如出现增长速率和各项指标的百分位数下降则酌情恢复部分强化，直至生长达到满意。在监测生长指标时，需注意身高别体重，以便粗略估计婴儿的体成分，避免过重或肥胖。

五、营 养 需 求

为了避免出院后的营养缺失，早产儿应接受至少等同于相应胎龄婴儿的营养摄入，直至达到足月（39~41周）。此外，应注意评估营养缺失并予以迅速纠正，一旦营养缺失得以纠正应尽快恢复正常营养摄入以避免营养过度。

六、喂 养 方 式

既往的营养支持策略是当早产儿体质量达2000g以上、达出院标准时即转为未经强化的母乳或足月配方奶喂养，这种营养方案不能填补早产儿生后早期在能量和蛋白质方面的累积缺失，不能满足追赶性生长的需求，早产儿需要更高能量和营养的配方以满足其追赶性生长的需要。早产儿出院后有4种喂养品可供选择，即母乳、足月儿配方奶、早产儿出院后配方奶（PDF）及早产儿配方奶。

1. 母乳喂养　对于出生体重>2000g、无营养不良高危因素的早产/低出生体重儿，母乳是出院后的首选。定期监测早产儿的各项生长发育指标，若母乳喂养体重增长不满意可采用足月儿配方奶混合喂养，作为母乳的补充。虽然母乳喂养对早产儿不能完全满足其营养需求，但对远期健康的保护作用早已得到公认，并且其益处与哺乳时间呈正比，母乳喂养时间越长，将来发生代谢综合征的风险越低。对于出生体重<1800g或极（超）低出生体重儿，尤其是出院前评价营养状况不满意者，可以采用母乳+母乳强化剂，强化母乳喂养至胎龄40周。此后母乳强化的热量密度应较住院期间稍低，如半量强化（73kcal/100ml），可根据生长情况而定。经强化的母乳提供>2.5g/(kg·d)的蛋白质、120kcal/(kg·d)的热量，并提供额外的维生素和矿物质（尤其是钙、磷）。针对母乳的多种营养补充剂可以改善早产儿的生长（增加体重、身长和头围）和营养状况。ESPGHAN建议，若早产儿出院时为AGA，应尽可能予以母乳喂养；出院时为SGA的早产儿由于发生远期生长发育迟滞的风险较高，母乳喂养应适当增加营养摄入，如使用母乳强化剂。

2. 混合喂养/人工喂养　母乳喂养不足或不能进行母乳喂养的极（超）低出生体重儿可选择母乳喂养和（或）早产儿出院后配方奶，出生体重>2000g、无营养不良高危因素、出院后体重增长满意的早产/低出生体重儿可选用足月儿配方奶进行喂养。ESPGHAN建议，出院时体重不达标的早产儿采用配方奶喂养应使用PDF至少到相应胎龄40周，可延续至52周。PDF是为满足出院早产儿的特殊营养需求而设计的，适用于早产儿出院后0~12个月之间使用。PDF的能量（73kcal/100ml）介于早产儿配方奶（80kcal/100ml）和足月儿配方奶（67kcal/100ml）之间，可以提供较高的蛋白质及充足的热量，同时强化钙、磷、锌、多不饱和

脂肪酸、多种维生素和多种微量元素等比较全面的营养素,以促进早产儿的快速生长。PDF
使早产儿的体重、身长及头围增加方面均优于足月儿配方奶。美国儿科协会(AAP)建议,使
用 PDF 至相应月龄 9~12 个月,或身长/体重维持在第 25 百分位以上,可改为足月儿配方奶
喂养。PDF 喂养期间不需额外添加维生素和铁,这种营养支持方法没有明显副作用,但使用
时需在儿科医生指导下应用,定期随访生长发育情况及营养学检验指标,便于制订个体化的
喂养方案。PDF 的推出在早产儿喂养策略发展中具有重要意义,一方面可以防止早产儿营
养缺乏并支持追赶性生长,另一方面可以避免早产儿出院后因营养过剩而带来对远期营养
的不良影响。

七、其他食物的引入

因早产儿胎龄存在个体差异,故引入时间不同。胎龄小的早产儿引入时间相对较晚,不
宜早于校正月龄 4 个月,不能迟于 6 个月。引入的第一种食物应是强化铁的谷物,既易消化
又不易过敏;其他食物如水果泥、菜泥等;可补充少量维生素及矿物质营养。7~8 个月龄后
逐渐添加肉类食物直至过渡到成人食物。6 月龄以内乳量维持在 500ml/d,7~12 个月龄婴
儿应维持乳量在 800ml/d 左右,摄入其他食物以不影响乳量为限。新食物应由少到多,一种
到多种,使婴儿逐渐适应;食物的转换应逐渐增加密度,以达到协调口腔运动,练习吞咽及咀
嚼能力,为转换至成人食物奠定基础。添加辅食会降低奶量摄入,如果辅食质量不佳,将导
致整体营养物质水平的下降,从而影响生长发育。

第五节　相关护理技能

哺　乳　法

【目的】

为人工喂养的婴儿提供适宜能量摄入,满足其生长发育需要。

【评估】

1. 评估患儿吸吮能力、年龄、病情、喂养途径等。

2. 评估乳品。

3. 检查奶具。

【计划】

1. 用物准备

(1) 配乳用物:配乳卡、量杯、奶瓶、汤匙、搅拌棒、配方奶或母乳、镊子、温开水、治疗盘。

(2) 喂乳用物

1) 奶瓶或滴管喂乳:已装乳液的奶瓶、小毛巾、治疗盘、滴管、记录单。

2) 鼻饲:小儿胃管、已装乳液的小杯,弯盘、注射器、治疗巾、手套、敷贴、温开水、听诊
器、镊子、小方纱、必要时备注射泵。

2. 患儿准备　舒适体位,更换尿布。

3. 环境准备　保持室内温湿度适宜,有防蝇防尘设施。

4. 操作人员准备　着装整洁、洗手、戴口罩。

【实施】

1. 操作步骤

操　作　步　骤	要点与说明
配乳法：	
A. 配方奶配制法	
（1）核对配乳卡,计算婴儿所需牛乳量	● 确认合适的乳品及奶量
（2）用小勺取出适量奶粉,用量杯量出所需水量,根据配方奶配制要求按比例将奶粉与温开水混合均匀	
（3）将乳液注入奶瓶中,盖好奶嘴,注明床号、姓名、日期及每次乳量	
B. 母乳配制法	
（1）用注射器抽取适量母乳注入奶瓶中,盖好奶嘴。若为冷冻母乳须先用冷水冲洗存奶容器,逐渐加入热水,直至母乳完全解冻并升至适宜哺喂的温度	● 加热温度(37~38℃),不宜微波炉加热
（2）适当摇晃奶瓶,让分离的乳脂和奶水混合	
喂乳法：	
A. 奶瓶喂养法	
（1）携物至床旁,核对婴儿身份、乳品种类及奶量	
（2）置婴儿于适宜的喂养体位,头偏于一侧,颌下垫小毛巾	● 根据病情选择合适的喂养体位,患儿体位舒适,便于操作
（3）哺喂者一手倒转奶瓶,滴1~2滴于手背或前臂内侧测试乳液温度,并检查奶孔大小	● 温度以不烫手为宜(40℃左右) ● 奶孔不宜过大或过小
（4）轻触婴儿一侧面颊诱发觅食反射和吸吮反射,使其包含奶嘴。倾斜奶瓶使乳汁充满整个奶嘴,将奶嘴放入婴儿口中开始哺喂	● 使婴儿觉醒、张口,做好喂养准备 ● 喂食中可轻轻移动奶瓶以刺激吸吮
（5）哺喂毕将婴儿竖抱,轻拍背部排出咽下空气。将婴儿置于右侧卧位,头部抬高20°~30°	● 哺喂过程中注意观察呼吸、面色、氧饱和度、吸吮-吞咽-呼吸协调、呛咳误吸等
（6）擦净婴儿面颊及嘴唇。整理用物,洗手,记录哺喂情况	
B. 滴管喂养法	
（1）携物至床旁,核对婴儿身份、乳品种类及奶量	
（2）置婴儿于适宜的喂养体位,头偏于一侧,颌下垫小毛巾	● 根据病情选择合适的喂养体位,患儿体位舒适,便于操作
（3）轻触婴儿一侧面颊诱发吸吮反射。用滴管吸取乳液,轻按婴儿下颌,先滴1滴于婴儿口内,待其下咽后再滴下一滴	● 用小杯盛乳液,放于广口的热水杯中以保持适宜温度。哺喂过程中注意观察呼吸、面色、氧饱和度及误吸等
（4）哺喂毕将婴儿竖抱,轻拍背部排出咽下空气。将婴儿置于右侧卧位,头部抬高20°~30°	
（5）整理用物,洗手,记录哺喂情况及乳量	

操 作 步 骤	要点与说明
C. 经口鼻饲法	
（1）携物至床旁,核对婴儿身份、乳品种类及奶量	
（2）将婴儿置于仰卧位,头偏于一侧,抬高床头	
（3）用注射器检查胃管是否通畅	
（4）测量插入胃管的长度,并做好标记	● 测量胃管插入长度:从鼻尖至耳垂再至剑突;两眉连线中点到脐
（5）用温开水润滑胃管末端。以一手持镊子夹住胃管前端,一手用小方纱布持胃管尾端,将胃管自口腔插入至预期深度	● 忌用油类润滑胃管
（6）确认胃管位置无误后,用敷贴固定于一侧面颊	● 至少采用两种方法确认胃管位置。必须确认胃管在胃内后方可注入乳液
（7）评价腹部张力和肠型。用注射器抽取胃残余,进行测量和观察	● 测量腹围并每班记录。如果胃残余过多或胃液异常应停喂或减量
（8）注入少许温开水,然后依靠重力或注射泵等将乳液缓慢注入胃内,最后注入少许温开水冲净胃管	● 乳液及水的温度38～40℃。鼻饲过程中注意观察呼吸、面色、呕吐等情况
（9）置婴儿于侧卧位	
（10）整理用物,洗手,记录	● 注意记录管端至口唇的厘米数,每班检查胃管位置有无移位

2. 健康教育　患儿家属认识喂养的重要性,学会正确的喂养评估及喂养技术。了解婴儿合理喂养的相关知识,学会自我护理。

【评价】

1. 物品准备齐全,环境准备符合要求。

2. 操作者了解病情,准确估计和处理常见喂养问题。

3. 操作熟练、规范。

4. 患儿体位舒适,喂养安全、有效。

（彭文涛）

第八章 发育支持护理

第一节 概 述

过去的十几年里早产儿的死亡率大大下降,生存率的调查发现,从 20 世纪 70 年代新生儿重症监护室的成立到现在,极低出生体重儿(very low birth weight, VLBW)的生存率从50%增加到85%以上。但是早产儿生存率提高的同时,生存质量并没有显著提高,尤其是肺损伤以及神经系统的远期后遗症两方面问题。脑瘫的发生率没有有效降低,对极低出生体重儿随访至 8 岁,50%以上需要特别的辅导教育,15%在学校内有至少一次留级现象。早产儿远期发育结局是目前全球围生医学、新生儿医学、神经学、康复医学、心理学、教育学以及社会学等多学科共同关注的重要问题。

近年来,发达国家 NICU 在积极救治早产儿各种并发症的同时,更关注如何保护早产儿神经系统发育,以改善其最终的预后。神经系统的发育成为衡量新生儿成功救治的标准之一,最早对发育结果的评估关注于一些严重的后遗症如中重度的精神发育迟缓,耳聋,失明,脑瘫,癫痫。目前采用更先进的评估技术进行监测发现了更多的神经发育问题,例如学习障碍、平均 IQ 分数低、注意缺陷多动障碍、视觉运动整合功能差、语言发育迟缓、自我调节功能障碍等。50%~70%的 VLBW 具有不同程度的发育问题,同时也导致其日后监管困难,人际关系困难等问题。

根据相关研究,发育支持护理已显示出有望改善极低出生体重儿的预后,在国外被广泛应用于对早产儿特别是极低出生体重儿的照顾。发育支持护理是指对早产儿实施减轻外部刺激因素的措施,例如避光、避声,改变照顾方式(例如给早产儿适宜的屈曲卧位),从而为其宫外生活创造最理想的生长发育条件。最早由 Als 在 1986 年提出"协同发展"的理论并在该理论的基础上发展出早产儿个体化发育支持护理评估程序(NIDCAP),是采用统合理论模式观察早产儿的行为表现,指定和实行个体化照护计划。以早产儿表现出的行为暗示为依据,提供不同的环境及照护计划,有助于减少早产儿应激行为反应并促进行为功能的协同性发展。

早期的 RCT 研究显示 NIDCAP 对小龄早产儿结局和神经发育具有良性影响。对28~33孕周的早产儿进行 NIDCAP 的研究,NIDCAP 干预时间从进入 NICU 72h 内,持续至纠正年龄2 周,分别于纠正年龄 2 周及 9 个月进行健康状况、生长发育和神经发育评价,并在纠正年龄2 周进行脑电生理、磁共振弥散张量成像(MR-DTI)等检查观察脑功能与结构。结果显示,NIDCAP 组早产儿神经行为、脑功能表现均好于对照组。NIDCAP 组与对照组比较,白质纤维较多,可见两组主要差异在左侧大脑前叶及部分枕顶叶白质。结构改变与脑功能相关性研究显示,NIDCAP 干预对神经行为的改善与大脑前叶发育成熟有关。

发育支持护理在中国处于起步阶段,相关理论和实践早在 21 世纪初即传入国内,但在各个新生儿病房真正的发育支持护理还没有全面展开,这与我国国情以及目前的临床护理人员缺乏等因素有关。

在这一章里我们主要了解发育支持护理的相关理论,掌握发育支持护理的临床干预措施,为日后大规模开展发育支持性护理提供基础。

第二节 发育支持护理相关理论

Heidelise Als(1982)提出统合发展理论(synactive),理论中描述婴儿各系统的协同发育,包括自主系统、运动系统、意识状态系统、注意力互动系统以及自我调节系统。各个系统的发育与婴儿各器官及功能的发育有关,这些内在系统相互影响,同时也受环境影响。早产儿是一个独立个体,有其能力及目标,即使是一个非常脆弱的早产儿,也有其可观察到的行为,临床医护人员应根据对婴儿行为表现的观察来调整照护计划,为早产儿提供持续性的,个体化的照护,提供皮肤对皮肤接触的机会。在观察早产儿的行为之前先应了解早产儿脑以及各感官系统的发育以及环境对其发育的刺激和影响。

一、各感官系统的发育以及与环境的关系

(一) 早期脑的发育

大脑的发育主要有两个阶段:第一阶段从怀孕 10 周到 18 周,神经细胞的数量不断增加,母亲营养不良、药物或感染等因素都会影响大脑的发育,也就可能影响到新生儿期的行为反应。第二阶段是从孕 20 周到 2 周岁。这期间是大脑的快速发育期,也是大脑皮质细胞树突发育的关键期。婴儿大脑的成熟从他/她的行为中可以看出,一个孕周小的新生儿反应较为不成熟。这是因为胎儿在母亲的子宫内得到很好的发育,受到母亲的保护,胎儿持续从母体获得营养,周围温度恒定。而早产儿则在 37 周之前离开了母亲温暖、充满羊水的子宫,进入 NICU 的环境,早产打破了大脑结构的进一步分化和成熟,如大脑的重要区域的发育受影响,同时影响脑细胞的迁移、突触的髓鞘化等。医学上早产儿与足月儿脑组织容量比较发现,灰质容量无差异,但白质容量和白质髓鞘化明显减少。

(二) 胎儿感觉神经系统的发育

在胎儿时期,感觉系统发育的顺序是触觉、前庭感、嗅觉、味觉、听觉、运动/本体感觉、最后是视觉。胎儿在宫内 22~24 周时就听到母亲、父亲、以及兄弟姐妹们的声音,这些声音对于新生儿来说是非常熟悉的,所以他们能够分出家人和陌生人的声音。新生儿非常喜欢在宫内听到的妈妈的声音以及妈妈的语言。实验证明胎儿和新生儿都是有记忆的。他们对于在宫内听到的故事在出生后重新听时表现出熟悉,而对于没听过的故事则没有任何表现。胎儿在宫内时听到的声音不超过 85dB,当声音频率和音调都较低时新生儿表现出安静,高频和高调的声音使新生儿表现出警觉、焦虑,影响睡眠。对声音的习惯能力也体现出神经系统的完整性,足月儿相比早产儿对声音能更好更快地适应。眼睛的发育从孕 22 天就开始了,从孕 10 周开始到孕 26 周胎儿的眼睑都是融合的,眼睑睁开是一种功能上的成熟,孕周越大,该功能越成熟。目光能够关注、跟随物体的移动,具有警觉性是神经系统完整性的体现。出生时,新生儿能够看到距自己面部 20cm 左右的物品。生后几秒钟新生儿便能辨认出

自己母亲的脸,抱着新生儿在怀里吃奶的距离便是其能辨认母亲的脸的适当距离。嗅觉在出生时已经很好地发育了,嗅觉能够引导新生儿嗅到母亲乳头的香味。当早产儿出生后,在新生儿监护病房中开始接触视觉及听觉刺激,但过度的不良刺激会使早产儿过早启动大脑皮质路径,可抑制日后神经细胞的分化而干扰脑部的发育,尤其是影响与复杂的思维过程、注意力及自我调适有关的额叶。这可能是造成早产儿日后学习障碍、智商低、语言理解及表达障碍的原因。同时,动物实验表明,各感官系统之间的发育是互相影响的。

(三) 环境刺激对新生儿的影响

胎儿所处的环境明显与出生后所接触的环境不同,一般新生儿重症监护病房环境并不符合早产儿发育的需求。胎儿所在的环境是幽暗的,低分贝的,有羊水不断刺激其骨骼肌肉发育的环境。而出生后,早产儿很难适应 NICU 的环境,无论是亮度、噪声及医疗活动都可能过度刺激他的感官系统发育,并干扰他的睡眠-清醒形态。

1. 过度的触觉刺激对新生儿的影响 在子宫内的胎儿被温暖的羊水所包围着,被羊水持续温柔的震动所抚触着。然而出生后在新生儿重症监护病房中,婴儿所接触的刺激多是不舒服的。观察发现,婴儿在新生儿重症监护病房中一天会接受到多次来自医疗人员的接触,而表现出心率、血压变化;颅内压力增加;血氧饱和度及皮肤血流降低。侵入性的操作可造成颅内血流及血氧饱和度的明显改变,增加脑室出血及脑室周围白质软化的机会。

另外婴儿可能会将所有的接触都认为是疼痛的来源,而表现出哭闹,反抗及逃避的行为。例如婴儿的口腔经验通常是不愉快甚至是疼痛的刺激,如口鼻腔吸引分泌物、经口气管插管或经口留置胃管等,这可能使婴儿口腔过度敏感,同时也影响婴儿的吸吮,造成日后吸吮、吞咽及喂食的困难。

2. 不良的味觉以及嗅觉刺激对新生儿的影响 胎儿在宫内不断吞咽羊水,故母亲身上的味道对其来说很熟悉,而出生后接触到的是生理盐水的味道。婴儿在新生儿重症监护病房中所接触的嗅觉刺激通常是消毒水、酒精、去黏剂、橡胶手套或者工作人员身上的香水等。婴儿可能为了避开这样的刺激而表现出心跳加速及呼吸的改变。

3. 噪声对新生儿的影响 人类胎儿的听力系统早在怀孕23周到25周就对声音有生理上的反应。出生后,婴儿就可以分辨出母亲的声音。早产儿的听力系统在30周到32周左右才能成熟,无需经由特别的训练。声音刺激对23周到25周的早产儿就会造成生理上的影响。

在新生儿重症监护病房里所出现的许多声音,一般来自于监护病房的设备包括各种报警声、来自墙式氧气空气的声音,人的嘈杂声。其中监护仪报警声和电话铃声等属于高振幅的声音。此外,有一些较少被预期且常是高振幅的声音,大于70dB 或更高,这些声音主要来自工作人员的活动,包括大笑、沟通、查房、关暖箱门等。

在新生儿重症监护病房的婴儿其听力系统并未受到母亲的保护,后者可以明显降低超过250Hz 的声音,所以婴儿比胎儿暴露在更多的高频声音下。新生儿重症监护病房的低频及高频声音都是高音量,因此婴儿周围的声音,包括人的声音和子宫内所听到的声音明显不同。噪声干扰婴儿的睡眠,增加其心率,导致其周围血管收缩;突发的噪声可导致婴儿血氧饱和度降低、哭泣、烦躁、颅内压升高、生长激素水平降低等。

4. 光线对新生儿行为的影响 中枢神经系统中,最晚发展的感觉系统是视觉系统,因此它也是出生时最不成熟的系统。然而大多数新生儿重症监护病房的光线是持续性、高亮度的荧光灯或白炽灯,很少有日夜的变化。早产儿还时常暴露在额外的光源下,例如鹅颈灯,光疗仪以及过度的直接来自窗外的光线加上人工的照明。受光线的刺激早产儿视网膜病变机会上升,深睡期时间短,无法建立昼夜节律,体重增加缓慢,互动时无法睁开双眼。

较暗的背景光线可以增加深睡眠的时间,也便于眼睛睁开以及清醒期时间的增加。研究显示在光线有日夜差别的环境中,会增加早产儿的睡眠时间,减少活动以及心跳血压的变化,增加眼睛张开及清醒状态的持续时间,增加喂养的耐受性。对于稳定的婴儿可增加体重、促进早产儿的行为,使荷尔蒙分泌与外在环境的互动相整合。傍晚及晚上减少光线亮度可促进早产儿休息及有利于能量的储存。当光线被调整微暗时,工作人员的活动及噪声也相对减少。

5. 不舒适的体位对新生儿的影响　在子宫内胎儿接受着羊水温柔的刺激,发展成屈曲姿势,在子宫内有限的空间下胎儿有一种舒适感,能使胎儿在放松的姿势下发展其动作。早产儿在出生时运动系统尚未发展成熟,无法维持屈曲姿势。此种不成熟的反应,使婴儿在能量的耗损、呼吸功能及氧化作用上消耗巨大。

另外不舒适的体位会造成早产儿一系列的问题,如:肩胛骨后缩和上提;髋部过度外旋和外展;颈部和躯干过度伸展;踝部过度内翻和外翻;四肢过度伸展造成压力、生理不稳定及能量消耗;因为重力的作用,使关节和肌肉过度伸展;头部位置不对称,可能影响方向感和导致畸形头。

二、对早产儿行为状态的观察

作为早产儿的照顾者必须了解早产儿的各种行为状态提供的暗示,才能有针对性地提供个体化的照护。这些行为观察包括:自主/内脏系统,状态,运动,和注意力有关的行为表现。观察时根据相应的表格进行,各系统的评估内容包括以下方面。

(一)自主系统行为

又分为呼吸、肤色、自主系统不稳定相关的运动形式、内脏和呼吸行为。

1. 呼吸　分为以下情况

(1)规则:呼吸间隔时间是平稳的。

(2)不规则:呼吸间隔时间不同,忽长忽短。

(3)慢:小于 40 次/分。

(4)快:超过 60 次/分。

(5)呼吸暂停:任何时候发生呼吸停止等于或长于 20 秒;呼吸停顿时间等于或长于 2 秒钟。

2. 肤色

(1)黄疸:皮肤黄色。

(2)粉红:整个面部毛细血管充盈好,肤色粉红,包括口周以及两鬓;如果观察躯干和四肢,标准相同。

(3)苍白:发白,面部部分蜡黄,例如:前额、鼻或嘴的区域,两鬓或整个皮肤颜色。

(4)花纹:可见网状分布的血管,常位于面部、颈部、有时布满全身以及四肢。

(5)红:过于充盈,见于红细胞增多症。

（6）灰暗：紫色、面部部分暗沉或全身暗沉。

（7）青紫：口周或面部其他部分、躯干或四肢发绀。

3. 自主系统不稳定相关的运动系统模式

（1）发抖：部分或全身的战栗和颤抖，例如腿部或下颌颤抖。

（2）受惊吓：突然大幅度臀部或躯干或腿部或全身的跳动。

（3）抽搐：（面部、身体或四肢）小幅度，骨骼肌短暂的收缩反应，由神经元引发的单个大的冲动导致的，应记录好发生部位。

4. 内脏和呼吸系统行为表现

（1）呕吐：吐奶或者吐唾液，不是流口水。

（2）恶心：婴儿表现出瞬间哽咽以及呕吐表情，呼吸模式有所改变，经常伴有轻微张嘴。

（3）打饱嗝：婴儿呼气相时带出空气。

（4）打嗝：由于会厌以及膈肌痉挛引起一次或重复的吸气相尖锐的声音。

（5）肠道蠕动：肠道运动的声音，婴儿面部和身体表现出用力的样子，通常是因为肠道运动发出咕噜声，有气体或大便从肠道通过。

（6）叹息：婴儿在吸气或呼气时比平时的呼吸模式时间更长，深度更深，有时可以听到声音。

（7）气促：婴儿呼吸很困难，经常呼吸后出现暂停，明显吸气未完成即开始呼气。

（二）运动系统行为

分为四肢以及躯干运动，面部运动行为以及特别的肢体行为。

1. 四肢以及躯干行为

（1）上肢松弛：一只或两只手肌张力非常低，手臂放下或举起或移动时都表现松弛无力，屈曲或伸直体位时分别进行评估。

（2）下肢松弛：双下肢肌张力明显低，腿部放下、举起或移动时表现无力。

（3）手臂屈曲

活动时：指手臂屈曲的运动；

固定体位时：保持手臂屈曲姿势的位置。

（4）腿部屈曲

活动时：指腿部屈曲的运动，无论是否能保持，可能重复动作或者不断调整屈曲姿势；

固定体位时：保持腿部屈曲姿势的位置。

（5）手臂伸直

活动时：指单个或双手臂伸直的运动。可能是单个或连续动作，经常与屈曲运动交替，这种情况下伸直和屈曲都需要评估；

固定体位时：指保持手臂伸直的体位，无论在半空还是在体表。

（6）腿部伸直

活动时：指单腿或双腿伸直运动，可能是单个或连续性的动作，常与屈曲运动交替，这时，伸直以及屈曲都需评估；

固定体位时：指保持腿部伸直的姿势，无论在半空中还是体表。

（7）平滑运动：指手臂、腿部以及躯干的整体平稳运动，根据伸展和屈曲进行平衡，表示对调整运动的控制力。

（8）伸展:这是　种躯干部疲劳的伸展动作,经常伴有臂部的伸展,有时也有腿部的伸展,紧接着有明显的努力将躯干向后屈曲,这种伸展和屈曲的动作可重复数次。有时这种伸展动作持续时间较长,经常伴有呼吸频率减少,甚至导致呼吸暂停。经常在这种运动模式的过程中,吸呼气会停止,肤色会变深逐渐灰暗,这种运动类似于溺水时的挣扎,企图重新恢复呼吸。关注点应在于呼吸的恢复。通常又会发生呼吸过快,或表现为疲劳无力或呼吸暂停时间延长,需要将躯干和四肢屈曲,有时需要额外的刺激才能使其恢复呼吸。

（9）扭曲不停:指小的扭动,躯干部的小幅度扭动,常伴有肢体的运动。

（10）角弓反张:指躯干部弯成弓形,和(或)头的伸展,上肢可以也可不会伸展,下肢经常伸展。

（11）躯干屈曲:指躯干蜷缩或屈曲动作,或躯干保持屈曲姿势。婴儿蜷缩或缩起躯干部,和(或)肩膀屈曲位;经常婴儿屈曲腿部,同时也屈曲手臂。

（12）腿部支撑:婴儿将腿和(或)脚靠近暖箱壁、小床等,或照护者的手或身体,好像努力稳定和支撑。一旦触碰,婴儿便会屈曲腿部,保持支撑的同时放松,或又开始重新努力。婴儿可能把他的一只或两只脚支撑在床垫或毯子卷上。

2. 面部行为

（1）伸舌:婴儿的舌头吐出在唇外,或伸出的舌头藏在下唇下。无论婴儿保持这种舌头姿势或者反复伸出和屈曲或者舌头的放松运动都要在这一行为表现上打勾。无力的下垂的舌头特别标记。柔软的能自我调整的演讲样子的舌头运动或嘴部运动不包括在此。

（2）手放面部:婴儿把一只或双手放在脸上或头上,或者放在耳朵上,能够持续短时间,有时可能可放置较久。这个动作具有保护性。

（3）面部张口:指嘴巴张开,下垂的形态,是下面部肌张力下降的结果,表现出面部无力或精疲力竭的样子。可能是对称的,双眼睁开观察周围。也可出现在活动期睡眠时。

（4）愁眉苦脸:这是指面部伸展的形态,经常伴有唇部收缩,面部收缩和变形。眉毛紧锁或皱眉不属于这一行为,因为眉毛紧锁代表面部屈曲而不是伸展。

（5）微笑:笑脸需要面部放松,但不伴有肌肉松弛。嘴角稍稍向上翘,伴有短时或长时间面部肌肉放松。

（6）嘴部:婴儿重复张开和关闭嘴唇和(或)下巴的运动。不同于觅食动作。

（7）觅食:婴儿将嘴唇向前或侧边伸出,张开嘴巴寻找食物,经常在觅食动作的同时需要。

（8）吸吮:婴儿吸吮手或手指,衣服,照护者的手指或妈妈的乳房,安慰奶嘴或其他婴儿能接触到的物品或者照护者塞到其口中的物品。

3. 特别的肢体运动

（1）手指张开:婴儿手张开,手指伸展,手指之间张开。

（2）飞机姿势:婴儿手臂完全伸出肩膀以外,或上下臂之间有个角度,但也是伸出肩膀以外水平。

（3）敬礼姿势:婴儿的手臂完全伸到半空中,单手或双手。伴有或不伴有手指张开的动作。

（4）坐位姿势:婴儿的腿伸向半空中,单腿或双腿。仰卧、侧卧、俯卧或直立位置时都可能发生。

（5）双手交叉：婴儿在身体中线位置一只手抓住另外一只手或者双手相扣。

（6）双腿交叉：婴儿两只脚互相依靠，一只脚脚掌与另一只相对，或者一只脚脚掌对另一脚的脚踝或腿，或者婴儿两腿交叉，以脚靠着另一只腿的姿势。

（7）手傍口位：婴儿试着将一只或两只手或手指放在嘴边，努力像吸吮，这种努力不一定要记录。

（8）抓握：婴儿用手做出抓握的动作，无论是脸的方向或身体的方向，或是半空中，也可能是照护者的手或手指或身体，也可能是婴儿自己的奶瓶、管道或床等。

（9）握持：婴儿握住检查者的手或手指或手臂等；或照护者更换婴儿手的位置，婴儿开始握持。

（10）握拳：婴儿手指屈曲，握住自己的手，形成拳头。有时拳头中握住了一些东西例如毯子的边缘。

（三）状态相关的行为

以下这些特别的、典型的、注意力相关的行为被分到状态组。不同的行为形态（包括眼部运动，睁眼和面部表情，全身运动，呼吸，肌张力等方面）被运用到特别的、短暂的判断婴儿处于何种意识状态中。在区分不同状态和意识反应有关的行为形态的动态转化中可能起到有意义的、系统的作用。以下观察状态的 6 种水平就是基于 Brazelton 新生儿行为评估量表（BNBAS）。状态分为状态 A 和状态 B，状态 B 是婴儿正常的、能自己协调的一种，状态 A 类似于状态 B，但并不能自己调整，是一种弥散、紊乱的状态。

1. 睡眠状态

（1）状态 1：深睡眠

1）状态 1A：弥散性的深睡眠，在有辅助通气的情况下，呼吸可以规则，闭眼，没有眼部运动，面部表情平静，没有其他活动，肤色较差。

2）状态 1B：深睡眠，大部分能自己调整呼吸，闭眼，眼睑下看不到眼部运动，面部表情放松，没有其他活动，有时会有惊跳。

（2）状态 2：浅睡眠

1）状态 2A：弥散性的浅睡眠，闭眼，能观察到眼睑下快速眼运动，可能伴有低幅度的活动，但这些活动是弥散的紊乱的；呼吸不规则，有很多吸吮和嘴部动作，或者有微弱的啜泣声，面部、身体和四肢有抖动，有时有奇怪的面部表情，肤色较差。

2）状态 2B：浅睡眠，闭眼；能观察到眼睑下快速眼运动；活动幅度低，有时有微弱的跳动。比状态 2A 的运动幅度更小；婴儿有时表现为小的惊跳，呼吸更规则，可能偶尔有微小的吸吮和嘴部动作；可能听到一两次的啜泣声，也偶尔有叹息声或微笑。

2. 过度状态

状态 3：瞌睡

1）状态 3A：弥散性的嗜睡，半睡半醒，眼睛半闭半睁，眼睑扑动或频繁眨眼；如果婴儿眼睛睁开的，则表现为呆滞的、面无表情的样子；可能有各种幅度的活动，伴有或不伴有惊跳；活动是弥散性的，有时表现出烦躁和（或）发出各种声音，做各种面部奇怪表情等。

2）状态 3B：想睡觉的样子，同上述表现一样，但是很少发出各种声音，很少做各种奇怪的面部表情等。

3. 清醒状态

（1）状态 4：安静清醒和（或）警觉

1）状态 4A：弥散性清醒。需区分两种类型的弥散性清醒。

4AL：警觉度低，眼睑下垂，清醒但表现出慵懒的样子；安静，活动度小，眼睛半睁半闭，目光呆滞，面无表情，给人很无力的印象，或者貌似聚精会神但又很疲劳。

4AH：高度警觉，眼睛睁得很大，给人极度恐惧的感觉，害怕，似乎与刺激有关，婴儿好像无法自我调整，对某物或某照护者表现出紧张的状况，而且无法转移注意力。

2）状态 4B：警觉，忽闪着明亮的眼睛，面部表情活泼，婴儿似乎注意力集中在刺激或人的来源，而且似乎尝试着处理这些信息，做出调整，运动或活动都很少。

（2）状态 5：活动清醒

1）状态 5A：弥散性活动清醒，眼睛可能睁开也可能不睁开，婴儿明显醒着的，但可表现为肌肉紧张、面部痛苦表情、奇怪的表情或者其他不舒服的症状。

2）状态 5B：活动清醒，婴儿精力充沛，眼睛可能睁开或不睁开，婴儿明显醒着并且较为警觉，有明确的运动或活动，婴儿也可能明显受过惊吓，有哭声但没有很大声。

（3）状态 6：高度觉醒，激动不安，大声哭

1）状态 6A：弥散性的高度觉醒，高度紧张，可以从紧张的表情和哭泣的脸看出来，然而哭声可能很疲乏、微弱、或者哭但没有声音，紧张的程度非常高。

2）状态 6B：高度觉醒，哭声强壮的，有节奏的，紧张的，精力充沛的，有活力的。

（4）AA 状态：连续的变换状态

婴儿转入长时间呼吸暂停状态可能超过 8 秒，表明婴儿已经连续从一种状态转移到另一种状态。

（四）注意力相关的行为

这些行为似乎与注意力状态有关，而且是无法自我调整的征象，例如受惊吓、打喷嚏、打哈欠或表现为各种表情（例如惊讶表情等）。

1. 惊讶　惊讶是状态 5 当中的组成部分，也不是必然存在的，有时出现在状态 3 或者状态 2 中。惊讶是一种可以听到的声音用以表达不舒服、不安、不高兴、紧张等。

2. 打哈欠　婴儿张大嘴，常伴深吸气。

3. 打喷嚏　婴儿间歇性爆发性地从口鼻强制性地喷出气的动作。

4. 面部特殊表情　婴儿眼睛睁开或闭眼，眉毛扬起，前额向上，可能发生在睡眠或清醒状态。

5. 眼睛飘浮　婴儿双眼运动飘浮，明显抑制的样子，经常双眼运动无法共轭。可能发生于眼睛半睁时或全部睁大时。

6. 转移目光　婴儿活跃地将目光从周围的人或物转移开，也可能瞬间地闭眼。

7. 皱眉　婴儿通过收缩眼周肌肉，使双眉紧锁或者眼睛变深，从而使上面部缩在一起。

8. 惊讶表情　婴儿口周变圆，嘴唇缩拢，嘴和唇向外嘟起，形成"o"形状，可能伴有眼睛睁开或关闭。

9. 锁定　婴儿盯住某一物体或环境或照护者，或者紧紧凝视着某一方向，环境中的声音可能是导致这一状态发生的因素，婴儿是否能处理所看到的信息并不清楚，这项行为似乎是被强制的，很难改变。

10. 喔啊声　婴儿发出一种柔和的,愉悦的,自我调整的喔啊声。

11. 说话运动　婴儿的舌头和嘴唇做一种柔和的、有节奏的似乎在说话的样子,面部表情是非常放松愉快的,或者婴儿愉悦地凝视周围环境或照护者。

每2分钟进行以上内容的评估,尽可能进行长时间连续评估,并需要认真地进行记录,这之后进行总结,写出对婴儿观察结果的汇报,为临床进一步的治疗护理提供信息。

第三节　发育支持护理的临床实践

一、婴儿室的物理环境

(一) 与产房和母亲产后室的位置关系

理想的位置关系应为:婴儿室、产房和母亲产后室离得很近,都在一层楼面,通过交通工具例如轮椅或移床,产后母亲就可以根据自己的意愿随时到床边看望婴儿;母婴同室婴儿床旁的设施对母亲、父亲和婴儿都是可用的,希望至少父母当中的一位和婴儿一直待在一起,医护人员也非常希望和支持父母和婴儿待在一起。

(二) 整体外观

理想的病区外观应为:婴儿室无论从家具、颜色搭配和灯光来说都完全是家庭的感觉,而且地板上铺有地毯,家居灯配有调暗的旋钮,可为婴儿提供个体化的需要;布置了各种美丽的植物,明显的个体化床旁物品,为父母提供了舒适的床旁物品和家具,照护者可为患儿提供舒适而宁静的护理(提供靠椅,双人沙发床,外线电话,边桌,橱柜等)。

(三) 婴儿区的环境设计

理想的婴儿照护区域的环境应为:婴儿和家庭有足够的空间,不受病区其他活动的影响。在个体化婴儿家庭照护房间里,具有完全的、舒适的和私密的生活空间,例如母婴同室的浴缸和淋浴。婴儿室有足够的可供更换的房间,仪器储存离婴儿和家庭很远;治疗室、分检室和文书工作站、会议室和其他公共区域都是分开的,提供给婴儿和其家庭一个安静的环境。

(四) 床位大小,密度

婴儿照护区域是家庭化的、半私密的或者私密的空间,宽敞的照护区域设有一个或最多两个床位,有足够的空间提供给婴儿和家庭,有足够的休息和睡眠空间。

(五) 床位设计

经过很好的设计,一些仪器设备尽可能整合到婴儿床单位里,房间的设备和家具都是家庭式的,半私密或私密的。

(六) 家庭参与情况

婴儿室环境亲切,人员亲切,充满支持的和家庭化的氛围。父母床放在婴儿床旁或者个体化的房间里,床足够宽,可供父母两个人使用,夜间陪护,随时可做皮肤接触。床旁安装了私人电话供家庭使用,小椅子和小桌子提供给婴儿的兄弟姐妹使用。房间内设置有私人沐浴间,内有浴缸淋浴提供给和婴儿待在一起的父母或其他家庭成员。

(七) 提供给专业人士的可用设施以及服务支持

新生儿病区应有单独的支持服务,例如实验室和药房、营养室等,工作人员区域包括会议室、值班室和休息区域,离婴儿室较近。

二、婴儿床单位的物理环境

(一) 灯光

婴儿睡眠时给予幽暗的环境,警觉期和(或)婴儿被抱时提供适当的柔和的非直接的光线,根据婴儿的个体发育程序提供精确的调整,以促进健康以及自我调整能力的发育。床单位灯光个体化,根据特殊操作要求调整明暗度,强调光线应为非直接的,父母以及工作人员都应该掌握此原则。

(二) 声音

环境中声音要低,墙壁和地板的材质能够减轻声音或吸收噪声,非常小的垃圾回收以及开关抽屉的声音。关暖箱门以及橱门非常轻,设备移动非常安静,监护仪以及电话铃都很柔和,有条件的情况下尽量使用视觉和振动报警。工作人员保持安静。

(三) 活动

应该避免以下活动情况:婴儿室环境忙乱,持续存在各种活动,探视者、工作人员、技术人员、实验室人员来来往往,水流声、开关门、仪器设备移来移去。应该保持婴儿室总是很安静,工作人员处理各种情况包括急救都很安静地处理。

(四) 暖箱里/小床上视觉组合

应该避免以下组合:小床或暖箱的壁总存在复杂的高密度的视觉刺激排列,包括很多强烈图案(例如黑白棋盘)的玩具和汽车;总是存在于婴儿一睁眼就马上看到的区域,或者婴儿的视觉空间里充满了仪器设备和床,或者婴儿的视觉里空空荡荡,缺少材料,形式,颜色,即使婴儿醒着的时候。

为了支持婴儿的状态,支持其自我调整更稳健,应该给予婴儿不同的视觉刺激,包括父母和(或)照护者的脸,且这种视觉变化从有到无应该是渐变的,例如父母离开时应该使婴儿看到父母的脸由存在到变柔和到慢慢退出其视野。

(五) 嗅觉体验

应该避免以下嗅觉体验:有毒的气味经常性的存在于婴儿的嗅觉区域,例如酒精棉片、手消毒液、去粘剂、清洁液、最近的一些画、照护者的香水、煮食的气味、脏的衣物、橡胶管道、手套、仪器和一次性隔离衣。而熟悉的和舒服的味道不存在,例如母亲的乳房和体味、父亲的体味。

应该创造熟悉的有父母体味的环境持续存在于婴儿周围。可以采用母亲贴身的小衣服或小手绢放置在婴儿鼻部使其感受到母亲味道的存在。

(六) 味觉体验

应该避免的味觉体验是:有毒的味觉例如咸的、苦的或酸的常存在于婴儿味觉区域,包括肥皂、洗手液、衣物洗涤剂、酒精棉片、去黏剂、清洁液、橡胶管道、手套和仪器。而熟悉的舒服的味道,例如母亲羊水、母亲的乳汁和父母体味缺乏。

应该创造的环境:持续提供来自母亲乳汁和父母体味的熟悉的味道,没有母亲乳汁的情况下可以适当提供例如蔗糖水这样的甜味体验。

(七) 触觉体验

应该避免严重的触觉体验例如粗糙、容易擦破/刮破皮肤的、锋利的、硬的、粘的材料或化学试剂刺激或皮肤刮伤。医护人员或父母应该避免大幅度的照护动作,例如突然的粗鲁的急躁的动作作用于婴儿大部分或全部的皮肤表面,避免突然的粗鲁的翻身动作或更换尿布以及其他的操作。触觉刺激的材料可能包括粗糙的床单和衣服、床垫、锋利的指甲、皲裂的手、尼龙搭扣、胶布、橡胶、尼龙绳、外露的缝线、旧的羊毛物、聚苯乙烯泡沫塑料、一次性塑料尿布。应该提供给婴儿熟悉的和舒服的触觉体验,例如父母柔软的肌肤、天然柔软的羊毛毯、100%棉质、天鹅绒,和(或)丝质的床单位用品和衣物。

应该创造的环境:婴儿总是感受到来自父母的手和身体提供的熟悉的触觉刺激。床上用物和照护用的材料总是提供支持婴儿发展的舒适的感觉。所有的材料和用物都是适合个体发展、适合婴儿皮肤的。婴儿接受来自 NICU 工作人员在护理过程中给予的持续的温柔的平稳的,与婴儿自己的运动合拍的感觉刺激。

(八) 照护温度和大气循环

应该避免:在婴儿室以及婴儿床周围的大气温度和循环波动厉害,经常性达到挑战婴儿体温自我调整和稳定能力的水平,故应小幅度逐步调整婴儿的环境温度以保持婴儿的体温维持在 36.5~37℃。

应创造的环境:婴儿室以及婴儿床周围的大气温度和循环总是稳定的,持续增强婴儿的体温自我调节能力从而维持稳定。

(九) 床上用品和衣物

应该避免发生的场景是:床上用品和衣物没有按照婴儿个体化的喜好和希望来提供,婴儿可能赤裸地躺在平坦的床面上,或者紧紧包裹了一块大小不合适又不舒适的尿布,或者婴儿被紧紧地包裹住。

应该创造的环境是:床上用物和衣物根据婴儿的喜好和希望进行个体化的提供,包括选择棉外套、吊床、小指形状的安慰奶嘴、和(或)床罩,用以给婴儿避光。也可用其他的个性化的物品对婴儿进行支持,例如合适的柔软的小尿布、合身的柔软的衣服、柔软的毯子。父母给婴儿提供最适合婴儿的"床",始终陪伴着婴儿。

(十) 婴儿自我调整的特殊支持

应该创造的环境:持续提供特殊支持来支持和促进婴儿的自我调整,相当个体化,符合婴儿的期望和需要。父母促进和支持他们的婴儿持续自我调整,抱着婴儿做皮肤与皮肤的接触,支持父母进行大部分时间甚至长达 24 小时的皮肤接触。医护人员总是支持父母为促进婴儿自我调整采取的措施,总是帮助父母促进婴儿的调整,确保父母对婴儿进行了很好的支持。

以上的环境要求如果达不到,应该尽量朝这些方向去努力,希望逐步能够达到适合婴儿自我发展的环境和照护。

三、直接婴儿照护的特殊方面

(一) 体位、运动、肌张力

避免发生的场景:婴儿在休息时或照护者进行操作时,仰卧位、俯卧位或侧卧位躺在平的光秃秃的床上。

应该提供以下支持行为:婴儿持续得到的个体化的支持,调整体位和运动,以及肌张力。照护者在婴儿休息或对其进行护理期间和(或)父母抱着婴儿时,不断地支持父母帮助调整婴儿躯干、手、腿和头部位置,调整其运动和肌张力,无论婴儿在暖箱、小床或其他的表面进行侧卧、俯卧或仰卧位时都能够得到相应的支持和调整。

（二）喂养（管饲/母乳/奶瓶）

避免发生的场景:采用固定的时间表进行护理,营养支持的方法采用的是机械性的常规的喂养。管饲喂养时,将喂养管悬挂在暖箱上,或通过机械泵自动按照设定的流速注入婴儿胃内。在喂养的整个过程中和喂养后婴儿都保持着同一体位,照顾者远离婴儿的床旁。奶瓶喂养时,用奶瓶固定装置或者将床单位上的物品支撑奶瓶进行喂养;照护者手持奶瓶喂养时,另一只手支撑婴儿头后部,使其在暖箱内处于半坐卧位,或在小床上,或在照护者的双膝上,侧面看照护者与婴儿处于面对面的位置;照护者将奶头重复塞进婴儿嘴里以刺激其吸吮,或者将奶头在婴儿嘴里不停旋转,或者通过摇晃婴儿,转动婴儿的头,前后拉手臂或腿、脚等刺激方法来促进婴儿吸吮。医护人员不鼓励直接或间接的母乳喂养。婴儿喂养时房间里环境寒冷,声音嘈杂和(或)灯光明亮。

应该采用的照护方法是:照护者应仔细观察婴儿的状态,观察婴儿是否醒来,是否表示饿了、或者需要喂养的早期信号,照护者喂养婴儿与其状态周期相同步。房间安静、温暖、灯光柔和。婴儿得到很好的支持,在照护者或父母的臂膀里得到亲密的拥抱或依靠在他们的胸脯上休息,婴儿的手得到很好的支持,在喂养时抓握某样东西,表现很愉快。整个喂养过程安静,安全,轻轻包围婴儿,对其起促进作用。无论是在泵的帮助下,或管饲喂养时,或在母乳喂养时,婴儿吸吮强度的暗示决定了喂养的时机和速度。当得到休息的暗示,便需停下来。喂养的目标是婴儿愉快、满足并获得足够的营养。喂养后,支持仍在继续,确保婴儿很好地自我调整,并逐渐转入睡眠。鼓励婴儿用鼻子碰或嘴唇舔母亲的乳房。成功母乳喂养是喂养的目标,奶瓶喂养是因为明显的医学原因而不得已采用的一种喂养手段。在奶瓶喂养成为一种选择之前,也鼓励小杯子、调羹和手指喂养。父母被认为是给予婴儿营养的重要提供者。

（三）打嗝

避免发生的场景:按照固定的时间间隔喂养婴儿,不考虑婴儿需要喂养的暗示,在喂养过程中反复的拍婴儿后背。可能给予婴儿直立坐位,支撑婴儿的下巴,托住婴儿的后颈部,婴儿手臂松散地荡在边上,或者婴儿坐在照护者的腿上,在照护者的帮助下打嗝。喂养时用一块布或围兜垫在前胸、防止衣服或毯子弄脏总是照护者过于关注的问题。或者婴儿被紧紧包裹,手臂包在包被里,喂养后竖直抱起,反复拍后背。婴儿同时受到视觉听觉的刺激,大部分时间照护者没有全神贯注地喂养,在思考其他问题,或与其他人边喂养边交谈。

应该提供的支持是:缓慢地轻柔地将婴儿竖直起来,贴近照护者的肩膀,或靠在照护者的前胸,所有的动作都是温柔、连贯而缓慢的。更换体位也是根据婴儿的暗示给予,明确的目标是放松婴儿。

（四）更换尿布和皮肤护理

避免发生的场景:按照固定的时间表,以明显常规的方法给予婴儿更换尿布和皮肤护理。照护者不停走来走去,扔掉湿的脏尿布,再去拿东西来清洁婴儿的皮肤,再去拿新的尿布并裹在婴儿屁股上。调整灯光、声音和温度,对婴儿的体位、运动、肌张力进行的护理,以及其他护理都没有根据婴儿的暗示来做。照护者的注意力和情绪没有放在婴儿身上。婴儿在尿布更换和皮肤护理过程中和之后不得不承受觉醒、烦躁、精疲力竭、无力、呼吸困难等。

应该提供的支持是:更换尿布和皮肤护理之前、之中、之后对患儿状态、体位、肌张力和运动进行有效可靠的支持,对环境和设备进行个体化的适合婴儿的调整。照护者注意力和情感持续关注于婴儿,起支持性的作用,在进行尿布更换和皮肤护理之前、之中、之后都能给婴儿一个有效的、舒服的屈曲支持的体位。照护者确保环境安静,舒适,轻轻包围着支持着婴儿。婴儿所用的物品无论在尺寸、质地、形状都适合于婴儿且非常舒服,图案也非常好看。父母是进行尿布更换以及皮肤护理的最合适的人,专业的照护者包括父母。

(五) 沐浴

避免发生的场景:婴儿在用沐浴海绵在浴缸或水槽洗澡时完全要靠自己调整,婴儿可能在沐浴过程中是仰卧或半坐卧位,全身裸露。

应该提供的支持:沐浴前给予婴儿很舒服的体位,给婴儿很好的包裹。房间安静,温暖,光线柔和。沐浴期间给婴儿细致的使用毯子包裹。沐浴后,护理措施持续符合婴儿的节拍,确保婴儿的状态和运动系统能够平稳地转换,保持良好地自我调整。在婴儿室保护隐私的房间里沐浴,父母和婴儿在整个过程中始终待在一起,沐浴应是一种愉快的家庭体验。

(六) 照护者与婴儿互动的时机与顺序

避免发生的场景:照护措施以及与婴儿的互动都是按照时间表定时进行,忽略了婴儿自身状态和机体水平的需要。睡眠被扰乱,同时为了进行相应的工作,例如整理听诊器、体温表、尿布等或者整理婴儿床单位,把良好的互动扰乱了。作为婴儿的支持者,父母完全被排除在外,不允许父母陪伴或探视。

应该提供的支持:所有的照护计划包括其他专业的会诊例如眼科、神经科、超声、X线以及其他的专业,都会考虑婴儿的睡醒周期、喂养需求和其他出现的感受等,是以婴儿的需求为第一选择,而不是以时间表来进行的。在所有的操作中,父母都被鼓励是婴儿最重要最有价值的协调者和帮助者,加强婴儿的舒适性和健康是作为最重要的目标。

(七) 促进转换

避免发生的场景:照护内容的时机和节奏、措施和互动仅仅考虑工作人员的时间表。工作人员的喜好决定房间灯光的亮度、声音和室温。在照护措施实施之前、之中和之后以及在不同的照护措施之间,或婴儿需要努力回到休息状态时,婴儿都需要靠自己的能力水平来调整状态和能量、体位、运动和肌张力的维持。婴儿的需要一直被忽略,照护人员只努力维持护理的顺序以及措施实施的速度。

应该提供的支持:婴儿在所有的护理措施和互动之前、之中、之后都能持续得到良好的支持和调整,婴儿状态安静、柔和。日夜都能提供个体化的适合水平的支持,确保婴儿良好的自我调整能力的维持。照护者提供的照护计划和实施都能得到来自第二位照护者的顺利帮助,来保证对婴儿的持续有效的促进。照护者在护理措施实施之后会延续温和的护理直至婴儿表现更加稳定,或者根据婴儿的力量和能量水平,更改一些护理内容,在时间、顺序、步骤、强度和持续时间方面调整照护内容。父母作为婴儿最有效的、最可靠的、最有价值的促进者被纳入到照护过程中,婴儿似乎从每一个互动内容或者照护内容中都能获得力量和能力来恢复到休息和放松状态。

（八）状态组织

避免发生的场景：照护措施只根据工作人员的时间表和喜好执行。照护者频繁地或突然与婴儿进行互动，无论婴儿是安静地醒着的还是睡眠过程中。照护者总是突然唤醒婴儿，当婴儿醒着的时候或烦躁、哭吵和（或）安静清醒的时候照护者又一直离开婴儿，没有陪伴在婴儿身边，规定父母是探视者的角色。

应该提供的支持：照护者持续提供支持，对婴儿提供完全个体化的关注，对婴儿出现的或增强的自主状态协助其进行自我调整，照护者为婴儿在醒睡之间转换逐步建立一个可靠的支持模式。婴儿稳定的睡醒周期，深睡眠的获得和保持，稳定觉醒期的增强等都获得持续的支持。父母是最重要的最有价值的婴儿状态调整者。

（九）利用周围物理环境促进警觉

避免发生的场景：持续的强光和强声刺激婴儿。照护者反复打断婴儿的状态调整和（或）只基于照护者的时间表和喜好来执行照护措施。婴儿高警觉，或紧张地睁大眼睛似乎是与成人进行着有效的激烈的互动。规定父母是探望者。

应该提供的支持：持续的避光避声以促进警觉状态。个性化的愉快的，由父母、其他成员或近友选择的视觉和听觉刺激，对婴儿进行个性化的适合的护理时机，具有明确的目标，支持或增强婴儿愉快的警觉体验，促进自主系统的增强，以及警觉体验。

（十）利用周围社会环境促进警觉

避免发生的场景：社会互动的时间、种类、复杂度、强度都是基于照护者时间表和喜好来决定。婴儿周围总是围绕着强光和强声。婴儿高警觉，紧张的睁大眼睛。照护者走近婴儿的脸，说话大声，很激烈。父母完全被排除在与婴儿社会互动之外。

应该提供的支持：持续地提供高度个体化的社会互动时间、种类，复杂度和强度，支持婴儿当前的不断增强警觉水平的调整。从一开始，婴儿与社会的互动就被持续地支持和加强。认为父母是最重要最有价值的婴儿警觉状态的培养者，他们的脸和声音是最重要的。

四、NICU 中发展性照顾指南的应用

应用于新生儿重症监护室（NICU）的发展性照顾指南是在床旁照护者的支持下得以发展的。意在支持并培训照护者与每个婴儿和家庭之间互动时能够加强自我意识，指南来自于文献，并且在床旁个体化照护者的指导下强调了两个主要内容，婴儿的床单位和床上用物等直接物理环境的组成，照护者与婴儿和家庭的互动在内的护理内容的组成。指南在照护环境和护理内容的细节上进行了规范。

发展性照顾指南应用于 NICU，基于婴儿照护的基本准则，即强调婴儿期情感发育的重要性，婴儿体格的发育与认知、运动和社会情感的发育同等重要。性格的形成通常与婴儿得到的照护体验相符合，体验包括被感知、被关爱等；情感的亲密性，舒适性等体验；愉快和实际有效的感觉体验等。确保婴儿获得这些体验就需要持久的情感信赖。全身心投入的照护者，这就是父母的重要角色。因此父母与婴儿的关系是有优先权的，父母是婴儿一生中最重要的养育着，最适合的照护计划是支持父母来提供照护措施。需要每

天预计照护的节奏,保证一个平静,身体和情感上都感觉温暖舒适的环境,确保持续给予体位的支持、舒适并具有安抚作用的床上用品。所有照护都保持安静,包括照护者提供照护时,喂养除了提供营养外确保是舒适的,确保睡眠,确保所有医疗护理措施实施的支持性和合作性。婴儿的自我感知、能力感知、以及体验愉快的机会都是必须发展的。

照护的复杂性、时机和持续时间以及强度等各方面需要根据婴儿个体化情况以及阈值,从良好组织功能向较弱的组织功能转化等情况进行特别指导。良好组织功能是指调整平衡,自主、运动。和状态组织功能的相互支持。较弱的组织功能是指从良好的平衡转变为一个或所有的行为系统功能紊乱。照护的支持性组织需要照护者对婴儿的阈值有很好地理解,对神经发育系统在与环境不断作用的过程中得到不断分化以及良好调整的理解,支持性的照护系统也需要照护者在与婴儿进行互动时,能持续解释婴儿神经组织阈值以及神经发育目标。最重要的是需要照护者有自我意识,且能够反映在行动中,照护者对每个婴儿和家庭都很真诚,照护者为了婴儿和家庭给予了有效的支持和情感投入。父母也注意把专业的照护者看成其本身以及其婴儿最好的拥护者。提供给婴儿最好的照护支持,父母的这种无条件的情感投入增强了父母的信心、能力,这是发展性照顾最重要的内容。

(一) 环境

1. 床单位的设计 所有的仪器设备都要布置得有美感,随时确保处于备用状态。放置两把舒适的椅子,至少一把轮椅,有做袋鼠式护理所需要的寝具,方便父母过夜或者打盹。邀请并鼓励家庭一起设计婴儿的床单位,可以从家里带来物品(暖箱罩子,照片,动物玩具等)将婴儿的床单位设计得个性化,为家庭成员个人物品准备好抽屉或架子放置。

2. 灯光 婴儿睡觉的时候保证房间黑暗,其他时间调暗灯光保证支持婴儿的警觉性。确保所有的光线不直接照在婴儿脸上。可以使用窗帘遮光。照护一个光疗的婴儿,使用保护性眼罩,需要对婴儿进行其他照护活动时,确保先关掉治疗灯,轻轻地对婴儿说话并逐渐用手接触婴儿,轻柔地包绕婴儿直至感觉到婴儿全身肌张力放松,轻轻取掉眼罩,帮助婴儿从强光中恢复过来。接着开始正常的照护互动,互动完毕后,帮助婴儿恢复到休息状态,轻轻地再罩上眼罩,帮助婴儿适应,重新打开治疗灯,和婴儿待在一起直到婴儿完全适应暴露在灯光下。确保婴儿照强光时所需要的能量。在光疗时也可寻找最适合父母抱婴儿的方法,其他床位上的婴儿避免受到光线的照射。

3. 声音 始终采用最低音量说话和走路,只穿鞋底走路比较安静的鞋子。声音轻柔。关暖箱的门时永远是静静的没有声音。移动所有的仪器都非常轻,鼓励工作人员说话轻声。照护区域不能放置音响或广播。将监护仪报警声和电话铃声设置最低(但应保证能够听到),也最轻柔。确保床旁没有声音,为婴儿创造和保持一种安静祥和的区域。

4. 活动水平 总能保持安静、平静和舒适的环境,也能用安静的方式处理突发事件。欢迎父母进入照护区域并帮助父母一起采用安静的方式照护婴儿。帮助他们采用他们个性化的方式照护婴儿。在进行操作的时候帮助婴儿的父母一起促进婴儿的安静和休息。除非是针对婴儿进行的专门互动,否则,照护人员应远离婴儿床旁。

5. 婴儿暖箱、小床周围的视觉体验 谨慎选择婴儿暖箱或小床周围婴儿可视区域内的物品。自问一下该物品是令人舒适的还是对婴儿起唤醒作用的。总看见舒服的物品会使婴儿越来越舒适。暂时收起刺激性强的玩具和色彩反差比较大的图画,等到婴儿发育较好的时候再去看。照护者和婴儿父母熟悉的脸经常是对婴儿最有价值的视觉体验。永远保持一张温和的脸,当婴儿与其他陌生人接触时一直待在婴儿的身边。仅仅当婴儿足够成熟的时候才逐渐给他看一个新的视觉体验。当婴儿表现出困倦、高度警觉、难受或者目光漂浮的时候,应淡化或移去视觉体验。当婴儿出现目光紊乱、漂浮、高度警觉、担心或惊恐万分的表情时,表明婴儿刺激过度。

6. 嗅觉输入　移去婴儿照护区域所有的毒性以及不舒适的味道(例如衣服上的香水,发胶,尼古丁味道)。当婴儿被照护者抱着或躺在暖箱里以及小床上的时候提供熟悉的,舒适的嗅觉环境。邀请婴儿的家长提供舒适的柔软的小毯子,小枕头,丝质的衣服,或婴儿父母穿过或正穿在身上的衣服。这些可用的物品中婴儿可以依靠一两样来自我安慰。父母身上的舒适味道提供给婴儿持续的熟悉的嗅觉环境。当婴儿父母照护婴儿并对其做皮肤接触护理时这种味道更加强烈。

7. 寝具和衣物　个体化的寝具和衣物符合婴儿的喜好和需要。包括提供水枕、"鸟巢",衣服要柔软,适合婴儿的尺寸,柔软的帽子,细致的包绕,柔软和适合大小的尿布,以及柔软的、长长的"拥抱枕"。父母是婴儿最好的体位支持者,鼓励延长父母与婴儿皮肤接触的时间,帮助放松父母的上半身,确保父母的腿抬高,并得到很好的支持,鼓励父母入室与婴儿床旁互动。

8. 具体的支持调整系统　持续采用支持手段来进行调整,例如拥抱、床上物品的使用、可以用来垫脚的物品,以及睡袋。轻柔地用你的手将婴儿包绕,尤其是当婴儿觉醒和难受时会有行为紊乱以及抗争性的动作时,或者婴儿变得精疲力竭,全身肌张力消失时都需要以手包绕婴儿。操作过程中或两个操作之间,给婴儿用小手指或安慰奶嘴提供吸吮的机会,管饲喂养的时候也应该采用此方法。操作期间还可提供婴儿抓握的机会。鼓励父母要支持他们的婴儿使他们感觉到平静和舒适。操作时皮肤接触也可以持续进行,婴儿父母不在场时,可以鼓励另一个比较熟悉的、被婴儿父母相信的照护者照护支持婴儿。

9. 适合的医疗物品　调整必要的与婴儿身体直接接触的医疗物品,使其能为婴儿提供最大的舒适性。确保所有的呼吸设备调整舒适,例如用一个足够大的到婴儿腰部的大头罩给氧,以便于婴儿能将手靠近脸。确保静脉固定小板包裹得小而柔软,安全地固定好其位置。使用柔软的适合婴儿皮肤的眼罩,柔软的探头贴,小而柔软的尿布,避免所有的尼龙的、塑料的和其他粗糙的材质。

(二) 直接婴儿照护的特殊方面

1. 靠近婴儿时　当你靠近婴儿的床旁时,总是要调整自己的位置以便于你能看清婴儿的脸。婴儿的面部表情能够帮助你意识到或理解婴儿的感受,能看出婴儿是否是安定的或者舒服的还是休息中的。自问一下婴儿上次看你的表情和接触你的手时的感觉。婴儿是否能熟悉你、认出你的手,还是你需要再次与婴儿建立熟悉的关系,让其熟悉你的手和脸使其意识到你在这里支持他。

2. 体位　无论婴儿是仰卧位、俯卧位或侧卧位,都应持续支持和促进婴儿的生理体位。不同操作之间,或者婴儿躺在父母怀里、或在暖箱里、或在小床上,注意婴儿的体位,进行专业化地调整。移动婴儿或改变婴儿的体位时,支持婴儿的手腿处于一种柔软放松的屈曲位。将手从婴儿背后到头后包绕,将婴儿的头轻柔地放在你的手里,同时,另一只手支持婴儿前部,帮助婴儿的头处于中线位放松体位,双手举起靠近脸。一旦婴儿的整个身体被你的手和臂膀包绕时,缓慢柔软地改变体位,和(或)举起婴儿,都很安全。将婴儿放回床上或将婴儿移到磅秤上称体重或其他表面时一定要先准备该表面,用软垫在表面上垫好。总是轻轻缓慢地将婴儿放在预先用信封式包绕法安全包绕的物体表面。确保婴儿的头总是处于中线位,尤其是婴儿仰卧位时。移动婴儿时,轻柔地包裹婴儿以提供支持,尤其是称体重时。一旦婴儿很适应你手臂里的毯子和睡袋的包裹之后,逐渐一个一个移开你的手臂,确保你逐渐减少你的直接支持时,婴儿能继续保持休息状态。确保没有你的手臂支持之后婴儿也能处于很好的休息状态。无论什么时候,婴儿表现出惊跳和不安定时应再次给予婴儿温柔地支持,以便于婴儿能再次恢复平静以及睡眠状态。

3. 喂养　从最早的喂养是婴儿睡醒周期的支持开始,婴儿就慢慢识别了饥饱的感觉。鼓励父母母乳喂养自己的婴儿。如果婴儿还没有足够的肌张力可以趴在母亲胸前进行母乳喂养时,可以将母乳泵出喂养。也可以根据需要做些安排,安排母亲在婴儿床旁泵奶,母亲会觉得很舒服,可能有助于减少泵奶的焦虑,确定母乳的价值,使她觉得靠近自己的孩子有种安全感。创造一个营养式的喂养环境,环境应该是平静的、温暖的、光线幽暗的。所有的管饲喂养时都应支持婴儿在一个很舒服的体位,安全地将婴儿依偎在母亲的怀里。在你将婴儿的手放在嘴边时,确保婴儿的手能够自由抓握。管饲婴儿时提供小手指或安慰奶嘴给婴儿吸吮。正确控制奶流量维持足够使婴儿舒服的较慢流量。喂养期间应提供休息,所有的管饲喂养时应将婴儿放置于父母的前胸,做皮肤接触。喂养后持续支持婴儿,确保舒服后转入睡眠,鼓励父母从一开始就是婴儿的最重要的营养者和营养提供者。

4. 打饱嗝　根据婴儿的暗示,可以将婴儿轻轻地靠近肩膀或靠着前胸,促进打饱嗝。移动应柔软缓慢,放松是目标。婴儿在竖立靠着你的时候,表现很不舒服,你的身体缓慢地上下移动,走路轻轻,这可以促使其打饱嗝,打完饱嗝后持续以竖立位抱着婴儿,直至缓慢将婴儿放置于喂奶或休息体位。

5. 更换尿布和皮肤护理　更换尿布和做皮肤护理前要准备各种物品。确保房间温暖,注意婴儿的状态和体位。一旦婴儿舒服地屈曲侧卧位时,开始进行操作。轻柔地包绕和支持婴儿。用柔软、舒服和合适尺寸、质地、形状的材料。清洁婴儿臀部,确保婴儿的踝部接近床上,轻轻抬起婴儿的大腿,保持双腿屈曲。避免仰卧位更换尿布,提高婴儿腿的时候脚踝离开床面,这会突然改变婴儿脑部的血流,且出现呼吸困难。鼓励并帮助父母成为更换尿布和提供皮肤护理最好的人选。

6. 沐浴　确保婴儿处于平静状态,有足够的体力应付沐浴。确保护理空间是平静的,灯光柔和的,温暖的。以手或毯子温柔地包绕婴儿,用一个罩在身上的沐浴毯,在将婴儿放低至浴盆时,该沐浴毯有助于将婴儿包裹。确保沐浴水的温度是温暖的,一旦婴儿各情况足够平稳时可以立即浸没婴儿的身体。使用床旁专业的浴盆,减少从暖箱或小床到沐浴盆之间的距离导致的不必要体温波动。沐浴后持续抱着婴儿支持他,确保婴儿是舒适的,平静的。根据婴儿的能量水平、睡眠/清醒状态和喂养周期决定沐浴的频率和时机,以增加休息和有效地消化。

7. 互动的时机和顺序　到了互动的时间,考虑婴儿的睡醒周期,婴儿是否具备喂养和安静清醒期需要的能量。如果可能的话还应该考虑以下时间,例如专家会诊、超声、X线检查等,应在婴儿安静清醒期进行比较合适。确保在会诊前中后婴儿都是舒适的,在这个过程中注意对婴儿进行支持。

8. 各操作之间顺利转换　所有的操作包括放置外周静脉针、抽血等,给婴儿重新摆放体位,支持和帮助婴儿恢复平静。各项操作时提供给婴儿舒适、安静、柔和的包绕。操作后应持续支持,确保婴儿能恢复平静。计划和选用第二位照护者,确保婴儿的有效转换,包括父母成为婴儿最有效的舒适提供者。

9. 舒适和护理　每当婴儿出现不舒适的表现时,例如婴儿不停扭动身体,或者慌乱的表情,都应该安慰婴儿。永远将感情和注意力放在婴儿的感受上,以便能理解你的所作所为与婴儿得到的照护和你为婴儿提供的环境相合拍。在 NICU 里照护婴儿会赢得婴儿和父母的信任。

10. 觉醒的重新组织　永远记住自己是婴儿的调整者和支持者。当婴儿醒过来的时候温柔地用一种柔和的面部表情看着婴儿,永远用温柔的轻的声音说话。有时婴儿可能很享受你温柔的歌声。当婴儿聚焦你的眼睛、温和的面部表情时,通常说明婴儿很享受这个互动过程。婴儿的目光飘移,不协调的眼部运动,面无表情,双眼睁大,苍白,咳嗽,打哈欠,流鼻涕等通常都是婴儿精疲力竭或受过度的刺激有关。重视这些信号,安静地抱着婴儿减少各种刺激,永远确保婴儿安静。特别注明对×××的护理(婴儿的名字),不能用床号代替姓名,应自始至终都轻唤婴儿名字。

(三) 选择各种降低早产儿疼痛的措施

采用外周穿刺留置中心静脉导管的方法来减少外周留置套管针反复穿刺所导致的疼痛;采用经脐动脉或外周动脉置管的方法来抽取血标本,以此减少外周反复抽血对早产儿带来的疼痛。在实施各种有创操作时应尽量对患儿做好安慰工作。

(四) 袋鼠式护理

像许多天然的治疗方法一样,袋鼠式护理有它出现的必然性。最初的袋鼠式护理是1979 年在哥伦比亚,暖箱缺乏的情况下,通过这种简便易行、费用低廉的方法来代替暖箱。在后来的一系列随机临床试验中发现,"袋鼠式母亲干预"在照顾低出生体重儿中是安全的,与标准暖箱中的早产儿相比没有增加死亡率和发病率,随后对此方面的研究越来越多。

"袋鼠式护理"(Kangaroo Care,KC)或称"皮肤接触",指在早产儿出生后不久将其裸体放在母亲或父亲裸露的前胸进行持续性的皮肤接触,早产儿仅仅用一块尿布、戴一顶帽子,用母亲的衣服或毯子,将早产儿一起包裹着,就像他在子宫里一样与母亲亲密接触。早产儿在 KC 时完全放松而表现出发声、反应和躯体运动,这种皮肤接触类似有袋动物比如袋鼠照顾他们的刚出生的婴儿。母亲在接触的同时凝视婴儿,抚摸他们,与他们交谈、给他们唱歌等。

适用对象:①早产儿。父母将裹好尿布的早产儿垂直或俯卧在双乳之间以皮肤相接触,显示可以改善早产儿体温调节,促进氧合,增加深睡眠,增进与父母联系,减少哭吵。②足月儿。来自马德里的一个研究中,研究者对比了 25 个 KC 干预的健康足月儿和 25 个出生后即被放进婴儿床的足月儿在体温、血糖水平和哭吵行为的差别,两组生后观察 90分钟,KC 组婴儿相比对照组婴儿有更理想的体温和血糖水平,哭吵更少。③对生后一周内疾病期和疾病恢复期的新生儿来说是耐受的。Serenius,Fredrik H 等在 NICU 里进行随机抽样,样本 17 例,平均孕周为 28 周(24~30 周),平均出生体重 1238g(766~1687g),平均日龄 3 天(0~7 天)的早产儿,使其接受 1 小时或更长时间的 KC。在 KC 前,11 个早产儿呼吸困难和 6 个呼吸急促;其中 10 个早产儿需要 CPAP,7 个需要机械呼吸。分别测KC 前和 KC 后的体温和酸碱平衡,在 KC 前和 KC 后监测心率、血氧饱和度、经皮测氧分压、CO_2 分压和 ECG。KC 期间，氧气需要量在 14 个早产儿中没有变化，1 个早产儿降低 9%，2 个婴儿分别增加 5% 和 12%，有一例发生呼吸暂停。在 KC 前和 KC 后，酸碱平衡、CO_2 分压、心率和体温变化很小。8 例早产儿在 KC 期间鼻胃管喂母乳，胃管喂养没有负面反应。故得出结论 KC 对疾病期的婴儿适用。

通过以上实验证明了 KC 的安全性、有效性，KC 的应用范围已扩大到各胎龄、体重组的新生儿。取得的效果包括：

1. KC 对新生儿的影响

（1）对生理方面的影响：来自哥伦比亚的第一次 KC 研究就发现袋鼠式接触对早产儿有一种抚慰作用。在皮肤接触中早产儿睡觉时间更多，心率慢而稳定，呼吸暂停和心搏迟缓发生较少，体温保持稳定，氧合和气体交换增加。

（2）对行为方面的影响：皮肤接触显示出有助于改善觉醒激励调节和压力反应调节。Michelsson 等（1996）发现小床里的早产儿和接触中的早产儿同样哭 10 次，光谱学分析显示在母亲怀里的早产儿没有在小床里的早产儿哭得那么痛苦。实施 KC 的早产儿内啡肽减少，表明袋鼠式接触削弱了紧张反应。

（3）对神经成熟的影响：早产儿神经系统可能因为一些和刺激有关的因素而被破坏。在 NICU 中早产儿常常被一些无法抵抗的感官刺激所轮番轰炸，比如持续的灯光、永无停止的声音、和经常性暴露在疼痛中，他们未成熟的系统不能躲避这些因子，影响其继续发育成熟。有趣的是，提供构成"母亲接触"的任何部分，比如按摩、有节律地刺激，可以有助于促进早产儿神经成熟，特别是大脑和行为建立联系的特殊时期，应用 KC 干预措施能对神经功能包括生理调节、觉醒激励调节和紧张反应有长期的效果。

（4）对婴儿认知发展的影响：婴儿认知的发展基于两个中心环节：自我调节、注意力定位和觉醒感知的调节，敏感的母婴关系逐步支持婴儿的成长并为其探索和学习提供安全保障。因为 KC 干预能提高婴儿的自我调节和父母对婴儿的敏感性，故 KC 有利于婴儿的认知发展。

另外，母婴皮肤接触可以减少早产儿的疼痛反应。Johnston 等用交叉试验的方法在加拿大的 3 个 Ⅱ 到 Ⅲ 级的新生儿重症监护室抽取孕 32～36 周的、生后 10 天、没有辅助呼吸、没有给予止痛剂的 74 例早产儿随机分组进行研究。KC 组的新生儿在足跟采血过程前给予皮肤接触 30 分钟，并持续整个采血过程。而控制组新生儿在早产婴儿保育箱中取俯卧位。结果在 KC 条件下的早产儿疼痛表情得分在足跟采血的最初 90 秒钟明显低于控制组 2 分。故对孕周 32 周或更大一点的早产儿，KC 能有效降低足跟采血疼痛程度。

2. KC 对母亲的影响　皮肤接触除了有利于婴儿生理稳定和应对紧张压力源外，也是早产后母亲哺乳期的刺激源。母乳由蛋白、酶、微量元素、脂质和特殊的对早产儿生长发育重要的长链不饱和脂肪酸组成，并且能降低感染危险。尽管母乳对脆弱的早产儿来说尤其重要，但是当早产儿母亲面临挤奶困难时经常放弃母乳喂养。

（1）KC 可以提高早产儿母亲的照顾水平，从而缩短住院时间。评估极低出生体重儿母亲哺乳的相关性因素发现连续母乳喂养和 KC 相关。来自新德里的一个研究报道低出生体重的早产儿每天给予 4 小时 KC 体重明显增加，更早出院，他们的母亲比控制组更有效地进行母乳喂养。

（2）皮肤接触增加了母亲垂体分泌水平,从而促进了母亲的哺喂行为,减轻产后抑郁症。垂体分泌的是一种荷尔蒙,和生产有关,并且反射性促进乳汁释放,通常作为哺乳动物母亲行为的开始。KC时,婴儿放在母亲的胸口,通过哺乳和手的移动刺激激素垂体的释放,并且母婴在婴儿生后立即进行KC更有助于提升垂体分泌水平。因为垂体激素的功能是降低紧张和抑郁,KC被期望能减轻母亲的产后抑郁症。Dombrowski等对一个存在产后抑郁症多个危险因素的母亲进行研究,证实KC可以减轻母亲的抑郁。这些报道显示KC可以帮助逆转早产对母亲造成的负面影响,并且减少伴随早产而来的内疚和焦虑。

3. KC对母婴间关系的影响　早产儿出生后,母婴间关系发展更难,交互作用更不理想。在交互作用中,母亲表现出更低的敏感性。早产儿视觉注意和感情表达经常不清晰,表达减少可能和母亲的敏感度降低有关,这是因为母亲对早产儿的同步观察水平下降,皮肤接触可以促进母婴间的交互作用模式,亲近的接触增加了母亲对婴儿的熟悉感,改善她的心情,增加她作为母亲的投入。母婴间关系的发展依赖母亲对婴儿的交往信号的逐步了解和学习。在母亲和婴儿密切接触的期间,可以获得这些信号。

4. KC对父婴关系及家庭关系的影响　Bauer,Jacqueline等比较了父亲和母亲对VLBW婴儿的KC效果。方法是对孕28~34周,出生体重560~1450g和生后7~48天的VLBW在父亲和母亲KC前、中、后进行研究。肤温、肛温、心率、呼吸、动脉氧饱和度、耗氧量（VO$_2$）、CO$_2$产出量（VCO$_2$）和行为状态比较。结果父亲和母亲KC显示出相似的生理学效果,故除了母亲做KC外应该提倡父亲做KC。

父母经常彼此探讨他们婴儿的行为,家庭成员间的交互作用更强,婴儿生长在这样一个更和谐的家庭环境中,可以展示出更好的社会适应性。

第四节　相关护理技能

一、鸟巢护理

【目的】

1. 增加早产儿的舒适度。

2. 将早产儿放置于适宜的体位。

3. 有助于特殊疾病的治疗。

【评估】

1. 早产儿孕周、日龄、肌张力、活动度。

2. 早产儿疾病以及治疗等情况。

【计划】

1. 用物准备　鸟巢/毛巾或床单自制鸟巢。

2. 患儿准备　戴好小帽子,裹好小尿布。

3. 环境准备　整洁、安静、安全。

【实施】

1. 操作步骤

操 作 步 骤	要点与说明
(1) 洗手,备齐用物携至床旁	• 确认患儿
(2) 助手或家属协助抱起患儿	• 两人合作保证安全
(3) 将患儿放于鸟巢上(也可用毛巾/床单绕成鸟巢的样子)	• 置患儿于柔软舒适的棉类布料上
(4) 将患儿体位根据需要放置好	• 可放置仰卧/侧卧/俯卧位,确保有心电监护进行持续监护
(5) 患儿体位应满足能自由活动同时躯干头部处于同一轴线上的中心位,手部可放置于嘴边方便吸吮	• 方便患儿活动,方便自我安慰
(6) 身体两边的鸟巢卷起很好的支撑作用	• 防止患儿在身体重力作用下翻回原体位
(7) 将观察内容记录于护理记录单上	• 正确描述患儿的表现并合理交班

2. 健康教育 患儿家属认识鸟巢护理的重要性,学会正确使用鸟巢进行护理的方法。了解各体位的优势,同时学会观察患儿在鸟巢中的生命体征情况。

【评价】

1. 体位摆放准确,身体中线位,手置于嘴边,鸟巢起边界和支撑作用。

2. 患儿家属知晓鸟巢的作用以及使用鸟巢进行体位摆放过程中的注意事项。

二、袋鼠式护理

【目的】

1. 增加早产儿的安全感,增加亲子关系。

2. 有利于早产儿体温的稳定、情绪的稳定。

3. 有助于早产儿体重的增长、有助于睡眠、大脑的发育。

【评估】

1. 早产儿孕周、日龄、肌张力、活动度。

2. 早产儿疾病以及治疗等情况。

3. 父母亲的文化水平、身体状况等。

【计划】

1. 用物准备 摇椅、镜子、毛毯。

2. 患儿准备 戴好小帽子,裹好小尿布,各管道位置正确固定良好。

3. 环境准备 整洁、安静、安全、温暖。

【实施】

1. 操作步骤

操 作 步 骤	要点与说明
（1）洗手，备齐用物携至床旁	• 确认患儿
（2）整理患儿身上的各种管道	• 保证各导管固定牢固
（3）嘱爸爸或妈妈坐于摇椅上，屏风进行遮挡，脱下上衣露出胸脯	• 保护家属的隐私，同时应裸露胸部
（4）将患儿放于爸爸/妈妈裸露的胸脯上	• 患儿肌肤与爸爸/妈妈的肌肤亲密接触，方便患儿能够闻到母亲的体味
（5）放置好患儿体位	• 确保有心电监护进行持续监护
（6）毛毯将爸爸/妈妈和患儿包绕在一起	• 保暖，同时方便患儿活动
（7）镜子放于摇椅后方和前方	• 方便爸爸/妈妈观察患儿的情况
（8）将观察到的内容记录于护理记录单上	• 正确描述患儿的表现并合理交班

2. 健康教育 患儿家属认识袋鼠式护理的重要性，学会正确使用袋鼠式护理的方法。了解袋鼠式护理的关键点，同时学会观察患儿在袋鼠式护理中的生命体征情况。

【评价】

1. 患儿体位准确，安全，舒适，情绪稳定，安静入睡。

2. 患儿家属知晓袋鼠式护理的作用以及袋鼠式护理过程中的注意事项。

三、治疗性抚触

【目的】

1. 安抚早产儿。

2. 增加早产儿免疫力，促进体重增加。

3. 有助于日后社会行为的发展。

【评估】

1. 早产儿孕周、日龄、肌张力、活动度。

2. 早产儿疾病以及治疗等情况。

3. 父母亲的文化水平、掌握能力等。

【计划】

1. 用物准备 按摩油。

2. 患儿准备 戴好小帽子，裹好小尿布，皮肤保持清洁。

3. 环境准备 整洁、安静、安全、温暖。

【实施】

1. 操作步骤

做抚触时应该轻声与宝宝交流,宝宝睁眼时应与其保持目光交流。抚触时双手涂适量按摩油,动作轻柔,尽量使用手的掌部和手指的指腹。重复宝宝喜欢的动作,停止做宝宝不喜欢的动作,按摩时间控制在 10 分钟。

操作步骤	要点与说明
1. 洗手,备齐用物携至床旁	• 确认患儿
2. 整理患儿身上的各种管道	• 保证各导管固定牢固
3. 抚摸宝宝的前额—头顶—后颈	• 轻轻按摩,共 10 次
4. 沿脊柱抚摸宝宝的后背至臀部;而后打开尿布,从胸部抚摸至腹部	• 食指和中指以螺旋形按摩,每个部位 3 遍
5. 单手顺时针轻抚宝宝的腹部	• 划大圈,3 遍
6. 线形或螺旋形轻抚宝宝的手臂部	• 3 遍,若宝宝喜欢可抚摸其手部
7. 线形或螺旋形轻抚臀部至脚踝	• 3 遍,若宝宝喜欢可按摩其脚部
8. 面部:前额—脸颊—鼻根—耳下—眼周—下颌	• 两手拇指,与宝宝进行目光接触,每部位 3 遍

2. 健康教育　患儿家属认识抚触的重要性,学会正确使用抚触的方法。了解抚触的关键点,同时学会观察患儿在抚触中的生命体征情况。

【评价】
1. 患儿表现为安静,舒适,情绪稳定。生命体征平稳,体重增长适宜。
2. 患儿家属知晓抚触的作用以及抚触过程中的注意事项。

四、非营养性吸吮

【目的】
1. 减少早产儿哭泣,促进口腔满足感。
2. 增加早产儿氧饱和度,安抚患儿,减轻疼痛。
3. 有助于早产儿食物消化、体重的增长、促进吸吮-吞咽-呼吸协调能力。

【评估】
1. 早产儿孕周、日龄。
2. 早产儿的吸吮情况,对安慰奶嘴的适应情况。
3. 早产儿疾病以及治疗等情况。

【计划】
1. 用物准备　各种型号的安慰奶嘴。
2. 患儿准备　摆好体位,清醒期。
3. 环境准备　整洁、安静、安全、温暖。

【实施】
1. 操作步骤

操 作 步 骤	要点与说明
（1）洗手,备齐用物携至床旁	● 确认患儿
（2）整理患儿身上的各种管道	● 保证各导管固定牢固
（3）给患儿摆好体位,一般侧卧位方便患儿吸吮	● 摆体位应注意头与躯干在同一轴线上
（4）安慰奶嘴放置于患儿口内	● 要在患儿有吸吮的需要时,或表现出对吸吮的欲望
（5）手扶住安慰奶嘴	● 观察患儿对安慰奶嘴的反应,是否会吸吮,不能晃动安慰奶嘴
（6）患儿疲劳后需停止并取出安慰奶嘴	● 时间一般为5分钟
（7）取出后放置于污染奶嘴盒子内	● 不能随意扔在暖箱内或小床内
（8）应煮沸消毒	● 方便下次使用
（9）每天观察患儿的吸吮能力有否提高,呼吸吞咽吸吮是否协调	

2. 健康教育 患儿家属认识非营养性吸吮的重要性,学会正确使用奶嘴安慰患儿的方法。了解使用安慰奶嘴的关键点,同时学会观察患儿在非营养性吸吮过程中的生命体征情况。

【评价】

1. 患儿体位准确,安全,舒适,情绪稳定,安静入睡。
2. 患儿家属知晓非营养性吸吮的作用以及非营养性吸吮过程中的注意事项。

（胡晓静）

第九章 疼痛管理

第一节 概　述

疼痛作为一种常见的不舒适症状,如果不能对其进行充分管理和控制,将会对人们的身心健康造成严重危害。为改善各国的疼痛控制情况,1999年维也纳第九届世界疼痛医学大会将"疼痛"确认为继"脉搏"、"呼吸"、"体温"、"血压"后的"第五大生命体征",我国卫生部也于2007年下发第227号文件,要求有条件的二级以上医院开设疼痛治疗科。2010年,国际疼痛研究学会(IASP)又进一步提出关注易忽视人群或类型的疼痛,这些疼痛因得不到妥善治疗从而给患者带来终生影响,因此,IASP呼吁世界各国做好这类疼痛的管理和控制。在这种形势下,新生儿,作为一个易被忽略的群体,其疼痛控制状况逐渐受到关注。

近年来的研究发现,新生儿疼痛神经元通路在解剖上已成熟,并且不同来源和类型的疼痛可以有不同程度的表现,新生儿对疼痛的感知比婴儿和成人更弥漫、强烈和持久。疼痛对于新生儿,尤其是接受大量有痛性操作的早产儿和危重儿可造成一系列的近期和远期不良影响,如急性应激和对中枢神经系统的永久损伤和情感紊乱等。然而在临床实践中,由于医务人员对新生儿疼痛的认识不足甚至错误的观念,以及缺乏恰当的评估方法,新生儿的疼痛常常得不到很好的控制。

一、新生儿疼痛定义

许多研究机构都对疼痛做了相应的解释。世界卫生组织(WHO,1979年)和国际疼痛研究协会(IASP,1986年)定义疼痛为"不适感觉和情绪伴以实际/潜在性组织损伤或相关损伤"。美国儿科学会及疼痛协会提出"疼痛是一种不舒适的主观感受,它不仅仅是一种简单的感觉,更是一种感受、情感、认知和行为的综合反映过程"。而新生儿是指人类生命的早期阶段,即刚刚出生,个体完全依赖于母亲的照顾得以生存和促进身心健康发展。因新生儿没有语言表达能力,因此,2001年国际疼痛研究学会又增加了一项解释"无交流能力却不能否定一个个体有疼痛体验和需要适当控制疼痛的可能性"。

二、对新生儿疼痛的认识

直到20世纪90年代末,人们还普遍认为婴儿尤其是新生儿通常感受不到疼痛。但随着研究人员对疼痛研究的不断深入,逐渐揭开了儿童疼痛的神秘面纱,对儿童疼痛有了初步的认识。研究发现,虽然小儿是随年龄增长而不断发育的个体,各器官的功能尚在完善、成熟过程之中,他们对疼痛的反应与情绪一直在变化,但是事实上,对疼痛神经生理学的研究表明,儿童的神经系统(即负责疼痛感觉和疼痛刺激传导的神经解剖和神经内分泌物质)早在出生前就已经发育完全。孕 7 周到 20 周胎儿的皮肤中出现感受器，孕 6 周到 26 周丘脑的神经传导通路也逐渐形成，这意味着新生儿完全有能力感觉和记忆发生在他们周围的一切。进一步的研究发现，儿童在新生儿或早产儿阶段就已经能够感知疼痛，而且当新生儿频繁接受疼痛刺激，下次即使医务人员在做操作前的准备（如足跟采血消毒皮肤）时，新生儿就已经开始针对预计痛进行反应了，这进一步说明新生儿能够记忆疼痛，这些记忆被同时储存在了短期和长期记忆中。还有研究发现，新生儿的疼痛是可以评估的。Anand 和 McGrath 等人通过研究疼痛的表现指出新生儿虽然不能说话，但它已经有能力通过肢体动作、呼吸情况、睡眠状态、血流速度等方面的改变来反应疼痛。Jay 等人发现新生儿的疼痛也是可以控制的。他们认为虽然小儿疼痛与成人相比，个体差异性很大，受年龄、性别、病史、情绪、智能等易变因素的影响更多，但是如果依据年龄、体重等方面的不同对新生儿止痛药物的剂量及给药方法等适当调整，新生儿是可以安全的接受镇痛治疗的。

三、新生儿疼痛的来源及现状

一些研究者发现新生儿从一出生就开始接受的诊疗以及治疗和检查，都会给新生儿带来身体上的疼痛，之后频繁的足跟采血，动脉血气，静脉采血、气管插管、引流管以及手术等让新生儿屡次暴露于疼痛当中。如 Peter 认为新生儿疼痛的来源主要是各种致痛性操作，如足底采血、动静脉穿刺、各种注射、气管插管及吸引、腰穿、手术等。对于较小的早产儿，如更换尿布、体温测量等日常的护理操作也是疼痛刺激。国外也有些研究资料显示新生儿所处病房的声音水平（50~90dB）远远超过了美国儿科学院环境健康委员会推荐的安全声音水平（45dB 以下），这也会给新生儿带来疼痛的不适感觉。

在新生儿病房接受重症治疗、护理的早产儿及患病足月儿的住院时间较长。有时可持续数周至数月。医护人员必须实施的许多操作可能引起患儿的疼痛，如足跟采血、静脉穿刺、肌内注射、动静脉插管等。Porter 报道，平均每例早产儿在住院期间约经历 766 次疼痛性操作。Barker 与 Rutter 报道，54 例新生儿在住院期间约经历 3000 余次疼痛性操作，其中胎龄<31 周早产儿经历的疼痛性操作占 74%。Simons 等在 2003 年对 151 例新生儿调查后报道，在入院 2 周内每个新生儿每天约经历 10~18 次疼痛性操作。Stevens 对 124 例早产儿调查后报道，胎龄为 27~31 周的早产儿在出生后 2 周内平均每人约经历 134 次疼痛性操作。Anand 等人总结在 1995—2003 年间 5 份针对新生儿疼痛的研究报告显示，在 23~42 周的603 名新生儿中，住院期间共有 38 426 次侵袭性的有痛操作，平均每名新生儿每天承受 14次之多，而在我国还没有相关方面的统计数据及报道。有研究者对新生儿的各种疼痛进行总结如表 1-9-1。

表 1-9-1　住院新生儿常用有痛操作及疼痛分度

疼痛程度	侵入性操作
轻微疼痛	足跟采血,鼻咽插管,脐动脉置管,下胃管
中等疼痛	气管插管,气管内吸引,经外周动静脉穿刺,肌内注射
剧烈疼痛	胸腔导管穿刺,外周动静脉切开,腰穿,眼底检查
尚不清楚	胸腔导管留置,鼻咽吸引,胸腔导管移除,取出静脉套管

四、疼痛机制及影响因素

(一) 疼痛机制

神经心理学研究已经证实新生儿在解剖功能上已经完全具备感知、传递和分析疼痛刺激的能力。孕20周时胎儿出现感受器,随后,第30周时大脑皮质细胞分化完成,同时,向脊髓索传递疼痛刺激的神经纤维和脊髓-丘脑束也初步形成,然后到38周时形成丘脑皮质纤维。孕20周时脑皮质就已经可以产生脑电图,最初是间断的,到27周时逐渐变得连续、对称和整齐,当到30周时脑皮质就有可能引起电位变化了。

进一步的研究表明,孕15周时胎儿垂体中的内啡肽细胞就已发育成熟,20周时一旦受到刺激就可以产生内啡肽。分娩时胎儿因呼吸暂停、缺氧、感染和疼痛反应导致体内内啡肽的流速加快。有研究显示,因出生时的压迫,胎儿体内内啡肽的含量可以达到成人的3～5倍。

近十年来,学术界又对新生儿的疼痛机制做了进一步完善。研究发现,胎儿的疼痛传导机制在成熟的神经系统中并不活跃,30周后,随着兴奋抑制系统的逐渐完善,过度兴奋状态就会受到抑制,呈下降趋势,这对今后刺激不完整胞突进一步连接具有重要意义。同时,新生儿因为在创伤和炎症阶段,受损组织会分泌大量神经生长因子,帮助神经末梢生长并促进痛敏反应保持到成人阶段,因此,新生儿有记忆疼痛经历的能力。

(二) 影响因素

国内外研究人员对影响新生儿疼痛程度的因素做了大量研究,研究因素涉及家庭背景,疾病发展程度,父母态度,术前宣教,止痛剂使用,护理人员的态度,性别,年龄,患儿自身因素等方面,目前还没有统一定论。Arts等人发现在相同的情况下,年龄较小的孩子要比年长的孩子对疼痛更敏感。Peretz和Gluck等人的研究表明当受到创伤后,女孩相比于男孩对疼痛更加敏感。相反,Kubsch等人的研究却显示患儿所感受到的疼痛强度跟以上因素均没有太大关系。Kolk等人的研究结果显示在静脉穿刺前或穿刺中做好充分准备的儿童,不论其性别、种族、年龄、注射史以及家庭稳定性,所承受的痛苦均要比未准备的儿童少。

五、疼痛对新生儿的影响

疼痛给新生儿的生理和心理都带来了不利影响,尤其是接受了大量有创操作的早产儿和危重儿,可造成一系列的近期和远期危害,如应激损害、情感紊乱以及对中枢神经系统的永久损害等。

(一) 疼痛对新生儿的短期影响

短期来看,Holsti等人认为疼痛刺激可导致新生儿心率增加、血压升高,恐惧,焦虑等。也有报道指出心率的增加和氧饱和度的下降与脑室出血及颅脑损伤有直接关系,即新生儿哭闹时,血液易自未闭合的卵圆孔分流。一旦发生血液分流,脑血流量及其氧含量发生改变,进而易致心室内出血的发生,从而引起神经系统发育不良,影响脑的发育,尤其对早产儿影响严重。

急性手术引起的疼痛,则会引起血液中儿茶酚胺和胰高血糖素的分泌增加,胰岛素分泌减少。儿茶酚胺增加会引起心率加快,心肌耗氧量增加,肾素-血管紧张素-醛固酮系统激活,从而引起全身血管收缩,水、钠潴留,增加心血管系统的负担。胰高血糖素的分泌增加和胰岛素分泌的减少还会引起代谢紊乱,如高血糖、乳酸中毒等,从而增加手术后的复发率和死亡率。同时,Walke 认为多次疼痛刺激也会促进新生儿神经系统结构和功能的重组,如发现新生儿在多次静脉穿刺后会出现痛觉过敏,即外周感受器更加敏感,这样即使无痛的体格检查,都会成为其疼痛刺激。

由此看来,新生儿疼痛的近期不良影响主要有:①明显的生理反应:表现为心率加快、血压升高、颅内压升高及血氧饱和度下降等。②脑血流的明显变化:引起周期性低氧血症和血压波动,可造成再灌注损伤和静脉淤血。对于需要稳定生理状态的极低出生体重儿和危重儿,操作性疼痛所致的生物行为变化可加重其病情。侵入性操作可使颅内压显著波动而诱发早产儿脑室内出血和脑室周围白质发育不良。③激素和代谢水平变化:表现为血浆肾素、血浆激素、儿茶酚胺、生长激素、高血糖素、醛固酮等水平升高,这些血浆物质水平的变化导致糖类水解、蛋白质和脂肪分解,引起血糖、乳酸、丙酮酸盐代谢物和酮体等升高,造成高代谢状态,使血糖过高或过低、免疫力下降、代谢性酸中毒和电解质失衡,进一步增加术后并发症和病死率。④新生儿期持续疼痛刺激可引起血压变化和脑室血流的再分布,直接导致低氧血症、脑缺血和脑缺氧,结果对神经-免疫-内分泌网络正常发育造成影响,成年神经心理指数下降,痛觉和痛行为表现异常,病死率增高。⑤影响睡眠(觉醒)状态、食欲、母婴交流等。⑥引起烦躁不安、反应低下等精神性格的改变,同时还包括食欲减退以及睡眠/觉醒生物钟的改变,从而改变日常活动。

(二) 疼痛对新生儿的长期影响

长期来看,疼痛刺激可引起痛觉改变,并可能导致其成长后注意力不集中,学习困难等行为功能障碍。新生儿期未使用镇痛药行包皮环切术的男婴,在生后 4~6 个月常规预防接种时,对疼痛的反应较其他未行包皮环切术的男婴明显强烈。还有研究报道,新生儿重症监护室(neonatal intensive care unit,NICU)的经历也会影响新生儿对疼痛的反应,与 32 周出生的早产儿相比,28 周出生的早产儿(在 NICU 度过 4 周)满 32 周时表现出对疼痛的反应强烈,且强烈的程度与有创操作频率相关。与足月出生同年龄的儿童相比,长期住院和反复医疗干预的极低出生体重儿,在其 4~5 岁时容易出现躯体症状,并有可能存在儿童注意力不集中、学习困难、认知行为障碍和适应能力差等问题。最近对足月儿疼痛刺激的长期随访研究显示,痛觉过敏可以持续数月乃至数年,从而导致患儿日后出现慢性疼痛综合征、躯体不适、社交困难、发育迟缓、儿童期注意力不集中、自我调节能力差、学习困难等功能障碍。而对于疼痛刺激远期不良影响的相关机制动物实验研究还在进行之中,其中 Ruth 等人针对新生儿远期疼痛敏感性问题建立了动物模型,其结果显示,疼痛刺激的远期影响比较复杂,疼痛敏感性因疼痛类型、持续时间以及疼痛程度的不同而存在差异,但总的来说新生儿如果多次接受各种疼痛刺激,将来其疼痛敏感性会增强。因此,无论从临床角度还是从伦理角度分析,疼痛对新生儿造成的影响是医护人员乃至家属不容忽视的问题,应给予充分的重视。

第二节 疼 痛 评 估

新生儿感知疼痛比成年人更弥漫、强烈和持久,但临床症状不典型,没有明显的行为表现,再加上疼痛时间持续较短,常表现为阵发性疼痛,因此,疼痛发生后常常不易被发现。另一方面,新生儿没有语言表达能力,不能采用自我汇报的金标准进行评估,只能通过观察生理生化指标及行为变化来实现。这些都使得医务人员对新生儿的疼痛评估变得比较困难。

一、疼痛的表现

新生儿感知疼痛比成年人更弥漫、强烈和持久，但临床症状不典型，没有明显的行为表现，再加上疼痛时间持续较短，常表现为阵发性疼痛，表现为高起点短过程。因此，疼痛发生后常常不易被发现。

理论上来说，伤害性刺激可通过兴奋交感神经系统、副交感神经系统使新生儿产生一系列疼痛反应：生理反应和行为反应。其中，生理反应包括：①心率和呼吸增快、血压升高、颅内压波动。②迷走神经张力降低、氧饱和度、氧分压及二氧化碳分压降低、外周血流减少、掌心出汗。③自主神经系统改变：肤色苍白、恶心、呕吐、张口、呃逆、出汗、瞳孔扩大。④激素水平的变化：内啡肽、血清皮质醇、唾液皮质醇水平的升高等。行为反应包括面部表情、啼哭、粗大运动及行为状态（如睡眠和食欲）的改变。在上述生理与行为反应中，最常采用的评估新生儿疼痛的生理指标是心率、血氧饱和度；目前得到广泛认同的疼痛行为指标是啼哭和面部表情的改变。

因此，总结新生儿疼痛后的主要表现在以下三个方面：

1. 从听觉上表现为间歇性的轻声呻吟或持续大声尖叫，啼哭。

2. 从视觉上以面部表情的变化和肢体动作改变为主，还有呼吸加快，甚至屏气等。最明显的面部表情变化有几个主要方面：首先是皱眉，这个是最常见的。有研究观察 30 例新生儿中均出现这个表情，占 100%；其次是张口，也较常见，占 93.3%；然后是挤眼、鼻唇沟加深、下颌颤动等等。在肢体动作上表现为手或腿伸直或快速的屈伸。

3. 从触觉上表现为肌肉的收缩，肢体的僵硬，摆动或扭动身体。由此可以看出，新生儿的确可感受到疼痛，并且对疼痛刺激反应强烈。在疼痛后 1 分钟最为明显。

由于患儿的认知、语言表达和发育水平的不同，各个年龄阶段的患儿疼痛时的表现也不同。对于新生儿来说，六个月内和六个月后的表现不尽相同。小于 6 个月的婴儿，对于疼痛还没有痛苦的记忆，所以对于疼痛还未表现出恐惧感。6 个月后的婴儿，受以往疼痛经历以及父母情感影响，进而形成记忆，产生恐惧感，表现为身体的反抗，如拒绝躺下、手足挥舞、不让医护人员靠近，此时如果采取分散注意力或说服的方式，只能增加恐惧感，最好是在约束的情况下进行操作。

二、评 估 内 容

（一）生理生化指标

新生儿受到疼痛刺激时，疼痛刺激会引发机体一系列应激反应，包括心率、呼吸增快，血压升高，颅内压增高，血氧饱和度降低及肾上腺皮质激素的释放等，进而引起一些生化指标的改变。如 Lorenzo 等人的研究表明新生儿疼痛刺激会引起血液中的自由基、高级氧化蛋白产物以及氢离子的增加。通过测量这些变化均可以反应疼痛变化，但因为这些生理指标个体差异性比较大，也没有特异性，如心率、呼吸等会因病情不同而反应不同等，可能导致测量结果不准确。生化指标可能是最敏感的疼痛评价参数，但因为大多需要有创操作，所以不能常规应用。临床发现近远红外光谱法检测大脑皮质血红蛋白浓度变化，可以评估早产儿疼痛。此方法具有无创性及检测结果客观等优点，但目前相关资料较少，尚待进一步研究。总之,生理生化指标的测量标准及方式都不是很具体,在日常检测中很难应用,因此,不能仅仅用生理生化指标来评估新生儿的疼痛,还要联合行为评估方法。

(二) 行为变化

疼痛刺激时,新生儿会产生相应的行为变化,最常观察的是面部表情的变化,如皱眉、挤眼、缩鼻、下颌抖动、努嘴、舌肌紧张等,并辅助观察剧烈、刺耳、不规律的尖声啼哭以及躯体四肢的舞动等。但是由于不同时期新生儿的认知、语言表达和发育水平不同,疼痛时新生儿的表现也不尽相同。如小于 6 个月的婴儿,对于疼痛还没有痛苦的记忆,所以对于疼痛还未表现出恐惧感。6 个月后的婴儿,受以往疼痛经历以及父母情感影响,进而形成记忆,产生恐惧感,表现为身体的反抗,如拒绝躺下、手足挥舞、不让医护人员靠近等。再如足月新生儿哭声较高且频繁,而早产儿较少哭,即使哭闹时间也较短。还有研究发现,有些新生儿对疼痛刺激没有反应,但并不代表着不痛。因此,在评估新生儿疼痛方面,行为变化和生理生化指标都有其局限性,这提示对于新生儿疼痛的评估应该选择综合测评方法。

三、评 估 工 具

有效的评估是做好疼痛管理的前提,新生儿因为没有语言表达的能力,对其进行疼痛的评估有很大困难,因此医务人员在选择疼痛的评估方法上也有很多限制。美国维吉尼亚大学的 Marcia Buck 博士在 2005 年美国临床药学会年会上指出,对于新生儿疼痛的评价需要有高度判断信度和易于在床边使用的工具。目前尚无一种评估方法能够适用于各种情况下的疼痛评估,需要结合详细的体格检查、实验室检查(如血气分析)、胎龄评估等对新生儿疼痛进行评价。国外非常重视新生儿疼痛的评估,评估工具的研究也较多,有 10 多种,国际上要求对新生儿重症监护病房(NICU)的每位患儿,在监护其生命体征时均应对其进行疼痛评估。

目前新生儿疼痛的评估方法主要有一维性和多维性两类。前者仅以行为指标为基础进行测评,后者则采用生理和行为等多个指标进行主客观两方面的综合评估。

(一) 一维性评估方法

一维性评估主要是观察患儿哭闹、面部表情等情况,主要有新生儿面部编码系统(Neonatal Facial CodingSystem,NFCS)、CHIPPS 量表、FLACC 量表法等。

1. 新生儿面部编码系统(NFCS) 新生儿面部编码系统(Neonatal Facial CodingSystem,NFCS)由加拿大 British Columbia 儿童医院和大学制订,现已广泛应用于急性疼痛的评估,主要用于评估早产儿、新生儿和 18 个月龄及以下的婴儿的疼痛。NFCS 有 10 项指标:皱眉、挤眼、鼻唇沟加深、张口、嘴垂直伸展、嘴水平伸展、舌呈杯状、下颌颤动、嘴呈"O"形、伸舌(只用于评估胎龄≤32 周的早产儿)。每项 1 分,总分为 10 分(足月儿为 9 分),最高分为 10 分,最低分为 0 分,分值越高表明疼痛越严重。NFCS 对急性疼痛的评估敏感性较高,能区分出有害刺激(如足跟穿刺)和无害刺激(如足跟擦拭)之间的不同,也能辨别出控制侵入性操作引起的疼痛时使用蔗糖疗法和使用吗啡镇痛的不同。Jeroen 等人将 NFCS 量表和舒适度量表、视觉模拟量表(VAS)以及一些生理指标(如血压、心率、儿茶酚胺、吗啡的血药浓度)作比较,研究对象选择了 ICU 病房准备接受腹部和胸部手术的 0~4 周的新生儿(胎龄≥35 周,出生体重≥1500g)和部分婴儿(年龄≤18 个月),总共 37 人,在术后 24 小时内,每隔 3 小时记录一次血压、心率,并填写舒适量表和 VAS,同时这 24 小时内通过对孩子的面部表情进行录像来进行 NFCS 的评估,并在手术结束时、术后 6 小时、术后 12 小时和术后 24 小时分别测一下血液中儿茶酚胺、吗啡及其代谢物的浓度,对数据建立随机回归模型,使用 SAS12.0 进行分析,结果显示 NFCS 的内部一致性($\geqslant 0.84$)是令人满意的,NFCS 的总得分与 VAS、舒适量表、心率和血压有显著相关性,但是与血液中儿茶酚胺、吗啡及其代谢物的浓度的相关性没有统计学意义。模型显示的标准化回归系数表明,NFCS 对疼痛的预测能力是心率预测的 1.4 倍、VAS 预测的 1.6 倍以及血压预测的 3.2 倍。由此看见,NFCS 是非常有效可靠的新生儿疼痛评估方法。

2. CHIPPS 量表　　CHIPPS 量表由哭声、面部表情、躯干姿势、下肢姿势、躁动不安 5 个行为指标构成,适用于术后疼痛评估。每个指标从 0 到 10 分计分,0 分表示没有痛苦,10 分表示非常痛苦。Buttner 对 7 个前瞻性研究共计 584 个新生儿和婴幼儿进行研究分析,结果对于儿童疼痛,CHIPPS 的 Cronbachs' α 为 0.92,而对于新生儿,其 Cronbachs' α 为 0.96,评定者间信度系数为 0.93,CHIPPS 可以区分出 87.4% 的疼痛情况,29 名没有疼痛的幼儿平均得分是 3.0,29 名疼痛的幼儿平均得分是 5.7,对于确定的疼痛,用 CHIPPS 评估的得分均不低于 4 分。另外,CHIPPS 的灵敏度和特异度分别是 $0.92 \sim 0.96$ 和 $0.74 \sim 0.95$。Buttner 认为只通过一种观察量表(CHIPPS)评估新生儿的镇痛需求是可能的,其内部一致性、敏感性和特异性比起其他评估量表是令人高度满意的。另外,该量表使用起来简单方便,但是值得注意的是对于一些特定情况如急性疼痛与该量表总分的相关性就没有那么明显了。

3. 其他　　婴儿躯体编码系统(IBCS)通过手、足、上臂、腿、头和躯干的运动评分来评估婴儿粗大运动的活跃性,与 NFCS 联合应用。

(二) 多维性评估方法

多维性评估主要是综合新生儿生理和行为等多方面的因素进行评估。患儿生理指标监控法常与行为评估法一起应用,如疼痛引起的心率加快,血压升高,呼吸频率加快,体温升高,表情痛苦,肌肉紧张,掌心出汗,肤色改变,脉搏氧饱和度下降等。徐东娟等人将评估新生儿疼痛的各种量表进行信效度及可行性比较发现,结合生理指标可以更好地反映新生儿疼痛,哭闹不是评估新生儿疼痛的有效指标。因此,多维性评估成为目前临床上较流行的评估方法。国外常用的有早产儿疼痛评分简表(premature infant pain profile, PIPP)、CRIES 量表、新生儿疼痛评估量表(neonatal infant pain scale, NIPS)、EASTERN ONTARIO 儿童医院低龄儿童疼痛评分量表(CHEOPS)和新生儿疼痛与不适量表(neonatal pain and discomfort scale)等。

1. 早产儿疼痛评分(PIPP)　　早产儿疼痛评分(Premature Infant Pain Profile, PIPP)由加拿大 Toronto 和 McGill 大学制订,用于评估早产儿和足月儿的急性疼痛的评估。此量表由 3 个行为指标(皱眉、挤眼、鼻唇沟)、2 个生理指标(心率、血氧饱和度)以及 2 个相关指标(行为状态、孕周)共 7 个指标组成。评分值为 $0 \sim 3$,早产儿总分为 21 分,足月儿总分 18 分,大于 6 分则应镇痛治疗,$7 \sim 12$ 分为中度疼痛,大于 12 分为重度疼痛(见表 1-9-2)。国外临床发现 PIPP 有效、可靠且实用。

表 1-9-2 早产儿疼痛评分简表

项目	0 分	1 分	2 分	3 分
胎龄	>36 周	32~35 周	28~31 周	<28 周
行为状态	活动/觉醒,双眼睁开,有面部活动	安静/觉醒,双眼睁开,无面部活动	活动/睡眠,双眼闭合,有面部活动	安静/睡眠,双眼闭合,无面部活动
心率最大值	增加 0~4/min	增加 5~14/min	增加 15~24/min	增加>25/min
血氧饱和度最低值	下降0.0%~2.4%	下降2.5%~4%	下降5.0%~7.4%	下降7.5%
皱眉动作	无(<观察时间的9%)	最小值(观察时间的10%~39%)	中值(观察时间的40%~69%)	最大值(>观察时间的70%)
挤眼动作	无(<观察时间的9%)	最小值(观察时间的10%~39%)	中值(观察时间的40%~69%)	最大值(>观察时间的70%)
鼻唇沟加深	无(<观察时间的9%)	最小值(观察时间的10%~39%)	中值(观察时间的40%~69%)	最大值(>观察时间的70%)

2. 新生儿疼痛评估量表(neonatal infant pain scale,NIPS) NIPS 由加拿大安大略儿童医院制订,用于评估早产儿和足月儿操作性疼痛,如静脉穿刺等。它包括面部表情、哭闹、呼吸形式、上肢、腿部和觉醒状态 6 项(表 1-9-3)。NIPS 总分为 6 项之和,最低分 0 分,最高分 7 分,分值愈高表示疼痛愈重。此评估工具的局限性是使用肌松剂、接受麻醉(镇静)治疗的患儿和病情严重以致反应太弱可能获得假象的低评分。

表 1-9-3 新生儿疼痛评估量表

项目	0 分	1 分	2 分
面部表情	安静面容,表情自然	面肌收紧(包括眉、额和鼻唇沟),表情痛苦	
哭闹	不哭	间歇性轻声呻吟	持续性大声尖叫
呼吸形式	自如	呼吸不规则、加快,屏气	
上肢动作	自然/放松	肌紧张,腿伸直,僵硬和(或)快速屈伸	
下肢动作	自然/放松	肌紧张,腿伸直,僵硬和(或)快速伸屈	
觉醒状态	睡眠/觉醒	警觉,烦躁,摆动身体	

3. 新生儿疼痛与不适量表(neonatal pain and discomfort scale) 该量表由法国 Antoine Beclere 大学妇儿医院制订,用于评估早产儿持续性疼痛。它包括面部表情、肢体活动、睡眠质量、与护士接触的质量和可安慰性。详见表 1-9-4。

表 1-9-4　新生儿疼痛与不适量表

项目	0分	1分	2分	3分
面部表情	放松	一过性做怪相、皱眉、撅嘴、下颌颤动或脸绷紧	经常愁眉苦脸,持续做怪相	持续性愁眉苦脸伴随哭闹或面无表情
肢体活动	放松	一过性颤抖	一过性颤抖,能够安静	持续性颤抖伴有肌张力增高
睡眠状态	易入睡	不易入睡	经常自发觉醒伴有躁动	不能入睡
与护士接触的质量	微笑,对声音敏感	在护理过程中有一过性不安、恐惧表现	与护士交流困难,轻微刺激即哭闹	拒绝与护士交流,无任何刺激也呻吟不停
可安慰性	安静,完全放松	接受针刺、声音、吸引等刺激后能很快安静下来	不易安静	不可安慰,拼命吸吮

4. CRIES 量表　CRIES(Crying,Required O_2 for SO_2 >95% ,Increased vital signs,Expression,Sleeplessness)量表由美国 Missouri 大学制订,用于评估 32 孕周以上新生儿的术后疼痛。量表以 5 个指标首字母命名,即哭、需吸氧以使 SaO_2 达 95% 以上、生命体征(心率和血压)上升、表情、失眠。各项的分值为 0~2 分,总分为 10 分,大于 3 分则应镇痛治疗,4~6 分为中度疼痛,7~10 分为重度疼痛。需要注意的是生命体征最后测量,以免惊醒患儿,失眠是基于记录 1h 前的观察结果。见表 1-9-5。McNair 等人分别应用 PIPP 和 CRIES 量表对术后新生儿疼痛进行为时 72 小时的评估,发现评估结果相关性较高,从而为医务人员提供了较好的客观依据。

表 1-9-5　CRIES 量表

项目	0分	1分	2分
哭闹	无(非高调哭)	高调哭但可安抚	高调哭且不可安抚
SpO_2 >95% 所需的氧浓度(%)	无	<30%	>30%
生命体征	心率和平均血压≤术前值	心率或平均血压增高但幅度<术前值的20%	心率或平均血压增高幅度>术前值的20%
面部表情	无痛苦表情	痛苦表情	痛苦表情伴有呻吟
睡眠障碍	无	频繁觉醒	不能入睡

第三节　疼痛的非药物管理

非药物止痛的手段主要包括有痛性操作前给予安慰如口服蔗糖水、母乳喂养、非营养性吮吸等,褪褓包裹,使用保温箱增加其安全感,通过暗化早产儿保育箱以及加盖被单降低新生儿的视觉刺激和听觉刺激,选择舒适的听觉刺激如妈妈的声音、低柔的音乐等,袋鼠式护理,新生儿按摩等。与药物治疗相比,非药物治疗具有简单、易行等特点,非药物治疗在控制新生儿疼痛方面发挥着重要作用。

一、口服蔗糖水

有研究指出,新生儿口服蔗糖水可产生良好的镇痛效果,如单一致痛性操作前口服12%~24%的蔗糖水2ml或反复致痛性操作时予小剂量24%的蔗糖水0.5~1.0ml持续口服,口服蔗糖水每天不宜超过8次,均可产生良好的镇痛效果。Gradin做了1项随机双盲对照试验,比较30%葡萄糖液与局部涂擦ELMA膏剂(2.5%利多卡西和2.5%丙胺卡油剂以1:1的混合剂)的止痛效果,结果静脉注射前口服1ml 30%葡萄糖液可明显降低新生儿的疼痛评分(PIPP评分),啼哭时间也较对照组缩短,且起效较快。Bauer采用随机对照试验比较不同剂量的30%葡萄糖液(2ml、0.4ml)对静脉采血所致新生儿疼痛的干预效果,结果2ml 30%葡萄糖液能够明显减少新生儿疼痛评分(PIPP评分)、缩短啼哭时间、降低心率,而0.4ml无上述止痛效果。夏传雄等人的研究验证了25%葡萄糖液对新生儿疼痛干预的有效性。

但是也有研究表明反复应用蔗糖液可带来一定副作用。Willis针对20%蔗糖液在临床中反复应用的安全性作了1项长达30年之久的追踪研究,结果显示多次、小剂量鼻饲20%蔗糖与乳酸钙溶液可提高极低出生体重儿坏死性小肠结肠炎(NEC)的发病率。而Stevens等研究报道,反复应用"蔗糖+安慰奶嘴(NNS)"干预模式对早产儿无不良影响,但因此研究的随访时间为28天,按照婴儿的生长发育曲线,时间较短,不能充分证实其对新生儿生长发育是否有影响,应延长随访时间至半年或更长。因此,Leef综合16个研究共计1077个新生儿,对口服蔗糖水减轻新生儿疼痛反应的循证依据进行了系统回顾,证据表明:降低足月儿对单刺激产生的疼痛反应,口服蔗糖水是安全有效的,但是对于早产儿以及多重刺激产生的疼痛,口服蔗糖水是否有效的证据尚不足,仍需要进一步研究及验证。

二、非营养性吸吮

非营养性吸吮(non-nutritive sucking,NNS)是指通过给婴儿口中放置无孔安抚奶嘴,以增加其吸吮动作,而无母乳和配方乳摄入的过程。非营养性吸吮可通过刺激口腔触觉感受器提高疼痛阈值,促进能直接或间接调节伤害性感觉传导的5-羟色胺释放而产生镇痛效果,同时,吸吮对新生儿是一种有效的感受信息方式,能分散注意力,因而可以减轻疼痛。国内外研究均显示,非营养性吸吮能够减轻新生儿疼痛,当婴儿的吸吮频率达30次/分时,非营养性吸吮即可发挥止痛作用。时亚平等人的研究发现,非营养性吸吮能减轻足跟采血所致的新生儿疼痛。李月彦等人的研究显示在进行各种短小诊疗操作如输液、采血时,实验组在操作前给予NNS,对照组不采取任何措施,通过对其疼痛进行评分,发现实验组疼痛评分为(1.56±1.43)分,对照组为(4.06±1.91)分,两组患儿疼痛评分差异有统计学意义(t=7.18,$P<0.01$),说明非营养性吸吮起到了比较好的镇痛作用。最近国外研究又发现,非营养性吸吮不仅可以减轻由操作引起的疼痛,缩短住院时间,且无任何不良反应。因此,非营养性吸吮简便易行,无副作用,减少了疼痛对新生儿生理、心理造

成的不良影响。

三、体位改变

疼痛的体位治疗主要为保持屈曲体位和包裹襁褓。Ward 等人研究发现,在给新生儿实施致痛性操作时,护理人员将两手分别置于新生儿的头部和双脚使其成屈曲体位,可显著降低各种致痛性操作所产生的疼痛。鸟巢式的体位是包裹襁褓方法之一,可以提高新生儿自我调节能力,减轻疼痛。

便利蜷曲(Facilitated tucking)是指当婴儿侧卧、仰卧或俯卧时,四肢中线屈曲位且呈放松状的一种舒适体位。研究证实,"便利蜷曲"是一种有效的疼痛干预方法。在新生儿接受足跟采血时,能够减少其脉搏的变化幅度,缩短啼哭时间,但是对血氧饱和度无影响。有研究表明,仰卧位新生儿表现的哭吵、行为变化比俯卧位更明显,心率、呼吸、血氧饱和度的变化也较俯卧位明显。Stevens 也针对俯卧位对新生儿疼痛反应的影响作了随机对照试验,却未得出俯卧位可以减轻新生儿疼痛的结论。因此,体位能否减轻新生儿疼痛还有待进一步研究证实。

研究发现,用被单、毛毯包裹新生儿也可以降低新生儿的疼痛反应。Meta 分析证实,襁褓能够减轻所有胎龄早产儿及足月儿的疼痛反应,而且对足月儿的止痛效应维持时间(可达4分钟)较早产儿长。

四、袋鼠护理

袋鼠式护理(Kangaroo Care,Skin-to-skin care)由哥伦比亚的雷及马丁尼医师于 1983 年第一次提出,主要指早产儿的母(父)亲,以类似袋鼠等有袋动物照顾幼儿的方式,将早产儿直立式地贴在母(父)亲的胸口,提供他们所需的温暖及安全感。袋鼠式的护理将新生儿置于母亲胸前进行皮肤接触,可减少新生儿的能量消耗,改善呼吸,促进生长和母婴感情的建立,从而提高新生儿应付疼痛的能力。

目前的研究表明袋鼠式护理有利于早产儿神经系统的发育,有利于新生儿疾病恢复。而有研究进一步证明,早产儿在受到疼痛刺激时,通过母子肌肤接触进行袋鼠式护理,可明显降低其疼痛程度。早产儿在受到疼痛刺激时,出现心率增加,血氧饱和度下降等自身调节参数的变化,袋鼠式护理可减轻早产儿的激惹状态,降低心率、血压高饱和度的波动幅度,有利于维持早产儿生命体征的稳定。研究报道,袋鼠式护理可通过抑制下丘脑-垂体-肾上腺皮质轴(HPA轴)的活动,降低足跟针刺后血清皮质醇、唾液皮质醇及 β-内啡肽的水平,从而减轻足月儿、早产儿的急性操作性疼痛。另外,母亲通过抚触和声音等愉悦的刺激可间接促进早产儿自律系统的成熟。研究还证明袋鼠式护理可缓解早产儿足跟采血导致的疼痛。其可能的机制为袋鼠式体位可增加早产儿深睡眠的频率、质量和持续时间,减少早产儿的活动,进而促进早产儿自身调节并减轻医疗操作所致的疼痛。同时,袋鼠式护理为母亲提供了照顾早产儿的机会,建立了母亲照顾早产儿的自信心,使母亲的自尊心得到了满足,促进了母婴间的感情交流。而且通过对母亲的健康教育及早产儿袋鼠式护理方法的指导,使其明确了护理的目的及重要性,掌握了正确、科学的护理方法和技巧,充分发挥了袋鼠式护理的作用,有利于提高后期母亲护理早产儿的质量。因此,使用袋鼠式护理的母亲对护理质量的满意率明显高于暖箱组,提高了护理服务的品质。

袋鼠式护理是一种科学、有效、人性化的新生儿护理模式,有效地缓解了早产儿的疼痛,又不会额外增加护理人员的工作负担,操作方便,能够得到母亲及护理人员的支持和配合,可以用低廉的费用得到高质量的护理,值得在临床实际中推广实施。

五、心 理 护 理

护士必须细致关心和耐心安慰患儿,用适合孩子年龄和发育程度的语言解释处理过程,以消除患儿的恐惧心理。可以采用松弛、意向干预、暗示、转移疗法等心理护理及治疗方法消除或缓解患儿疼痛。松弛系指运用某种身体活动,如节律性呼吸活动或有规律地松弛紧张肌肉以达到缓解紧张、减轻疼痛的目的;意向干预指运用有目的的思想活动,设想能达到某种治疗目的,从而达到缓解疼痛的目的;通过暗示患儿治疗能达到某种效果,或淡化检查治疗措施的疼痛程度,以消除患儿恐惧和焦虑,从而改变患儿对疼痛的心理体验;转移疗法则通过转移患儿注意力的方式,减轻对治疗措施的恐惧和对疼痛的感受从而缓解疼痛。心理护理的实施需要护士充分了解患儿特点,并争得家属的支持和配合,根据每一个患儿的具体情况采用个性化的方式才能取得良好的效果。

六、其 他

抚触或按摩带来的温和刺激可通过 B-内啡肽的释放、迷走神经张力的改变以及 5-羟色胺的作用,满足新生儿情感上的需求,使其身心受到抚慰,消除孤独、焦虑、恐惧等不良情绪,减少应激行为,从而使疼痛缓解,并促进其生长发育,增强免疫力。

还有一些方法,如保温箱的使用,暗化早产儿保育箱以及选择舒适的听觉刺激,如妈妈的声音、低柔的音乐等,都会或多或少的减轻新生儿的疼痛反应。

第四节 疼痛的药物管理

一、药物止痛的安全性问题

新生儿由于器官发育尚未成熟如肝、肾功能不完善,在药物吸收、分布、代谢等方面有异于成人,因此新生儿使用止痛药物的种类、剂量及方式与成人不同,长期或不当使用会产生一系列副作用,如恶心、呕吐、呼吸抑制以及成瘾性等。另外,新生儿疼痛的病理生理以及新生儿镇痛药的药代学、药动学以及相关的药物拮抗资料比较缺乏,再加上许多制药公司出于经济和伦理方面的原因,不愿意投入精力去研究新生儿镇痛药的开发,因此新生儿镇痛药物的安全性问题一直没有统一定论。有人研究产妇全程自控镇痛(PCEA)对新生儿的影响发现,实验组和对照组在新生儿异常发生率方面没有显著差异,因此可以认为镇痛药物对于新生儿乃至早产儿都是安全有效的。还有研究者以 6 日龄新生小鼠为试验对象作大量蛋白组学研究,分别用 NMDA 受体阻断剂——地佐环平或用 GABA 受体激动剂——苯巴比妥处理,分析大脑蛋白质表达的变化情况。试验发现,仅仅 24 小时以后,大脑皮质(控制记忆、思维、意识和语言的区域)的蛋白质就持续出现强烈的变化,而且这些变化会持续一周甚至一个月。受影响的蛋白质与一些关键生理过程如细胞生长、细胞死亡、神经通路的形成有关。而最近在另一项研究中,研究人员已证实这些药物会影响学习和记忆,而同样剂量的药物对成年小鼠不会产生这些变化。这表明与成熟个体的大脑相比,婴幼儿的大脑更容易受影响。重要的是,这项研究还表明仅一次的用药过量(如分娩过程中)就会产生长期不良影响。

由此看来,新生儿药物止痛的安全性问题还有待做进一步探讨,并迫切需要临床实验的开发和验证。自 2003 年 2 月起,美国国立儿童健康与人类发育研究所(NICHD)和美国食品药品监督管理局(FDA)携手儿科专家开始倡议新生儿的药物开发(NDDI),探索新生儿用药的临床试验,从而确保新生儿药物使用的有效性和安全性,其中研究方向之一就是疼痛的控制,具体包括术前、术后疼痛及机械通气引起的疼痛控制等,工作小组制订了 3 种不同的临床试验框架评估疼痛的治疗效果,分别是手术疼痛,术后镇痛,麻醉和早产儿机械通气的疼痛控制,他们还着手开展了新生儿临床试验伦理问题的背景框架,为新生儿用药的临床试验奠定了理论基础。到目前为止,国外新生儿用药临床试验以及验证后安全有效的新生儿药物种类主要集中在抗炎、抗感染药物方面,镇痛药物的临床试验目前还没有报道,但是 NDDI 的倡议以及新生儿抗炎、抗感染药物的临床试验为以后镇痛药物的临床试验奠定了基础,使新生儿镇痛药物的临床试验成为可能,届时新生儿镇痛药物的安全性问题将会更加明朗。

二、常用止痛药物

新生儿生后处于急剧变化状态,危重儿更存在肝肾功能障碍,导致药物代谢异常,容易出现药物不良反应,因此个体间用药剂量和间隔时间应有不同。母亲分娩时使用镇痛剂和其他 α 或 β 效应的药物,能加重吗啡或芬太尼对新生儿所产生低血压等不良反应。镇痛剂引起低血压对危重婴儿有害。由于新生儿的生理特点和母体激素的撤退,最初几周药动学与较大儿童有极大差异,早产儿更加明显。用药时可参考药动学参数调整镇痛药剂量,由于新生儿神经、脂肪和肌肉等组织存在诸多特殊性,药物剂量往往难于预测。

药物止痛应考虑镇痛药物的种类、剂量、给药时机以及给药途径,主要分为阿片类药物和非阿片类药物。

(一) 阿片类药物

目前最常用的阿片类药物是吗啡和芬太尼,推荐用于新生儿中度到重度的疼痛控制。给药方式可以选择口服,如果口服给药不耐受,可以改用静脉、持续透皮给药(continuous percutaneous administration 药物涂布或敷贴于皮肤表面的一种给药方法)等。但是阿片类药物因其药物副作用,在治疗上不够理想。

大量分析表明,吗啡半衰期约 17 分钟,15 周胎儿就有代谢吗啡的能力,6 ~ 12 个月的婴儿吗啡清除率达到成人水平。恒量输注吗啡其血药浓度有差异,表明个体药动学参数存在差异。吗啡蛋白结合率低,早产儿 20%,成人 35%。早产儿吗啡的消除周期平均为 9 小时,足月儿为 6.5 小时。吗啡的代谢产物经肾脏排出,而新生儿的肾脏功能尚未发育成熟,易引起蓄积,一旦蓄积,即可导致呼吸抑制,甚至引起新生儿惊厥。因此,新生儿阿片类药物的用量除按体重计算外,应低于婴儿和儿童的给药标准(6 个月以下婴儿吗啡输注初始剂量为每小时 0.01mg/kg,12 个月以后每小时 0.025 ~ 0.04mg/kg),而且给药次数也应减少。

吗啡在早产儿仅限于静脉给药,不推荐肌内注射,硬膜外和鞘内注射会引起迟发性呼吸抑制。大型手术后,吗啡维持剂量 10 ~ 40μg/kg 能够有效减轻 0 ~ 14 岁儿童的疼痛,持续和间歇给药效果无差异。10 ~ 30μg/kg 持续静注能减轻人工通气婴儿的疼痛。通常认为吗啡镇痛的有效血药浓度是 15 ~ 20ng/ml。吗啡可能引起低血压。大剂量使用吗啡〔速度≥

$25\mu g/(kg \cdot h)$，持续 2 小时，总量 $200\mu g/kg$ 时，低血压效应似乎是明显的。吗啡血浆浓度愈高，不良反应愈大，因此采用推荐剂量可能减少低血压等不良反应。低血压也可能是吗啡使心脏交感神经活动增强的直接后果。有报道吗啡血浓度为 20ng/ml 时可发生呼吸抑制。

新生儿使用镇痛剂治疗时的个体差异限制了镇痛的效果。这些差异是由基因表达的差异所致。吗啡能减轻疼痛，也存在低血压的药物不良反应，因此 NICU 虽已广泛使用吗啡，但不赞同常规使用。相比之下，芬太尼副作用相对较小，常用于经外周或中心静脉置管给药，每 2~4 小时缓慢静脉推注 $1\sim4\mu g/kg$，持续给药剂量为 $1\sim5\mu g/(kg \cdot h)$，之后改为 $0.01\sim0.02mg/(kg \cdot h)$，副作用包括呼吸抑制，尿潴留等。

（二）非阿片类药物

非阿片类药物又分为对乙酰氨基酚和苯二氮䓬类。乙酰氨基酚类，常用药物如对乙酰氨基酚、布洛芬等，是最常用的非阿片类镇痛药物，可口服或直肠给药，也可静脉给药，适用于中度疼痛治疗。以对乙酰氨基酚为例，它在肝脏与硫酸根或葡萄糖醛酸结合，代谢产物由尿排出，适用于中度疼痛治疗，如胸腔引流术、包皮环切术等，也可作为全身用药的辅助治疗，特别是长期应用止痛剂或阿片类镇痛药物有依赖时，多采用口服或直肠给药，早产儿达到安全有效血药浓度的单次直肠给药剂量为 20mg/kg，足月新生儿及胎龄 32 周以上的早产儿口服或直肠给药日累积量不应超过 60mg/kg，胎龄 28~32 周的早产儿不应超过 40mg/kg。胎龄 30 周的早产儿直肠给药的适宜剂量为每 12 小时 20mg/kg。这类药物的不良反应较少，与阿片类药物合用可以使阿片类的用量减少，从而减少其副作用。因此，对于长期的止痛治疗，因可能产生成瘾性，所以为减少阿片类药物的剂量，可用乙酰氨基酚替代治疗。布洛芬由于有肝、肾损害及影响血小板功能等不良反应，目前很少用于新生儿。

苯二氮䓬类，作为脑和脊髓特异性受体激动剂，是新生儿最常用的镇静剂，如地西泮、阿普唑仑、艾司唑仑，这类药物虽无镇痛效果，但可联合阿片类药物用于创伤后疼痛治疗。

但是，就目前研究而言，新生儿经常接受的诊疗性小操作，如输液、预防接种、足跟采血等，尚无合适的药物能够完全消除短暂的、急性的、反复的疼痛。

（三）其他

局部涂抹镇痛剂也是一种镇痛的有效方法，使用利多卡因和丙胺卡因油剂（EMLA），由局麻药 2.5% 利多卡因和丙胺卡因以 1:1 混合组成，主要用于>36 周的新生儿，用于<36 周的早产儿时必须在婴儿出生 2 周以后。在操作前 1 小时直接涂于健康完整的皮肤，60~90 分钟产生麻醉效果，能最大限度地降低包皮环切、经皮中心静脉置管等操作带来的疼痛。但 Jain 和 Rutter 报道用于足跟穿刺时无效。另 Gradin 等人报道，静脉穿刺时口服 30% 葡萄糖的止痛作用优于 EMLA。先天性正铁血红蛋白症、葡萄糖-6-磷酸脱氢酶缺乏症患儿禁用，禁止用于眼睛和黏膜组织，使用时注意局部皮炎的发生，且不能重复使用。

三、新生儿药物止痛应注意的问题

新生儿药物止痛一般适用于长期的比较严重的疼痛，使用药物镇痛应注意以下事项：

1. 不满 1 个月的新生儿因为与成年人或 1 岁以上的婴幼儿相比，体内药物的半衰期和清除时间均会延长，因此使用镇痛药物时药物间隔需更长。

2. 在镇痛治疗期间对新生儿密切监测观察，使用阿片类药物镇痛后要中断几个小时，因为与年长的孩子相比，早产儿和足月儿的体内再循环可能使得体内较长时间保持较高的血药浓度。

3. 由于早产儿的止痛路径还不成熟,因此与成人相比需要更高的血药浓度才能达到相应的止痛效果。

4. 镇痛治疗的效果应该用信效度较好的疼痛评估工具进行评估,定期评估镇痛的程度,监测是否达到预期的镇痛效果。

5. 阿片类药物对新生儿心肺功能的副作用是不常见的。

随着疼痛研究的不断深入,对新生儿疼痛的认知和控制也在不断地发展和完善,研究表明新生儿完全有能力感知和记忆疼痛,疼痛会对新生儿产生短期和长期影响。这些疼痛是可以评估的,如果采取适当的措施进行疼痛管理,新生儿的疼痛也是可以控制的。但是在新生儿疼痛领域仍然有一些有待解决的问题,如评估方法不够精确、评估内容不够全面等,尚需研究者进一步讨论和完善。在新生儿疼痛治疗方面,多数新生儿疼痛没有得到较好的治疗和控制。因人们固有的观念,顾虑药物积累、止痛药对新生儿的远期影响以及临床试验伦理和操作上的困难等原因,药物治疗应用现状并不令人满意。非药物治疗方法虽然较多,但研究对象多半没有具体细化,对于不同胎龄、不同刺激的疼痛,效果尚不确定,所以对于新生儿疼痛的治疗,还需要更深入的研究。

总之,未来新生儿疼痛的管理和控制将走向个性化评估、综合性治疗和护理,从而真正提高患儿的生活质量,为患儿及家属带来福音。

（王英杰　李　杨）

第十章 以家庭为中心的护理

第一节 概　　述

随着医学与护理学的发展,护理工作的内容、形式、职能和服务范围发生了变化,从强调"治愈"(cure)向强调"关怀照顾"(care)转化,护士的工作场所逐渐由医院扩大到家庭、社区,以家庭为中心护理(family-centered care,FCC)模式应运而生。该模式最早于1972年由Ford和Luciano提出,Yauger于同年第一次将其定义为"认识家庭面对的问题和其需求并提供家庭中的每位成员适宜的服务"。2003年11月在曼谷举行的首届亚洲儿科护理学术会和2004年8月在墨西哥举行的第3届国际儿科护理学术会上,FCC均是重要的讨论议题。随着临床探索的不断深入,以家庭为中心的护理模式在儿科日益受到医护人员的重视,获得广泛的应用,代表儿科护理的发展趋势。

一、FCC 的定义

国际医学和护理界提出"以家庭为中心的护理"的定义是指:医务人员不再像以前那样单纯地把患者作为一个临床病例看待,仅对其医疗问题给予较多重视,而是认识到患者是属于一个家庭、一个社区、一种生命或文化的特殊形式,不仅对其医疗问题给予较多重视,而且充分考虑到家庭作为影响患者健康的重要因素,综合考虑患者及其家庭成员的生理、心理和社会各方面的状况与相互关系,为患者及家庭成员提供全面的健康维护。FCC中所涉及的"家庭"不只包括与患者有血缘关系的家庭,还包括为疾病康复提供支持和心理安慰的所有人员。

随着FCC在儿科的深入应用,美国儿童健康护理委员会(Association for the Care of Children's Health,ACCH)将其进一步界定为以患者和家庭为中心的护理(Patient and Family Centered Care,PFCC),被广泛作为儿科护理的一种理念予以应用。对PFCC的界定为:一种以认可与尊重家庭在有特殊健康需求的小儿中所起的关键作用,支持各家庭各自承担独特的护理角色,将家属与护理专家在提供各层次护理中一视同仁的护理理念。故实施PFCC时,医护人员应持有家庭在儿童生活中的作用是恒久不变的;儿童与家人间相互影响;若家庭参与,患儿将获得更优质护理的理念。PFCC包括4个核心概念:尊严和尊重、信息共享、参与和合作。尊严和尊重是指医护人员在尊重患儿父母的期望和选择的基础上,与其合作制订护理计划,这与患儿父母的价值观、信仰和文化背景有关。信息共享则要求护理人员为患儿父母及时提供完全、准确及无偏见的信息。参与则是鼓励、支持患儿父母参与患儿护理,以及参与患儿治疗、护理上的选择与决策。合作是指患儿父母参与到以家庭为中心护理的政策制订、项目发展、病房设计及专业教育,父母的建议能够促进新生儿重症监护室(newborn intensive care unit,NICU)以家庭为中心护理的发展。

在实施 PFCC 过程中,可使医护人员对患者及其家属的需求有更多的回应和支持,改善医护人员与患者之间的沟通,提升医护临床决策能力和效果,提升患者、家属及医护人员的满意度;减少医疗护理费用、缩短住院时间,更有效地利用医疗护理资源。

二、FCC 的内涵

FCC 强调护理需要重视家庭和谐与健康,需要视家庭成员为维护健康的重要参与者,要指导患儿父母如何妥善地照顾患儿,满足患儿父母和患儿在一起的需要,认同患儿父母在患儿患病过程中的重要作用,并为患儿及患儿父母提供适当及需要的护理。因而 FCC 的特征是以建立患儿、家庭和照顾者之间良好关系为基础,传递健康信念,尊重患者和家庭的选择权,强调三者间的协作。

FCC 包含 8 个核心概念:即尊重、支持、灵活性、选择、合作、信息、授权及力量,都是儿童照顾上不可缺少的要素。包含 8 条基本原则:①家庭与患者存在基本的情感联系,对其影响是基本恒定的,其家庭成员之间的联系纽带远远超过家庭之外,而为人们提供健康服务的体制或人员却是短暂和不定的。②无论对单个患者还是医疗计划或政策层面,家庭与医务人员的合作都应该是全方位的。③患者家庭种族、伦理、文化以及社会经济的多样性应该得到尊重。④患者家庭的力量和个体性应被承认。不同的家庭应采用不同的处理方式。⑤鼓励患者及其家庭成员参与医疗护理方案的制订,尊重患者及其家庭对医疗护理方案的选择权利。⑥患者与家庭之间的相互支持应得到鼓励和支持。⑦青少年和婴幼儿家庭的意见应得到理解。并被整合到护理计划中。⑧政府应贯彻给予家庭情感和经济上支持的政策或计划。

美国一家医院在重建医院和家庭之间的关系、让患儿父母 24 小时陪伴、提倡信息共享之后发现,医院的新生儿住院时间减少了 30% ~50% ,减少了再次住院、急救的次数,提高了患儿父母满意度以及减轻了母亲的焦虑;通过有效和坦诚的沟通建立医患双方的信任关系,患儿和家庭的诉讼率也大大降低。

三、NICU 的以家庭为中心的护理

(一) 病房设计

传统意义上的 NICU 病房设计是依据医护人员需要设计的,既不促进患儿神经系统发育又不利于患儿与其父母建立良好的亲子关系。因而,以家庭为中心的护理需要重新设计病房,将患儿、家庭及工作人员三方面需求考虑入内。研究显示,设计单间病房利于实施 FCC,减少医院获得性感染的发生,降低由换床导致的用药差错事故,并可更好地保护患儿家属的隐私,降低病房噪声,利于为家庭提供社会支持。另外,单间病房能够在父母陪伴患儿时感觉更为舒适,并有大量的机会去参与照护工作直至出院。所以,在未来 NICU 病房设计时,要充分考虑曾住院患儿父母的建议和意见,并建立在循证医学的基础上,改善 NICU 病房环境,促进患儿预后及亲子关系的建立。

（二）建立以家庭为中心的 NICU 科室文化

FCC 实施不但要有病房环境的改变,更需要科室的医护人员建立此种理念,并应用于实践工作:即医院管理者、科室负责人、医护人员真正把"视患儿家庭为合作伙伴、为他们提供足够的信息、让他们有效参与医疗护理决策、让他们始终和患儿在一起"等 FCC 的核心概念落实到医疗护理的各个环节,还需要一定的时间和持续的努力。但实际上,很多家属认为科室不能提供足够的信息,如为家属提供资源如书面、视听资料、咨询室,以及精神支持等。研究显示,护士和患者家属在推动医院落实 FCC 过程中起着非常重要的作用。

（三）患儿父母真正参与到患儿照护

首先是鼓励、不限制患儿父母的探视,将其视为科室团队中的一员,参与患儿日常照护工作,而不是单纯的"观察者"。但研究显示,医护人员在患儿入室或急救等特殊时间段,不建议父母陪伴,因为在这个阶段父母尚不具备参与照护的能力,反而会加剧患儿父母的压力。但在提供非治疗性护理时(提供安抚奶嘴、蔗糖疼痛控制、舒适体位等),患儿父母参与可增加患儿舒适度、缓解患儿疼痛,并在这个过程中建立照护孩子的信心。

父母刚开始接触孩子时,会感到焦虑、不知所措、无助和无能为力,急需医护人员从知识、技能上给予指导。因而,需要护士在这个过程中担当指导者的角色,帮助父母适应并承担照护者的角色。研究显示,父母评价 NICU 护士不单纯是从其专业知识和技能上,而更注重护士是否有责任心指导父母参与患儿照护。可先从触摸孩子、与孩子说话、怀抱孩子、洗澡、换尿布等基本护理开始,再就是促进亲子关系建立的袋鼠式护理、婴儿抚触、母乳喂养。

（四）与患儿父母充分信息交流

固定护士照顾患儿,了解其病情变化,与患儿父母分享信息共同制订护理计划。护士与患儿母亲的沟通效果会影响到母亲照顾孩子的自信及亲子关系。同时,父母还会参与日常治疗上的决策,如撤除呼吸支持、转出暖箱等。同时,护士应在患儿父母提供照护时,多给予鼓励,提升父母照护孩子的胜任力,降低压力。对于患儿父母提出的问题如实回答,并不断告知父母患儿新的变化。

第二节　早产儿家庭危机及管理

一、家庭危机的定义

危机是指当人们遇到一个重要且难以解决的问题,或是面对一个充满压力的过渡阶段,而又无法运用现有资源去解决时,心理就会产生一个暂时的不平衡时期,这个时期通常持续 4～6 周,也是对这个家庭进行有效干预的最佳时期。

早产儿进入 NICU 后,患儿的父母需要面对许多问题,这种危机感就会随之产生,这些问题主要包括:

1. 需要做好失去患儿的准备。

2. 患儿母亲可能会因生下早产儿而产生内疚和负罪感,而去不断地寻找引起早产的原因,家庭中其他成员也有可能因患儿早产而自责或责备母亲。

3. 适应 NICU 环境及病房管理要求,与医护人员能够有效沟通。

4. 经济压力。

5. 在参与患儿照顾过程中,能够建立信心,有效地与患儿互动,缓解危机感,减轻内疚心理。

6. 做好带患儿回家的准备,包括:需要了解早产儿的特殊需求和特点;需要了解各种措施的重要性;能与患儿建立一个积极的亲子关系;即使患儿成功出院,但拥有一个"早产的患儿"这样的心理状态会一直存在,影响到患儿父母日常照护行为。

以上这些均会造成早产儿父母心理压力,产生危机感,这均需要医护人员给予足够的关注,正确的评估,采取有效干预,缓解父母的心理压力,是 FCC 在 NICU 实施的一个重要部分。

二、家庭危机的评估

对早产儿家庭的评估包括:

1. 评估患儿父母对目前状况的了解程度及家庭解决危机的能力。他们需要被完整地告知患儿的情况及可预知的病情发展,而对患儿目前情况理解程度则取决于其自身的认知能力,这与患儿父母的社会经济地位、教育程度、价值观及信仰等因素有关。

2. 评估患儿父母的悲伤程度。

3. 评估患儿父母对压力事件的适应和处理能力,这包括:

(1) 患儿父母是否认为抚养患儿是日常生活中的一份责任。

(2) 何种程度的危机会影响到家庭的正常生活。

(3) 患儿父母是否具有积极处理危机能力的人生观、价值观及宗教信仰。

(4) 何种程度的危机可影响整个家庭的经济状况。

4. 评估患儿父母现有的支持系统,以及这个系统是否被有效使用。

(1) 生活中,谁是对患儿父母最重要的人。

(2) 怎样的专业支持对他们是适合并可利用的。

(3) 单亲家庭的支持团队是否可以依赖。

5. 了解压力的起源。此种压力与日常生活联系的程度,对成功评估和干预来说是至关重要的。

三、家庭危机的干预措施

面对早产儿家庭,NICU 医护人员可根据评估结果,有选择地采取以下措施,缓解家庭危机。

(一) 与患儿父母建立良好的沟通

1. 与患儿父母初次见面时,负责医生及护士应同时在场,并和患儿父母一起进行交谈。

2. 评估患儿父母对于患儿情况的想法和态度。

3. 在患儿父母初次进入 NICU 探视时,提供患儿基本的病情。

注意不要给患儿父母过多的关于患儿细节部分的信息,让父母循序渐进地了解其他信息。注意语言尽量简要清楚,专业化词汇需给予解释说明,并不断地向父母重复所给的信息,或者把信息写下来,以利于父母理解并听明白工作人员所讲的内容。

4. 所有工作人员提供给患儿父母的信息要一致。

如果科室医护人员换班频率较高,要确保对患儿的治疗、护理变化在医护人员之间交接清楚。如果患儿父母不明白这种改变的原因或工作人员不告之患儿病情的实际变化,患儿父母的不信任感就会产生,且会加重危机感。

（二）缓解患儿父母的悲伤情绪

1. 评估悲伤 面对一个需要特殊护理的新生儿,患儿父母会产生一些相同的悲伤形式,但男性和女性表达悲伤的方式不同,因而需医护人员分开评估,且患儿父母的悲伤反应会直接影响到他们对于患儿病情的理解及治疗护理配合度。

2. 对于患儿父母因孩子早产而产生的内疚感,要告之患儿父母这是正常的心理反应,要学会接受并给予调节。

3. 帮助患儿父母适应新的角色。让他们表达自己的感受,做良好的倾听者。同时,帮他们学会观察理解患儿的行为。

4. 记录患儿目前的情况并与父母分享,且需分阶段评估父母对于患儿情况的了解程度及信息理解程度。在沟通中不仅通过语言,还可以给父母提供孩子的照片,内容上可包括患儿现在所用设备仪器、喂养情况和生长情况等。

5. 鼓励父母写孩子的成长日记。这样不仅可以帮助他们度过这段悲伤的历程,也帮助他们回忆所发生的事及细节。

6. 让患儿父母自由地表达负面想法,不要加以评判。父母对医护人员的抱怨、怒气,常常是源于他们对自己孩子情况的无能为力、担忧和挫败感。询问患儿父母是什么原因让他们感到了不适。询问他们要如何做能够让他们感到更安慰,采用积极态度解决问题,缓解患儿父母的怒气。

（三）促进父母加入患儿照护团队,建立良好亲子关系

1. 鼓励患儿父母自愿参与患儿照顾。患儿父母需要理解自己作为父母的角色,同时发展该角色。如果专业人员实施所有的护理,那么传递给患儿父母的信息就是:他们没有能力帮助自己的宝宝。因而,他们应当真正加入到这个团队中,清楚他们所需做的事,在治疗、护理决策中有发言权。

2. 不要将患儿父母当作探视者。他们是患儿成长过程中真正的照顾者,是工作中的合作者,是患儿照护团队的一部分。

3. 为患儿父母建立一个促进成长的支持环境,促进亲子关系建立。制订个性化的以家庭为中心护理,可以应用袋鼠式护理（即皮肤对皮肤的接触）;为患儿父母与宝宝设立互动的私人空间;让患儿父母用襁褓包裹宝宝或拥抱宝宝。这些都能促进宝宝与其家庭的积极发展。

（四）帮助父母建立社会支持网络,促进家庭亲密度的发展

1. 评估患儿父母的社会支持网络系统情况。社会支持网络系统包括家庭、朋友和健康专业人员。从患儿父母和健康专业人员的角度判断支持系统是否充足。

2. 鼓励患儿父母跟其他人分享他们的忧虑和担心。研究显示,患儿父母通常要等到宝宝出院后才会与其他人分享他们的感觉,且多与家庭成员分享。通常医护人员被他们视为权威,而非可以倾诉心情的对象。因而,医护人员需弄清楚疾病和住院对于家庭来说意味着什么,以及这次应激事件对于他们来说是什么程度的家庭危机,这一点也非常重要。

3. 帮助患儿父母维系夫妻关系,增强家庭亲密度。这个过程中,患儿父母要留有夫妻相处的时间,医护人员需帮助他们增强这个观念。如果是单身母亲,鼓励她维持与其他家庭成员的关系,以及与朋友的关系。

4. 帮助患儿父母维持与其他孩子的关系。帮助他们关注家中其他孩子的需要,以及思考如何去满足他们的需要。

5. 鼓励患儿父母自愿参与相关社会支持团体。研究显示,参与具有相同经历父母建立的社会支持团体已经被证明能够缓解患儿父母的悲伤,减少恐惧及增强养育患儿的信心。

四、家庭危机的干预效果的评价

患儿母亲作为孩子的主要照顾者,实施个性化的家庭危机干预措施后,通过评价母亲养育情况,可以评价实施效果。

(一) 良好养育结果的评价指标

1. 焦虑程度中等或高等　母亲对婴儿的存活可能、畸形可能,以及她对自己作为母亲的能力表示担心。

2. 寻求关于养育孩子的相关信息。

3. 显示出对于孩子及其他人的关心与关爱。

4. 拥有来自家人和朋友的支持。

5. 能够获得其他人的养育早产儿成功经验,这会让她觉得自己更有经验和自信。

6. 能够识别出患儿好的表现(如:微笑)。

7. 正面地看待自己。

8. 表现出对患儿有效的照顾。

(二) 不良养育结果的评价指标

1. 表现出不合适的低等程度的焦虑。

2. 表现被动,不积极地寻求有关孩子情况的信息。

3. 与婴儿极少有语言上的互动。

4. 不常来 NICU 探视或逗留的时间较短。

5. 不关注孩子的需要。

6. 对孩子或者自己的养育角色有不切实际的期望。

7. 主观地认为孩子的行为表明了她养育能力的失败,或者认为孩子"不够好"。

8. 在怀孕期间,极少流露出想要一个孩子的渴望。

9. 流露出对婴儿性别的失望。

10. 没有支持体系。

11. 表现出对于养育角色的困惑。

五、建立良好的亲子关系

NICU 患儿的父母面对诸多养育困难,如在患儿住院期间会使父母产生焦虑、失望和悲伤等情绪;由于母婴分离,使患儿父母早期与宝宝接触过程被打断,让患儿父母通过观察宝宝的行为、解读宝宝的特殊需求、建立互动关系的机会也被打断,从而使父母与患儿的亲子关系变得更为脆弱。亲子接触是亲子关系建立的基础,通过这种接触宝宝的自我意识才能得到发展。所以,高危新生儿的一项重要护理措施就是促进亲子之间的互动和接触。

(一) 亲子关系的概述

亲子关系是建立在相识的基础上,一个逐渐的,相互作用的过程,这是两个人之间一种独一无二的、特定的关系,随着时间的流逝能持久。亲子关系在母亲和父亲身上出现的时间是不同的。怀孕 5 个月时,母亲能强烈地体验到与婴儿的紧密联系迅速增强,并且在整个怀孕过程中不断增强;而父亲的感觉通常比母亲的晚,一般在婴儿出生后,照护开始时。

父母与婴儿之间的亲情、养育以及相互关系的发展对于处于危机中的家庭(由于分娩出早产儿、疾病儿或是畸形儿引发的危机)来说是十分重要的,因为这可以促成健康的心理发展。因而,需要儿科护士通过评估父母对婴儿的反应,促成他们慢慢与婴儿熟悉并建立亲密关系,并在这个过程中给予父母支持。

(二) 亲子关系的评估

1. 记录患儿父母探视 NICU 的方式、持续时间以及给 NICU 打电话的频率。这种方式如果是反常的,可以作为养育困难的一个预测指标。需注意的是,护士要辨别是否因其他原因导致患儿父母不经常探视,如分娩后的文化差异、工作与家庭角色之间的责任冲突、或是缺乏到医院的交通工具。

2. 辨别患儿父母对患儿亲密接触行为的增加程度。母亲与患儿之间的互动是评价的重要指标,包括:

触摸:典型的母亲对早产儿的触摸步骤是:母亲的指尖触摸婴儿的双下肢开始,到母亲的手掌抚摸婴儿的躯干,再到拥抱住婴儿,这个过程通常在母亲数次探视后出现。

凝视婴儿的脸:母亲与患儿的脸在同一水平面上保持一条直线,与患儿进行目光交流。

与婴儿说话,叫婴儿的名字。

带图片、玩具或者婴儿的衣衫到医院。

参与到照顾活动中来,例如,喂养、沐浴、给婴儿穿衣。

(三) 干预措施

1. 如果可以的话,让父母在产房里看到这个孩子,让他们有机会触摸一下他,这有助于建立父母对于婴儿的实实在在的感觉。

2. 鼓励患儿父母尽早去 NICU 探视。

在初次探视 NICU 之前,告之父母有关病房的基本信息(噪声、患儿身上的管路及仪器等),让他们做好心理准备,并与父母沟通有关患儿基本情况(包括正常及异常的情况)。护士一直陪伴在婴儿的床旁。向患儿父母解释婴儿的情况,目前所使用的仪器,回答患儿父母们的问题,提供情感上的支持,并且鼓励他们触摸婴儿。护士向患儿父母传达对于婴儿积极的,真实的态度,而不要传达消极的,宿命论的观点。这些负面的信息可能会让父母疏远小孩,不利于亲密情感的建立。避免强迫患儿父母接受他们父母亲的角色。

如果母亲在住院期间不能亲自探视(如必须卧床休息,或者婴儿被送去了另一家医院),帮助父亲为母亲准备婴儿的照片,另外,告知病房的电话,鼓励她随时可以拨打询问孩子情况。对于先天性畸形婴儿的患儿父母,鼓励他们尽快地一起探视小孩,清楚告之孩子的情况,但不要强迫他们与婴儿进行互动。

3. 制订个体化 FCC 护理计划,鼓励患儿父母参与患儿照顾。

在评估患儿情况和患儿父母基本情况后,制订个体化以家庭为中心的成长护理计划,让家庭参与到整个计划中来,为之提供一个能给予他们支持的环境,鼓励患儿父母参与患儿照顾,包括:

帮助患儿父母尽可能早的学会抱小孩(如在孩子使用呼吸辅助机、监护仪和静脉通路时提供帮助),对于病情稳定的早产儿也可采取袋鼠式护理。

向患儿父母示范养育行为,帮助患儿父母建立积极的养育行为,如爱抚、抚触、与婴儿说话。当患儿父母与婴儿进行互动时,帮助他们正向地巩固这项行为。例如,说"当你跟他说话的时候,他似乎是安静下来了",或者"你抱着他以后,他似乎睡得更香甜了"。帮助患儿父母们识别宝宝回应行为,这会对患儿父母产生强烈的影响,提升他们的成功感。

与患儿父母们分享宝宝个性化的信息,这些信息可包括"她吸吮橡皮奶嘴时很享受"或者"我给她洗澡时她真的很活泼",这能帮助患儿父母更好地接受宝宝。

让母亲有机会母乳喂养,对她的努力提供支持。但不要过分强调母乳喂养的重要性,对于不能成功母乳喂养的母亲会因此产生负疚或失望的感觉。

4. 促进早产儿与家庭其他孩子建立亲密关系。

鼓励家庭中其他孩子来 NICU 探视。建议让患儿的兄姐为婴儿带一些礼物,例如小玩具、全家福等,能放在婴儿的床头,也可以是录有家人声音的音频资料,能播放婴儿听。

5. 固定护理人员,与患儿父母建立融洽关系。

固定护理人员一对一地对患儿父母进行养育技巧的培训,树立角色榜样,并提供病房电话,与父母亲保持沟通联系,促进亲子之间的联系。同时,护士需辨别由于亲子之间的互动障碍或是家庭功能的问题引起的问题;留心不同文化对亲子行为的影响;识别处于成长困难风险中的婴儿;识别社会经济地位较低父母的特殊需求,他们会想要提供给宝宝尽可能好的照顾,但却不知道该如何去做。

(四) 亲子关系评价

1. 积极的亲子行为

(1) 父母们能经常性地探视婴儿。

(2) 为婴儿起一个名字。

(3) 当与婴儿说话时,给出孩子积极正向的评价。

(4) 越来越娴熟的抱婴儿。

(5) 在父母与婴儿之间越来越多的目光和身体接触(如亲吻、抚摸、抚爱)。

2. 不佳的父母行为

（1）父母过分乐观。

（2）不关心婴儿的情况。

（3）不问工作人员问题。

（4）行为表现被动与淡漠。

（5）避免与患儿接触,如在抱患儿时保持一定的距离,不管患儿有没有被抱好都一直举着奶瓶,奶瓶的位置让奶水不能从奶嘴中流出。

（6）不能描述出任何有关婴儿身体或行为上的独一无二的地方。

（7）说一些有关婴儿的不恰当的特性,如"她像她的父亲一样懒惰和固执"。

总之,在家庭危机管理中医护人员应发挥积极的作用,缓解家庭危机,促进亲子关系建立,这包括:对于具有先天疾病、遗传病患儿父母,帮助他们重新定义对于"理想的"婴儿的理解;帮助母亲缓解负罪感;根据婴儿的特点,帮助患儿父母与其建立亲情,并且学会读懂婴儿的行为;鼓励患儿父母参与照顾,帮助他们建立养育信心;促成父母亲之间的沟通及家庭成员之间的沟通;留心不同家庭的各种特殊需求;出院后,帮助父母为家庭护理做好准备;尝试通过了解患儿父母人生观、价值观和宗教信仰,理解他们养育患儿的想法及行为。

第三节　早产儿出院及出院后家庭护理

一、早产儿出院过渡阶段的家庭护理

通过增加患儿父母的陪护时间以及过夜陪护,目的是减轻患儿从 NICU 出院后家庭护理的难度,帮助患儿父母在患儿住院期间学习家庭护理知识,并指导他们使用需在家庭中继续使用的仪器及确保患儿在父母护理期间的生理健康。

在这个阶段,父母的陪护是指患儿父母在父母之家与婴儿一起度过,护理患儿的健康,以备出院。延长陪护/夜间陪护是指出院前,父母被鼓励延长在父母之家陪护患儿的时间,包括夜间护理。

（一）护士职责

责任护士要监护患儿的状况,辅助父母能够独立在延长陪护或夜间陪护过程中对婴儿实施护理,确保患儿父母正确给药及实施家庭治疗。

（二）干预措施

1. 帮助患儿父母预订父母之家（模拟家庭环境建立的病房）的陪护时间,制订护理计划。

2. 辅助患儿父母在预定时间内完成延长陪护或夜间陪护计划。

护士需要完成以下工作,这包括:

（1）确定所有电器都具有医院特有的插座并由医院工程部检查过。

（2）指导患儿父母学会运用护理知识及家庭护理仪器。

（3）指导患儿父母正确实施心肺复苏。

（4）与患儿父母讨论在家庭护理中出现问题时各自所应扮演的角色,并指导父母解决问题。

3. 要对刚刚移入父母之家的婴儿进行全面的评估,需要监护吸氧的婴儿,每 3~4 小时进行一次评估;对于不需要特殊器械的婴儿每 4~6 小时检查一次。

4. 做好护理记录,包括:对婴儿的初步评价和父母护理前的生命体征;父母护理期间对婴儿的评估;评估父母和患儿之间的互动及父母的护理能力;对父母指导的内容及实施效果。

二、制订出院计划

出院计划是从婴儿进入重症监护室开始并持续整个住院过程中的,具有合作性、完整性的出院计划,由一个由多学科专家构成的团队(包括:父母、新生儿学专家、儿科护士、住院医师、床边护士)共同努力确保婴儿成功出院,在这个过程中,指导父母能够对患儿实施完整的护理,促进患儿的健康发展,建立良好亲子关系,寻找社会支持系统缓解患儿父母情感压力及经济压力,促进家庭关系良性健康的发展。

制订不同情况患儿出院计划:

(一) 患有严重心肺疾病婴儿的出院计划

1. 目的　确保近期(<2 周)患有严重心肺疾病史的婴儿能够安全出院。

2. 概念　严重心肺疾病(SCPE)是指:心电监护记录上≥20 秒的窒息;心动过缓,心率<80 次/分,至少持续 5 秒以上;血氧饱和度<85%,至少 5 秒以上,并需要刺激才能恢复到正常值的底线。

3. 出院标准　①对于既往有严重心肺疾病的早产儿和出院后不需进行药物治疗和氧疗的婴儿:应停药至少 8 天,确信没有严重心肺疾病存在(服用甲基黄嘌呤或咖啡因的婴儿,停药 2 天,血药浓度下降,再等 8 天,监测是否存在严重心肺疾病的迹象)。②对于有 SCPE 的早产儿,提早出院要考虑周全:安排家庭监护,培训护理者进行心肺复苏;至少 48 小时以上无 SCPE 方可出院;对于带药回家治疗的患儿,出院前要检测血清药物水平,并进行调整。当药物剂量和疗程调整好后,再做一次血清药物水平检测,从而确定药物是否达到了治疗剂量,继续监测 48 小时,无严重心肺疾患方可出院。

4. 护理评估及记录　护理评估是判断患儿是否出现过 SCPE 及其临床意义,是影响出院时间的关键:护士应将出现窒息、心率缓慢的情况记录在窒息和心率特别记录单上,包括:呼吸暂停至少 20 秒,或虽短于 20 秒但致心率缓慢或血氧饱和度下降;心率缓慢,心率<80 次/分,时间>5 秒或伴有肤色改变,肌张力改变或血氧饱和度下降;一过性的血氧饱和度下降,需要治疗。需注意的是有许多医源性的心率缓慢和血氧饱和度下降,例如:吸痰或吸吮技能不够完善的婴儿,在喂奶时可能会有乏氏(valsalva)动作反应,导致暂时性心率缓慢,但没有临床意义。因而,在 SCPE 与 NICU 护理操作引起的一过性异常表现的鉴别,前者对于出院计划有重要影响。而后者中只有上述情况才需要记录,其他情况只需以摘要概述的形式写在护理记录单上即可,作为婴儿对护理和周围环境的反应。

5. 健康教育　包括婴儿心肺复苏程序;婴儿发生 SCPE 时的表现(肤色的改变,呼吸停止,张力下降)及相关治疗;如何及时呼叫医务人员及拨打应急电话。

6. 干预措施

(1) 如果婴儿有可能 10 天后出院,各班在护理交班时都要表明目前用甲基黄嘌呤的情况及停止时间,最后一次发生窒息和心率缓慢的日期和时间。

(2) 确保将临床发生的重要的窒息和心率缓慢均记录在表格上,随时报告医生所做的治疗变动。

(3) 婴儿窒息,血氧饱和度下降,心率缓慢应该记录于各班的报告中,适当调整护理和周围环境来适应婴儿。

(4) 护士在婴儿出院前1周开始指导患儿父母学习对婴儿的紧急救助。

(二) ≤33周早产儿出院计划

1. 内容包括 完成从暖箱到病床的过渡;患儿父母完成出院护理课程及父母之家的过渡;按要求完成各项检查;准备出院评估、指导资料;随时为父母提供咨询。

2. 注意事项 尊重患儿父母的意见,在护理工作中与他们合作;提供信息和教育;阐述生理舒适的重要性;提供情感支持,减轻父母恐惧或焦虑;将家庭和朋友也加入护理当中;提供持续的出院家庭护理计划;帮助父母和孩子建立亲子关系。

(三) ≥34周早产儿出院计划

1. 完成各项检查

(1) 在胎龄33~34周实施:是否有脑出血,头颅增长过快,呼吸暂停(窒息);

(2) 视力测试:胎龄32周或体重<1500g的早产儿在4到6周时实施或孕龄34周有过5天或5天以上人工通气经历;

(3) 呼吸描记图:若出生时孕龄<37周,在34~35周时开始实施;

(4) 家庭监测:完成心肺复苏训练,通过汽车车座测试。

2. 药物 为患儿父母提供免疫预防接种表;出院前24小时向患儿父母交代出院后需服用的药物;复查血胆红素及进行PKU检查。

3. 健康教育 患儿父母完成出院课程学习,帮助父母设置适于早产儿的家庭环境;提供信息和教育;说明生理舒适的需要性;提供情感支持,减少父母恐惧和焦虑;把父母及家庭加入到护理中;动态的评估并改善护理计划,帮助父母与婴儿建立亲子关系;教会父母如何与婴儿交流,每次探视时帮患儿与父母接触,让他们参与到患儿护理活动工作中去。

三、出 院 指 导

(一) 出院标准

在出院前婴儿需达到:①能够维持正常的体重、体温,生理上的成熟和稳定的心肺功能;②能够母乳喂养或者在没有心肺疾病时用奶瓶喂养,进行营养风险的评估,在需要时进行治疗或饮食调整;③适当的免疫接种;④完成各项评估和检查:听力评估,眼底镜检查,血液学的检查,神经发育和行为状态评估;⑤完成汽车车座座椅评估;⑥回顾医院课程,确认尚未解决的医疗问题,给予指导;⑦跟踪监测和完成治疗计划;⑧制订家庭护理计划。

(二) 出院过程中父母的需要

1. 情感支持 照顾从NICU回家的患儿,父母面对许多挑战,包括不同学科医生预约,复杂的护理,以及对孩子未来的不确定性。故产后抑郁症普遍存在,且会因照顾高风险婴儿而加剧。在出院前几周完成评估父母教育情况以及以前照顾婴儿的经验,制订出个性化的教育计划。鼓励父母以积极的态度参与讨论会、课程培训及照顾患儿。帮助父母安排好社区医院及预约访视。

2. 用药指导　出院前几天给患儿父母孩子用药单,确认其已学习如何服用。评估父母是否能支付起药费。保证药品的服用顺序,对应正确的药物浓度,贴上正确的药物标签。如果瓶子上贴的是药物的类别而药品清单上写的是商品名,一定要确保名字匹配,或者是提供相同的药名,否则也可能出现差错。在药物剂量上,除了特殊情况外应保留小数点后一位(如 0.1ml),减少犯错误的概率。确保药品的标签和说明书中对剂量精确到毫升而不仅仅是毫克。写一份药单以便家用,标明药品的服用剂量和时间。

3. 喂养指导　在住院期间促进母亲早排奶;鼓励母乳喂养,提供哺乳指导以促进持续的母乳喂养;指导母亲正确泵奶;出院前提供营养配方;评估父母是否有能力购买营养配方,特别是比较贵的添加元素配方;通过电话、邮件等方式为患儿父母提供出院后喂养指导。

4. 正确怀抱婴儿

(1) 方法

1) 手托法:用左手托住宝宝的背、颈、头,右手托住他的小屁股和腰。这一方法比较多用于把宝宝从床上抱起和放下。

2) 腕抱法:将宝宝的头放在左臂弯里,肘部护着宝宝的头,左腕和左手护背和腰部,右小臂从宝宝身上伸出护着宝宝的腿部,右手托着宝宝的屁股和腰部。这一方法是比较常用的姿势。

3) 母子交流式:用这种方式抱宝宝,妈妈和宝宝面对面,最利于亲子间的交流与对话,还可以轻轻地将宝宝在身前荡荡,令宝宝更放松、更开心。

(2) 注意事项

1) 在抱宝宝之前,妈妈应洗净双手,摘掉手上的戒指,以免划伤宝宝娇嫩的肌肤,并待双手温暖后,再抱宝宝。

2) 抱宝宝时,动作要轻柔,妈妈应当始终微笑注视着宝宝的眼睛,动作不要太快太猛,即使在宝宝哭闹时,也不要慌乱。多数宝宝喜欢妈妈用平稳的方式抱着自己,这使他们感到安全。

3) 宝宝在 1~2 个月时,颈肌还没有完全发育,颈部肌肉无力,不要笔直竖着抱宝宝,防止对宝宝脊椎的损伤。满 3 个月前,宝宝颈部力量很弱,还无法支撑自己的头,所以妈妈在抱起和放下宝宝的时候,应始终注意支撑着他的头。

4) 将宝宝放下时,最安全的姿势是让他背部向下仰躺在床上。

5) 多数宝宝都喜欢玩在空中荡来荡去的游戏,如果宝宝不喜欢,应立即停止游戏,改用其他更具有安全感的抱姿。每次开心的游戏之后,最好能静静地抱宝宝一会儿,让他安静放松一下。

6) 不要摇晃宝宝。宝宝哭闹、睡觉或醒来的时候,妈妈习惯性地抱着宝宝摇晃,但是如果力度较大,很可能给宝宝头部、眼球等部位带来伤害。

7) 注意距离。抱宝宝时,妈妈不要与宝宝靠得太紧密,因为你的脸上、头部中及口腔内的病菌很容易给宝宝娇嫩的皮肤构成威胁。

8) 不要久抱。因久抱违背婴儿生长发育的自然规律,对患儿是有害无利的。

四、家庭护理计划

（一）家庭护理计划

婴儿的家庭健康护理需求必须针对于技术可行性和医疗需要进行评估。营养支持必须要评估，婴儿是如何喂养的、多久喂养一次、需要哪种喂养技术、是否需要鼻饲。对药物治疗也要评估，婴儿需要什么药、频次、预期效果和不良反应。婴儿是否需要辅助氧疗、呼吸治疗或胸部理疗，所需要的护理水平评估一定要与家庭护理人员的能力和技术相匹配。

完成出院教育及护理技术培训后，患儿父母一定会希望患儿在他们的照顾下，能够满足患儿的生理和情感需要，并且自愿投入时间和精力来照顾孩子。因而NICU护士应从早产儿入院就开始进行教育，一旦家庭具有信心和能力来照顾孩子，即可实施家庭护理评估，包括：①基本设备：必须具备暖气、水、电话、电源盒、交通工具；②护理设施：护士需掌握光疗灯或光疗毯、送氧系统、可移动的吸痰器械、呼吸心电监护系统、呼吸机及相关设备的使用，能为患儿父母提供明确清晰的指导。在患儿出院前，将家用仪器带到医院的父母之家给予使用，帮助患儿父母在自己的仪器上学习使用，如果有问题，在婴儿出院前发现并解决。③父母在患儿出院前要能独立完成至少24小时的全面护理，这段时间在护士指导下完成，即可帮助患儿父母在护理能力上获得信心，又能确认自己的仪器使用正常。

（二）家庭仪器标准

新生儿所需要的最常见的仪器是心肺监护、给氧、吸痰和喂养这些器械。护士需帮助父母学会如何选择适宜的家庭护理器械公司。

1. 选择家用心肺设备的标准（需经专业机构认可）　位置应以家为中心，驱车1小时为半径的区域内；设备能够用于护理；能够获得使用设备的经验指导；24小时在线急诊服务；有专业的家庭护理医生或工作人员；通过记录系统能与医生取得联系；及时提供备用设备；有同样临床使用的经验；接受保险公司的支付。

2. 健康教育　一旦选择了供应商，确定了设备，那么就可对父母实施健康教育，包括新生儿心肺复苏，应给父母书面指导和标有心肺复苏程序的查对表格，以便带回家使用，如果父母不能阅读，应给他们画有步骤的可视表格。

3. 心肺监护　心肺监护是家庭护理中最普通的仪器。应用于兄弟姐妹有新生儿猝死或有猝死危险的婴儿，通常要监护1~6年，适用于在家用氧或有神经畸形有呼吸停止或心率缓慢危险的婴儿。应告知父母，如果婴儿出现一过性呼吸暂停或心率过缓，需记录患儿的肤色、活动度、采取的措施及效果。Burstein（1995）对此类监护仪做出特别提示：对于上呼吸机的婴儿，监护仪探测出的胸廓运动改变不会触发报警，只有在心率受影响时才会发出报警。在NICU监护仪常用来证实由黏液阻塞或脓性分泌物引起的呼吸暂停。然而，婴儿出于生存本性进行的挣扎呼吸不会使呼吸监测仪发出报警，只有随后的心脏功能改变到心率缓慢才会报警，父母需要了解这种延迟的表现及应对方法。

4. 吸痰设备　气管切开的患儿需要吸痰设备。一种类型的吸痰器是便携式的，以便家庭短途外出和门诊看病时使用，吸痰器应具备可调整的瓣膜来调节吸痰的压力，如果没有瓣膜，负压会很大，容易引起鼻咽和气管黏膜组织的损伤。这种电池供电的吸痰器可随时外接充电，多数吸痰器不充电下可工作2小时。充电过程需要12小时。其他类型的吸痰器多是台式的。

应教会父母洁净的吸痰技术及无菌隔离技术,预防家庭交叉感染。包括家庭其他成员生病时可发生交叉感染,婴儿住院时易发生院内感染和交叉感染。根据医生医嘱教会父母必要时吸痰。吸痰的指征同 NICU 标准:躁动、肤色改变、咳嗽、呼吸费力或有痰液阻塞的声音,总体来说应每 2 ~ 4 小时吸痰一次,父母应注意吸痰的时间和所吸出的分泌物的性质。另外,需要 1 个 50 磅/平方英寸的可移动的空气压缩机和有可能压缩的移动性氧储存器。

5. 给氧设备　便携式或台式给氧设备的型号和可持续使用时间不一样。固体氧更容易携带,体积也小,不需外部电源或电池。氧气桶体积小,是在低压条件下灌满的。液体氧必须是从配送室运到便携式的氧储存器内,比气压氧气桶更贵重。婴儿通常需要氧气浓度调节装置,这个浓度调节器类似 NICU 的、为达到所需的氧浓度将空气和氧气混合使用。

同时,对于人工通气的婴儿,无论用氧与否,都需要气道湿化,否则黏膜可干裂,发生感染,因而要配合雾化。家用雾化器最好能提供高压或低压气雾,对于晚上用雾气帐篷但白天连接气管切开或其他气道装置的婴儿很重要。

6. 呼吸机　机械通气是家庭护理的另一个内容,医生在考虑婴儿需要和家庭生活方式的基础上,指定特定类型的呼吸机。如果家人希望孩子能从家里转移到其他地方,最好选择便携式,所有便携式设备都有内置和外置电池。必须具备紧急救援设备,无论是放在家里还是仪器公司即刻派送都没关系,在便携式设备出现问题时以备急用,且备用电池也是必要的。

五、随　访

(一) 睡眠安全

1. 患儿夜间睡眠或小憩时都应该保持仰卧姿势,使婴儿猝死综合征(SIDS)的危险降至最低,不要将婴儿放置于水床、沙发、软床垫或其他软面上睡觉。

2. 将患儿放在硬床垫上,去除所有松软和不牢固的床上用品。患儿周围和背上不放置枕头、棉被、安慰品或羊皮制品。不要将被子放置在床头作为帘子。软床垫和比较厚重的被子容易引起婴儿猝死综合征(SIDS)。

3. 6 个月内婴儿的婴儿床要放在父母房间里,因为研究显示婴儿的床靠近妈妈,婴儿是最安全的。

4. 婴儿不应与大人、兄弟姐妹或其他人同睡。成人床不是为婴儿设计的,成人床上有许多枕头和软垫,易引起婴儿窒息,婴儿也有可能掉到床板和墙之间的缝隙内,还可以被大人压住。不要抱着患儿在沙发或椅子上睡觉。

5. 不要让婴儿睡眠时出现过热,薄被即可,避免过度包裹,过热可能增加 SIDS 的概率。

6. 避免抽烟和刺激物。在婴儿出生前后家人不要抽烟,避免婴儿出现被动吸烟的现象。避免一些物品刺激婴儿的呼吸道,例如:蜡烛、熏香或燃木壁炉。被动吸烟越多,越易得 SIDS。

7. 尽可能母乳喂养。母乳可以减少呼吸道和胃肠道感染。研究显示母乳喂养的婴儿患 SIDS 的概率低于奶粉喂养的患儿。

8. 生病的人尽量避免接触患儿。避免去人多的地方。仔细清洗跟患儿接触的各种东西。在抱患儿和逗患儿玩的时候记得洗手。SIDS 的发生一般跟轻微的呼吸道和胃肠道感染有关。

9. 使用奶嘴,研究显示使用奶嘴的患儿患 SIDS 的概率小一些。

10. 如果你的患儿吐奶后经常出现呼吸暂停或堵塞,立即就诊。

11. 如果患儿憋气,浑身软弱无力,面色发青,请立即就诊。

如果孩子尚有其他照顾者,把这些注意事项抄给他们看,确保他们按这些要求去做。

（二）免疫接种指导

1. 常规疫苗接种　了解目前预防接种推荐程序;记住所需疫苗的不同接种形式,从出生后乙肝疫苗开始;讨论疫苗接种对婴儿健康的重要性;阅读相关的疫苗信息(乙肝疫苗,百白破联合疫苗,脊髓灰质炎疫苗,肺炎球菌疫苗,嗜血流感杆菌 B 疫苗);最近的医疗单位地址和电话。

2. 采用特殊疫苗预防病毒感染　预防感冒和流感的策略包括:认真洗手、避开拥挤的环境、患者必须远离婴儿、不在婴儿周围吸烟、经常清洗玩具、衣物和床上用品。当婴儿已满 6 个月并处于流感流行前,特别是 10 月份,咨询医生婴儿是否需要接种流感疫苗。

3. 注射疼痛和不适的处理　注射疫苗后,采用舒适的措施,如注射前、中、后的安抚、怀抱或拥抱;了解注射后的不适和发热处理(用冷毛巾敷在红肿的注射部位上;提供涂有蔗糖的安抚奶嘴;如果出现轻度发热,可减少衣物或洗澡,或遵医嘱用药)。

4. 不良反应的报告和国家儿童免疫接种损伤补偿程序　利用提供的不良反应报告系统,知道表格和报告程序。

5. 预防接种的记录　对所有预防接种均需记录,父母应当携带预防接种记录单,了解地方或国家一些选择性疫苗的接种情况。

（三）新生儿黄疸

新生儿黄疸表现为皮肤黄色或橘黄色,非常普遍,发病率为 66%,是由衰老的红细胞破裂所致,衰老红细胞释放一种化学物质为胆红素,肝脏将胆红素从血中清除,正常情况下通过肠蠕动排出体外,如果胆红素未被排出,会侵入到皮肤并停留,导致皮肤颜色变黄,称黄疸。

新生儿出生时有多余的红细胞在体内,这些破裂的红细胞释放出许多胆红素,发绀的婴儿体内有更多的胆红素需排出,新生儿肝脏需要数日才能将体内多余胆红素排出体外。对于早产儿的肝脏来说排出胆红素就更难了,因此早产几周的婴儿就容易患黄疸。有时婴儿的血型与母亲不同,此时婴儿红细胞破裂的更快,通常在第一天或第二天出现黄疸。

导致黄疸的危险因素包括:早产、兄弟或姐妹有黄疸、母乳喂养、产程中有发绀、用负压吸引器助产的婴儿。

大多数黄疸在健康患儿当中是不严重的,不需要治疗,通常加重几天后在出生的第 4 或第 5 天达到最高峰,然后逐日减退。如果婴儿血液内的胆红素水平过高,会损害婴儿大脑和造成听力丧失。确切知道婴儿血胆红素水平的唯一方法就是血生化检查,尽管一时的胆红素试验结果正常,但出院后仍可加重。

通常父母要问"正常的胆红素值是多少",这与婴儿的年龄、胆红素增加的速度有关,出生 3 天的婴儿的正常胆红素值对于仅出生 1 天的婴儿就太高了。因而我们需要做到:

1. 预防黄疸加重 黄疸不可能完全避免,但父母的努力可缓解黄疸的严重程度。坚持随访,医护人员会为婴儿做黄疸评估,或做血胆红素测试;良好的喂养可预防黄疸,有规律的母乳或配方奶喂养可加快肠蠕动,婴儿不排便时,位于肠道的胆红素会重新循环入血。母乳喂养的患儿每日应喂养 8~10 次,更频繁的母乳喂养会降低黄疸。无论何种原因导致的问题(例如:患儿困倦,哭闹但拒绝吸吮,或母亲乳头内陷),都应打电话给医护人员及时寻求帮助。

2. 黄疸观察 将患儿抱到离窗近的地方,避免太阳直射,将指尖压放在婴儿前额、鼻子或脸部(就像判断一个桃子是否熟了),当手指挪开时指压的点应在几秒钟内看上去颜色有点浅,如果此点看上去是黄色即是黄疸,并在婴儿的胸腹部重复此方法。黄疸通常从面部开始,并向下传播到脚,当胆红素水平更高时,应检查巩膜(眼白)处有无黄疸。如果婴儿胸部或腹部发黄,或感觉患儿黄疸加重了,做血胆红素试验。从皮肤辨别黄疸很重要,但不够精确,特别是在血清胆红素水平很高的情况下。

对黄疸的婴儿还需观察:是否很困倦,不易被叫醒喂奶;易受惊扰、吃睡都不好;疲惫、软弱无力;僵硬,尤其是四肢;颈背角弓反张;高调、尖声哭泣。

3. 黄疸治疗 通常选用光疗,用一种特殊的光将皮肤内的胆红素转变成易被机体排出的物质。光疗用于控制血清胆红素不上升到危险水平,需要几天的时间,与黄疸的原因有关,需在医院内进行。

(四) 感染预防

1. 预防呼吸道合胞病毒的感染 对一些特定的早产儿注射疫苗。

2. 流行性感冒防疫针 建议 6 个月以上的婴儿,在秋季每隔一个月打两次,并包括所有的照顾者以及所有在家的人。

3. 洗手 这是预防感染的最好方式。

4. 所有的照顾者都要使用消毒液对手部进行消毒。

5. 避免接触生病的人,尤其是患儿要避免接触。

(五) 出院后持续存在其他相关问题

1. 呼吸系统疾病 持续的供氧依赖;窒息;反复发作的呼吸道疾病;感染。

2. 心脏疾病 右心室肥大;肺源性心脏病;先天性发绀型心脏病或充血性心力衰竭。

3. 胃肠道疾病 呕吐;胃食管反流;便秘;肠狭窄和梗阻;疝气。

4. 营养问题 生长迟缓;体重轻于早产儿生长曲线的 10%;喂养疲乏;吸吮刺激缺乏;营养补给不足或使用无添加剂配方奶粉;需要辅助喂奶设备(比如管喂养或者胃造口术)。

5. 血液疾病 贫血症。

6. 牙齿疾病 牙萌出延迟;牙釉质龋。

7. 感知功能障碍 早产儿视网膜病变引起的视力损坏(近视,远视,失明、斜视和弱视);说话能力延迟;脑水肿。

8. 中枢神经系统和神经性改变 体温和行为调节困难;感知综合障碍;语言和运动功能障碍;大脑性麻痹;智障;学习障碍;注意力不集中;学校问题。

(六) 制订过渡日记,促进婴儿尽早适应家庭生活

患儿父母尽可能多同婴儿待在一起:为婴儿记录每件新的事情,并庆祝每个新的经历。

了解医院人员的工作程序:帮助制订回家的计划,随时记录每天的问题和答案,记录预约、预防接种、生长历程的重要日期,保存相关资料、手册和信息。

父母处理好自身情绪和情感:写出自己的观点、建议和忧虑等。

(七) 父母促进患儿健康成长

1. 抱着患儿安慰患儿使其慢慢停止啼哭,但是不能一直抱着患儿,如果他不是很饿,或者是需要其他的关注,短时间的啼哭对患儿来说是有益的。这除了会帮助他自我冷静之外,也会帮助患儿感受到你的存在。

2. 多跟你的患儿说说话。

3. 给患儿读读书。

4. 关上电视和收音机。电视和收音机会降低患儿集中注意力的能力,也会削弱患儿使自己冷静下来的能力,建议两岁之后患儿才可以看电视。

5. 根据新生儿重症监护室或健康顾问的建议为患儿进行理疗。

6. 避免过早站立。在患儿没准备好的时候处于直立状态下,会影响其神经发育。

7. 要尽量愉快地喂养患儿,不要强迫患儿吃奶。如果你有任何关于喂养患儿的问题,请寻求帮助。

(八) 汽车安全座椅指南

根据新生儿的成长情况和医疗条件,由专门的医务人员决定适合婴儿坐的汽车座位。婴儿出行安全限制设备的撞击测试已经得到安全证实。关于正确使用汽车安全座椅的相关规定,出院前要向父母或患儿的监护人提供知识并培训。

手把手的指导包括重新演示是指导的一部分,确保出院时任何纠正胎龄<37周的早产儿能耐受,坐在汽车座上不会出现呼吸停止、心率缓慢和血氧饱和度下降。美国儿童学会建议孕龄<37周的早产儿应进行车座的耐受测试。

1. 定义

婴儿乘客束缚座:用于1岁以下及体重<20磅(1磅=0.45kg)的婴儿。

婴儿护理床:对于不能耐受坐姿的婴儿乘客的束缚床。

窒息:在电子监测器上显示呼吸停止>20秒。

心率缓慢:心率<80次/分持续至少5秒以上。

血氧饱和度低:血氧饱和度<85%,至少持续5秒或需刺激才能恢复到正常底线。

2. 标准　护士需告知父母使用安全座椅的必要性、早产儿应特别注意的事项、应用早产儿汽车束缚座时的正确姿势,及时发现问题并告之医生。早产儿安全座椅标准如下:

(1) 座子适用于体重<20磅的婴儿。

(2) 安全保险带应具有3个支撑点。

(3) 该防护具应设有大的胸部防护板。

(4) 座子后面和扣环之间距离应是5.5英寸(1英寸=2.54cm)。

3. 干预措施　出院前3天让父母将他们婴儿的安全座椅带来。如果父母没有汽车座或没有及时将其带到医院,护士可以用科室的车座来做车座耐受实验。教会父母如何将婴儿放在汽车座里(示范或录像),车座试验可在喂奶之时进行,大概需要90分钟。

（1）将婴儿放在汽车座椅上，连接监护仪。婴儿不应包裹毛毯，否则会妨碍安全。

（2）将车座放在1个大而温暖的平台上。

（3）将毯子裹在患儿的身体四周，使患儿在中心位置，将1块毛巾或毯子缠绕在扶手和扣带处，确保婴儿不会下滑。

（4）监测婴儿有无呼吸停止、心率减慢、氧饱和度下降，并及时通知医生。

（5）如果婴儿不能耐受汽车座，通知父母婴儿需要汽车床，负责联系的护理人员帮助购买，并让父母小心不要将婴儿放入类似的秋千或提篮中，直到有医生明确指示方能应用。

（6）将安全座椅耐受实验记录在医疗记录单上，包括：

1）对父母有关汽车座的应用与安全教育。

2）对父母关于早产儿正确坐姿的教育。

3）汽车座耐力试验的结果。

4）如果婴儿不能耐受，医生接下来采取的措施。

第四节　临终关怀与姑息护理

新生儿重症监护室作为一个危重症抢救单位，主要救治的对象就是危重新生儿。当前的新生儿重症监护已脱离提高存活率单一目标，在救治疾病的同时，尽可能地避免患儿及家庭不必要的痛苦，避免对新生儿的未来生活产生负面影响，导致 NICU 医护人员愈来愈频繁的面对终止治疗（withdrawal of life-sustaining treatment，WLST）情况，新生儿死亡已经成为不可回避的一个问题。故对于 NICU 医护人员，在一个家庭处于极度危难时提供整体的、高质量的、以家庭为中心的临终关怀护理是十分必要的。

一、临终关怀护理宗旨

（一）临终关怀的定义

临终关怀（hospice care）主要针对濒死者，包括对患者及其家属进行生理、精神和经济方面的全方位服务，不以治愈疾病、延长生命为目的，而是通过缓解病痛来给患者安慰，提高人生最后一站的生活质量，让他们有尊严地离开。

（二）临终关怀的内容

1. 身关怀　透过医护人员及家属的照顾减轻病痛。

2. 心关怀　透过理念的建立减轻患儿及家属的恐惧、不安、焦虑等心理，令其安心、宽心。

（三）临终关怀的主要任务

临终关怀不同于安乐死，这既不加速也不延迟患儿的死亡。其主要任务包括对症治疗、家庭护理、缓解症状、控制疼痛、减轻或消除患儿及家人的心理负担和消极情绪。

（四）临终关怀的核心概念

1. 尊严和尊重　倾听并尊重患儿家属的心情和想法。

2. 信息分享　通过有效方式与患儿家属交流，充分无偏见地与患儿家属分享信息。

3. 参与　鼓励和支持患儿家属参与到护理计划制订和决策过程中，让他们做出自己适宜的选择，并参与患儿护理。

4. 合作　邀请患儿家属一起合作为患儿提供护理。

（五）临终关怀的原则

1. 以照护为中心　对临终患儿来讲,这个阶段最重要的是身体舒适、控制疼痛、生活护理和心理支持。因此,目标应由治疗为主转为对症处理和护理为主。

2. 维护患儿尊严　患儿处于临终阶段,个人尊严不应该因生命活力降低而递减,个人权利也不可因身体衰竭而被剥夺,医护人员应维护和支持其个人权利。

3. 提高临终生活质量　不应片面认为临终就是等待死亡,生活已没有价值。临终关怀则认为:临终也是生活,是一种特殊类型的生活,所以正确认识和尊重患儿最后生活的价值,提高其生活质量是对临终患儿最有效的服务。

4. 共同面对死亡　有生便有死,是客观世界的自然规律而不可违背的,是每个人都要经历的事实。要帮助患儿及其家人共同面对患儿的死亡,助其能够用平和的心态来度过这一时期。

二、临终前的姑息护理

姑息护理(palliative care)是采用各种姑息手段,如姑息手术、心理支持等,以控制疼痛及有关症状为主,并对心理、社会和精神问题予以干预。其目的是为患儿和家属赢得更好的生活质量。可进一步理解为:"姑息护理要坚定生命的信念,并把死亡视做正常过程,既不促进也不推迟死亡,把心理和精神治疗统一在一起。提供一个支持系统使患儿在临终前过一种尽可能主动的生活,对患儿家属也提供一个支持系统,使他们能应付及正确对待患儿生存期间的一切情况,以及最后自己所承受的伤痛。"

（一）目标

在这个阶段医护人员首先应向父母说明进行姑息护理对患儿的重要意义,进行正向引导,而不是让父母直视患儿死亡,产生更大的心理应激。因而,在这个阶段护士应帮助父母表达出其感受,给予引导。

（二）原则

1. 提供患儿舒适护理,控制患儿疼痛。

2. 尊重家属自主选择的权力。

3. 给予家属专业的指导,和家属讨论未来的希望。

4. 如果家属想把患儿带回家,给予家属相关的指导。

5. 确认家庭和医疗保险情况。

（三）干预措施

1. 与患儿父母充分交流,获取足够的信息　以下是患儿父母在这个阶段会提出的问题,帮助医护人员从不同情况的父母那里收集信息,厘清思路,制订护理措施。

首先是患儿目前的问题及治疗上的问题,包括:患儿的情况医学上是怎样解释的? 为何会导致患儿现有状况? 这种情况的概率是多少? 目前的治疗是什么? 成功的概率有多大? 治疗的费用? 治疗的危险性、副作用及持续时间? 还有没有其他需要做的? 我做的决定合法吗? 孩子目前和长期的生存质量怎样? 治疗后恢复的情况,无法改善的是什么? 患儿需要忍受多大的痛苦? 需要的药物治疗及其副作用是什么? 患儿需要住院时间? 患儿健康会不会受到持续的威胁? 会不会伤害到患儿的智力、身体、心理的发展? 患儿以后能不能完全参与正常的活动? 这样情况的患儿能生存多久?

　　了解实施姑息护理的问题,包括:想了解其他父母对选择姑息护理的感受。在他们做出决定 1 个月、1 年、5 年后的感受是怎样的? 他们是否曾想过把患儿留在医院,让其自生自灭? 对于做出把患儿带回家让其在家里死亡决定的父母是怎么想的? 事后什么事会让他们因为做过而感到高兴,什么是他们遗憾没做过却特别想做的事? 当死亡临近时,有哪些事是父母发现对他们以及患儿有帮助的?

　　询问关于死亡和濒临死亡的问题,包括:看着患儿死去是怎样的情景? 会不会很恐怖? 死亡的过程是怎样的? 什么是我可以预期并改变的? 患儿会痛吗? 患儿能感觉到他们正在渐渐离去吗? 有什么可以让患儿更加舒适? 在我的社区里有没有临终护理可利用的? 当我反悔我所做的决定时要怎么办?

　　有关医疗/社会问题、价值观及决策的问题,包括:让一个濒死患儿依靠医学技术设备延长存活时间是否是件好事? 努力挽救患儿的生命是否值得? 医疗技术优劣是以生存数量还是生命质量来评价? 应用某一治疗时是否要考虑其实际意义? 社会真的会容纳残疾患儿,进行教育、工作或者只是为其制订监护计划?

　　2. 做决定的过程　当前的新生儿重症监护已脱离提高存活率单一目标,注重患儿的生命质量,尽可能地避免患儿及家庭不必要的痛苦,从而在 NICU 有大约 2/3 的孩子死因是因重症而终止治疗,尤其是在出生后的第一周(占 63%)。放弃治疗是医护人员和患儿父母都必须要面对的问题,且是一个个人化的、情绪化的、让人痛彻心扉的艰难决定。作为父母做出决定的过程中,可能会因为以下这些原因而变得更为艰难:

　　(1) 治疗和预后的不确定性:治疗存在危险或预后无法确定时,常让父母无法做出决定。在这种时候,医护人员需依据现有的数据为患儿父母提供足够的信息,让他们做出认为对患儿最好的决定,这个决定的界线在哪儿,取决于患儿父母,让他们更多地考虑这个决定对患儿的益处。

　　(2) 时间仓促的压力:做决定的时间常常是非常紧迫,此时父母必须迅速做出决定而倍感压力。因而帮助父母尽快平静下来,与之共同探讨、厘清思路、做出决定。且无论父母用 2 秒钟或是 2 年均可能会做出同样的决定,而医护人员所需要的是帮助患儿父母控制混乱情绪(可能会困扰父母一生)。

　　(3) 决定的严重性和不可改变性:当决定是不可悔改的而结果所产生的影响是永久性的,患儿父母就会犹豫该如何做这个决定。由于没有第二次可选择的机会,又关系孩子的生命,患儿父母想做出正确的决定、最好的选择。因而,医护人员需要充分、反复的沟通,让父母在决策中理解什么是对宝宝最好的,决定性因素是患儿的幸福,什么是对患儿是最好的。医护人员可以帮助患儿父母从以下角度思考:你是否希望患儿因疾病而被束缚,他或许喜欢运动,或许他并不希望以植物人的状态活着,他的思想应该是充满愉悦和好奇的。从这样的假设中,帮助父母尝试思考推断到底什么是患儿想要的。

　　(4) 像坐过山车一样强烈的情感起伏:患儿父母既希望孩子活着,又害怕他即将死去;又害怕他继续这样活着,希望他早点解脱,做这个决定时思想就像坐过山车一样激烈。那些好的或坏的感觉不断地来回影响着父母,但一旦做出最后的决定,心就会慢慢平静下来。一些父母回忆说在他们的决定成形的那一刻,他们就知道那是正确的。

　　(5) 面对死亡的艰难任务:在父母做出决定后,患儿可能继续存活几个小时,几天甚至几个月,这时父母可能会庆幸还有时间陪伴这个患儿,但看着患儿死亡又会让父母深陷于新的痛苦中。此时,医护人员可以帮助父母多和这个患儿接触,拥抱、抚摸患儿,照顾患儿的生活,努力去接受患儿即将离去。

3. 平和应对自己的决定 父母做出决定后,仍要应对情绪上的焦虑和对他们所做决定的怀疑,这些感受是悲痛过程中的正常反应。

帮助患儿父母应对以下几种常见疑虑:

(1) 我应该相信医生的建议吗?

你选择的这家医院 NICU 医生受过多年的训练,有着丰富的临床经验。在孩子救治过程中,孩子的医生在孩子救治过程中比你有临床经验,尤其是面对不确定的问题时,应听取医生的建议。如果几年后你发现医生给出不同的建议时,说明新生儿监护技术得到了发展,使更多的孩子获得救治。

(2) 我的孩子会认为他被抛弃了吗?

由于婴儿没有能力承担责任,你并没有抛弃孩子而致其死亡,而是因为爱而放手,建议父母采取一些纪念孩子的方法,让自己获得平和。

(3) 如果我们继续治疗,患儿会不会就康复了呢?

不要让父母用这种想法来折磨自己,为不会发生的事情而备受痛苦。要让父母知道不管哪一种假设都不会改变你或影响到你患儿的结果,只会影响到你自己的生活质量,要学会接受你的决定对你患儿来说是最好的。

在与患儿父母沟通过程中,父母询问"如果怎样怎样"是悲痛的正常过程。最初的"如果……"是以自责为主,当父母逐渐走出悲伤,会逐渐接受现实。

三、临终时的护理

(一) 目标

缓解濒死患儿生理症状,如疼痛和呼吸困难,满足其家庭文化、精神及宗教信仰的需要,缓解此事对家庭成员产生的负面影响。临终护理包含三个方面:①为患儿提供疼痛管理及舒适护理;②帮助父母进行临终关怀护理;③提供家庭支持。美国儿科学会建议,实施儿童临终关怀的工作人员(palliative care team,PCT)应由医生、护士、社工、宗教人员等多专业人员构成,为濒死患儿及其家属提供 24 小时服务,其中由一位护士(primary care)主管,和患儿及其家人建立一对一的专业关系,以便提供完整、连续性的照顾。

(二) 护理人员的角色

1. 沟通者 主要责任是告知患儿家属与临终护理相关的消息,注意用真诚的态度进行沟通交流。有效沟通的原则有:①积极地倾听;②语言及非语言的交流;③注意文化特点。

2. 护理的实施者 为患儿及家人实施临终护理。

3. 环境的营造者 为患儿及家人创造一个平静的环境。

4. 教育者 指导患儿家属疾病相关知识、临终护理过程及可能的心理历程。

(三) 原则

1. 患儿护理以姑息护理为主 以控制疼痛和舒适护理为主,减轻患儿的疼痛和其他不适症状,提高患儿临终阶段的生活质量。

2. 为家属建立支持系统　帮助家属了解患儿的疾病,并帮助他们应对自身的情绪;让家属了解死亡也是生命的正常历程;为患儿家属提供相关咨询服务,耐心解答家属对有关医学知识和临终护理过程中的疑问。

3. 让患儿家属参与到患儿的临终照顾　告知家属患儿的确切情况,让家属参与到患儿的临终照顾中,这既让患儿家属能够随时了解患儿的情况,也为患儿家属提供与患儿交流的机会,让患儿家属的情感变化能够有过渡的时间,减轻患儿家属的悲痛情绪。

4. 尊重患儿的尊严　为患儿提供最安静、最舒适的环境,操作尽量轻柔,尊重患儿,与患儿进行交流。

5. 尊重患儿家庭的特殊宗教需求　让患儿家庭参与患儿的照顾和决策,尊重满足其家庭文化、精神及宗教文化的需要。

（四）环境准备

研究显示很多父母愿意在 NICU 的病房进行临终关怀,认为孩子在这个阶段由熟悉且专业的护理人员提供照护更有安全感。在病房区域为父母提供一个私人空间,在环境设置上应保持柔和光线,缓解父母因患儿肤色改变而出现的不安,避免噪声,便于护理人员照顾。帮助父母通知其他亲人,允许除父母以外的家人探视及告别。同时,在实施临终关怀病房门口做一定象征性的标志(如飞翔的蝴蝶),提示科室其他工作人员及家属给予同理心的支持,如果应用监护仪对患儿实施监测,应注意调整模式,避免父母直接面对监护仪最终变成直线的一幕。

（五）临终护理措施

1. 在撤去治疗后医护人员退出病房,为患儿家庭留出私人空间和时间,让其与患儿独自告别,注意此时应撤去所有的管道和线路,让患儿穿上家居服,使患儿尽量看似"正常"。

2. 经常巡视病房,观察孩子生理指标(呼吸、心跳),告之家属仪器撤离后孩子可能几小时甚至几天后才离去,这取决于患儿的病情,很多患儿一般在终止治疗 48 小时后死亡。

3. 疼痛管理及舒适护理　濒死患儿支持措施上,强调的是在其临终阶段提供疼痛管理(pain management)和舒适护理(comfort care)。其中,疼痛控制尤为重要,镇痛治疗是唯一需要为濒死患儿提供的治疗,而这种治疗包括药物镇痛和非药物镇痛,在非药物镇痛中护士可以帮助患儿父母应用非营养式吸吮、音乐疗法、提供舒适的体位和治疗性的抚触、增加父母与孩子的接触等一系列措施缓解患儿疼痛,增加其舒适度。在药物镇痛中,一般建议从患儿停止治疗起给予镇痛治疗直至死亡,通常医院给濒死患儿使用吗啡 1～2mg 缓慢静脉注入(10～20 分钟泵入),药物通常是在拔除呼吸器之前给,拔除呼吸器之后,仍会视情况需要再给予吗啡或地西泮,也有一些医院是不给濒死患儿任何止痛药物,除非患儿有疼痛的指标,但是通常一般医生的共识是濒死时呼吸的挣扎是痛苦的,所以应该给予药物镇痛。在舒适护理上,如袋鼠式护理、口腔护理、维持身体清洁、及时更换尿布及衣服。需要注意的是,在此期间医护人员应注重语言表达的合理性,避免应用死亡、濒死等词汇加重父母心理应激,可以用目前状态不是很好代替;避免应用稳定、很好、好转等词汇,当孩子最终死亡而造成父母误解;对父母的需求给予回馈,避免应用不需要什么治疗了、用药没意义了等,以孩子能够平静的死亡为主要目的。

四、临终后护理

（一）目标

在此阶段帮助患儿父母接受死亡,应对悲伤,建立出院后至少12周的随访与支持,并应关注母亲产褥期护理,帮助母亲提供回奶的方法及安排复诊,促进其身体在6～8周内逐步调整至完全恢复。

（二）患儿及父母的权利

尊重患儿的权利,包括:认可患儿作为个人生存过的事实;为患儿取名;被家庭成员看、抱和抚摸;告知患儿生命即将结束;尊重患儿,为其提供安静环境。

尊重患儿父母的权利,包括:使用患儿名字;与患儿独处,随时去看、抱和抚摸患儿;为患儿留下纪念品及照片,在患儿父母愿意看纪念品前帮其保管;按照父母宗教信仰或文化特色处理患儿的事情;尊重父母的自主权;应告知父母悲伤的过程,帮助其理解自己的感受、个人需求,由专业临终关怀小组人员提供服务;应用患儿父母能够理解的语言为其解释患儿的现状、死亡原因、病理报告、验尸报告和医疗记录等;按照患儿父母个人信仰、文化传统和当地习俗为患儿安排告别仪式、葬礼或火葬;告知患儿父母可能的支持资源,如互助小组、健康咨询服务、指导资料等。

（三）干预措施

1. 为患儿制作记忆盒   记忆盒是为患儿家属提供保存所爱之人物品的地方,保存、触摸和纪念这些珍贵的物品和回忆是一种调节失落情绪的健康方式,同时使家人感到孩子走得很安心。这个盒子可以用来怀念和分享个人美好的回忆。放什么东西取决于患儿家属,没有什么该放与不该放之分,那些对患儿家属有特殊意义的东西均可放入,然后系上一条丝带。解开丝带,开启记忆之盒,就是打开心扉缅怀逝去的人。

记忆盒包括:①患儿照片或存照片的CD:不要用闪光灯,技术允许的条件下拍黑白照片,在自然状态下拍照,不要指导家属摆特定姿势,可在为患儿洗澡、喂养等过程中拍摄,既照患儿,也可照患儿的照顾者,并不需要每张照片都能看到患儿的脸。②为患儿留下手印和脚印。③患儿的胎发。④其他纪念品:患儿的住院手环;出生证明(如果能得到的话);患儿用过的毯子;患儿拍照时曾穿过的外套;医院每年举办纪念活动的通知;可供参阅的资料等等。

依据父母想法存放纪念物,并告知妈妈这是什么及盒子里装了些什么。

2. 让妈妈知道   可以与伴侣或家人一起看、抱或陪在患儿身边;可以进行尸检;可以用宗教或其他的仪式来和患儿告别。

3. 确认患儿的妈妈有人陪伴   向妈妈告知已经发生的失去;向妈妈告知悲伤的过程及预期可能发生的情况。

4. 为患儿穿戴整洁,转运去医院的太平间。完成必需的相关文件,确认所有医院常规工作都已完成。

5. 关注患儿和其家属的权利,满足其相关需求。

6. 关注自身和同事的感受,相互照顾。

五、应对悲伤

（一）概述

1. 定义　悲伤是人们在失去所爱时的一种正常应对反应，是一种自我适应的过程，是人们维持心理平衡状态的一种方式。所以在临终的过程中悲伤是经常存在的正常情绪，护理人员及家属都要正视这一问题，并合理应对。

2. 悲伤的五个阶段　悲伤一般经历五个阶段：震惊否定阶段、愤怒阶段、协商阶段、沮丧阶段和接受阶段。

（1）震惊否定阶段：在这一阶段，悲伤的人拒绝相信或拒绝承认已经发生的事实；他们试图告诉自己，生活和以前一样，没有改变。他们甚至通过重演一些过去和所爱的人一起进行的活动来使自己确信生活没有变化。

（2）愤怒阶段：度过了"否认"这个阶段后，人会变得愤怒，他们会通过很多方式表达这种愤怒，例如责怪他人应当对他们失去的事物负责。人的情绪容易变得悲愤和激动，甚至对自己也感到愤怒（例如认为自己应当对亲人的去世负责）。在这一阶段要格外小心，护理人员应能理解这一阶段的特点，帮助患儿家属找到合理的方式释放这种愤怒，不要转变为对自己或他人的伤害。

（3）协商阶段：这种协商（讨价还价）也许是和自身，也或者是和自己信仰（如上帝、佛教）。通常我们会希望奉献一些东西来改变已经发生的事实。例如，我们企图通过达成某项协议，来换回我们所爱的人，回到悲剧发生以前。

（4）沮丧阶段：这是五个阶段中最难度过的关口。这阶段中人会觉得疲倦、无精打采，也可能因为突然爆发的无力感而痛哭；感到生活不再有目标；感到愧疚，仿佛一切都是你的错。家属可能会觉得这是对他的惩罚，即使是从那些以往可以让他获得满足感的事物中也无法再感受到快乐和满足；家属甚至可能会有轻生的念头。护理人员要关注家属，开导家属，帮助家属尽快走出这一阶段。

（5）接受阶段：这是悲痛的最后一个阶段，这时家属会意识到生活必须要继续下去，家属会慢慢接受失去亲人的事实，而后家属将开始为达到未来的目标而努力。护理人员要让家属相信"你需要一些时间才能做到这一点，但是你会做到的"。

3. 失去患儿父母悲伤的表现　患儿父母会出现的生理、心理反应：感觉伤心或者沮丧。对自己、配偶或者其他人生气。很容易感冒或者胃疼。忘事或者难以集中精力。对怀孕期间或孩子出生后发生的事情感到内疚。

每个人都有自己悲伤的方式，在失去孩子这件事上父亲、母亲在表现上可能会有所不同。不同的悲伤处理方式可能给夫妻带来一些问题。例如，妻子可能会认为丈夫对失去孩子没有像她那样那么难过。她可能认为丈夫不关心这件事，这使得她非常生气。另一方面，丈夫可能觉得妻子过于感性了，他可能不想总是听到她的唠叨。他可能会认为妻子将会一直悲伤下去，并且感觉被遗弃。亲朋好友将会问他："你妻子怎么样啊？"却忘记问他怎么样了。

一般来说，患儿父母表达悲伤的不同之处：

（1）共情：妻子可能想要和许多人讨论她们孩子的死亡。丈夫可能只是自己悲伤，不想讨论他们的失落。他们可能会花费更多的时间在工作上，或者是做一些远离家庭的事情，以便忘记这种失望的感觉。

（2）寻求帮助：妻子可能更喜欢向她们的配偶、家庭或朋友寻求帮助，或者可能去寻求社会上的一些支持。

（3）情感表露：妻子可能经常表达她们的情感。她们可能经常哭或生气。丈夫可能感觉他们应该更坚强，需要保护自己的家庭。他们可能不知道怎么表达自己的感情，觉得跟别人讨论自己的感觉看起来太软弱了。

（4）与孩子的联系：对妻子来说，产妇和孩子的联系是非常特殊的。孩子对她的意义是特别的。她可能感觉跟孩子联系密切。对丈夫来说，在妻子怀孕期间，他们可能感觉跟孩子联系并不紧密。他不能怀孕，孩子对他来说不是那么真实。父亲可能在妻子怀孕后期看到胎儿踢腿或是 B 超图像的时候才能更进一步的感受孩子的存在。如果孩子出生后死亡他可能会有更直观的感受。

因而，面对患儿父母悲伤时，护士可建议患儿父母：要知道彼此都很痛苦。知道在悲伤的表现上各有不同，要有耐心并且彼此照顾。试着互相讨论一下想法和感受，彼此打开心窗，讨论一下想怎样怀念宝宝。

4. 失去多胞胎患儿父母的表现　每对失去孩子的父母亲都会感到悲伤。但是如果失去了一个，两个或是多个，父母的表现会有不同：

（1）没有时间去悲伤：如果患儿父母失去了一个孩子，还有另一个孩子活着，可能没有时间去难过。即使多胞胎中的一个死亡，他们仍然得照顾其他的孩子。这使得患儿父母没有太多的时间为死去的孩子难过。

（2）恐惧：如果存活下来的孩子生病了，患儿父母可能会害怕失去他，可能不想去抱他、太接近他或是给他太多关爱。如果多胞胎中的孩子在新生儿重症监护室去世，患儿父母很难接受再次返回这里照顾存活下来的孩子。

（3）困惑：即使只有一个孩子存活下来，患儿父母仍然是一个多胞胎的父（母）亲。但其他人可能会回避这点，患儿父母的亲朋好友可能不想和患儿父母讨论死去的孩子。他们可能认为回忆失去的孩子会让患儿父母更加难过。

（4）带孩子回家时的悲喜交加：把孩子从医院带回家时患儿父母可能感觉很开心，同时又为离去的那个孩子感到悲伤。

（5）担忧未来：双胞胎和多胞胎通常会早产，早产可能给孩子带来健康问题，患儿父母可能会担忧他将来的健康问题。

（6）总是怀念逝去的孩子：存活下来的孩子总是会让患儿父母想起逝去的孩子，患儿父母总是想如果这个孩子活着该是什么样子，故对患儿父母来说庆祝孩子的生日是一件很困难的事。

（二）医护人员如何应对患儿家属的悲伤

面对婴儿的死亡，医护人员会产生悲伤、难过、无助、担心、愤怒、困惑、麻木等不同的情绪反应。有以上各种感受都是正常的，没有对错之分。唯有通过剖析自己的感受，才能够更好地给予悲伤中的家庭以支持。但需注意的是与患儿的父母分享你所有的感受有时是无益的。

医护人员的应对原则:对患儿家属的照护需延续至患儿逝去之后;认同并尊重他们的悲伤情绪;评估患儿家属的情绪,并根据评估情绪给予不间断的干预;建立医护合作团队:联合医生、后勤人员、社工等提供全方位的护理。

1. 如何沟通　如何与失去患儿的父母沟通确实是件很困难的事。很多年轻护士在生活中或许尚未经历过如此悲痛的事情,不能确定父母的感受,不知道如何给予他们帮助。

(1) 以下是可以说的一些话:

简单的:对于孩子的逝去,我也很难过。

诚实的:我不知道该说什么,我想象不出你是如何走过来的。

安慰的:我很关心你和你的家人,请告诉我,我能帮你做点什么。

什么也不说也是可以的,握住他们的手,聆听他们的诉说,也是父母们所需要的,不必总是去寻找完美的措辞。

(2) 不该说什么:有些事情不该告诉处于悲伤的父母,你或许认为是有帮助的,但有些话却会给父母造成伤害。除非你曾失去自己的孩子,否则不要说你能理解父母们的经历与感受。他们也许还有别的孩子或者以后再要孩子,但现在他们需要为这个已失去的孩子悲伤。

以下是不能说的几个例子:你迟早会克服的,这是最好的结果了,你还可以再要小孩子,这是最好的选择,往好处想。

同时,不要忽略了患儿的父亲的感受,应该问下父亲是如何应对悲痛的,是否需要支持与帮助。

2. 如何帮助患儿父母　以下是可以做的一些事情:告诉父母对他们的失去深表同情。接受并分担他们的悲伤,握住他们的手或抱抱他们。使用孩子的名字,对于很多失去孩子的父母而言,使用他们孩子的名字对他们来说是一种安慰。花时间和父母在一起,陪伴他们。当父母诉说他们的感受时,认真倾听,当他们愿意说的时候让他们告诉你发生了什么。帮他们做一些力所能及的事情,如帮忙买饭,倒杯水。收拾好婴儿在医院的所有东西并保管好,直到父母准备好再看到它们。退还未用过的孕妇及婴儿用物。去参加葬礼或追悼会。询问父母是否需要帮他们通知其他家属婴儿的死亡的消息,避免他们频繁地诉说这件事情。记得每年的一些时间对父母来说特别难以度过,包括节日、婴儿死亡的日子、婴儿的生日等。打个电话,发个邮件或卡片,让父母知道你在关心他们。若父母对其他人的怀孕及孩子的出生不高兴时要理解他们。对父母的悲伤要有耐心,或许要经历相当长的时间,他们才能回到正常的生活轨道上来。悲伤时间是因人而异的,没有对错之分,在父母悲伤的不同阶段需要不同的帮助。为父母寻找当地或网络上的资源,如支持小组和心理咨询师等。

3. 如何帮助抑郁的父母　有些悲伤的父母会表现出抑郁的一些症状来:即会有特别强烈的、持续的悲伤感。若父母抑郁,他需要意识到自己要接受特殊治疗。

以下是父母或许有的一些症状:对日常的活动及爱好几乎没有兴趣;总是感到疲劳;增

加或减低体重;睡眠质量差或嗜睡;考虑自杀或死亡。如果你认为父母抑郁,应建议他们去和心理医生谈谈,帮助治疗抑郁。

4. 如何帮助患儿的祖父母　丧失孙儿是件非常悲伤的事情,曾经盼望着这个孩子的出生,而现在所有的家人都沉浸在悲伤中。作为孩子的祖父母,需要扮演好多角色来帮助他的家人,来面对婴儿的死亡。作为护士,前面讲到的支持父母的措施同样适用于祖父母。

5. 注意事项

(1) 失去婴儿的父母表达悲伤的方式是不同的。

(2) 父母或许去家人、朋友、心理咨询师那里寻求帮助。

(3) 为了帮助父母,你必须先了解你对婴儿死亡的感受。

(4) 有许多你可以去做的有益的事情:倾听、陪伴。

(5) 若你看到父母有抑郁的症状,建议他们去寻求帮助。

(三) 患儿家属的自我应对

悲伤应对原则

(1) 理解悲伤的发生是正常的:不要刻意压制悲伤情绪;

(2) 要相信悲伤是可恢复的:要相信经历时间的沉淀,是可以从悲伤情绪中走出来;

(3) 了解影响悲伤的因素,包括:①患儿死亡的过程:患儿经历的痛苦少,家属的悲伤能够有所减轻;②个人丧亲的经历:一般从未经历过丧亲者更易悲伤;③和患儿相处的经历:一般和患儿相处的越久,越容易产生悲伤情绪;④个人性格:有些个性更容易产生悲伤情绪;⑤所处的社会环境:周围邻居、朋友对于患儿离去的反应也会影响到个人的悲伤情绪。

(4) 帮助父母应对自身悲伤措施包括:

1) 照顾好身体:多吃健康的食物,如水果,蔬菜,全麦面包,低脂鸡肉和瘦肉。远离垃圾食品和过多的甜食。远离酒精和含咖啡因的饮料,这些可以让父母感觉很难过并且难以入睡,可多饮用白开水或果汁。不要吸烟。每天坚持做一些运动,去散步,到外面呼吸一下新鲜空气。坚持规律生活,按时睡觉和起床。母亲产后会有恶露或泌乳,按时复诊,有问题及时与医生沟通。

2) 分享感受:考虑举办一个纪念仪式来纪念逝去的患儿。跟配偶和亲朋好友一起讨论孩子和你的感受。寻求心理医生的帮助,有时候向专业人员倾诉比向家庭和朋友倾诉更有效。寻找相关组织,加入互助小组。互助小组就是一群人有同样关注的事情。他们见面分享他们的感觉并且互相帮助。这些父母理解你所经历的事情,他们使你感觉不再孤单。

3) 读书,听些舒缓的音乐。在日记中记下感想,甚至可以给孩子写信或写诗。告诉孩子你的感想,你为什么会如此想他。留下孩子纪念物品,把孩子的照片、手环或是毛毯存放在记忆盒中留存。不要否定孩子的存在,在家里及心理为他留存一个空间怀念他。

4) 不要着急改变,悲伤需要时间来冲淡。可能有一些婴儿用品如衣服、毛毯和玩具,先放在那儿直到你感觉准备好处理他们为止。当孩子离开后不要尝试立即改变生活(比如搬家或换新工作)。过几个月,给自己一点为孩子伤心的时间,不要限定自己在一定时间内能够抑制或者克服自己的悲伤情绪,如果需要帮助,告之能够为你提供帮助的人,他们一定会支持你的。

5) 寻求帮助:向家人、好友、医护人员明确告诉他们能够为你做什么。如帮助你买日用品、做饭、照顾其他孩子,或者只是花点时间来陪陪你,或帮忙处理药品、保险等。如果感到很沮丧,尤其是这种伤心的感觉太强烈或持续太久,出现抑郁症的一些表现:对平时自己的活动或爱好几乎提不起兴趣;总是感觉很累;增重或减重;睡眠障碍或睡眠过多;很难集中注意力或做决定;想过自杀或死亡。如果有以上表现需寻找专业心理医生咨询。

6) 学会与他人相处:当患儿父母悲伤时很难与他人相处。患儿父母可能希望人们远离他,让他们自己静一静。但患儿的离去也会影响患儿父母的亲朋好友,他们爱患儿父母想要帮助患儿父母,但是他们担心害怕说错话或做错事,而感到无助,因为他们不确定如何去安慰和支持患儿父母。

以下是帮助患儿父母在这个阶段与他人相处方式:告诉他们亲朋好友的来访和电话对患儿父母来说非常重要;告诉他们问患儿父母发生的事情是完全可以的;告诉他们患儿父母想要他们的支持,即使他们不知道说什么好。听到真诚的话(如"我不知道说些什么可以让事情变得更好"或者"我想要帮助你但不知道该怎么帮")让人很欣慰。但有些话是无助的"将来会更好"或者"患儿父母总会再有一个孩子的"。了解患儿父母的需要,如是否需要人陪、听他们倾诉,是否需要帮忙做些家务、买些日用品。

7) 帮助家中其他孩子理解死亡:每个年龄段的孩子都会有悲伤情绪。他们可能会害怕、掩饰或者需要特殊关注。有些孩子可能认为他们也会死去。但是当他们知道发生了什么后,他们可以更好地应对悲伤情绪。

以下是帮助他们理解婴儿死亡的一些方法:①用简单、真诚的语言与他们讨论死亡问题。你可以这么说:"宝宝不会再长大了"或者"孩子出生的时候太小"。不要使用那些难懂的或者吓人的词汇,比如"宝宝正在睡觉"或者"妈妈失去了一个孩子"。②给他们读一些讲述死亡和丧亲的故事,图书馆或学校可能都有帮助孩子理解死亡的书。③鼓励他们问问题,给孩子们尽可能多的信息。④意识到孩子行为的改变。他们可能像你一样受伤、困惑和生气。小一点的孩子可能比较黏人、脾气不稳定。他们可能做一些早就不做的事情。年长的孩子可能更担心学校、朋友方面的事情,或者对婴儿的死亡没有任何反应。他们也可能会问一些你认为很粗鲁或是不关心人的问题,这些都是正常的反应。尽可能的耐心一些,并多关爱他们一些。⑤告诉他们没人应该为婴儿的死亡负责任。⑥让他们找到自己的方式去纪念这个孩子。大一点的孩子可能想要参加纪念仪式或是葬礼。小一点的孩子可以画画或者做一个纪念品。⑦请专业心理医生帮助你和孩子们理解你们的感受。⑧告诉孩子的老师和其他照顾者发生了什么。

8) 纪念逝去的孩子:用一些对患儿父母有特殊意义的方式纪念孩子是非常重要的。考虑到患儿去世的时候,他们可能没有机会看到他、触摸他或是抱抱他,甚至没能给起他一个名字,患儿父母可以做一些事情,以此纪念他们的患儿如记忆盒或纪念册。找一个对患儿父母来说富有特殊意义的日子(生日或者祭日),自己或和家人朋友一起怀念孩子。

也可以指导父母做一些特殊的事情来纪念孩子：在特殊的日子和节日写诗、种树；捐东西给予逝去宝宝同龄且有需要的孩子；做一些社会服务工作，筹集资金资助早产儿救治或者在慈善机构做志愿者等。

9）注意事项：帮助患儿家属在自身应对过程中需了解到：每个人悲伤的方式都不同；悲伤的时候请尽情悲伤；请家人和朋友支持你；找到纪念患儿的独特方式；沮丧时如果觉得需要帮助，一定要告诉医疗心理专业人员。

六、丧亲家庭远期护理

（一）评估

这项工作由医院护士转为社区护士完成，评估对象是已丧子的家庭。了解家庭丧子的经历，了解该家庭现处的阶段。评估进行护理干预的可能途径及方法，如打电话或寄卡片。评估可能存在的问题及其影响因素，包括家庭成员的悲伤反应、影响其悲伤过程的因素、为家庭成员进行身体评估、评估家庭成员的悲伤相关行为。

（二）护理人员的应对原则

1. 在丧子的家庭成员身边，为其提供支持。
2. 积极倾听或通过身体接触动作、保持安静等方式安慰丧子的家庭成员。
3. 确认患儿家庭成员的支持系统。
4. 利用其他专业人员和相关资源。
5. 正向接受和认识悲伤过程，并注意个体化。
6. 帮助家庭成员分析丧子后的生活改变，帮助其积极面对未来的生活。

（张　欣）

第二篇　早产儿常见疾病的护理

第一章 呼吸系统疾病

第一节 早产儿呼吸系统特点

呼吸系统是执行机体和外界进行气体交换的器官的总称。呼吸系统的功能是吸入新鲜空气,通过肺泡内的气体交换,使血液得到氧并排出二氧化碳,从而维持人体的正常新陈代谢。

一、肺的发育与成熟

肺的发育分为五个阶段,包括胚胎期、假腺体期、管道期、囊泡及肺泡期。

(一)胚胎期(embryonic stage)

肺的发育始于胚胎发育的第 3~7 周。胚胎发育第 3 周,在咽腔内形成喉气管沟,此为喉、气管和肺的始基-肺芽。在第 4 周其末端分成两支,即为引导气管。第 4~5 周期间,左右主支气管逐渐分支形成次级支气管,即肺叶支气管。大约在第 37 天形成肺叶气道,右侧三支,左侧两支。第 6 周时,肺叶支气管继续分支形成肺段支气管。

(二)假腺体期(pseudoglandular stage)

在胚胎发育的第 5~17 周,肺小叶内以柱状上皮围成的终蕾为主,腔很小,类似腺泡结构。该期肺内支气管发育迅速,管壁结构完善,70% 的细支气管在此期形成。原始细支气管不断延长、分支,形成支气管树。至 17 周时,肺段支气管分支形成 23 级细支气管,止于终末细支气管。气道、静脉和动脉发育程度在大体结构上已与成人相似。有报道胚胎 12 周即可出现胎儿呼吸,但无气体交换功能。

(三)导管期(canalicular stage)

在胚胎发育的第 16~26 周,支气管管腔变大,至 24 周时,终末细支气管长出两个以上的呼吸性细支气管。呼吸部发育突出,同时肺组织中上皮内大量糖原颗粒在后期消失,糖原可能起重要作用。此期有三个重要变化:腺泡形成;血气屏障发育;气道上皮细胞出现分化,肺泡 II 型上皮细胞内开始产生肺表面活性物质。

(四)囊泡期(saccular stage)

在胚胎发育的第 24~38 周,由于导管期细支气管的不断扩展和增大,导致形成原始肺泡和肺泡隔。胚胎 24~26 周仅有少量细胞,气体交换能力以及肺泡表面活性物质很少。至 26~32 周,I 型及 II 型细胞转化增多,但肺泡表面活性物质仍不足,34~35 周时肺泡表面活性物质数量迅速增加。

(五)肺泡期(alveolar stage)

从 36 周至生后 2~8 岁,次级肺泡隔形成,毛细血管床重构,原始肺泡间的结缔组织中有许多毛细淋巴管,变为Ⅰ型及Ⅱ型细胞。原始肺泡于生后发育成肺泡管,未成熟肺泡数目继续增加、体积增大,生成更多原始肺泡,逐渐形成典型的成熟肺泡。新生儿肺泡数量是成人的1/8~1/6,85%~90%的肺泡于生后最初6个月形成,此后肺泡发育减慢至8岁左右停止。

二、解剖特点

胚胎4周时开始出现原始鼻腔,新生儿的鼻道狭窄,鼻腔黏膜血管和淋巴管丰富,轻微炎症充血导致鼻腔更为狭窄,可出现呼吸困难等症状。出生时,额窦尚未出现,蝶窦已经存在,3~5岁以后才有临床意义,筛窦发育不完全,故新生儿很少发生鼻窦炎。新生儿的扁桃体尚未发育,周岁时可见扁桃体。舌头较大,舌系带短,不易将舌头伸到口腔外。新生儿仰卧位可导致舌根靠后而造成呼吸道阻塞。新生儿的气管长4cm,约为成人的1/3。气管分叉于第3~4胸椎。右主支气管较粗、短、直,使得异物容易进入。新生儿气管及支气管相对狭窄,黏膜柔嫩纤细,血管丰富,纤毛运动差,易受感染,导致阻塞而呼吸困难。

新生儿初生时肺重量仅50g,是成人的1/20,肺泡数量和气道数量均为成人的10%左右。

新生儿的膈肌仅有25%的肌纤维耐疲劳,而成人高达50%~55%,使得新生儿的呼吸肌易疲劳。肋间肌分为肋间内肌和肋间外肌,肋间外肌有助于吸气,肋间内肌有助于呼气,新生儿肋间肌弱,易发生胸廓凹陷而限制肺的扩张。

三、生理特点

胎儿的肺充满着液体(20~30ml/kg),基本等于功能残气量。这些液体并非羊水而是由肺内产生的液体经过咽部和口腔进入羊水中。肺部以每小时2~4mg/kg的速度持续不断地产生液体。

因为肺液的运动以及肺液的组成成分(特别是卵磷脂)进入羊水中,卵磷脂/鞘磷脂的比值(L/S)成为一个特殊的临床监测工具。Gluck和Kulovich发现L/S的突然增高能够预示呼吸窘迫综合征(RDS)的发生危险。L/S比值大于2:1与RDS无关,如果小于2:1则与RDS有关。肺泡表面活性物质中第二常见的磷脂是磷脂酰甘油(PG),36孕周时才出现,持续增加到足月。PG的存在可降低RDS发生危险,缺乏时则大大增加RDS发生危险。

自然分娩时,婴儿从产道中娩出,由于胸部受到挤压使得大约1/3的肺液得以清除。尽管肺毛细血管起着很重要的作用,剩余肺液还是主要依靠肺部的淋巴回流进行清除。剖宫产时,所有肺液通过肺部毛细血管和淋巴回流予以清除。

随着患儿受到触觉、温度、化学和机械的刺激,生命中开始第一次呼吸做功,对于充满肺液的肺,表面张力是第一次呼吸的阻力。出生时,肺内液体被气体取代来扩张肺泡。在最初的几次呼吸后肺泡扩张,表面活性物质形成一层薄膜以稳定肺泡。

生后第1次呼吸需要60~80cmH₂O的扩张力克服气液交界面的表面张力,尤其是小气道和肺泡。在随后的呼吸中,扩张肺所作的功越来越小。

新生儿的呼吸调节通过反射、中枢及化学调节来实现。新生儿的呼吸节律通过迷走神经反射来控制,存在典型的赫-伯反射,该反射在早产儿可存在数月,其作用是:当其他呼吸调节系统不成熟时可以简单地维持呼吸;限制潮气量,增加呼吸频率,呼气时间缩短,呼气末肺容量增加,有助于维持肺的膨胀;通过肺内牵张感受器反射性增强肋间肌的作用,稳定潮气量,增加胸廓稳定性。新生儿呼吸的中枢调节是通过网状结构呼吸神经元发出冲动,但其中枢神经系统不稳定,呼吸长而不规则,且受到睡眠的影响。化学调节表现为当缺氧发生时,肺通气迅速增大,一分钟后开始下降,新生儿对缺氧的呼吸反应表现为双向性。吸入高浓度 CO_2 可致通气量增大,对 CO_2 的反应性在生后 3 周内随日龄增加而增高。

四、肺功能的特点

(一) 肺活量

肺活量是指进行最大吸气后用力呼出气体的最大量。由于新生儿不合作,有建议用啼哭肺活量(CVC)来检测其肺活量情况,即啼哭过程中一次能呼出的最大气体量与肺活量相近,仰卧位时 CVC 最大。早产儿 CVC 显著低于足月儿,与呼吸肌无力及肺泡表面活性物质缺乏有关。

(二) 无效腔量和肺泡通气量

口鼻腔至终末支气管内的气体不参与气体交换,称为解剖无效腔。进出肺泡不进行气体交换的气体量称为肺泡无效腔。两者总称为生理无效腔。新生儿的解剖无效腔量约 $1.5 \sim 2.5ml/kg$,肺泡无效腔约 $0 \sim 0.5ml/kg$,肺泡通气量大约 $110 \sim 160ml/(kg \cdot min)$。

(三) 顺应性和阻力

顺应性是指单位压力变化产生的容量变化,反映呼吸系统的弹性。总顺应性分为肺顺应性和胸廓顺应性。呼吸系统的阻力指每单位气流量改变所需要的压力差,是气道阻力、肺组织阻力和胸廓弹性阻力之和。气道和非组织阻力之和又称为肺阻力。新生儿尤其是早产儿的胸廓易变形,胸廓顺应性大,故认为总顺应性与肺顺应性相等。动态顺应性约为 $1 \sim 2ml/(cmH_2O \cdot kg)$,肺阻力约为每秒 $2.5 \sim 4.9kPa/L$(每秒 $19 \sim 39mmHg/L$)。

(四) 通气/血流比值

参与气体交换的肺毛细血管血流量称为有效血流量。正常情况下,成人的通气/血流比值为 0.8。新生儿的有效肺血流量约为 $160 \sim 230ml/(kg \cdot min)$,而通气/血流比值在出生时约 1.0, 24 小时后为 $0.7 \sim 0.8$。

五、肺泡表面活性物质

肺泡表面存在一种能调节表面张力的物质,Pattle 于 1955 年首次从哺乳动物肺中分离出此物质,称为肺泡表面活性物质(pulmonary surfactant,PS)。PS 的生化成分众多,磷脂占 90%,其中 80% 为磷脂酰胆碱(PC),PC 的 50% 为饱和磷脂,是 PS 中的主要成分。

表面活性物质例如卵磷脂和磷脂酰甘油(PG)可稳定肺泡。肺泡表面活性物质可降低肺泡表面张力使肺泡保持一定残气量。LaPlace 描述了气液交界面压力(P)的具体数值等于两倍的表面张力(st)除以肺泡表面曲度的半径(r)($P = 2st \div r$)。缺少表面活性物质,曲度半径比较小的肺泡相对于曲度半径壁较大的肺泡表面压力更大(趋于萎陷),所以小肺泡相比大肺泡含气量更少、更趋于萎陷。

肺泡表面活性物质可以调节肺泡表面张力,稳定不同大小的肺泡内压力。对于曲度半径较小的肺泡可以降低肺泡表面张力,对于曲度半径较大的肺泡可以增加肺泡表面张力。曲度半径较大的肺泡气液面压力更大(趋于减少含气量),曲度半径较小的肺泡气液面压力比预期偏小。

肺泡表面活性物质还能增加肺的顺应性,维持肺泡-毛细血管间液体平衡,防止肺水肿,参与呼吸道免疫调节及防御机制,促进肺泡内液体的清除,降低前毛细血管张力,对上皮细胞表面起到保护作用。表面活性物质不断生成、储存、分泌和再循环。

影响肺泡表面活性物质代谢的因素有酸中毒、低氧血症、休克、过度通气、通气不足、肺水肿、机械通气、血碳酸过多症。表面活性物质在糖尿病母亲的患儿、胎红细胞增多症及双胎之小中产生较晚。表面活性物质在以下情况中会有生成加速表现:糖尿病母亲患儿、海洛因毒品吸入母亲的患儿、胎膜早破超过48小时、高血压母亲的患儿、母亲感染的患儿、胎盘功能不全的患儿、激素应用的患儿及胎盘剥离的患儿。

六、危 险 因 素

呼吸系统疾病可以定义为进行性肺泡水平的通气功能障碍的肺损伤。尽管引起新生儿呼吸系统疾病的病理过程既可以发生在呼吸系统的任何部分,也可以发生在其他器官系统,但是呼吸系统的最终结果是通气功能的损伤。相关危险因素包括:

(一) 早产

早产是发生RDS的最常见因素,其发生率和孕周成反比,最常发生在体重<1200g和孕周<30周的患儿,男女比例2:1。早产儿发生RDS的主要因素是缺少肺泡表面活性物质。

(二) 多胎

多胎增加了第二胎、第三胎或更多胎儿影响肺成熟的呼吸系统疾病的发生风险。第二胎或以后的婴儿可能出现围生期窒息,难产、分娩方式(例如剖宫产)而致呼吸系统疾病。最近的研究表明,第二胎的双胞胎,尤其是孕30~31周早产儿发生呼吸系统疾病的风险明显增高。多胎产明显增加呼吸系统疾病的发生危险,尤其是兄弟姐妹中已经有人患过RDS。

(三) 产前孕母合并症

孕母疾病例如心肺疾病、缺氧、出血、休克、低血压或高血压都会引起宫内血流减少,导致胎盘缺血缺氧。孕母严重贫血可导致胎儿心肺功能衰竭,孕母糖尿病可导致早产。糖尿病母亲患儿L/S比值(L/S比值大于或者等于2:1,并且有PG的存在,可确定胎儿肺成熟)假阳性的发生率增加,尽管糖尿病母亲的胎儿L/S比值大于2:1,仍然有发生RDS的倾向。异常胎盘(脐带脱垂或臀位产导致脐带被压缩,胎盘疾病例如胎盘梗死、梅毒、胎盘前置或胎盘早剥导致的出血)影响氧的输送,影响胎儿肺的发育,可导致窒息。胎膜早破预示着胎儿有发生感染的危险,例如肺炎、败血症、脑膜炎等。与感染无关的胎膜早破加速胎儿肺的发育而减少RDS发生。产前应用糖皮质激素、孕母毒血症和孕母海洛因成瘾可加速胎儿肺成熟。

(四) 分娩因素

母亲治疗用药可通过胎盘造成呼吸中枢抑制。母亲使用止痛剂或麻醉剂后短时间内分娩,婴儿仅在出生时有轻微的呼吸问题。分娩时应用催产素引起胎儿宫内活动过多,降低宫内血流,晚期胎儿心率减慢,出生时有呼吸困难表现。呼吸系统疾病可能是直接损伤呼吸中枢或附近有颅内出血。难产、脐带绕颈、颅内出血或胎盘胎儿面出血都会导致中枢神经系统抑制和低氧血症。出血、低血容量导致携氧能力降低。胎儿或新生儿窒息、血容量减少导致进行性呼吸困难的发生。剖宫产导致1/3的肺液无法像自然分娩那样经产道挤压排出。剖宫产后所有的肺液必须经循环和淋巴系统吸收,增加新生儿一过性呼吸增快的发生率。

关于剖宫产是导致 RDS 的原因仍然存在争议,然而大多数人认为无宫内窘迫的胎儿其 RDS 发生率无明显增加。分娩与 RDS 发生率增加相关的原因可能在于残余肺液量。

(五) 胎粪或羊水吸入

胎粪或羊水吸入导致呼吸道阻塞可能发生在出生时或抢救过程中。尽管肺内充满气体,如果气道发生阻塞会阻止气体进一步进入而致肺不张。间歇性阻塞时,活塞效应使得气体进入容易排出难,羊毛膜碎片、胎脂、胎毛、胎粪在呼吸道内导致严重肺部感染。出生时膈神经损伤导致膈肌麻痹(通常发生在大于胎龄儿)通常与上臂丛损伤 Erb 瘫痪相关。吸气和呼气时麻痹膈肌的矛盾运动影响气体交换而致潮气量不足。

(六) 胎儿因素

胎儿自身的一些因素也会增加呼吸系统疾病的发生。先天缺陷导致外界刺激与呼吸中枢系统之间的传导受抑制,抑制正常呼吸运动,减少气体交换表面积或阻碍氧气运送都会导致婴儿呼吸窘迫。先天缺陷包括心脏或大血管畸形、膈疝和肺发育不良、呼吸道畸形(例如后鼻孔阻塞或者气管食管瘘)、胸壁畸形或中枢神经系统畸形。

(七) 新生儿疾病

溶血性疾病(例如 ABO 和 Rh 溶血)导致贫血,严重者发生低血容量性休克。血液不相容可降低血液携氧能力,增加呼吸窘迫发生危险。感染应激增加机体需氧量,影响肺泡表面活性物质生成。慢性肺部疾病导致 17% ~ 54% 的极低出生体重早产儿发生支气管肺发育不良(BPD)。依据 RDS 的严重程度,延长治疗可能是必要的,但是会增加慢性肺疾病发生危险。

第二节　呼　吸　治　疗

呼吸支持是早产儿呼吸系统疾病治疗的重要手段,及时呼吸治疗可以避免或减轻肺部疾病的不良结果,避免或减轻潜在医源性并发症。

一、呼吸道护理

(一) 湿化

吸入气体湿度下降的直接结果是气管支气管黏液变稠,吸入气体的绝对湿度低于 30mg/L 可致纤毛运动发生障碍。在干燥、低温环境中,气管黏膜可因直接刺激而形成充血和炎症反应。黏液淤积的分泌物可引起细菌繁殖而发生气管内膜的细菌性感染;气道内湿度不足可造成分泌物黏稠干结,容易在较小支气管分支形成痰栓,从而进一步造成肺泡或肺小叶不张,导致肺顺应性下降及分流样效应,甚至在此基础上发展成肺炎。

湿度与温度密切相关,温度低则湿度较差,水分无法蒸发,温度低的气体会带走热量,导致体温下降。不论何种湿化,都要求进入气道内的气体温度达到 37℃,相对湿度 100%,以更好地维持黏膜细胞完整,促进纤毛正常运动及气道分泌物排出,降低呼吸道感染发生。目前最常用的方法是使用湿化器进行湿化,设定湿化加温的温度为 37℃。

(二) 胸部物理治疗

胸部物理治疗包括翻身、拍背及震颤等。有研究指出,胸部理疗可增加低出生体重儿脑室内出血的发生危险。许多医院采用胸部震颤法替代叩击法以增加婴儿的耐受力,认为震颤可以疏松分泌物,有助于排出痰液,但有效的震颤排痰需与呼气同步。新生儿机械通气时呼吸频率很快,呼吸较表浅,震颤法的作用难以体现。有新生儿因频繁采用震颤法导致支气管肺发育不良或肋骨骨折。因此,气管插管的新生儿不宜行胸部物理治疗。体位改变可将分泌物从小气道引流至大气道,但大部分新生儿尤其是极低或超低出生体重儿不能耐受频繁的体位更换。

（三）气管插管

气管插管的指征:正压通气延长、气囊-面罩通气效果不佳、需行胸外按压、羊水胎粪污染且婴儿无活力、未建立静脉通道前需要注入肾上腺素,特殊指征包括注入 PS、极不成熟的早产儿、怀疑膈疝等。新生儿气管插管可采用经鼻或经口两种,经鼻固定牢固、不易脱管,但插管较困难。采用光导纤维喉镜直视下操作,经鼻插管深度(cm)= 体重(kg)×6,经口插管深度(cm)= 体重(kg)+6,气管插管的型号(mm)= 体重(kg)/2+2(表 2-1-1)。插管成功后采用复苏囊进行通气,同时听诊两肺呼吸音是否对称。进行床旁摄片确定气管插管的位置,通常位于气管隆凸上第 2、3 胸椎之间。气管插管应在 20 秒内完成,步骤如下:①稳住新生儿的头部呈"鼻吸气"体位,整个过程中常压给氧;②选用 0 号喉镜,沿舌面右侧滑入,将舌推至口腔左侧,推进镜片直至尖端超过舌根;③轻轻抬起镜片,将整个镜片平行抬起而非镜片尖端;④寻找解剖标志——倒"V"的声带和声门。必要时吸出分泌物改善视野;⑤插入气管导管到口腔右侧,如声门关闭则等待其开放。插入气管导管至声带线达到声门水平;⑥退出喉镜时,右手示指将导管固定在患儿上唇,如有金属芯应从管中退出。

表 2-1-1　气管导管的选择及插入深度

体重(g)	气管插管的内径(mm)	唇-端距离(cm)
1000	2.5	6
~2000	3.0	7
~3000	3.5	8

（四）气管导管吸引

1. 气管导管(ETT)吸引指征　尽量减少吸引次数以维持人工气道的通畅,不主张常规进行吸引,吸引决策应基于对患儿的个体评估。吸引指征包括气管导管内可见分泌物、闻及痰鸣、胸廓起伏幅度减弱、呼吸音粗糙或减弱、血氧饱和度下降、血气分析值改变、呼吸频率和节律改变、烦躁、心率减慢、呼吸机近端气道压力升高等。

2. 吸引方法　ETT 负压吸引可造成黏膜、组织和纤毛损伤,受损程度与负压大小、吸引时间及吸痰管插入深度密切相关。文献推荐新生儿使用负压 60～100mmHg,尽量使用低负压(50～80mmHg)。持续吸引指负压吸引贯穿吸痰管撤出 ETT 的全过程,间断吸引指在撤出吸痰管的过程中间断使用负压,目前并无证据表明间断吸引可以减少气道黏膜损伤。旋转吸痰管与促进黏膜修复并无直接相关,且可能增加黏膜损伤,不宜在吸痰管回撤过程中旋转吸痰管。尽可能在最短时间内完成吸引,负压吸引时间小于 15 秒。每次吸引时,连续吸引次数不超过 3 次,以避免黏膜损伤、气压伤、咽喉及支气管痉挛。多次插入吸痰管时应给予患儿休息间隔,使血氧恢复基线水平。过去数十年围绕生理盐水滴注进行了许多探讨,结果显示,生理盐水滴注可引起心律失常、低氧血症、肺不张、支气管痉挛、感染等多种并发症,不推荐 ETT 吸引时常规使用生理盐水滴注。

3. 预防低氧血症相关并发症 通常使用高浓度给氧来预防 ETT 吸引所致低氧血症相关并发症。高浓度给氧指在患儿氧供基线值上提高吸入氧浓度,直至吸入 100% 纯氧,可采取预吸氧(吸引前给氧)、吹气(吸引中增高氧浓度)、吸引后吸氧(逐渐降低氧浓度至基线值)。调查显示,氧浓度增高 10% ~20% 足以预防低氧血症,如何从基线值提高氧浓度比例应依据婴儿对护理操作及既往吸引的反应。吹气法指 ETT 吸引时采用导管或特殊接头持续通气进行高浓度给氧,此法简便易行,可以减少低氧血症及呼吸机相关性肺炎(VAP)。

4. 吸痰管型号及插入深度 吸痰管型号不应超过 ETT 直径的 1/2,吸痰管外径与 ETT 内径之比应达到 0.5 ~0.66,这样可以保证气体持续进入肺部的同时通过负压吸出气体,减少黏膜损伤及肺不张的发生。ETT 浅吸引指将吸痰管插至预先设置的深度,通常为 ETT 和接头的总长度。深部吸引指插入吸痰管直到遇见阻力,将吸痰管回撤 1cm 再打开负压吸引。目前的证据表明,深部吸引有损气管及支气管,推荐使用浅吸引。

二、呼 吸 监 测

(一) 评估呼吸运动

主要表现为频率和深度的不规则,早产儿以腹式呼吸为主,频率 30 ~60 次/分。呼吸缓慢指呼吸频率小于 30 次/分,相比周期性呼吸或呼吸暂停来说节律较为规则,可能是呼吸中枢原因所致。呼吸增快指出生 1 小时以后呼吸频率大于 60 次/分,是呼吸系统疾病的早期表现。作为补偿机制,增加呼吸频率以保持稳定的肺泡通气和气体交换,但呼吸急促会增加氧耗,消耗能量,增加呼吸功。

周期性呼吸是呼吸暂停(5 ~10 秒)和通气(10 ~15 秒)的循环呼吸。平均呼吸频率 30 ~40 次/分。周期性呼吸是早产儿中枢神经系统不成熟的表现。呼吸暂停指呼吸停止超过 20 秒,或<20 秒且伴有心动过缓或发绀。

吸凹的程度和疾病的严重程度成正比。呼吸时,辅助呼吸肌群的运动表明呼吸做功明显增加,吸凹反映了吸气时薄薄的胸壁向内的一个推动力,在胸骨(胸骨上、下)肋间隙、肋上缘和肋下缘较易观察。

鼻翼扇动是一种补偿机制,通过增加鼻孔的大小来降低气道阻力(大约可降低 40%),从而吸入更多氧气。

呻吟是通过部分关闭的会厌勉强呼气的声音,明显的呻吟不用听诊器也能听见。作为一种补偿机制,呻吟通过增加跨肺压稳定肺泡及延迟呼气增加气体交换。

周围性青紫指生后 24 小时内发生的四肢青紫。苍白伴有周围循环不良可能是发生了系统性低血压。皮肤发红可能是高黏血症或红细胞增多症,然而即使没有肤色发红的表现也有可能存在高黏血症或红细胞增多症。

发绀是缺氧晚期严重的症状,皮肤、甲床和口腔黏膜颜色青紫。区别周围性(四肢青紫)和中央性(口腔黏膜和全身青紫)极为重要。PaO_2 极低时身体仍可耐受,不一定出现发绀,但没有发绀并不代表新生儿很健康。低氧血症发展到一定程度会发生苍白青紫,但这种不足是发生在进一步的阶段,因此有无发绀并非可靠的评估指标。

听诊胸部呼吸音,比较双侧胸部呼吸音的性质,是否存在干湿啰音或其他异常呼吸音。因为早产儿胸部比较小,反响过强,呼吸音广泛传递,因此不能依靠听诊及叩诊来觉察病理情况。触诊颈部、锁骨周围或胸部捻发音提示可能发生了气漏。

（二）监测方法

脉搏测氧仪是新生儿无创氧监测的主要工具，可持续准确监测血红蛋白-氧饱和度（SpO_2），脉搏测氧仪依赖氧合、还原血红蛋白对各波长光线的吸收不同，其缺点是在患儿活动以及早产儿脉搏搏动弱时出现假性氧饱和度下降。不能依赖 PaO_2 监测，因其对高氧血症不敏感，根据氧离曲线，SpO_2>95% 时，PaO_2 可能已大于 100mmHg。目标氧饱和度值应为早产儿吸氧时不超过 95%。其他监测方法包括经皮氧监测（$PtcO_2$）和经皮二氧化碳监测（$PtcCO_2$），采用加热传感器（相当于小型血气电极）贴于早产儿皮肤，使用前需定标，经常更换粘贴位置以防皮肤灼伤。

三、呼 吸 支 持

（一）氧疗

早产儿的氧合不能维持时即应给予供氧。氧气也是一种治疗药物，有严格的使用指征，过量会导致中毒。当临床上有呼吸窘迫的表现，吸入空气时动脉血氧分压低于 50mmHg 或经皮氧饱和度低于 85% 时可考虑给氧。治疗的目标是维持 SaO_2 90% ~95%，血氧饱和度过低将增加并发症发生及死亡风险。

（二）用氧方式

1. 气囊面罩加压给氧　适用于呼吸暂停经托背及触觉刺激无效、呼吸浅慢伴心率<100 次/分、吸入 100% 氧仍持续发绀，严禁应用于膈疝、中等以上活动性肺出血及大量胸腔积液。临床常用气囊面罩加压给氧如下：①T 组合复苏器：提供流量控制和压力限制的人工通气方式或 CPAP。可持续保持压力，可靠控制吸气峰压和 PEEP，提供不同浓度的常压氧。使用时需要压缩气源，事先设定压力；②气流充气式球囊（flow-inflating）：带有一个流量控制阀和压力表，需要使用加压氧源来充气，根据气源情况可提供21% ~100% 的氧，能够提供持续呼气末正压、气道峰压以及自流量的氧。缺点是没有减压阀，需连接压力计以避免过高的充气压力，必须保持面罩与面部接触紧密才能充盈；③自动充气式球囊（self-inflating）：带有 1 个储气囊和 1 个减压阀或压力表。自动充气式球囊挤压后总是重新充盈、处于膨胀状态，减压阀使其不易出现过度充气，然而此球囊需要储氧器，不能通过面罩常压给氧，无法实施CPAP，需特殊瓣膜方可提供 PEEP。新生儿复苏囊内气体容量约280ml，击气量约为100ml。

气囊面罩加压给氧操作步骤：①使用前检查复苏囊性能；②清除呼吸道分泌物，先吸口腔后吸鼻腔；③摆好体位，患儿头颈稍微后仰，肩下垫枕开放气道；④操作人员以 E-C 手法固定面罩；⑤正确挤压。首次压力 30 ~40cmH_2O，以后每次维持 15 ~20cmH_2O，每增加一指压力增加 5cmH_2O。频率为 40 ~60 次/分，吸呼比 1∶2，潮气量每次 10ml/kg，氧浓度 30% ~40%；⑥评估呼吸、心率、呼吸音、胸廓运动和肤色。长时间面罩球囊加压通气需插入胃管以减轻胃肠胀气。

2. 头罩吸氧　应用于需要较高氧浓度但又不能耐受复杂给氧装置者，适用于病情较轻的患儿。选择大小合适的头罩，头罩太大则患儿有可能从头罩内滑出，头罩太小容易造成头颈受压且导致 CO_2 潴留。当给患儿喂奶、吸痰或将患儿抱出头罩时，需要有其他氧气供给使PO_2 维持正常水平。头罩给氧流量为 2 ~3L/（kg·min），FiO_2 为 0.3 ~0.45，可根据血氧饱和度调整用氧浓度，每次调整需做好相关记录。近年上市的法斯特头罩具有空气、氧气混合仪的功能,早产儿应用此头罩给氧相对安全、方便。但也有研究不主张采用面罩或头罩吸氧,此法不利于患儿运动功能发育、喂养以及婴儿与照护者之间的互动。

3. 氧帐或暖箱内吸氧 有研究表明,氧帐或暖箱内各氧流量的氧浓度均较低,高流量下所能达到的氧浓度尚不明确,流量加大可能对暖箱的温度、湿度控制造成影响,且增加箱内病原菌繁殖的可能性,所以 WHO 不推荐将其作为常规新生儿用氧方式。但也有研究认为采用氧帐或暖箱内吸氧时氧浓度不超过30%,适合早产儿恢复期需要吸氧的氧浓度,此法比较安全。使用时将输氧管放入暖箱,临床常用氧流量 3~6L/(kg·min),FiO_2 为 0.4 左右。

4. 鼻导管吸氧(nasal catheters) 指将细而有弹性的导管经鼻插入鼻腔进行吸氧,插入长度为鼻孔外侧至眉毛内侧的距离(约 2.5cm),导管尖端达鼻腔后部,适用于轻度低氧血症患儿。采用此法吸氧时婴儿耐受较好,导管不易移位,也无需湿化,但鼻导管比鼻咽管需要相对较高的氧流量方可达到特定的经皮血氧饱和度。插管时选择合适的鼻导管,先在患儿两颊部贴上超薄亲水敷料保护患儿皮肤,再将鼻导管固定于敷料上。确保鼻导管出气端通畅,避免分泌物堵塞引起通气不畅,及时清除鼻部分泌物。吸氧浓度通常不超过 0.5L/min,若流量过高可引起吸入气压力增加(正压),导致患儿呼吸做功增加,出现呼吸急促、吸凹征、周期性呼吸增加等。

5. 鼻咽管吸氧(nasopharyngeal catheters) 指将细而有弹性的导管经鼻插入至咽部,张口时在软腭下可见导管尖端,长度大致相当于从鼻侧至耳前的距离(约 7cm)。采用此法吸氧需要湿化,每日更换导管 2 次。有研究表明,选用 8F 导管进行低流量吸氧(0.5L/min)不仅保障有效吸入氧浓度,还可以产生约 $5cmH_2O$ 的 PEEP,从而改善肺的氧供。

6. 鼻塞吸氧(nasal cannula) 是指将两个短而柔软的套管(长度大约 1cm)放入患儿鼻前庭部进行给氧。此法吸氧不会导致胃胀气,且无需对吸入氧气进行湿化。近年来高流量鼻塞吸氧(humidified high flow nasal cannula,HHFNC)受到关注(彩图 2-1-1),主要原因是因其具有较好舒适性和耐受性,与 NCPAP 相比较少损伤鼻部。根据病情调节流量和吸入氧浓度,吸入氧浓度由空氧混合仪调节,流量由流量表调节,一般使用范围 2~8L/min,气道湿化温度 37℃。有研究表明,高流量鼻塞吸氧 2.5L/min 可以产生 $6cmH_2O$ 的 CPAP,6 小时高流量鼻塞吸氧与 6 小时传统 CPAP 治疗早产儿呼吸暂停的效果相近,但 HHFNC 是否能够取代 NCPAP 尚待更多探讨。鼻塞吸氧的目的主要是稳定的供氧和压力支持,根据目的不同所采用的氧疗流程也有所差别。空氧混合仪对早产儿意义重大,无论使用头罩、面罩、鼻导管或球囊面罩加压通气都需要使用空氧混合仪来控制氧浓度,从而防止早产儿发生氧中毒。

有效的吸入氧浓度(effective FiO_2)指送达肺泡的实际氧浓度,取决于经鼻吸入氧气和口鼻吸入空气的比例,有效的吸入氧浓度因每分通气量、空气中及鼻导管的氧浓度、呼吸频率的不同而存在较大差异。根据成人吸氧浓度公式来计算新生儿的实际吸入 FiO_2 既不合理也不准确,有学者推荐采用以下公式计算预计吸入的氧浓度,其中,每分通气量(V_E)= 潮气量(V_T)×呼吸频率,V_T 为 5.5ml/kg。

$$FiO_2 = \frac{氧流量(ml/min) \times i79 + (0.219 +_E)}{V_E} \times 0.21$$

也有研究发现,下咽部氧浓度(hypopharyngeal oxygen concentrations,F_{HO2})测定结果与气管内氧浓度相近,并据此预测不同体重婴儿经鼻塞吸入的有效氧浓度。$FiO_2 = 0.21 + [$氧流量/体重]重量 $2_N co_2 - 0.21$], $F_N co_2$ 指所设置的经鼻塞吸入的氧浓度(见表 2-1-2)。例如,体重 700g 婴儿鼻塞吸入氧流量 0.1L/min,其 $F_N co_2$ 为 0.32,则 $F_{IO2} = 0.21 + [0.1/0.7]$ 并 [0.32 - 0.21] = 0.23(表 2-1-2)。

表 2-1-2　100% FiO_2 鼻塞吸氧时的 F_{HO_2} 预测值

体重(g)	F_{HO_2}				
	0.1L	0.2L	0.3L	0.4L	0.5L
700	0.32	0.44	0.55	0.66	0.77
750	0.32	0.42	0.53	0.63	0.74
800	0.31	0.41	0.51	0.61	0.70
850	0.30	0.40	0.49	0.58	0.67
900	0.30	0.39	0.47	0.56	0.65
950	0.29	0.38	0.46	0.54	0.63
1000	0.29	0.37	0.45	0.53	0.61
1050	0.29	0.36	0.44	0.51	0.59
1100	0.28	0.35	0.43	0.50	0.57
1150	0.28	0.35	0.42	0.48	0.55
1200	0.28	0.34	0.41	0.47	0.54
1250	0.27	0.34	0.40	0.46	0.53
1300	0.27	0.33	0.39	0.45	0.51
1350	0.27	0.33	0.39	0.44	0.50
1400	0.27	0.32	0.38	0.44	0.49
1450	0.26	0.32	0.37	0.43	0.48
1500	0.26	0.32	0.37	0.42	0.47
1550	0.26	0.31	0.36	0.41	0.46
1600	0.26	0.31	0.36	0.41	0.46
1650	0.26	0.31	0.35	0.40	0.45
1700	0.26	0.30	0.35	0.40	0.44
1750	0.26	0.30	0.35	0.39	0.44
1800	0.25	0.30	0.34	0.39	0.43
1850	0.25	0.30	0.34	0.38	0.42
1900	0.25	0.29	0.33	0.38	0.42

引自:Jackson JK, Ford SP, Merinert KA, et al. Standardizing nasal cannula oxygen administration in the neonatal internsive care unit. Pediatrics,2006,118:S187.

7. 经鼻持续气道正压给氧　其作用为吸气时气体易于进入肺内,减少呼吸功,呼气时能使肺泡在呼气末保持一定压力,防止肺泡萎陷,增加功能残气量,改善肺泡通气/血流比值,从而升高 PaO_2 。CPAP 适应证包括:①有自主呼吸,用一般氧疗仍青紫者;②呼吸浅表、不规则,反复呼吸暂停;③气道下陷;④血气改变:pH<7.3, PaO_2 <50mmHg, $PaCO_2$ <65mmHg。可用于治疗早期或轻中度新生儿呼吸窘迫综合征、早产儿呼吸暂停、新生儿湿肺、感染性肺炎以及机械通气撤机后的应用等。CPAP 开始时压力可保持在 3~4cmH_2O,最大可达 8cmH_2O,应保持 PaO_2 ≥60mmHg 的最低压力,流量 5~7L/min(应大于通气量的 3 倍,即 6~8ml/kg×呼

吸次数/min×3),使用1小时后进行血气分析,根据血气分析结果调节压力大小,PaO_2维持在60mmHg即可。CPAP压力过高可使胸腔压力增高,影响回心血量,易发生气胸,故CPAP压力小于$7cmH_2O$较安全。采用装有空气、氧气混合器的CPAP装置以便调整氧浓度,避免纯氧吸入。尽量使用较好的湿化器,确保足够的湿度和温度,使气道温度维持在32~35℃,防止冷空气对气道的损伤。使用大小合适的帽子和鼻塞,避免对鼻中隔产生过大的压力而引起损伤,对于鼻部可采用人工皮进行保护,必要时可用自黏的维可牢使套管远离鼻中隔。使用CPAP时应经常更换患儿体位,保证气道通畅,避免颈部过屈或过伸。注意抽吸呼吸道分泌物和胃内容物,必要时予以超声雾化吸入和拍背吸痰。当病情好转,血气稳定即可准备撤离CPAP,逐渐减低压力,每次降低1~$2cmH_2O$,观察2~4小时,病情稳定再继续降压直至撤除。CPAP撤离指征为CPAP压力为2~$3cmH_2O$,病情稳定及血气保持正常,观察2~4小时可撤离CPAP。撤离后如患儿出现频繁呼吸暂停或心率减慢,可重新使用CPAP。NCPAP Hudson鼻塞的选择见表2-1-3。

表2-1-3　NCPAP Hudson 鼻塞的选择

尺寸	出生体重(g)	尺寸	出生体重(g)
0	<700	3	~3000
1	~1000	4	~4000
2	~2000	5	婴儿

气泡式CPAP因其简便易行、相对无创受到临床欢迎,气流经加温湿化后通过连接管道、鼻塞进入患儿气道。鼻塞出气端连接水封瓶,由管端置入水中深度控制气道压力,保持患儿吸气及呼气时均有气泡冒出,压力调节同上。目前较少临床随机对照研究比较各种CPAP的效果、副作用等。

8. 经鼻间歇正压通气　经鼻间歇正压通气(nasal synchronized intermittent positive pressure ventilation,NSIPPV)近年来在国外受到关注。目前认为,NSIPPV是NCPAP的增强,包括了经鼻同步间歇指令通气(NPSIMV)和经鼻双通道正压通气(N-BiPAP)。NSIPPV是在NIPPV基础上增加了囊式腹部传感器,使呼吸机送气能够和自主呼吸同步,若囊式腹部传感器在所设置时间内没有感受到自主呼吸,则呼吸机自动启动后备通气。它的作用机制有以下几个方面:①增强功能残气量;②增加潮气量和每分通气量;③提高平均气道压力,支持肺泡扩张等。NSIPPV适应证主要包括早产儿呼吸暂停、拔管后的呼吸支持治疗、作为机械通气的初始治疗模式。

9. 机械通气　当存在重度呼吸窘迫、$FiO_2>0.5$、$PaO_2<50mmHg$、$PaCO_2>60mmHg$或有其他机械通气指征时需给予气管插管机械通气。常用通气模式有控制通气(PC/AC)模式、同步间歇指令通气(SIMV)模式、压力调节容量控制(PRVC)模式、高频震荡(HFOV)模式等。根据患儿合并肺动脉高压情况决定是否联合使用一氧化氮吸入。对于气管插管患儿应严格记录气管插管插入深度,每班核查,妥善固定,防止导管脱出或滑入过深。保证吸入气的温度和湿度,防止呼吸道内的分泌物结痂而堵塞气道,高频通气时尤应注意此问题。及时处理呼吸机报警,在保证呼吸道通畅的同时应保证整个回路的密闭,及时倾倒呼吸机管道内的积水。密切监测血气分析结果,根据血气分析结果及时调整呼吸机参数或更换模式。早产儿适宜的动脉血气值:①一般疾病:PaO_2 50 ~ 70mmHg,SaO_2 90% ~ 95%,$PaCO_2$ 30 ~ 50mmHg,pH 7.30 ~ 7.45。②PPHN:PO_2 60 ~ 80mmHg,SaO_2 90% ~ 95%,$PaCO_2$ 25 ~ 30mmHg,pH 7.45 ~ 7.55。撤离呼吸机的指征:当疾病处于恢复期,感染基本控制,一般情况良好,动脉血气结果正常时应逐渐降低呼吸机参数,锻炼和增强自主呼吸。当 PIP ≤ 18 ~ 20cmH$_2$O,RRH ≤ 1bpm,FiO_2 ≤ 0.4,PEEP = 2 ~ 4cmH$_2$O,动脉血气正常,可转为 CPAP 维持原 PEEP 值,维持治疗 1 ~ 4h,血气结果正常即可撤离呼吸机。低体重儿或上机时间较长者可直接撤机。机械通气初调参数及调节幅度见表 2-1-4、表 2-1-5。

表 2-1-4　新生儿常见疾病机械通气初调参数

疾病	流量(L/min)	PIP(cmH$_2$O)	PEEP(cmH$_2$O)	RR(次/分)	Ti(秒)
呼吸暂停	8 ~ 12	10 ~ 12	2 ~ 4	15 ~ 20	0.5 ~ 0.75
RDS	8 ~ 12	20 ~ 30	4 ~ 6	20 ~ 40	0.4 ~ 0.6
MAS	8 ~ 12	20 ~ 25	2 ~ 4	20 ~ 40	0.5 ~ 0.75
肺炎	8 ~ 12	20 ~ 25	2 ~ 4	20 ~ 40	<0.5
PPHN	15 ~ 20	20 ~ 30	2 ~ 4	50 ~ 120	<0.5
肺出血	8 ~ 12	25 ~ 30	6 ~ 8	35 ~ 45	0.5 ~ 0.75

摘自:中华儿科杂志编辑委员会,中华医学会儿科学分会新生儿学组.新生儿常规机械通气常规.中华儿科杂志,2004,42:356-357.

表 2-1-5　呼吸机参数调节幅度

呼吸机参数	调节幅度	呼吸机参数	调节幅度
PIP	2 ~ 3cmH$_2$O	RR	5bpm
PEEP	1 ~ 2cmH$_2$O	FiO_2	0.05
Ti	0.1 ~ 0.2 秒		

　　早产儿的肺损伤发展非常迅速,而且可能在产房时就已发生,在临床使用呼吸机的过程中需要注意低潮气量和 PEEP 的应用。应用高潮气量和低 PEEP 的机械通气模式是发生呼吸机所致肺损伤(ventilator induced lung injury,VILI)的最快途径。肺保护策略需要注意早产儿肺的生理特点、疾病的病理变化、肺的成熟度以及机械通气可能带来的负面损伤。Clark 等提出了以下保护策略:①提前存在的肺部炎症或肺损伤更容易发生 VILI;②VILI 不仅局限于肺脏,而且可能引起新生儿窒息致多脏器功能不全(MOD);③应用高浓度氧时可产生氧中毒;④与成人相比,新生儿肺顺应性差,机械通气时更易造成肺过度膨胀;⑤婴儿肺(baby-lung):指呼吸窘迫综合征患儿只有 1/3 肺可被利用,如果给予高潮气量极易造成肺过度膨胀形成容量损伤,导致日后慢性肺疾病的发生,应使用 6ml/kg 以下的潮气量;⑥呼吸窘迫综合征患儿缺乏肺泡表面活性物质,肺泡易于塌陷,为促使肺泡重新开放,保护肺组织免于 VILI,需要选择适宜的肺潮气量、PEEP 值,给予肺表面活性物质,选择高频震荡通气方式;⑦允许性高碳酸血症通气,即动脉血二氧化碳分压 6 ~ 7.33kPa,稍高的动脉血二氧化碳分压比增高潮气量有利于避免 VILI,但应注意防止高碳酸血症造成脑损伤。

　　10. 体外膜肺(ECMO)　体外膜肺是对于经常规治疗无效、严重呼吸循环衰竭的患儿使用的生命支持技术。应用指征包括:①呼吸衰竭;②心力衰竭;③心肺功能停止者;④严重先天性膈疝、肺肿瘤、气道阻塞病变等。禁忌证包括明显颅内出血或脑实质出血、致命畸形或心肺复苏已超过 1 小时者。操作前处理包括准备中心静脉插管、动脉插管、血库配型、CBC 和出凝血实验、头颅超声等检查。新生儿使用的膜为 $0.8m^2$ 或 $1.5m^2$ 氧合器,回路总血量为 600ml。做好生理盐水预冲和血液预冲的工作。ECMO 泵流速一般为 100 ~ 120ml/kg,每 4 小时安检 1 次。当发生回路凝血过多、膜前压力升高或膜功能丧失、血小板消耗过多等问题时需更换回路。需用肝素预防血栓形成并监测 ACT 来评估肝素的效果。ECMO 时呼吸机设置以使肺"休息"但不能萎陷。患儿肺疾患需能够耐受中等呼吸机参数时才算得到改善,拔管指征为 PIP $30cmH_2O$,PEEP $5cmH_2O$,RR25 次/分,$FiO_2 0.35$;$PaO_2 > 60mmHg$,,$PaCO_2 40 ~ 50mmHg$;pH<7.5,此时患儿极少需要再插管。由 V-A ECMO 拔管时,重建颈动脉,常规结扎颈静脉。

11. 高频通气(HFV) 包括高频振荡通气(HFO)、高频气流间断通气(HFFI)、高频喷射通气(HFJ)。所有 HFV 可输送极快频率(300 ~ 1500 次/分,5 ~ 25Hz)的气体,其潮气量等于或小于解剖无效腔。可提供持续张力以维持肺容量,小潮气量快速叠加。可达到充分通气,避免常频呼吸机带来的损伤,HFV 对气漏综合征、肺间质气肿及胎粪吸入综合征等可能有效。有研究发现首选 HFV 治疗者 BPD 发生率小幅下降,但研究较少,结果不够肯定。同时也有研究表明使用 HFV 可增加颅内出血的发生风险。

(三) 注意事项

无论采用何种给氧方式,都必须遵照如下给氧原则,以保证早产儿临床用氧的安全性和有效性。

1. 用氧有个体差异性,对于某一患儿使用的氧浓度对于另一患儿来说可能是中毒剂量。

2. 使用氧气的患儿应常规监测动脉血氧分压,PaO_2 维持 50 ~ 70mmHg。

3. 用氧期间必须采用某种连续监测手段,例如动脉血气分析、脉搏氧饱和度等。

4. 吸入氧气时需要先进行湿化(30% ~ 40%),干燥的气体会引起不显性失水增加、呼吸道分泌物干稠、黏膜炎症、气道黏膜纤毛功能受损、分泌腺堵塞等。同时还会引起肺顺应性下降、肺泡表面活性物质生成减少、影响肺功能等。可常规使用一次性湿化罐以及管道并根据产品使用说明进行定期更换。

5. 无创性吸氧时氧气需要进行加温至 31 ~ 34℃,与暖箱内温度基本相符,如果有创用氧例如气管插管则需将气体加温至人体核心温度 36.5 ~ 37℃。

6. 对于吸入气的氧浓度应进行连续性或至少每小时 1 次的间断性监测,并且做好记录。氧气监测仪需每 8 小时进行空气和 100% 氧气定标。

7. 谨慎调节氧气浓度,使用合适的氧浓度维持动脉血氧分压在正常范围内,并且保证氧浓度恒定,突然增加或降低氧浓度会导致血管的突然扩张或收缩,造成氧分压升高或降低。低氧可导致肺血管收缩,血流灌注减少,肺血管阻力增加,故降低氧浓度时也应谨慎。FiO_2 改变程度应为目前的血气分析血氧分压的变化除以 7 所得数值。

8. 观察患儿面色、呼吸做功、肌张力、循环系统反应、动脉血氧监测结果等,以便决定患儿氧气需要情况。根据患儿情况选择合适的无创通气支持方式(图 2-1-2)。

9. 详细记录对以上情况的观察及氧浓度使用情况。

10. 若降低氧浓度后患儿不能耐受时应及时调整氧浓度。

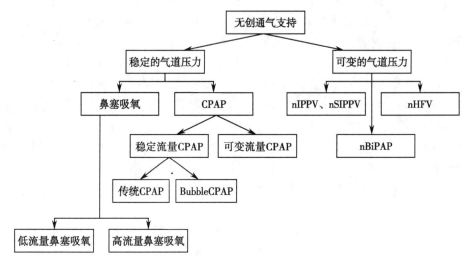

图 2-1-2   无创通气支持

（胡晓静   彭文涛）

第三节   早产儿呼吸暂停

呼吸暂停是早产儿尤其是极低体重儿最常见的一种临床症状,由于早产儿呼吸中枢发育不成熟,呼吸暂停发病率很高,约40%～50%的早产儿在新生儿期出现周期性呼吸(呼吸停止小于20秒又开始自动呼吸,不伴心动过缓),其中又有约半数发展为呼吸暂停,可造成早产儿呼吸衰竭、肺出血、颅内出血、缺氧缺血脑损伤、多脏器衰竭,甚至猝死等后果,严重危及患儿生命。

一、概   述

早产儿呼吸暂停(apnea of prematurity,AOP)是指呼吸停止持续时间大于20秒,或<20秒且伴有心动过缓或发绀。呼吸暂停发病率随着早产儿的不成熟程度剧增,孕周越小则发生率越高。所有孕周<28周的早产儿都会发生呼吸暂停,极低出生体重儿AOP发生率约为40%,胎龄28～29周早产儿可达90%。根据吸气做功情况以及呼吸道阻塞情况可将呼吸暂停分为:①中枢型呼吸暂停:由于没有中枢神经系统传至呼吸肌的始动呼吸的信号,无膈肌活动造成的肺泡通气停止。早产儿脑干控制呼吸的中枢发育不完善,兼之周围迷走刺激反应低下所致呼吸暂停;②阻塞型呼吸暂停:由于早产儿气道发育的特点使得吸气时上气道塌陷阻断肺泡通气;③混合型呼吸暂停:上述两种情况并存,此类型约占50%。

二、病因和发病机制

（一）呼吸中枢不成熟

大部分呼吸暂停发生于早产儿,呼吸暂停的发生可能与脑干细胞功能有关。随着孕周增加,听力诱发反应脑干传导时间缩短,呼吸暂停发生的频率降低。另外,新生儿的呼吸受睡眠状态的影响。新生儿快速动眼睡眠（rapid eye movement，REM）时潮气量和呼吸频率呈不规则。早产儿睡眠状态以 REM 为主，呼吸暂停在 REM 状态较安静深睡眠时发生更频繁。

（二）化学感受器反应

低氧导致早产儿对二氧化碳水平的升高不敏感，表明周围化学感受器不成熟有可能是导致呼吸暂停的病因。尽管大部分新生儿在发生呼吸暂停之前并没有发生低氧血症，但是低氧仍在呼吸暂停中起到重要作用。另外，早产儿中发生呼吸暂停者相比未发生呼吸暂停者对血二氧化碳增高时的通气反应降低，相比足月儿或成人，早产儿的通气反应降低，表明未成熟的中枢化学感受器可能与呼吸暂停的发生有关。

（三）反射

因刺激咽后壁、肺膨胀、喉部的液体或者胸壁变形引起的主动反射可能导致呼吸暂停。例如频繁吸痰刺激咽后壁或者喂奶时上呼吸道有液体存在可发生呼吸暂停。

（四）呼吸肌

通气不足可能与呼吸肌的协作无效有关，包括膈肌和肋间肌以及上呼吸道（咽和喉）的肌肉，呼吸道阻塞可能导致混合型和阻塞型呼吸暂停。阻塞的位置通常是上咽部。该部位较为薄弱，因为肌张力较弱，尤其是 REM 期间。颈部过于屈曲，面罩下边缘对下颌产生的压力（操作时可能存在的问题）阻塞呼吸道导致呼吸暂停。当早产儿处于颈部过于屈曲时更可能发生呼吸道阻塞。另外，鼻部的阻塞可能导致呼吸暂停。早产儿通常在鼻部阻塞后不能够自行转为经口呼吸。

（五）胃食管反流

胃食管反流在早产儿很常见，然而没有证据表明早产儿呼吸暂停和胃食管反流之间的关系。

（六）抑制性神经递质

也有研究认为抑制性神经递质对呼吸暂停发生起重要作用。

三、临 床 表 现

（一）发生时间

呼吸暂停多发生于生后 1～2 天，如果生后 7 天内不发生呼吸暂停则以后发生呼吸暂停的概率较低。

（二）持续时间

呼吸暂停持续的时间不同，通常到孕 37 周时停止发生。孕周不满 28 周的早产儿呼吸暂停持续的时间通常要超过纠正胎龄 37 周后。一项研究发现，20% 的早产儿在出院前至少5 天未发生呼吸暂停，但出院后仍会发生呼吸暂停直至纠正胎龄 43 周。

四、诊 断 检 查

评估应根据病史和体格检查，监测动脉血气分析、血氧饱和度、全血常规、血糖、血钙和电解质水平。

呼吸暂停早产儿的胎龄多小于 34 周，以极低出生体重儿常见。呼吸暂停早产儿的主要症状表现为呼吸暂时停止，应用监测胸部运动和潮气末二氧化碳测定仪测不到呼吸，或者患儿的胸部运动阻抗记录增加，鼻部探测不到呼出气体中的二氧化碳等。

五、治疗原则

反复、持续的呼吸暂停或需要频繁面罩球囊加压通气时即应开始治疗。

（一）一般治疗

主要包括：①个体化治疗：根据潜在的问题进行针对性治疗；②给予氧气吸入使 SaO_2 维持理想范围；③避免经口喂养，进行咽部吸引应注意防止引起反流、呕吐等；④避免颈部过于屈曲的体位，防止气道发生阻塞。采用俯卧位可以减少呼吸暂停的发生。

（二）咖啡因或氨茶碱

咖啡因或氨茶碱可以明显减少呼吸暂停的发生，减少机械辅助通气的使用。减少呼吸暂停发生的机制为：①刺激呼吸中枢；②腺嘌呤核苷拮抗剂，腺嘌呤核苷是一种引起呼吸抑制的神经递质；③增强膈肌收缩功能：咖啡因负荷量 20mg/kg，维持量 5mg/kg。如果胎龄大于 37 周、体重达 1800～2000g，或连续 5～7 天不发生呼吸暂停则可停止咖啡因治疗。氨茶碱负荷量 5mg/kg，12 小时后给予维持量 2.5mg/kg。注意监测血药浓度，氨茶碱药物血浓度为 5～15μg/ml，血药浓度>15～20mg/L 时首先出现心动过速，以后出现激惹、腹胀、呕吐、喂养困难，血药浓度>50mg/L 可发生惊厥、心律失常。咖啡因有效血浓度为 8～20mg/ml，每 3～4 天监测 1 次，若血药浓度>50mg/L 可出现心动过速、呕吐、腹胀等不良反应，需减量或停药。

（三）呼吸支持

若药物治疗无效，可以采用 CPAP 2～4cmH₂O 或 1～2L/min 高流量鼻塞吸氧。若药物治疗和上述呼吸支持无效则予以低压力机械通气。

六、护理措施

（一）维持体温稳定

室温保持 24～26℃，相对湿度 55%～65%。加强体温监测，每天 2～4 次。体温的维持应从娩出后即开始，立即擦干身上的羊水，并用干燥、预热的毛毯包裹，尽快放置暖箱或远红外辐射床。常用暖箱温度和湿度见表 2-1-6、表 2-1-7。

表 2-1-6　常用暖箱温度（℃）

日龄	体重（g）				
	<1000	1000～1500	1500～2000	2000～2500	>2500
0～6 小时	36.2～36.7	35.4～36.2	34.2～35.7	33.6～34.8	32.7～34.8
6～12 小时	36.0～36.7	35.4～36.2	34.1～35.7	33.0～34.8	32.0～34.8
12～24 小时	35.9～36.6	35.2～36.0	34.1～35.6	32.5～34.7	31.6～34.7
24～36 小时	35.9～36.5	35.1～35.9	34.0～35.5	32.3～34.7	31.2～34.4
36～48 小时	35.9～36.5	35.0～35.9	33.9～35.4	32.0～34.6	31.0～34.2
2～3 日	35.8～36.4	34.8～35.9	33.6～35.2	31.8～34.4	30.6～34.1
3～4 日	35.7～36.3	34.7～35.8	33.5～35.1	31.7～34.2	30.2～33.6

续表

日龄	体重(g)				
	<1000	1000~1500	1500~2000	2000~2500	>2500
4~5日	35.6~36.3	34.4~35.7	33.3~35.0	31.6~34.1	29.9~33.4
5~6日	35.5~36.2	34.3~35.6	33.2~34.9	31.6~33.9	29.8~33.1
6~8日	35.2~36.0	34.1~35.5	33.0~34.8	31.6~33.8	29.3~32.5
8~10日	35.1~35.9	34.0~35.2	32.8~34.6	31.6~33.5	29.3~32.5
10~12日	34.9~35.8	33.9~35.0	32.7~34.4	31.6~33.4	29.3~32.0
12~14日	34.7~35.7	33.4~35.0	32.6~34.3	31.6~33.3	29.3~31.4
2~3周	34.1~35.6	33.0~35.0	32.4~34.2	33.2~31.0	—
3~4周	33.6~35.2	32.3~34.6	32.0~34.1	30.4~33.0	—
4~5周	33.3~34.7	31.8~33.9	31.5~33.9	29.9~32.6	—
5~6周	—	31.0~33.1	—	29.3~31.8	—

表 2-1-7　常用暖箱湿度(%)

日龄	胎龄<28周或极低出生体重儿	28~30周胎龄
0~3日	70~85	60~65
3~4日	60~75	50~55
4~14日	50~65	40~45

备注:85%湿度可能发生滴水现象,此时可调至80%;湿度最低限为40%,当小儿>14日龄、体温稳定时湿度可设为40%。

(二) 维持有效呼吸

所有胎龄<34周的早产儿生后1周内都应进行 AOP 监测,直至不发生呼吸暂停5天方可停止。密切监测呼吸、心率、血氧饱和度,当监护仪报警时及时予以处置,观察患儿心率是否变慢、有无发绀及气道阻塞等。大部分早产儿的呼吸暂停对触觉刺激是有反应的,如果对触觉刺激无反应则立即进行面罩球囊加压给氧,氧浓度为呼吸暂停发生前患儿所吸入的氧浓度,避免过度提高氧分压。第1次呼吸暂停发生后应评估原因,如果有明确的原因应进行针对性治疗。有缺氧症状者给予氧气吸入,吸入氧浓度和时间根据缺氧程度及用氧方法而定,尽量使用空氧混和器,维持 SaO_2 在90%~95%,根据 SaO_2 监测结果及时调整氧浓度。呼吸暂停者给予弹足底、托背、吸氧、面罩球囊加压给氧,如果频繁呼吸暂停应考虑插管,并应考虑有无感染发生,及时更换抗生素。有研究表明,采用振动式水床辅助治疗可减少呼吸暂停,相关机制可能为:振动式水床产生机械振动波,通过波动刺激早产儿,增加对前庭定位感受器的冲动,兴奋呼吸中枢的同时刺激呼吸肌达到托背式呼吸效果,使早产儿保持自主呼吸和减少呼吸暂停发作次数。

(三) 合理喂养

开始喂养不宜过迟,可防止低血糖及减轻黄疸程度。吸吮无力者可采用鼻饲或口饲喂养。尽量采用母乳喂养,以减少坏死性小肠结肠炎的发生,不能经肠道喂养者可采用静脉高营养。因早产儿吸吮-呼吸-吞咽功能不协调,进食时容易出现呛奶、呼吸暂停、口周发绀、SaO_2下降等,此时应及时停止喂养,待患儿充分呼吸、面色转红、SaO_2恢复后再继续喂养。喂养时和喂养后应将患儿置于侧卧位,也可在喂养后将患儿放置俯卧位以防止胃食管反流。每次管饲喂养前应抽吸胃潴留物,胃潴留量小于每顿奶量的25%时可继续喂养,胃潴留量大于每顿奶量的25%但小于每顿奶量的50%时只需补足余量,若胃潴留量大于每顿奶量的50%时可考虑停止喂养。

(四) 体位

支持早产儿俯卧位时可以改善动脉氧分压,改善肺的顺应性,增加呼吸潮气量,降低能量消耗,减少胸廓不协调运动。头抬高倾斜位俯卧位时与水平位相比能明显减少心动过缓和/或低氧血症的发作,尤以减少单纯性低氧血症发作最显著。这可能是因为俯卧位时肺通气/血流比例适合,腹内压较低,膈肌活动较好,有利于改善动脉氧合。抬高头位后,较低的肺段也具有良好的通气,氧合情况进一步得到改善,从而预防呼吸暂停的发作。另外,俯卧位时,乳汁在胃内停留的时间缩短,减少腹胀、胃食管反流等的发生,从而有助于减少呼吸暂停的发生。俯卧位对预防早产儿呼吸暂停有诸多益处,但会增加发生婴儿猝死综合征(SIDS)的危险性,由于发生SIDS的婴儿中孕周在40周以内的比例较小,故对于早产儿应积极主动采用俯卧位。

(五) 预防感染

早产儿抵抗力低,应加强口腔、皮肤及脐部的护理,发现微小病灶应及时处理。制订严密的消毒隔离制度,严禁非专室人员入内,严格控制参观和示教人数,超常人流量后应及时进行空气及有关用品消毒,确保空气及仪器物品洁净,防止交叉感染。发现体温波动、呼吸暂停时应考虑是否发生感染,并及时检查血常规、抽取血培养送检,及时调整抗生素。发现感染患儿应及时做好隔离,避免交叉感染。吸引器以及吸氧装置等都应专人专用,不可混用。

(六) 观察并发症的发生

注意监测各种并发症的发生,例如坏死性小肠结肠炎、颅内出血、视网膜病、败血症等。

(胡晓静)

第四节 新生儿呼吸窘迫综合征

呼吸窘迫综合征是早产儿最常见的呼吸系统疾病,病死率占早产儿之首,严重威胁着新生儿的健康,早期发现、及时治疗是治疗本病的关键,救治此类患儿仍是新生儿科面临的严峻挑战。

一、概   述

新生儿呼吸窘迫综合征(respiratory disease syndrome,RDS)由 Avery 和 Mead 于 1959 年首次命名,系指出生后不久出现呼吸窘迫并呈进行性加重为主要表现的临床综合征。该病主要是由于肺表面活性物质不足导致进行性肺不张。据报道,出生体重 1251 ~ 1500g 者 RDS 发生率约 56% ,1001 ~ 1250g 者约占 68% ,751 ~ 1000g 者约占 83% 。

二、病因和发病机制

本病的发生主要是因为缺乏肺泡表面活性物质。PS 主要为 Ⅱ 型上皮细胞产生,主要成分为卵磷脂和磷脂酰甘油等。胎儿在胎龄 22 ~ 24 周时产生,量不多,随着胎龄增长,逐渐产生增多。24 ~ 30 周时肾上腺皮质激素对促进肺泡成熟的作用最大,也是产前预防的最佳阶段。35 周以后是 PS 迅速进入肺泡表面的阶段。早产儿、糖尿病孕妇的婴儿、宫内窘迫和出生时窒息的患儿容易发生 PS 分泌偏低。

其病理特征为肺泡壁至终末细支气管壁上附有嗜伊红透明膜。电子显微镜下透明膜为无结构的薄膜,肺泡 Ⅱ 型细胞胞质内板层小体为空泡。

PS 缺乏时肺泡萎陷,血流通过时不能进行正常的气血交换,形成肺内短路。同时氧合功能下降使酸性物质增多导致酸中毒,并造成血管渗透性增加出现肺水肿。缺氧、酸中毒、肺水肿损伤肺部血管,一氧化氮产生减少,肺血管阻力增加,右心压力增加后导致动脉导管重新开放,右向左分流,进入肺的血流更加减少,肺灌注不足,更增加血管通透性,血浆内容物外渗,纤维蛋白等各种蛋白质沉积于损伤的肺组织形成透明膜,严重妨碍气体交换,缺氧更加严重,形成恶性循环。(图 2-1-3)

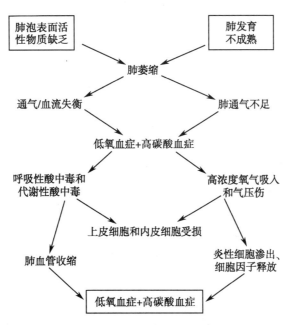

图 2-1-3　新生儿呼吸窘迫综合征的病理生理学改变

三、临 床 表 现

生后 4 ~ 6 小时内出现进行性呼吸困难,伴有呻吟、呼吸不规则或有呼吸暂停。右向左分流时出现面色青紫,供氧也不能缓解。缺氧严重时四肢肌张力低下,呼吸困难表现为鼻翼扇动、吸气性三凹征,以肋缘下、胸骨下端最为明显。听诊肺部呼吸音减低,吸气时可闻及细湿啰音。生存 3 天以上的患儿恢复希望较大。本症也有轻型,起病较晚,可延迟至生后 24 ~ 48 小时,呼吸困难较轻,无呻吟,无右向左分流,3 ~ 4 天后好转。

四、诊 断 检 查

1. X 线检查　NRDS 早期两侧肺野透亮度普遍减低,可见均匀分布的细小颗粒和网状阴影;支气管有充气征,严重时肺不张扩大至整个肺,肺野呈毛玻璃样,支气管充气征明显,肺野呈"白肺"。

2. 血气分析　PaO_2 下降,$PaCO_2$ 升高,pH 降低。

3. 诊断标准

(1) 生后 6 小时需要氧疗直至 24 小时。

(2) 生后 24 小时内有临床表现。

(3) 生后 24 小时需要呼吸支持且伴有:生后 24 小时胸部 X 线检查异常与 PS 缺乏表现一致;或生后 24 小时给予 PS 治疗。

五、治 疗 原 则

(一) 呼吸支持

维持氧饱和度 90% ~ 95%,避免生后氧饱和度波动。轻症可用双鼻塞或面罩 CPAP 辅助通气,初始压力至少 $6cmH_2O$,此后根据病情、氧供及组织灌注情况予以调节。如 FiO_2 已达 0.4、持续 6 小时而 PaO_2 仍低于 6.65kPa 则需气管插管。早期应用加压辅助通气者大多可存活,存活 72 小时以上如无严重并发症的患儿常可产生足够的表面活性物质,病情逐渐好转。应用容量控制的呼吸机模式可缩短机械通气时间及减少 BPD 的发生,必要时采用 HFOV 进行呼吸支持。撤机时容许中等程度的高碳酸血症(血气 pH 需维持在 7.22 以上),避免低碳酸血症以免增加 BPD 及 IVH 的发生风险。

(二) PS 治疗

肺泡表面活性物质已成为该病的常规治疗手段,天然肺泡表面活性物质的初始剂量为 200mg/kg,每间隔 8 ~ 12 小时可重复使用,重复剂量为每次 100mg/kg,最大总剂量 300 ~ 400mg/kg。有研究显示,使用单剂 PS 相比,用至 3 剂可降低死亡率及肺气漏发生率,重复使用应 ≤4 次。给予 PS 后应迅速下调氧浓度以避免高氧峰值(hyperoxic peak)。若较为成熟的早产儿使用 INSURE 技术行 PS 治疗后应立即拔除气管插管,根据患儿耐受情况采用 CPAP 或 NIPPV 辅助通气。CPAP 联合早期 PS 治疗被视为治疗 RDS 的最佳方法。

(三) 支持治疗

注意保暖、保持适宜的室温以减少氧耗。维持营养和水、电解质平衡,保湿暖箱中的患儿静脉补液起始剂量为 70 ~ 80ml/(kg·d),每个早产儿的水、电解质治疗应个体化,生后最初 5 天应允许体重每天下降 2.5% ~ 4%(共计 15%)。生后前几天限制钠摄入,尿量增加后可开始补钠,严密监测液体平衡和电解质情况。

(四) 维持组织灌注

当有组织灌注不良时应进行针对性低血压治疗。如无心功能不全,首选生理盐水 10 ~

20ml/kg 进行扩容治疗。如果扩容提升血压效果不佳,可考虑使用多巴胺 2 ~ 20μg/（kg·min）。若存在全身低血容量和心功能不全,多巴酚丁胺 5 ~ 20μg/（kg·min）和肾上腺素 0.01 ~ 1.0μg/（kg·min）可分别作为一线和二线治疗药物。常规治疗无效的难治性低血压可考虑给予氢化可的松 1mg/kg,q8h。

（五）药物治疗

1. 咖啡因　用于有呼吸暂停者或促进撤机。对于存在上机高危因素者,例如进行无创呼吸支持的出生体重小于 1250g 的早产儿,应考虑使用咖啡因。

2. 地塞米松　对于出生 1 ~ 2 周后仍需机械通气者,可以采用短期、逐渐减量的低剂量或极低剂量地塞米松治疗以促进尽早拔管。

3. 抗感染药物　使用抗生素直至排除败血症,常用青霉素或氨苄西林联合氨基糖苷类。在侵入性真菌感染率较高的病房,可以预防性使用抗真菌药,如氟康唑。

（六）其他

生后第 1 周维持血红蛋白 12g/dl,第 2 周 11g/dl,第 2 周以后 9g/dl。给予布洛芬或吲哚美辛关闭动脉导管。

六、护 理 措 施

（一）持续气道正压通气

放置鼻塞时先清除呼吸道及口腔分泌物,清洁鼻腔。鼻部采用人工皮保护鼻部皮肤和鼻中隔。经常检查装置各连接处是否严密、有无漏气。吸痰时取下鼻塞,检查鼻部有无压迫引起皮肤坏死或鼻中隔破损等。每小时观察 CPAP 压力和氧浓度,氧浓度根据患儿情况逐步下调,当压力<4cmH₂O、氧浓度 21％ 时,需考虑是否试停 CPAP。

（二）保持呼吸道通畅

吸入氧气应加温湿化。及时清除呼吸道分泌物,按需吸痰,吸痰时严格遵守无菌操作原则,动作轻柔、敏捷,每次吸痰时间不超过 15 秒,压力 8 ~ 13.3kPa,防止损伤呼吸道黏膜及影响呼吸。同时,应注意观察痰液的性状及量。若痰稀少可适当减少吸痰次数,痰多而黏稠时予以雾化吸入,增加吸痰次数。

（三）气管插管的护理

采用经口或经鼻插管法,妥善固定气管插管以避免脱管,每班测量并记录置管长度,检查接头有无松脱漏气、管道有无扭转受压。湿化器内盛蒸馏水至标准线刻度处,吸入气体用注射用水加温湿化,使吸入气体温度维持 32 ~ 35℃,以保护呼吸道黏膜、稀释分泌物有利于分泌物排出。每次吸痰操作前后注意导管位置固定是否正确,听诊肺部呼吸音是否对称,记录吸痰时间、痰量、性状和颜色,必要时送检做痰培养。

（四）使用 PS 的护理

通常于出生后 24 小时内给药,采用滴入法（气管插管或喉罩）或雾化吸入给药。给药步骤:①用药前彻底清除口、鼻腔及气道内的分泌物;②患儿仰卧位,头置于正中;③给药时可于呼吸机相连,也可暂时断开;④将 PS 放置暖箱内或握在手中数分钟进行预热,摇匀时不可太剧烈,以免产生泡沫;⑤确定给药导管长度,给药导管应比气管内导管短 1cm,确保药液能到达气管内导管末端;⑥将 PS 稳定推入给药导管内,将给药导管放入气管导管内;⑦注入 PS 后予复苏气囊加压通气 1 分钟,然后接呼吸机辅助通气。注药期间应严密监测血氧饱和度、心率、呼吸和血压变化。若患儿出现呼吸暂停、PaO_2 及心率下降应暂停注药,迅速予复苏囊加压给氧,注意压力不可过大以免发生气胸,使药液快速注入肺内,直至恢复稳定状态。重新注药时要确定气管插管位置正确后再操作,使用后需记录 PS 批号。呼吸机辅助通气的患儿使用 PS 后需将呼吸机参数适当下调。PS 注入后 6 小时内勿翻身拍背和吸痰,床头设醒目提示卡,进行严格交接班,密切观察病情,注意有无颅内出血早期表现。

(五) 营养支持

如果病情允许应在生后第 1 天开始微量喂养。遵医嘱予以肠外营养,采用 PICC 输入静脉营养液,微量注射泵控制输入速度。加强巡视,防止营养液渗出而引起皮肤坏死。

(六) 支持性护理

尽量减少常规操作以避免医源性缺氧。实施袋鼠式护理建立亲子联系。维持体温 $36.5 \sim 37.5℃$,维持暖箱湿度 $60\% \sim 80\%$ 以减少不显性失水。

(七) 病情观察

观察呼吸运动、呼吸频率、肤色、氧饱和度、组织灌注情况、血压、胸廓运动,监测血气分析、血糖、血细胞比容、尿量、尿素氮、肌酐等,每 12 ~ 24 小时测定 Na^+、K^+、Cl^-。至少每 4 小时测定 1 次 pH、PO_2、$PaCO_2$、HCO_3^-。

Silverman Anderson(SA)评分简便易行、实用,能客观反映 RDS 患儿的呼吸窘迫严重程度和病情的严重程度,有利于在床边快速评估患儿病情,及时做出正确处理,提高 RDS 的救治质量,见表 2-1-8。在 SA 评分方案中,胸骨上、下以及鼻翼扇动的视诊和听诊评分有 0、1、2。具体评分规则如下:①上胸廓凹陷呼吸时,有胸骨上方稍微凹陷时下腹部隆起,甚至在极端情况下,呼吸时腹部和胸骨就像跷跷板。这种情况被评为 2 分;②肋间凹陷可评定为无、稍微、或显著,提示残余功能的状况;③剑突下凹陷相似的,剑突下凹陷也可评定为无、稍微和显著;④正常情况下不出现鼻扇,稍微(1 分),明显(2 分);⑤呼气性呻吟用听诊器可以听见评为 1 分,不用听诊器即可听见评为 2 分。评分越高说明呼吸窘迫越严重,评分大于 6 提示患儿处于呼吸衰竭的临界状态。2013 年版欧洲早产儿呼吸窘迫综合征管理共识指南推荐,见表 2-1-9。

表 2-1-8　**Silverman Anderson 评分**

评分	上胸廓凹陷	下胸廓凹陷	剑突下凹陷	鼻扇	呼气性呻吟
0	同步	无	无	无	无
1	吸气时延迟	可见	可见	轻度	听诊器可听见
2	跷跷板式	明显	明显	明显	不用听诊器即可听见

注:1. 1 ~ 2 分:动态进行评估;2. ≥3 分:立即给予 CPAP 呼吸支持,动态评估;3. 如果评分在 5 ~ 7 分范围无下降趋势,且 $FiO_2 > 0.6$ 或(和)nCPAP 压力需要达到 7 ~ 8cmH_2O 才能维持正常氧合作用时,说明稳定气道正压失败,需要气管插管进行呼吸支持。

摘自:代苗英,郑国方,郝小清,等. Silverman Anderson 评分在早期处理早产儿呼吸窘迫综合征时应用价值. 中国儿童保健杂志,2013,21(7):740-742.

表 2-1-9　2013 年版欧洲早产儿呼吸窘迫综合征管理共识指南推荐

产前处理	有 RDS 发生风险的早产儿应在可以获得恰当治疗(包括机械通气)的医疗中心进行分娩
产房处理	延迟钳夹脐带≥60 秒 将辐射台上的婴儿放入塑料袋内以防止热量散失 如果心率维持正常,轻柔操作,避免潮气量过大及使用 100% 纯氧,使用脉氧探头监测血氧饱和度 对于极早早产儿,如果产前未使用激素,考虑行气管插管预防性使用 PS。对于大多数婴儿,应尽早使用 CPAP
呼吸支持和 PS	RDS 过程中应尽早使用天然 PS 制剂 如果 RDS 持续进展,应重复给予 PS 对于较成熟的婴儿,给予 PS 后应立即拔管,根据婴儿耐受情况进行 CPAP 或 NIPPV 对于需要机械通气者,尽量缩短机械通气的时间,避免高氧血症、低碳酸血症和容量伤 使用咖啡因以减少使用机械通气及上机时间 如果可能,应尽量采用 CPAP 或 NIPPV 而非机械通气
支持性护理	除非感染风险很低,例如择期剖宫产,应使用抗生素直至排除败血症 维持体温在正常范围 保持液体平衡,使用肠外营养和肠内营养进行早期积极的营养支持 定时监测血压,维持正常的组织灌注,必要时使用血管活性药 考虑应用药物治疗关闭 PDA

引自:Sweet DG,Carnielli V,Greisen G,et al. European consensus guideline on the management of neonatal respiratory distress syndrome in preterm infants-2013 update. Neonatology,2013,103:353-368.

(胡晓静　彭文涛)

第五节　早产儿肺出血

肺出血是新生儿期多种疾病的严重并发症,尤以早产儿更为多见,病死率极高。为了提高早产儿存活率及生存质量,应积极预防肺出血的发生,早期诊断、及时治疗。

一、概　　述

肺出血病理学检查在肺泡或肺间质发现红细胞,肺大量出血至少包括两个肺叶,通常肺出血定义为气管内有血性液体,伴随着呼吸系统失代偿,需要在出血后 60 分钟内进行气管插管或提高呼吸机参数。临床明显的肺出血发生率为 1~12 例/每 1000 例活产儿。高危人群例如早产儿及小样儿发生率较高,每 1000 例中发生 50 例,有研究报道尸体解剖发现肺出血可达到 68%,生后第 1 周死亡的患儿中 19% 是重度肺出血,大部分发生于生后 2~4 天。

二、病因及发病机制

肺出血发生机制尚未阐明,是多种原因综合作用的结果:①肺出血:肺水肿后出血,而不是血液直接进入肺,从肺渗出物研究中发现,红细胞浓度相对于全血来说较低;②急性左心室衰竭：因为低氧血症以及其他原因导致，增加了肺泡毛细血管的压力，损伤血管内皮细胞，导致渗出增加，渗漏到肺间质，最终至肺泡；③改变肺泡上皮-内皮屏障完整性的因素通过改变膜两边的过滤压可能导致患儿容易发生肺出血；④凝血系统功能紊乱有可能加重肺出血，但并不认为是引起肺出血的直接原因。

肺出血的易感因素很多，包括呼吸窘迫综合征、宫内发育迟缓、宫内以及生产过程中的窒息、感染、先天性心脏病、氧中毒、血性羊水吸入、严重低体温、肺栓塞、尿素循环障碍伴随血氨增高。危险因素包括增加患儿左心室充盈压的因素、增加肺血流的因素、损伤肺静脉引流的因素或心脏收缩功能差的因素。以下因素可能与肺出血有关：

1. 动脉导管开放（PDA）　PDA 的存在是肺出血的一个重要危险因素，肺血流增加，损伤心室功能，损伤肺小血管，导致出血性肺水肿。

2. 外源性肺泡表面活性物质　肺出血有时似乎是 PS 治疗的并发症，其实 PS 的治疗优势远远大于潜在危险。系统评价显示预防性使用无蛋白合成肺泡表面活性物质或动物体内提取的肺泡表面活性物质增加 PDA 和肺出血的发生，但在急救过程中使用天然或合成肺泡表面活性物质并不会增加肺出血的发生。使用 PS 后发生肺出血可能与 PS 改变血流动力学以及肺的顺应性，通过 PDA 的左向右的分流导致肺血增多有关。

3. 感染　感染增加肺出血的危险可能是因为肺毛细血管通透性增加，潜在的血小板减少相关渗出使情况加重。

三、临 床 表 现

30% ~ 50% 的患儿有出生窒息史，很多伴有宫内窘迫史。症状体征根据原发性疾病的不同而异，肺出血的表现基本相似，肺部出现湿啰音时发生肺出血的可能性大，50% 的患儿从鼻孔或口腔流出或喷出血性分泌物，或于气管插管内发现泡沫样血性液，患儿大多体温不升。

四、诊 断 检 查

1. X 线　表现广泛分布的斑片状阴影，密度均匀，大小不一；肺血管淤血影，肺门血管影增宽，有时肺呈较粗的网状影，大量出血时两肺可呈白肺；心脏增大，左心室增大明显；肺部如有原发性疾病可表现出不同的影像。

2. 实验室检查　主要包括：①周围血象：出血前可能出现红细胞增加，血小板计数大多低于 $100 \times 10^9/L$；②血气分析：常见混合性酸中毒，单纯呼吸性酸中毒较少，可出现 PaO_2 下降及 $PaCO_2$ 上升；③怀疑感染时应进行血培养、痰培养等检查。

五、治 疗 原 则

预防原发疾病是有效的方法。治疗肺出血应及早，有发生肺出血的危险时应严密观察呼吸频率，听诊肺部情况。

（一）正压通气同时气管内使用止血药物

肺出血时应于清除气道分泌物后滴入立止血 0.2U，复苏囊加压给氧 30 秒促使药物弥散,同时予以立止血 0.5U 静注。提高呼吸机参数,F₁O₂60% ~ 80%,呼吸频率 40 次/分,PIP 25 ~ 30cmH₂O,PEEP 5 ~ 7cmH₂O,无改善可提高至 8 ~ 9cmH₂O,常频呼吸机使用无改善需改用高频通气,根据血气分析结果以及患儿的临床表现调整平均气道压,当 PaO₂ 稳定在 50mmHg 以上时逐渐降低呼吸参数。气管插管内不见血性分泌物、肺部啰音消失、X 线摄片肺部情况好转,可逐渐撤离呼吸机过渡到 CPAP。

(二) 输血制品

采用容量复苏来纠正血流动力学方面的不稳定,出血致贫血者可输注新鲜血,每次 10ml/kg,维持血细胞比容 0.45 以上。

(三) 纠正酸中毒

改善通气及扩容之后,可采用碳酸氢钠进行纠正酸中毒,2 ~ 4ml/kg,通常维持 4 小时。

(四) 心脏超声检查可确定心室功能、是否需要使用血管活性药物、有无 PDA 存在、考虑是否需要使用药物或外科手术关闭 PDA。

(五) 原发疾病治疗

有感染者可选用有效的抗生素进行治疗。

(六) 肺泡表面活性物质

可用于治疗 RDS 原发性肺泡表面活性物质缺乏的疾病导致的肺出血,肺出血后血红蛋白、血浆蛋白和细胞膜脂质存在于肺泡间影响 PS 的活性,是否使用有待进一步的研究得出结论。

六、护　理　措　施

1. 按早产儿护理常规进行护理,同时做好早产儿各系统的监护。

2. 保暖　低体温是肺出血的原因之一,应从各方面做好患儿的保暖工作,患儿使用的床单、鸟巢等都需要预热。无需常规对危重患儿沐浴,保持皮肤清洁即可。及时更换潮湿的床单、鸟巢等。摄片时用床单包裹 X 线板。测量体重尽量使用暖箱上的体重模块进行称重,暖箱外称体重需采用烤灯预热物品。

3. 氧气吸入　缺氧引起酸中毒诱发肺出血,及时供给氧气可改善缺氧从而提高氧分压。根据患儿的临床表现给予相应模式的吸氧,大量肺出血需使用呼吸机治疗,及时有效清除呼吸道内血液及分泌物。密切观察患儿面色、呼吸、缺氧状况有无改善。

4. 控制出入量　根据出生日龄给予相应补液量,精确计算每小时补液速度,使用输液泵进行严格控制,防止输液过快引起心力衰竭、肺水肿,从而诱发肺出血。

5. 维持酸碱平衡　注意患儿的血管情况、有无外渗,计算每小时纠正酸中毒速度,观察血气分析结果。

6. 预防感染　接触患儿前后用快速手消毒液消毒手,接触患儿体液及污染物后应采用流动水洗手,避免交叉感染。

7. 机械通气护理　插管后用胶布交叉固定气管导管,记录插管深度及外露长度,观察患儿胸廓起伏情况,监听两肺呼吸音是否对称、强弱是否一致,通过摄片最终确定气管插管位置,防止气管插管过深、过浅或误入食管,严格执行交接班。观察肺内出血的情况有无好转。保持气道有效的湿化、温化,采用较好控制温度和湿度的湿化器,及时倾倒呼吸机管道中的积水。及时处理呼吸机的各种报警,及时查看血气分析结果,及时做好呼吸参数的调整与记录工作。机械通气的同时应留置胃管,观察胃内容物情况,及时排出胃内气体。

8. 用药护理 患儿气道内有血性分泌物,吸引清理呼吸道后使用1:10 000肾上腺素或立止血气管内滴入并用简易呼吸器加压给氧30秒,若出血未停止可重复使用。使用止血药后不宜频繁吸痰,使用镇静镇痛药,以保证机械通气效果,减轻患儿的痛苦。

（胡晓静）

第六节　支气管肺发育不良

支气管肺发育不良(bronchopulmonary dysplasia,BPD)是早产儿常见的慢性呼吸系统疾病,具有独特的临床、组织学及影像学特征。由于该病需辅助用氧时间长,病死率高,存活者常遗留高反应性气道疾病、反复下呼吸道感染、喂养困难、生长发育迟缓等问题,严重影响患儿预后及长期生存质量,成为NICU最为棘手的问题之一。

一、概　　述

Northway等人于1967年首次报道并命名BPD,认为其是由严重呼吸窘迫综合征导致的慢性肺疾病(chronic lung disease,CLD),该疾病患儿在出生28天时仍需氧支持,且在36周时胸片有特征性改变。随着产前糖皮质激素和出生后保护性通气策略的实施,尤其是外源性PS的使用,经典型BPD已很少见,取而代之的是新型BPD。美国1993~2006年新生儿中BPD发病率为4.3%。新型BPD多发生于胎龄小于30周、出生体重小于1200g的极不成熟早产儿,且发病率随胎龄和出生体重的减少而增加,其中,出生体重为501~750g、751~1000g、1001~1250g、1251~1500g的新生儿的发病率分别为42%、25%、11%、4%。NICHD/美国国家心脏、肺和血液研究院/罕见疾病委员会(NICHD/NHLBI/ORD)于2000年联合制订了新型BPD的定义和诊断标准,见表2-1-10。经典型和新型BPD的区别见表2-1-11。

表 2-1-10　BPD 诊断标准

指标	胎龄≤32周	胎龄>32周
评估时间	纠正胎龄36周或出院时	出生>28天但<56天,或出院时
氧疗	FiO_2>0.21,至少28天	FiO_2>0.21,至少28天
分度		
轻度	纠正胎龄36周,或出院时不用氧	出生56天或出院时不用氧
中度	纠正胎龄36周,或出院时需氧,FiO_2<0.30	出生56天或出院时需氧,FiO_2<0.30
重度	纠正胎龄36周,或出院时需氧,FiO_2>0.30,和(或)需正压通气	出生56天或出院时需氧,FiO_2>0.30,和(或)需正压通气

摘自:Jason G,Kinsella JP. Pathogenesis and treatment of bronchopulmonary dysplasia. Current Opinion in Pediatrics,2011,23:305-313.

表 2-1-11　经典型 BPD 与新型 BPD 比较

经典型 BPD（外源性 PS 大规模使用前）	新型 BPD（外源性 PS 大规模使用后）
早产儿,出生体质量低 （平均胎龄 34 周、出生体质量 2.2kg）	胎龄更小,出生体质量更低 （出生体质量<1000g,胎龄<26 周）
原发疾病为严重 RDS	出生时仅有轻度或无肺部疾病
长期需氧和呼吸机使用史,需氧超过 28 天	氧依赖逐渐加重,需氧超过 28 天
肺泡和表面积减少	肺泡数量减少,体积增大,结构简单
肺动脉因高压而重塑	肺动脉重塑少,表现为形态改变,微血管发育不良
肺不张和肺气肿交替分布	肺的局部病变少见
严重呼吸道上皮细胞损伤（如增生和鳞状化生）	呼吸道上皮细胞损伤少见
显著呼吸道平滑肌增生,肺纤维化明显	轻度呼吸道平滑肌增厚,肺纤维化少见

摘自:孔令凯等. 支气管肺发育不良的研究进展. 实用儿科临床杂志,2012,27(14):1122-1125.

二、病因和发病机制

新型 BPD 病理改变以肺泡和肺微血管发育不良为主要特征,表现为肺泡数量减少、体积增大、肺泡结构简单化、肺微血管形态异常,而肺泡和气道损伤及纤维化较轻。目前 BPD 病因和发病机制仍不清楚,多数学者认为其本质是在遗传易感性的基础上,各种环境因素导致发育不成熟肺的损伤及损伤后肺组织的异常修复。其中肺发育不成熟、肺损伤、损伤后异常修复是导致 BPD 的关键环节(图 2-1-4)。

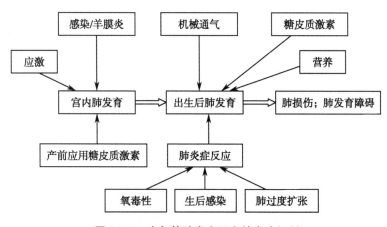

图 2-1-4　支气管肺发育不良的发病机制

（一）遗传易感性

BPD 与人类白细胞抗原-A_2基因多态性有关,可影响肺成熟度、炎症反应的强度和纤维化倾向、保护肺免受自由基损伤的抗氧化能力、新生肺和血管组织成熟及形成肺泡的能力等。

（二）肺发育不成熟

胎龄小于 28 周的早产儿出生时肺刚脱离小管期进入囊泡期,肺泡需要再经 4～6 周才能发育。由于肺发育不成熟,早产儿需更多接受氧疗,暴露于机械通气、高浓度氧、炎症损伤等不利环境中,易出现肺发育迟滞,导致 BPD。

（三）氧中毒

高浓度氧可引起肺水肿、炎症反应、纤维蛋白沉积及肺泡表面活性物质活性降低等非特异性改变,同时在体内形成高活性氧自由基,干扰细胞代谢,损害细胞结构而导致肺损伤,此为 BPD 发病过程中重要的炎性介质。高体积分数氧可引起炎性介质的再释放,细胞趋化作用,毛细血管通透性增加、肺血管收缩,刺激纤维细胞增殖和分泌纤维蛋白,最终导致肺纤维化。早产儿抗氧化酶系统不成熟,更易发生氧中毒致肺损伤。

（四）肺容量伤和气压伤

机械通气时气道压或潮气量过高可引起肺泡过度扩张,毛细血管内皮、肺泡上皮细胞及基底膜破裂等机械性损伤,气管支气管树结构破坏及肺泡表面活性物质灭活,并触发炎性因子瀑布反应,致使肺细支气管上皮损伤及肺泡萎陷,肺发育迟滞、肺泡数量减少。此外,早产儿肺间质和肺泡结构发育未成熟,肺的弹力纤维和结缔组织发育不全,气道顺应性高,峰压过高易造成肺泡破裂,气体进入肺间质而发生肺间质气肿。

（五）感染和炎性反应

感染时促炎症细胞因子(IL-β、IL-6、IL-8、肿瘤坏死因子 TNF-α)释放,肺泡通透性改变,炎性细胞因子聚集到肺间质及肺泡间隙,活化的中性粒细胞和吞噬细胞释放大量自由基,造成肺损伤。早产儿出生后暴露于高氧、气压伤等不利环境中,进一步触发炎性因子瀑布反应,加重气道、肺血管和间质损伤。

（六）其他

可能引起 BPD 的因素还包括:①胃食管反流;②维生素 A 和 E 缺乏;③早期过多静脉液体输注致肺间质水肿;④PDA 引起肺血流和肺液增加,使肺功能降低和气体交换减少。

三、临 床 表 现

BPD 患儿通常出生时无症状或较轻,仅需低体积分数氧或无需用氧,但随着日龄增加,症状渐加重,出现进行性呼吸困难、发绀、三凹征,呼吸支持程度逐渐增加。部分患儿经过一段时间的治疗可逐渐撤机或停氧,少数 BPD 患儿到 2 岁时仍需要氧支持,极其严重者可导致呼吸衰竭甚至死亡。

BPD 可分为四期:①第 I 期以原发病为主要症状,表现为呼吸急促,动脉血气显示低氧血症、高碳酸血症,呼吸性酸中毒的代谢性补偿;②第 II 期为再生期,临床需氧量增加明显,临床症状无好转,有吸气性三凹征以及发绀;③第 III 期为 BPD 早期,可不用呼吸机,但 FiO_2 需 0.4～0.6,严重者需依赖呼吸机;④第 IV 期为慢性 BPD 期,患儿有慢性肺功能不全表现,必须依赖呼吸机生存。呼吸急促伴吸气性三凹征,听诊肺部啰音。可继发感染、肺动脉高压及肺心病等,严重者可出现死亡。

四、诊 断 检 查

（一）胸部 X 线片

经典型 BPD 胸部 X 线分为 4 期：①疾病早期，第 I 期表现与 RDS 相同；②第 II 期显示两肺野密度普遍增加，心缘模糊；③第 III 期肺野有小圆形蜂窝透明区，早期过渡膨胀；④第 IV 期肺过渡膨胀伴有大的透明区域，散布有条索状高密度影。不是所有的 BPD 都会发展到第 IV 期，也可能直接从第 I 期到第 III 期。新型 BPD 与第 II 期联系密切，情况继续变化，也会继续恶化。但随着 BPD 病因、病理改变，胸部 X 线表现不典型，多数病例 X 线常无明显改变或仅见气潴留、肺纹理轮廓模糊、毛玻璃状改变。

（二）胸部 CT

CT 与 X 线相比，发现结构异常的敏感性高，特征性改变包括线性和三角形胸膜下密度增高影，周围肺组织异常：呈"马赛克"衰减和肺气肿、气潴留。"马赛克"衰减是肺小呼吸道病变时高分辨力 CT 所显示的一种非特异性征象，表现为肺密度不均匀，补丁状的异常透光区与斑片状的磨玻璃密度影镶嵌存在，形似"马赛克"。

（三）心脏评估

应排除非肺部原因的呼吸衰竭，心电图可显示肺源性心脏病时逐步恶化的右心室肥大。左心室肥大可能导致体循环压力增加，心脏超声可以显示左向右分流，也能发现肺动脉高压，氧合较好时可以避免双室衰竭以及肺动脉高压。

（四）肺功能

呼吸系统阻力增加、动力性肺顺应性降低是 BPD 的特点。生后 1 年内肺功能检查显示呼出气流减少，功能残气量增加，剩余气量增加，增加剩余气量/总肺容量的比值，肺扩张剂反应、轻度-中度气流阻塞、气体潴留以及气道反应增加。

五、治 疗 原 则

NICU 的治疗目标是减少进一步的肺损伤（压力伤、容量伤、氧中毒、感染），补充营养，减少氧气使用。

（一）呼吸支持

呼吸支持包括适当的氧合、允许性高碳酸血症、温和的呼吸机策略。早期使用 NCPAP 可以减少气管插管的机会，如果能及时从机械通气过渡到 CPAP 也是较好的策略。机械通气选择患儿触发的模式、压力支持同步呼吸模式等，由患儿触发的呼吸模式可以降低 BPD。避免过度通气，保持适当的 $PaCO_2$（早期 45～55mmHg、中晚期 55～60mmHg），pH>7.25，SaO_2 90%～95%，PaO_2 50～70mmHg，尽可能采取低气道峰压（14～20cmH_2O）、短吸气时间（0.24～0.40 秒）、低潮气量（3～6ml/kg）及合适的 PEEP（4～6cmH_2O）。不推荐常规使用高频通气模式，证据表明，高频通气并不能预防高危儿 BPD 的发生。

（二）应用肺泡表面活性物质

外源性 PS 可促进肺泡恢复正常，改善肺功能，减少肺损伤，缩短机械通气时间，可降低 BPD 的严重性和病死率，但不能降低其发生率。

（三）营养支持

在最小的液体容积里浓缩尽量高的热量及蛋白质，以提供足够的营养支持。BPD 患儿能量需求是健康新生儿的 1.25 倍，早期主要以肠外营养为主，后期则以肠内营养为主，食物中含有 10% 蛋白质、40% 碳水化合物及 50% 脂肪乳。给予能量及蛋白质热量 140~160kcal/(kg·d)，进食不足者加用肠外营养。维生素 A 可降低 BPD 的发生，此外还应补充维生素 C、D、E 及其他微量元素等。如果需要限制液体量，可以增加中链、多链不饱和脂肪酸和葡萄糖聚合物的量以促进生长发育。

（四）液体管理

可根据早产儿日龄的生理需要量适当减少液量（控制在每天 100ml/kg），监测血清电解质并维持其在正常水平。保证尿量每小时大于 1ml/kg，血浆钠浓度 140~145mmol/L。适当使用利尿药有助于改善肺顺应、阻力、分钟通气量、肺泡通气量，减少氧的需要，缩短呼吸机应用时间。出现下列情况可使用利尿剂：①生后 1 周出现呼吸机依赖、有早期 BPD 表现；②病程中因输入液量过多致病情突然恶化；③肺水肿或心功能受损；④为了增加热量而加大输液量时。常使用呋塞米每次 0.5~1mg/kg，每周 2~3 次，直至能够停氧。

（五）药物治疗

1. 支气管扩张药　BPD 患儿具有气道高反应性特点，β 肾上腺素受体激动剂可降低气道阻力，改善通气，但迄今尚无有价值研究提示其可预防 BPD 的发生，且其心血管方面的副反应较大（如心动过速、高血糖、高血压甚至心律失常等），故不推荐作为预防和治疗 BPD 的常规用药，仅限于喘憋急性发作时雾化吸入而不应口服给药。氨茶碱可舒张平滑肌、降低气道阻力、刺激呼吸中枢、轻度利尿作用、增进呼吸肌收缩以及改善肺顺应性，剂量为每次 2mg/kg，q12h。

2. 肾上腺糖皮质激素　早期糖皮质激素治疗可能对部分患儿有益，但不推荐对所有 BPD 患儿或高危患儿使用该治疗；不推荐使用大剂量糖皮质激素治疗；出生后第 3~4 天禁用地塞米松；尽可能避免使用糖皮质激素，若必须使用时应尽可能小剂量和最短疗程。鉴于现有数据的相互矛盾性和不确定性，对 BPD 患儿是否使用糖皮质激素，临床医生必须权衡利弊后作出判断，对具有高 BPD 风险的患儿可考虑使用短疗程糖皮质激素治疗，但做出此决定前一定要充分与患儿父母进行沟通。

3. 抗生素　BPD 患儿易合并肺部及全身感染，导致病情恶化，应有针对性选择抗生素，尽量避免二重感染。可行血、痰培养，机械通气患儿可行支气管肺泡灌洗液培养，以确定病原体，选择有效的抗生素治疗。

4. 维生素 A　出生 1 个月内肌内注射维生素 A 5000IU，每周 3 次，连续 4 周。

（六）治疗新进展

采用多功能干细胞代替受损的细胞，以重新产生肺组织；补充人重组抗氧化酶可能是预防 BPD 发生的有前景的治疗方法；研究发现氦氧混合物与氮氧混合物相比，可以减少呼吸做功，改善气体交换以及长期机械通气患儿对呼吸机辅助通气的依赖。

六、护理措施

（一）合理氧疗

避免过多高浓度氧以减少 BPD 的发生危险,尽可能给予低流量氧气吸入。在有血氧饱和度仪监测及血气分析监测时,一般早产儿经皮测血氧维持在 90% ~95% 即可。为避免患儿对氧产生依赖,可采取低流量间断吸氧法,过渡到停止吸氧。当患儿肺部感染得到控制时,可采取空氧混合仪低流量吸氧。患儿在此期间如能维持正常血氧饱和度且无发绀、气促表现,可逐渐撤氧。因吃奶时用力较大,体能消耗大,早产儿肺部发育不良,肺换气功能受阻而引起缺氧症状,故吃奶时予以低流量吸氧并采用间歇喂养法达到缓解缺氧症状的目的,此期如能适应则能顺利停氧。

（二）早期喂养

为预防 BPD 的发生,对早期 BPD 患儿实施营养支持是必需的,对喂养困难的患儿应早期予微量喂养。所谓早期喂养就是对早产儿生后 24 小时内即可开始开奶,有条件者尽量使用母乳喂养。母乳缺乏者选择适宜早产儿的配方奶,根据小儿胃肠耐受情况逐渐加奶,奶量不超过每天 20ml/kg。选择合适的喂养方式,患儿纠正胎龄<32 周时可完全管饲喂养。纠正胎龄达到 32 周时应开始训练吸吮力。从全管饲改为部分管饲,逐步过渡到自行经口吸吮。

（三）呼吸管理

BPD 的发生与肺部感染及呼吸机使用密切相关,因此加强呼吸道管理是预防 BPD 行之有效的办法,正确的体位和恰当的吸痰是保持呼吸道通畅的重要环节。俯卧位有助于减轻心脏对肺的压迫而缓解肺的局部受压,改善通气与血流情况,还有利于肺内分泌物的引流。如患儿听诊肺部有痰鸣音时应给予拍背排痰,拍背时力度要轻柔,以不引起背部摆动为宜,拍背时间宜短,拍背时注意观察患儿面色、呼吸等情况。吸痰时压力为 8 ~10kPa,时间不宜过长(不超过 10 秒),不要反复多次吸引,吸痰管前端以刚超过气管导管前端为宜,避免气道损伤。积极改善通气,纠正低氧,做好呼吸道管理,及时清除呼吸道分泌物,解除气道梗阻,降低通气阻力,可缩短呼吸机使用时间,从而减少 BPD 发生风险。

（四）基础护理

BPD 患儿早期出现并发症较多,加强基础护理尤显重要,按照早产儿常规护理进行。同时应加强消毒隔离制度,避免医源性感染。

（五）健康教育

BPD 一般发生于早产儿,早产儿住院时间长,易出现喂养困难及各种并发症,住院费用高,家长担忧患儿预后,承受着经济与精神的双重压力。应评估患儿家庭功能状况并给予照护者心理支持。如患儿病情稳定,可采用母婴同室,让家长与护士共同护理患儿,护士以言传身教的方法让家长树立信心。指导家长学习基础护理,如体温测量、喂养技巧、新生儿抚触及相关疾病知识。

（胡晓静 彭文涛）

第七节　相关护理技能

一、吸　痰　法

【目的】

1. 清除气管内分泌物,保持呼吸道通畅。

2. 有利于气体交换,防止窒息和并发症的发生。

【评估】

1. 患儿日龄、疾病、反应、治疗等情况。

2. 有无影响吸痰的因素。

3. 患儿采用的吸痰方法。

【计划】

1. 物品准备　中心负压吸引器($60 \sim 80cmH_2O$)、无菌水和无菌手套、注射器($2ml$)、生理盐水,无菌吸痰管、复苏囊、面罩、氧气、垃圾桶、利器盒。

2. 患儿准备　体位舒适,情绪稳定保持自然呼吸状态。

3. 环境准备　整洁、安静、安全。

【实施】

1. 操作步骤

操　作　步　骤	要点与说明
(1) 洗手。携物至患儿床旁,核对	● 确认患儿身份
(2) 根据对患儿的评估建立个体化的吸痰频率。评估潮气量、分泌物的性状及量、患儿耐受情况及临床表现	● 减少吸痰引起的相关并发症,例如:低氧血症、脑血流的改变、肺不张、气胸、溃疡性气管支气管炎
(3) 开放式吸痰时确保负压 $60cmH_2O$;密闭式吸痰时不超过 $80cmH_2O$	● 负压过大会引起肺不张等并发症,改变肺的顺应性及引起黏膜损伤。增加负压不会增加痰液吸出量。密闭式吸痰时,负压需较开放式吸痰增加15%才能达到与开放式吸痰相等的压力
(4) 操作前应提高氧浓度吸氧1分钟,氧浓度较基线值增高 10% ~15%,同时提高 PEEP $1cmH_2O$。使吸痰后患儿达到吸痰前各参数水平,包括SpO_2、心率、活动度。用血氧饱和度探头监测患儿对吸痰的耐受情况。观察患儿行为,例如面部表情及四肢的屈伸情况,上述情况发生时应暂停吸痰(尽可能),待患儿重新建立稳定的行为状态为止	● 减少低氧血症,减少操作前后高氧血症,高氧血症容易引发 ROP

操作步骤	要点与说明
(5) 开放式吸痰每次吸痰前后用呼吸机或复苏球囊进行人工通气。采用密闭式吸痰的患儿仅在需要时应用复苏球囊	● 防止低氧血症和肺不张
(6) 将无菌注射用水放置暖箱内	● 减少冲管时的感染危险
(7) 评估是否需要冲洗气道,吸痰前应用无菌生理盐水注入 0.5ml	● 冲洗是为了让吸痰管更容易通过气道,并非稀释痰液
(8) 保持患儿在吸痰过程中屈曲位(更换体位) 1) 俯卧位吸痰; 2) 包裹患儿; 3) 提供舒适措施——非营养性吸吮	● 提高患儿舒适度和自我调整能力,提高患儿对吸痰的耐受性
(9) 以无菌方法开启吸痰管,戴好无菌手套	● 无菌操作,保持无菌
(10) 开放式吸痰需一人辅助断开呼吸机,密闭式吸痰无需断开呼吸机,一手撑起气管插管,另一手送吸痰管至相应刻度,插入、抽吸、提出,不超过 15 秒	● 预防气管插管脱管,减少吸痰管插入过深的潜在危险,也减少坏死型气管支气管炎的发生
(11) 冲洗管道。评估是否需要吸口鼻腔,需要时可用纱布清洁口部。口腔内吸引容易增加患儿的痛苦和不舒适。只有在非常必要时、用纱布不能去除口腔内的分泌物时才进行口腔吸引	● 口腔吸引易引起生理紧张,导致颅内压及平均动脉血压的变化
(12) 吸痰结束允许患儿休息后才开始其他操作,例如喂养、更换体位、更换尿布等	● 吸痰操作后让患儿充分休息。研究表明,吸痰后应使患儿休息30分钟
(13) 整理用物,洗手,记录吸痰情况、痰液性状及量	

2. 健康教育　让患儿家属认识吸痰的重要性,理解吸痰对患儿的必要性,能够观察吸痰后生命体征的恢复情况。

【评价】

1. 吸痰的效果。

2. 吸痰后生理状态恢复的情况。

二、氧气吸入法

【目的】

1. 通过给氧提高肺泡内氧分压、血氧含量及动脉血氧饱和度。

2. 纠正各种原因所造成的缺氧状态,促进代谢。

3. 对于 PPHN 的患儿可减少右向左分流。

4. 对于气胸患儿可促进气体的吸收。

【评估】

1. 患儿日龄、疾病、反应、治疗等情况。

2. 有无影响吸氧的因素。

3. 患儿采用的吸氧方法。

【计划】

1. 供氧设备一套(空氧混合仪),鼻氧管或头罩、棉签、生理盐水、胶布或敷贴。

2. 患儿准备　体位舒适,情绪稳定保持自然呼吸状态。

3. 环境准备　整洁、安静、安全。

【实施】

1. 操作步骤

操 作 步 骤	要点与说明
(1) 洗手	• 避免交叉感染
(2) 核对医嘱	• 核对床头卡及患儿手圈
(3) 携物患儿床边,核对、评估,摆放患儿体位	• 评估吸氧装置,注意管道连接紧密
(4) 鼻导管吸氧时需选择并清洁鼻腔	
(5) 连接氧气管道和鼻氧管	
(6) 调节氧流量,鼻氧管吸氧流量 0.5~1L/min,头罩吸氧时流量 2~3L/min	• 鼻导管吸氧时流量过大刺激鼻黏膜,头罩吸氧时流量过小可导致 CO_2 无法及时排出
(7) 根据患儿的孕周和疾病调节氧浓度	• 采用最低的氧浓度维持合理的 PaO_2,气胸或 PPHN 的患儿可用 100% 氧浓度
(8) 查看氧气流出是否通畅	• 检查氧气流出量是否通畅的方法:①放入生理盐水中,看有无气泡溢出;②将管口靠近手腕内侧,感觉有无气流
(9) 固定鼻氧管:从耳后绕至下颌处固定,头罩吸氧者需将氧气管道固定于头罩上	• 双侧脸颊使用人工皮保护皮肤后再用敷贴固定
(10) 观察呼吸困难有无改善、氧饱和度等	
(11) 整理用物,洗手。记录用氧时间、氧流量、患儿情况等	

2. 健康教育　让患儿家属认识吸氧的重要性,理解吸氧对患儿的必要性,能够观察吸氧后生命体征的恢复情况。

【评价】

1. 吸氧的效果。

2. 吸氧后生理状态恢复的情况。

三、呼吸机的使用

【目的】

1. 纠正急性呼吸性酸中毒。

2. 纠正低氧血症。

3. 降低呼吸做功,缓解呼吸肌疲劳。

4. 稳定胸壁。

【评估】

1. 患儿日龄、疾病、反应、治疗等情况。

2. 需要采用的呼吸机模式。

3. 呼吸机参数设置,血气分析结果。

【计划】

1. 常频通气模式的呼吸机(有条件的情况下可使用常频、高频一体机)、或高频通气模式的呼吸机(例如 SENSORMEDICS),呼吸机管道(有条件可使用一次性管道),湿化器和湿化罐(有条件可使用一次性湿化罐),压缩空气和氧气(有条件可使用墙式)。

2. 患儿准备　体位舒适,SpO_2维持在90%左右时进行插管。

3. 环境准备　整洁、安静、安全。

【实施】

了解呼吸机的使用缩写:A/C——辅助通气;SIMV——同步间歇指令通气;P/S——压力支持;V/G——容量保证;PIP——吸气峰压;PEEP——呼吸末正压;CPAP——持续正压通气;$TcPCO_2$——经皮二氧化碳分压;SpO_2——脉搏氧饱和度;Vt——潮气量;HFV——高频通气;ETT——气管插管;WOB——呼吸做功;FRC——功能性残气量。

1. 操作步骤

操　作　步　骤	要点与说明
(1) 机械通气患儿血气分析的目标值 pH 7.25 ~ 7.35 PCO_2 40 ~ 55mmHg PO_2 50 ~ 60mmHg	• 高碳酸可能降低 BPD 发生率;避免高通气,因为高通气与脑室周围白质化(PVL)和脑瘫(CP)有关
(2) 如果关于以下参数超过范围 HCO_3^- <18 碱缺失>5	• 有些血气值是可以接受的,例如,慢性通气的患儿高碳酸血症是可以接受的
(3) 开始呼吸支持 关于是否需要机械通气由医疗小组的成员决定,初始应采用容量保护措施	• 容量过大可导致肺损伤,尽可能采用最小压力达到最适合的容量
(4) 设置适合的模式和参数 采用患儿驱动的模式,例如 P/S 或 A/C,而不是非患儿驱动模式(SIMV)	• 患儿驱动模式可提供更稳定的容量,以及更好地复张肺。患儿驱动的模式与撤机时间缩短以及减少呼吸做功有关

操作步骤	要点与说明
(5) 容量保护策略例如 V/G 可以预防容量伤,应该与患儿触发模式例如 A/C 或 P/S 联合,对于出生体重低于 1000g 的患儿 VG 可以从 4~5ml/kg 开始。更成熟或大一些的患儿可能需要更大的 Vt。如果 VG 不用以上数值也应使用合适的容量	• 证据表明,机械通气患儿 5~8ml/kg 的目标潮气量是安全有效的,小一点的患儿开始容量为 4~5ml/kg
(6) PEEP 是扩张肺的重要参数,可以扩张肺泡,保持气道的稳定性。最小 PEEP 应为 5cmH$_2$O,如果 PEEP 超过 7cmH$_2$O 应通知医生,可考虑使用高频通气呼吸机	• PEEP 可增加 FRC。肺扩张需要较为均匀的 Vt,降低潜在的容量伤
(7) 吸气时间延长(0.5~0.6 秒)可增加气胸,减少同步性,应避免。如果设置吸气时间一般为 0.3 秒	• 同步吸气时间应为 0.26~0.34 秒
(8) 如果存在气管插管漏气,较少依赖患儿触发的模式可提供更合适的通气。SIMV 频率 >40 时较少与患儿呼吸同步,需考虑使用其他通气模式。SIMV 模式在撤机拔管前确定患儿自主呼吸潮气量是否足够时较为有用。SIMV 对于预防自主呼吸频率较高导致低碳酸血症的患儿较为合适,但是这种模式可能会增加呼吸做功。经皮监测血气分析和其他监测模式有助于保证充足的通气。所有机械通气的患儿开始机械通气就应该经皮监测血 CO$_2$ 水平,同时应使用脉搏氧饱和度监测氧合情况	• P/S 和 V/G 依赖流量测试,大的漏气可能会阻碍流量读数,导致 P/S 和 V/G 模式使用困难,而且读数不精确
(9) 如果压力 >18,RR>55 和(或)容量接近上限时应考虑使用高频通气呼吸机	• HFV 的使用可保护肺,防止损伤
(10) 撤机:逐步降低参数,或及时更换为无创通气模式	• 机械通气时间的增加与慢性肺病危险的增加有关。动物研究表明,早期拔管可以保护肺并促进肺的成熟
(11) 特殊考虑:如果患儿胎膜早破时间延长,或者肺发育不全,可能应该首先使用 HFV	• HFV 可维持足够的气体交换

2. 健康教育　让患儿家属认识气管插管的重要性,理解其必要性。

【评价】

1. 气管插管的效果。

2. 血气分析的结果。

四、胸腔引流管的维护

【目的】

1. 胸腔闭式引流可排除胸膜腔内的积气及积液。

2. 恢复胸腔内负压,以利肺的扩张。

【评估】

1. 患儿日龄、疾病、反应、治疗等情况。

2. 周围环境设施。

【计划】

1. 物品准备　闭合引流包,无菌手套,一次性胸腔引流瓶,0.9% NaCl 250ml 4 瓶,棉签,安尔碘,胶布,止血钳 2 个,低负压吸引器,利多卡因 1 支,5ml 注射器 1 付。

2. 患儿准备　体位舒适,情绪稳定保持自然呼吸状态。

3. 环境准备　整洁、安静、安全。

【实施】

1. 操作步骤

操作步骤	要点与说明
(1) 洗手	● 避免交叉感染
(2) 核对医嘱	● 核对床头卡及患儿手圈
(3) 携物至患儿床边,核对	
(4) 打开低负压吸引器,检查负压是否有效,关闭开关	● 正确连接胸腔引流管,倒入无菌生理盐水注射液至刻度,并注明日期、时间
(5) 患儿取平卧位,抬高穿刺部位肢体,配合医生进行穿刺	● 观察伤口敷料有无渗出液,胸部引流管的刻度
(6) 穿刺完毕,连接胸腔引流瓶,连接低负压吸引器,调节负压	● 注意无菌操作
(7) 松止血钳,观察长管水柱波动情况,有无气泡逸出	● 床旁需备两把止血钳,每周更换引流瓶,更换时必须夹闭引流管,防止空气进入胸膜腔引起气胸
(8) 做好标记	
(9) 将引流瓶悬挂在床架上	● 引流瓶低于胸壁引流口平面 60cm,不可放置在地上
(10) 妥善固定引流管,防止脱落,保持引流管通畅	● 定时挤压引流管,捏紧引流管的远端,向胸腔的方向挤压,再缓慢松开捏紧的引流管,防止引流瓶中的液体倒吸。负压引流装置的吸引压力不宜过大,否则易引起胸腔内出血及患儿疼痛
(11) 整理用物,洗手,记录	

2. 健康教育　让患儿家属认识患儿采取该治疗措施的重要性,同时告知如何观察胸腔闭式引流后的效果。

【评价】

1. 胸腔引流的效果,有无并发症。若短时间内引流出大量鲜血>5ml/(kg·h),应密切观察有无心包填塞症状,如发现患儿气急、心动过速、中心静脉压上升、动态血压下降、脉压减小、面色苍灰、尿量减少、末梢花纹、发绀等情况应及时通知医生处理。如遇引流管接口处滑脱、引流管断裂或引流瓶损坏时,要立即夹闭或反折近胸端胸腔引流管,通知医生并予以重新连接。

2. 行床旁摄片,如气胸已吸收可夹管观察,无新气体出现可考虑拔管。

（胡晓静）

第二章 循环系统疾病

第一节 早产儿循环系统特点

胎儿在母体内靠胎盘进行气体和营养物质的交换,胎儿娩出后,肺部膨胀,脐循环中断,血液循环发生重要动力学变化,与解剖学的变化互为因果。

一、心脏的胚胎发育

（一）原始心脏的形成

心血管系统是胚胎发育中功能活动最早的系统。胚胎第 18～19 天,围心腔腹侧的中胚层细胞密集,形成前后纵行、左右并列的一对长索即生心板。板的中央变空逐渐形成一对心管,心管向中线靠拢,第 22 天心管从头端向尾端融合为 1 条陷入围心腔内。心管背侧出现心背系膜,将心管连于围心腔外侧壁。心背系膜很快退化消失,形成心包横窦。当心管融合和陷入心包腔时,其周围的间质逐渐密集,形成一层厚的心肌外套层,将来分化成心肌膜和心外膜。内皮和心肌外套层之间的组织为较疏松的胶样结缔组织,心胶质将来参与组成心内膜。第三周末原始心血管系统形成,胚胎开始具有血液循环。

（二）心脏外形的建立

心管各段因生长速度不同,首先出现 3 个膨大,由头端向尾端依次为心球、心室和心房,以后在心房尾端又出现一个膨大称静脉窦。心球的远侧部分较细长,称动脉干。心管生长尤其是心球和心室的生长速度快于心腔,致使心管先弯曲成 U 形(称球室祥),进而变成 S 形。心房受前面的心球和后面的食管限制,故向左右方向扩张,膨出于动脉干两侧。心房扩大,房室沟加深,房室之间遂形成狭窄的房室管。心球分为三段:远侧段细长,为动脉干;中段较膨大,为心动脉球;近侧段被心室吸收,成为原始右心室。原来的心室成为原始左心室,左右心室之间的表面出现室间沟。至此,心脏已初具成体心脏的外形,但内部尚未完全分隔。

（三）心脏内部的分隔

胚胎发育到第五周末,心脏外形的建立虽已基本完成,但内部的左右分隔仍不完全,约在第 5 周末告完成。心脏各部的分隔同时进行。

1. 房室管的分隔　心房与心室之间原是以狭窄的房室管相通。此后,房室管背侧壁和腹侧壁的心内膜下组织增生,各形成一个隆起,分别称为背、腹心内膜垫。两个心内膜垫彼此对向生长、互相融合,将房室管分隔为左、右房室孔。围绕房室孔的间充质局部增生并向腔内隆起,逐渐形成房室瓣,右侧为三尖瓣,左侧为二尖瓣。

2. 原始心房的分隔　胚胎发育至第 4 周末,原始心房顶部背侧壁的中央出现一个薄的半月形矢状隔,称原发隔或第一房间隔。此隔沿心房背侧及腹侧壁渐向心内膜垫方向生长,在其游离缘和心内膜垫之间暂留的通道称第一房间孔,第一房间孔闭合前形成第二房间孔。原始心房被分为左右两部分,但两者之间仍有继发孔交通。第5周末,在原发隔的右侧,从心房顶端腹侧壁长出继发孔(第二房间隔),其游离缘形成卵圆孔。出生前,右房压力大于左房,血液经右房到左房出生后,肺循环开始,左心房压力增大,两个隔紧贴并逐渐愈合形成一个完整的隔,卵圆孔关闭,左、右心房完全分隔。心脏胚胎发育的关键时期是胚胎2~8周,此期如受到某些物理、化学和生物因素影响易引起心血管畸形。

3. 原始心室的分隔　第4周末,心室底壁组织向上凸起形成一个较厚的半月形肌性嵴,称室间隔肌部。此隔不断向心内膜垫方向伸展,上缘凹陷,第5周末与心内膜垫之间形成室间孔,使左、右心室相通。胚胎发育第7周末,由于心动脉球内部形成左、右球嵴,对向生长融合,同时向下延伸,分别与肌性隔的前缘和后缘融合,关闭室间孔上部的大部分,室间孔其余部分则由心内膜垫的组织所封闭,由此形成室间隔膜部。室间孔封闭后,左、右心室完全分隔,肺动脉干与右心室相通,主动脉与左心室相通。

4. 动脉干与心动脉球的分隔　胚胎发育第5周,心球远端的动脉干和心动脉球内膜下组织局部增厚,形成一对向下延伸的螺旋状纵嵴,称左、右球嵴。以后左右球嵴在中线融合,形成螺旋状走行的主肺动脉隔,将动脉干和心动脉球分隔成肺动脉干和升主动脉。肺动脉和主动脉起始处内膜下组织增厚,各形成三个隆起,并逐渐改变形状成为薄的半月瓣。

二、胎儿循环特点

胎儿循环是体循环与肺循环之间凭借左、右心房间的卵圆孔和主、肺动脉间的动脉导管这两个重要通道的交通并行循环,胎儿时期的营养代谢和气体交换通过脐血管和胎盘与母体之间以弥散的方式进行(图2-2-1)。主要特征有:①胎儿肺脏处于萎缩状态,尚无功能;②肺循环阻力高于体循环,右室负荷高于左室负荷;③卵圆孔和动脉导管均处于开放状态,形成心内通道,只有体循环而无肺循环,相对低心排血量。含氧量高的动脉血经脐静脉进入胎儿体内,在肝脏下缘分为两支,一支入肝脏与门静脉汇合后经肝静脉进入下腔静脉,一支经静脉导管直接进入下腔静脉,与来自下半身的静脉血混合,流入右心房。来自下腔静脉的血液(以动脉血为主)进入右心房后,大部分经卵圆孔流入左心房,再经左心室流入升主动脉,主要供应心脏、脑和上肢,小部分流入右心室。从上腔静脉回流的、来自上半身的静脉血,进入右心房后绝大部分流入右心室,再流入肺动脉。由于胎儿肺脏无呼吸,肺血管

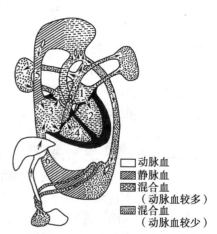

图 2-2-1　正常胎儿血循环
1. 左心房;2. 左心室;3. 右心房;4. 右心室;5. 上腔静脉;6. 下腔静脉

图例:
□ 动脉血
▨ 静脉血
▨ 混合血(动脉血较多)
▨ 混合血(动脉血较少)

阻力高,只有少量流入肺,大部分流入右心室的血液经动脉导管流入降主动脉,与来自升主动脉的血汇合,供应腹腔脏器和下肢,最后血液经脐动脉回至胎盘,再次进行营养和气体交换。

胎儿期由于两个心室均向体循环供应血液,因此心脏畸形只要不影响胎儿循环血液,胎儿生长发育尚不受影响,而且某些先天性心脏病如大动脉转位、肺动脉闭锁等,在胎儿时期

由于卵圆孔和动脉导管的存在,缓解了疾病异常血流动力学改变,故胎儿期可不发病。

三、出生后血液循环

出生后循环是以串联循环、无心内通道、肺血管阻力低及相对高心排血量为特征,在肺内发生气体交换。出生后胎盘血液循环停止,新生儿肺开始呼吸活动。动脉导管、静脉导管和脐血管均失用,血液循环发生一系列改变。主要变化如下:①脐静脉(腹腔内部分)闭锁,成为由脐部至肝的肝圆韧带;②脐动脉大部分闭锁成为脐外侧韧带,仅近侧段保留成为膀胱上动脉;③肝的静脉导管闭锁成为静脉韧带,从门静脉的左支经肝到下腔静脉;④出生后脐静脉闭锁,从下腔静脉注入右心房的血液减少,右心房压力降低,同时肺开始呼吸,大量血液由肺静脉回流进入左心房,左心房压力增高,卵圆孔瓣紧贴于继发隔,卵圆孔的瓣膜发生功能性的关闭,但当肺动脉和右心室压力升高发生右向左分流时,它也可以再开放,生后 5 ~ 7 个月,卵圆孔才形成解剖上的关闭。也有 15% ~ 20% 的人可保留卵圆孔,但无左向右分流。⑤动脉导管闭锁成为动脉韧带。由于肺循环压力降低,体循环压力增高,使流经动脉导管的血液逐渐减少、最后停止,形成动脉导管功能性关闭,出生后 3 个月左右成为解剖关闭。动脉导管在胎儿时期的开放主要是由胎儿血中低氧饱和度和 PGE_2 的作用维持,出生后当发生低氧血症或给予 PGE_2,关闭的动脉导管可以再度开放。

四、早产儿血液循环特点

足月儿出生时由于氧气增多及前列腺素 E_2 浓度下降使动脉导管迅速收缩,动脉导管在出生后 24 小时内关闭。与足月儿相比,早产儿对缺氧的敏感性较差而耐受性较好,加上肺组织发育不成熟,肺表面活性物质较少,在生后不易转变为正常肺部呼吸,导致过渡循环的时间延长。早产儿动脉导管持续开放的发生率高,主要是由于早产儿动脉导管对动脉 PO_2 敏感性的下降和血浆中 PGE_2 的增多,且早产儿对前列腺素反应强烈,导致动脉导管关闭延迟。胎龄越小、日龄越小,动脉导管未闭的发生风险越高。有报道体重 500 ~ 1750g 早产儿症状性动脉导管开放发生率为 12% ,如不及时治疗可诱发充血性心力衰竭、慢性肺疾病、肾脏功能损害、坏死在小肠结肠炎等。

早产儿血压偏低,收缩压在 6.0 ~ 8.0kPa(45 ~ 60mmHg) 左右,超低出生体重儿平均动脉压应在 4.0kPa(30mmHg) 以上。早产儿因血容量不足容易发生低血压。心室容量超负荷时增加心搏出量的顺应能力常受限制,更易发生心力衰竭和肺水肿。

心电图检查呈右室占优势图形;早产儿心肌细胞小,密度低,含水量较多,且心脏内交感神经发育不完善,应激能力较低;心肌细胞收缩成分少,心肌收缩力和心脏储备能力均不足,导致心肌功能偏弱;心肌肌纤维膜网状组织少,T 小管发育不全甚至缺如,心肌收缩时更依赖于跨肌纤维膜的钙内流,因此对具有负性收缩作用的钙通道阻滞剂更敏感,在手术期需要更多钙离子来维持足够的收缩状态。

第二节　动脉导管未闭

动脉导管未闭是新生儿期最常见的先天性心脏畸形之一,早产儿发生率尤高,动脉导管未闭的存在可加重早产儿呼吸窘迫综合征、颅内出血、新生儿坏死性小肠结肠炎等,是影响早产儿存活率和后遗症发生率的主要原因之一,因此,适时安全地关闭早产儿动脉导管极为重要,对动脉导管未闭早产儿的诊治一直成为被关注的问题。

一、概　述

动脉导管未闭(patent ductus arteriosus,PDA)是指胎儿期动脉导管被动开放,至出生后仍持续开放,并产生病理生理改变的一种小儿先天性心脏病。我国 PDA 发病率占所有先天性心脏病的 15% ~21%,男女性别比例为 1∶(1.4~3.0)。早产儿为 PDA 高发人群,胎龄越小、日龄越小、出生体重越小,则 PDA 发生率越高。出生体重小于 1750g 者 PDA 发生率约45%,出生体重小于 1200g 者 PDA 发生率为 80%。

二、病因及发病机制

孕母于妊娠初期 3 个月多有风疹病毒感染史,亦可并发于其他先天性心脏病,或作为某些重症发绀型先天性心脏病的代偿机制而存在。动脉导管是胎儿时期连接肺动脉和降主动脉的血管,位于左肺动脉根和降主动脉峡部之间,是维持胎儿循环必不可少的重要途径。出生后随着呼吸建立,肺脏膨胀,动脉血氧分压上升,以及缓激肽等物质的产生,使动脉导管管壁肌肉发生收缩,促使动脉导管闭合。另一方面随着呼吸建立,肺脏膨胀,肺循环压力降低,体循环阻力增大,有人报道不伴 RDS 的早产儿生后 32 小时的平均肺动脉压力为 32mmHg,平均主动脉压力为 53mmHg。压力差决定导管的关闭,动脉导管出生后 24 小时多数发生关闭,但此为功能上关闭,在生后 7~10 天内还可因低氧血症等原因重新开放,多数在出生后 3 个月内出现解剖上的完全关闭。若动脉导管持续开放,在主、肺动脉间出现右向左分流者即称为动脉导管未闭(图 2-2-2)。

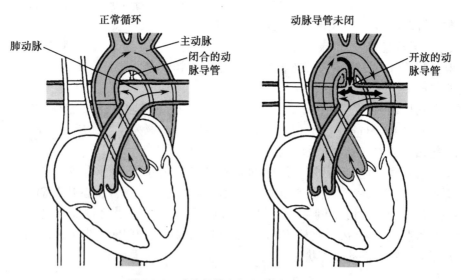

图 2-2-2　动脉导管未闭血液循环示意图

在组织形态学上,动脉导管的发育分为四期:①Ⅰ期:妊娠 16~20 周,动脉导管类似一条肌性动脉,内弹力层为单层,血管内膜由极薄的内皮细胞构成;②Ⅱ期:局部形成小血管内膜增生,并充填管腔表面,有弹性的肌肉垫伸入导管腔构成实质性结构;③Ⅲ期:血管内膜增厚更广泛,更明显;Ⅲa期,见于足月儿PDA,内皮下弹力层围绕管腔,形成了原始的解剖学上的缺陷,即动脉导管主动脉化;④Ⅳ期:见于组织学上已关闭的导管,血管内膜垫溶解,新的缺少弹力纤维的松散纤维组织充填于管腔,导管明显收缩,最后形成一条索状残余。动脉导管的关闭可用组织学上不同成熟阶段来解释,处于Ⅰ期或Ⅲa期,动脉导管持续开放,解剖上关闭受到抑制,动脉导管常开放,即使应用吲哚美辛产生功能性关闭,以后亦可重新开放。这是因为Ⅰ期、Ⅲa期特征是动脉导管内弹力层厚且围绕于管腔周围,以致妨碍了动脉导管解剖上的关闭。

胎儿期动脉导管被动开放是血液循环重要通道,胎儿期动脉导管开放有赖以下几个因素:①前列腺素E:PGE具有扩张动脉导管作用,是保持动脉导管开放必需的物质,胎儿的前列腺素E血浓度很高,使胎儿动脉导管保持开放;②胎儿血氧含量与动脉导管开放与闭合也有密切关系,低氧状态使其开放,氧分压升高则关闭。胎儿期血氧分压较低,处于一个低氧和状态,也是动脉导管保持开放的原因。胎儿娩出后肺部呼吸建立,血氧浓度急剧升高,前列腺素E_2(PGE_2)合成受到抑制(PGE_2为保持动脉导管开放所必需的物质),动脉导管壁产生收缩,亦可能与肺建立呼吸后血栓烷A_2(TXA_2)大量进入导管,引起导管壁肌肉强烈收缩而使动脉导管关闭有关。胎龄越小动脉导管对前列腺素的舒张反应越强等因素均可阻碍动脉导管的正常收缩,动脉导管的开放或闭合依赖于多种收缩作用(如氧气)和多种前列腺素扩张作用之间的平衡,氧气和前列腺素作用在不同胎龄是有差异的,胎龄越小氧气的收缩作用越小,因此,早产儿动脉导管未闭发生率远较足月儿高,关闭后也易因缺氧因素而再度开放。

三、临床表现

PDA早产儿在早期无症状,随着新生儿肺部顺应性好转,肺动脉压力下降,导管水平左向右分流加大,出现一系列症状。可分为两种情况:①不伴肺部疾患的早产儿PDA:其临床特点依据动脉导管的粗细、主动脉及肺动脉的压力阶差和有否肺动脉高压而定。分流量小者可无症状,分流量大者可有气促、喂养困难、多汗以及心动过速(HR>160~170次/分)、呼吸困难、肺底湿啰音、肝大等心力衰竭表现。典型体征表现为胸骨左缘第2、3肋间听到收缩期吹风样杂音,极少数患儿在新生儿后期可听到机器隆隆样连续性杂音。当肺循环量超过体循环1倍时,在心尖区可闻及舒张期隆隆样杂音,系因过多血流通过二尖瓣产生相对性狭窄所致。其他体征包括心前区搏动增强、脉压增大(>25~35mmHg)、水冲脉、股动脉或肱动脉听到枪击音、毛细血管搏动。早产儿动脉导管未闭可发生血流重新分布,使升主动脉血流增加、降主动脉减少,可诱发或促进慢性肺疾患、颅内出血和坏死性小肠结肠炎的发生,而出现相应表现。②伴有肺透明膜病(HMD)的早产儿PDA:生后数小时出现HMD的症状和体征,患儿有进行性呼吸困难,经过人工通气及表面活性物质等治疗,于生后第3天病情开始好转,此时肺动脉压力下降,主动脉和肺动脉压差增加,发生大量左向右分流,心脏负荷加重,出现心力衰竭和肺水肿,使已趋于好转的HMD又加重,导致撤离呼吸机困难,此时患儿除表现脉压增大、末梢血管征外,主要为与心力衰竭有关的表现,如呼吸困难、发绀、肺中细湿啰音增多、心率快、心脏增大等,心脏杂音可有可无。

有些国家按照是否有显著的左向右分流将PDA分为症状性和非症状性。Cooke等将症状性PDA定义为确诊PDA患儿出现临床上和(或)放射学改变证据的心力衰竭。Malviya等定义症状性 PDA 的标准是：出现临床征象（心脏杂音、水冲脉、心动过速、心前区搏动增强、脉压增大、呼吸情况恶化）之一加上以下全部的超声学标准：①证实左向右分流；②左房与主动脉根部比值>1.3；③导管直径>115mm；④心室舒张期主肺动脉混杂血流伴有导管下主动脉向后血流和导管上主动脉向前血流（可被认为是双向双期的分流存在）。

未闭导管依形态可分为五型：①管型：导管两端等粗，此型最常见，占75%；②漏斗型：导管的主动脉端直径大于肺动脉端，呈漏斗状，占23%；③窗型：导管极短，管腔较粗，主动脉与肺动脉紧贴，呈窗状，管壁往往很薄，此型较少见；④哑铃型：导管中间细，两端粗，形成哑铃状，少见；⑤动脉瘤型：导管中间呈瘤状膨大，管壁薄而脆，罕见。未闭导管的长度 0.2～3cm，内径 1～20mm 或以上，多数为 5mm 左右。

四、诊断检查

（一）听诊心脏杂音

不同胎龄、不同出生体重早产儿 PDA 的临床表现和诊断线索有所不同：①出生体重大于 1500g 者，PDA 常不合并肺部疾病。可于胸骨左缘第 2、3 肋间听到收缩期吹风样杂音或不典型连续性杂音，肺动脉瓣听诊区第 2 心音增强，心前区搏动增强，脉压增宽，周围血管征阳性。超声心动图检查可见未闭的动脉导管和左向右分流。②出生体重 1000～1500g 者，PDA 常在肺部疾病恢复期发现，表现为需要增加吸氧浓度、通气流量、通气频率、通气压力、呼吸末气道压力，在机械通气情况下患儿 $PaCO_2$ 升高，出现不明原因的代谢性酸中毒等表现。此时应暂停机械通气并仔细检查心底部杂音，患儿收缩期杂音常间歇出现，还可见心前区搏动增强、水冲脉。尽早行超声心动图检查以确定诊断。③出生体重小于 1000g 者，PDA 常与肺部疾病同时发生。患儿出生立即出现严重 NRDS，3～4 天后仍不减轻，需要机械通气或持续气道正压呼吸，表现为脱机困难。患儿多数听不到心脏杂音，但可见奔马律、心前区搏动增强及水冲脉。

（二）心电图检查

导管细、分流量小者心电图可正常，分流量大者可有左心室及左心房肥大，出现左心室舒张期负荷过重图形，即左心前导联见高的 R 波和深的 Q 波，T 波高耸、直立，ST 段可有抬高，T 波提示心肌缺血。若大量左向右分流有肺动脉高压则可出现双室增大。

（三）胸部 X 线检查

导管口径较细、分流量小者可无异常发现，分流量大者有肺血管纹理增加，肺野充血和肺间质水肿，肺动脉段突出，左心室和左心房增大，心胸比值大于 0.6，升主动脉增宽和主动脉弓扩张，有肺动脉高压者可见左右心室均增大，或以右心室增大为主（图 2-2-3）。

（四）超声心动图检查

早产儿 PDA 主要依靠超声心动图检查明确诊断。超声心动图检查能准确判定导管的解剖特征、分流方向和估计肺动脉压力，导管水平分流可以作为判断 PDA 存在和严重程度的标准。导管越大，左房和主动脉比值越大，提示左向右分流越严重。PDA 最常见单纯收缩期左向右分流，如果同时出现舒张期分流，提示分流量大。出现右向左分流提示肺动脉高压，也是反映严重程度的标准。

超声心动图可见左室（LV）、左房（LA）及主动脉内径增宽，早产儿 LA/AO>1 则为 PDA 的典型血流动力学表现。二维超声心动图也可直接看到动脉导管的存在，显示动脉导管的

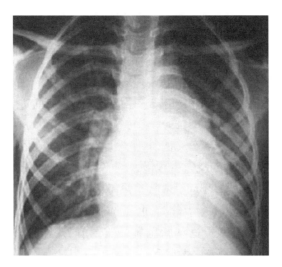

图 2-2-3 动脉导管未闭的 X 线胸片

位置、直径和形态,也可直接显示分流的方向和分流量的多少,监测导管两端的压力梯度。多普勒彩色超声心动图包括脉冲式和连续波式多普勒超声心动图两种,可直接显示分流的方向和大小。脉冲式多普勒超声心动图可在肺动脉内探及典型的收缩期与舒张期连续性湍流讯号。连续波式多普勒超声心动图可测定流经未闭动脉导管的血流速度,计算出主、肺动脉压间的压力差,结合血压还可估测出肺动脉收缩压;对存在肺动脉瓣反流者可测出反流速度和压差,估测肺动脉平均和舒张压。彩色多普勒超声心动图在主、肺动脉间无明显压力差时不能显示分流信息,在主动脉压高于肺动脉压时可见红色血流自主动脉通过未闭的动脉导管注入肺动脉,若肺动脉高于主动脉压时可见蓝色血流自肺动脉通过动脉导管注入降主动脉。三维超声心动图是一门新兴的心脏超声诊断技术,通过对一系列二维切面的计算机处理,进行三维重建获得立体成像,可快速重建心血管各部位的立体结构和血流状态,为临床提供更多形态学信息。

(五)心导管检查和造影

典型病例不需作心导管检查,心导管检查仅用于获取通过超声心动图较难获得的血流动力学信息,进一步明确解剖畸形,及用于复杂先天性心脏病的解剖定位。导管检查能显示肺动脉血氧含量明显高于右心室的血氧含量,当其差值超过 0.5% 时有诊断意义。有时在进行导管检查过程中可见导管直接由肺动脉经动脉导管插入降主动脉,直接证实主、肺动脉间有未闭的动脉导管这一异常通道。逆行主动脉造影能清楚显示动脉导管的解剖,为诊断提供可靠依据。对部分患儿仅需观察 PDA 影像者,可由脐动脉插管,将插管送至胸主动脉内注射造影剂,做主动脉造影即可确定诊断。

五、治 疗 原 则

(一)分组

按照有无 PDA 和分流程度,将早产儿分为无 PDA、非症状性 PDA 和症状性 PDA,并对应不同的预防治疗方案:①预防性策略:适用于出生 24 小时内,尚未查出 PDA、胎龄<28 周和(或)出生体重<1000g 的 PDA 高发人群。不推荐预防性手术结扎和生后 24 小时内预防

性应用布洛芬,关于预防性使用吲哚美芬的远期效果仍难以确定;②非症状性 PDA 的治疗:由于早产儿 PDA 在婴儿期仍有自然关闭的可能,药物或手术治疗本身有一定不良反应,所以对非症状性 PDA 患儿的治疗存在争议,显著改善早产儿近期的预后情况及远期预后的评价仍有待进一步研究;③症状性 PDA 的治疗:对有显著左向右分流的症状性 PDA 进行治疗已得到公认,现阶段的争议主要在于如何认定症状性 PDA 及何时进行手术治疗。

（二）一般治疗

主要包括:①限制液体量:对早产儿的补液方案是限制液体量的同时保证满足生理需要。早产儿补液的重点是保持生理状态,尽量避免不显性失水而减少输液量。一般第 1 天液量 60～80ml/kg,其后每天增加 10ml/kg,直至第 1 周末到达 120ml/kg;②避免低氧血症和酸中毒;③适当的高呼气末正压和短吸气时间,可减少 PDA 分流,增加有效体循环血量,在一定程度上改善症状。给氧浓度根据动脉血氧分压调节,开始时可较高,以后逐渐下降至40% 以下,监测血氧饱和度,避免氧浓度过高引发副作用。

（三）药物治疗

药物关闭为首选方法,常用前列腺素合成抑制剂如下:

1. 吲哚美辛　关闭动脉导管最常用的药物。吲哚美辛可抑制环氧合酶,组织前列腺素合成,抵消其扩张动脉导管的作用,促使导管收缩、闭合,总有效率在 70% 左右,有口服及静脉两种剂型。口服剂量为每次 0.1～0.2mg/kg,经胃管鼻饲或保留灌肠,间隔 8～12 小时后可重复 1～2 次,24 小时总剂量不超过 0.3～0.6mg/kg。注射者效果比口服者更好,注射首剂 0.2mg/kg,在 20～30 分钟内静脉推注,其后每隔 12 小时 1 次,共 3 次。若体重≤1250g 者用 0.1mg/kg,体重>1250g 或日龄超过 7 天者用 0.2mg/kg,在 24 小时内给完。不必在早产儿出生当天预防性给予吲哚美辛,可在出现血流动力学较大分流的临床表现时再开始用药,出生后 3 天内给药效果最佳,出生 10 天内用药有效率为 80% 左右,14 天以后用药治疗者效果不佳。一般吲哚美辛在用药后 36 小时内导管关闭。吲哚美辛有较强肾毒性,须监测血尿素氮和肌酐水平。应用吲哚美辛的禁忌证包括:①高胆红素血症[非结合胆红素>171μmol/L（10mg/dl）];②坏死性小肠结肠炎;③急性肾衰竭。肌酐血症[血肌酐>106μmol/L（1.2mg/dl）]、氮质血症[血尿素氮>8.9μmol/L（25mg/dl）]或少尿[尿量<0.5ml/（kg·h）];④血小板计数<50×10⁹/L;⑤颅内出血及出血疾病、败血症。胎龄小于 30 周、出生体重低于 1000g、伴严重呼吸窘迫综合征或给药时日龄大于 10 天的患儿疗效不佳。

2. 布洛芬　吲哚美辛因其副作用大,剂量难以掌握,在临床使用有一定限制,近年来非选择性环氧化酶抑制剂布洛芬治疗早产儿 PDA 受到关注。本药不影响脑、肠系膜及肾脏的血流,首次剂量 10mg/kg 静脉推注,24 小时及 48 小时后分别应用第 2 剂及第 3 剂,剂量为 5mg/kg。美林有效成分为布洛芬,国外有报道口服美林 PDA 关闭率为 94.2%,且无 1 例发生少尿,大便隐血阳性,血肌酐、尿素氮升高,仅有少数发生喂养不耐受,停服美林后很快好转。

（四）外科手术治疗

手术治疗的适应证包括药物治疗禁忌情况和第 2 疗程治疗失败的症状性 PDA。手术方式包括介入导管术和开胸手术结扎。介入性导管术是采用微型弹簧圈或蘑菇伞等特殊装置堵塞动脉导管的治疗方法,创伤小、预后效果好而优于开胸手术,但其对动脉导管直径有要求。近年来有学者开展胸腔镜窥视下闭合动脉导管术,此法迅速,对因体重小而不能施行封堵术的患儿尤为适用。但当患儿并发感染性心内膜炎、有赘生物形成，经内科治疗无法控制而又不能介入治理者需尽快开胸手术结扎。

六、护 理 措 施

（一）观察病情

术后 24 小时内是各种心律失常发生的高峰期，应严密进行心电监护，监测患儿心率、心律、血压、呼吸及氧饱和度变化。尤其动脉导管术后易出现高血压倾向，术后每 15 分钟测量 1 次血压，平稳后 1 小时监测 1 次。此外，注意观察患儿有无心力衰竭的表现，术后注意听诊有无心脏杂音，在左侧第 2 肋间重新听到连续性杂音常提示结扎线松脱导致导管再通，经超声检查证实后需再次手术。术后易并发低心排综合征，如处理不及时会引起患儿多脏器功能衰竭。注意观察患儿四肢末梢循环情况，监测皮肤温度、色泽。监测足背动脉搏动情况，防止出血及动脉栓塞。严格控制出入量及观察记录尿量及颜色，尿量是心脏术后观察循环的重要指标之一，也是补钾的参考依据。严格控制输液、输血的速度，并及时准确记录。溶血是 PDA 术后少见而严重的并发症，其原因是封堵器放置位置不佳切割红细胞，当发生机械性溶血时，患儿表现为皮肤、巩膜黄染，故需注意观察患儿黄染情况，观察患儿尿量并及时记录。

（二）基础护理

保持患儿大便通畅，准确记录大便次数及性状，24 小时无大便时给予温生理盐水灌肠治疗。注意保暖，动作轻柔，集中护理，患儿哭闹时及时安抚以减少心脏负担。

（三）营养支持

恢复饮食后注意观察患儿有无呛奶、腹胀等情况，鼻饲前回抽残余奶量，观察残余奶量及性状。呼气末正压呼吸、呼吸机辅助呼吸患儿保持胃管开放，给予胃肠道减压。保证机体营养供应，尽量母乳喂养，经口喂养困难时给予鼻饲喂养，母乳不足时给予早产儿配方奶鼻饲。经脐静脉插管或经外周中心静脉插管持续输注营养液治疗。

（四）预防感染

做好消毒隔离工作，避免交叉感染。严格执行无菌操作技术规范。

（五）气道管理

呼气末正压呼吸、呼吸机辅助呼吸患儿保持管路通畅，注意鼻部皮肤保护，及时添加湿化液，吸入气体温度 >34 ~ 35℃。术后加强呼吸道护理，注意听诊双肺呼吸音，由于术中对左肺的牵拉和对肺门的压迫损伤，加之术侧胸痛使呼吸运动受限、气道分泌物排出困难，因而易发生左肺不张。当发生肺不张时加强呼吸治疗，尽量抬高患儿患侧位，加强翻身拍背，可采取震颤叩背。加强管道护理，及时倾倒管道内冷凝水，避免反流引起感染。气管插管患儿气管插管内吸痰可使用密闭式吸痰管，吸痰时严格无菌操作，吸引前调高氧浓度，吸痰时间小于 15 秒，负压吸引压力控制在 60 ~ 80mmHg，避免吸引时间过长、负压过高造成缺氧。拔出气管插管前吸净插管内痰液，边吸引边拔出。脱机后患儿仍需备呼吸机于床头。密切观察患儿呼吸频率、节律和深度，胸廓的起伏，是否有三凹征，听诊双肺呼吸音、监测血气变化。上机患儿常规留置胃管，胃管开放进行胃肠减压，开放胃管可减轻腹胀，利于膈肌下降及肺氧合，并能减少误吸发生。腹胀明显时可以按摩腹部、灌肠、肛管排气排除肠内积气。

（六）引流护理

密切观察胸腔引流状况,妥善固定引流管,引流管总长100~110cm,太短则引流量不足及影响患儿活动,过长易发生扭曲增大无效腔影响通气。水封瓶平面应低于引流管胸腔出口水平60cm,避免引流液倒流而造成逆行感染。术后5~6小时内每15~30分钟挤压一次引流管,应用止血药物后特别注意挤压引流管,以免管口被血凝块堵塞造成心包填塞。引流液多、颜色深红时应增加挤压次数,引流管道勿打折、压迫,保证胸腔引流通畅。警惕术后出血,术后6~8小时是渗血最多的时候,注意观察伤口敷料有无渗血,记录引流量,观察引流液的颜色、性质,防止发生低血容量、心包填塞等并发症。如引流液突然减少或停止,血压下降,CVP上升,心率增快,预示有心包填塞的可能。如术后引流液每小时大于4ml/kg、持续3小时以上、管壁发热、引流液颜色鲜红,应考虑胸腔内有活动性出血。如数日胸腔引流量明显增多,尤其在恢复喂养后引流液呈乳白色,应考虑乳糜胸,乳糜胸时可行胸腔引流、限制脂肪饮食及营养支持,多数能自愈,少数需手术结扎胸导管。

（七）用药护理

应用吲哚美辛可引起颅内出血、坏死性小肠结肠炎、血小板功能不全、胃肠道出血、血糖降低以及暂时性尿量减少、加重新生儿黄疸等副作用。每3小时抽1次胃内残余,注意观察胃内残余物的量及性状。注意观察腹胀情况。监测血糖,遵医嘱配制液体及调节液速。准确记录24小时出入量,监测尿量变化。注意观察皮肤黄染程度,监测胆红素值。使用镇静剂时应密切观察患儿面色及口唇颜色,特别是对镇静剂敏感的患儿易发生屏气,要防止因屏气而再次插管现象发生。

（八）影像检查配合

超声检查时密切配合操作者,为了使超声探头通过胸骨上窝了解主动脉弓状况,需要伸直拉长患儿的颈部,这可能会发生危险,特别对有呼吸困难或呼吸道薄弱的早产儿。因此,对早产儿做超声心动图检查时,医护人员应默契配合并密切观察患儿的生命体征和呼吸状态。对先天性心脏病的早产儿,建议使用头颅超声筛查,以便在手术、导管介入、放置体外膜肺等操作前排除脑室内出血。进行外周留置针操作时应尽量避开头顶囟门部位,便于充分暴露超声部位。

（九）手术转运护理

1. 专人转运　由经验丰富的NICU护士担任转运护士,熟练掌握新生儿心肺复苏、气管插管、静脉穿刺、呼吸机使用、气胸处理、抢救药物应用等,掌握转运途中的护理记录书写,有团队精神,医护配合熟练。

2. 转运准备　转运前检查清点转运急救箱,检查转运暖箱工作良好,提前预热转运暖箱。检查呼吸器功能良好,根据病情需要准备充足数量的微量泵、监护仪。氧气瓶氧气充足,连接好氧气管。保证所有的急救物品和转运系统处于备用状态并设定好报警线,调节好合适的报警音量。手术室墙壁氧气、压缩空气及负压吸引接头与病室匹配,试用有效。

3. 评估病情　转运前充分评估患儿病情,包括对潜在危险的预测,给予各种措施使患儿达到最佳稳定状态。清理呼吸道,给予吸痰处理,防止气管插管脱管,发现胶布松脱或潮湿及时更换。未插管者若有途中插管可能,应在转运前插好,避免途中进行插管。做好气胸、心衰、酸中毒、肺出血等紧急情况的应急预案。

4. 保障安全　转运中患儿取平卧位,头偏向一侧,面向转运暖箱的开门侧,便于病情观察,肩下垫2cm厚的棉垫,保持气道畅通。身体适当固定制动,减少转运途中的震动,保持胃管开放,防止胃食管反流。保持各种通道通畅,保证静脉通路通畅,有PICC或脐静脉者,注意泵速,防止回血堵管。各种引流管、输液管及供氧管保持通畅,避免受压、扭曲,固定稳妥严防滑脱。气管插管固定牢靠,加压给氧人员与推转运暖箱人员步调一致,配合默契,防止脱管。

5. 转运中的病情观察　途中严密监测患儿的生命体征变化,包括神志、口唇、哭声、肤色、甲床色泽、肌张力、加压给氧后胸廓起伏的幅度及频率、血压、心律、心率,维持心率在100次/分以上,血氧饱和度在90%以上。保持转运人员步调、节律一致,加压给氧人员与推转运暖箱人员行进速度配合默契,行进平稳,避免颠簸振动或急剧改变体位,防止早产儿颅内出血的发生。如有特殊情况立即报告医生,紧急处理,待病情平稳后继续转运。

6. 转运中护理记录　护理记录有助于转运护士判断患儿在转运过程中的病情变化,记录内容包括患儿生命体征、手术中情况、途中抢救措施及用药等。

7. 手术毕与科室保持联系,以便病房做好接诊准备。

8. 转运后及时清点补充转运物品,给转运设备充电,保证急救物品及转运设备处于备用状态。

(十) 新生儿重症监护室接诊准备

1. 常规准备　暖箱按常规铺好术后备用床,在患儿回病室前半小时开始预热。

2. 仪器准备　主要包括:①呼吸机:选择合适的呼吸机及专用管道,设定呼吸机模式及参数和报警范围,两人核对后运转半小时,检查运行正常,报警灵敏后备用。呼吸机湿化罐加好灭菌注射用水,备好简易呼吸器及合适的面罩,备好相应型号气管插管、管芯、喉镜、相应型号密闭式吸痰管及一次性吸痰管;②心电监护仪:开机处于备用状态,连接好血氧饱和度接头、导联线及电极片,检查是否正常运转,并设好相应的报警范围;③微量输液泵:根据病情需要准备相应数量输液泵,保证仪器处于功能位;④据病情准备起搏器、心排出量仪、除颤仪等。

3. 药物、液体准备　根据患儿病情准备血管活性药物、苯巴比妥钠、利多卡因、肾上腺素等。备好5%葡萄糖、10%葡萄糖、生理盐水等常用液体。

4. 其他物品　包括听诊器、皮温探头、贴膜、手电筒、约束带、血、尿标本容器、特护记录单等。

5. 患儿转运到病室后将其平稳放入已预热的暖箱中,注意保护好各管路,调节呼吸机参数后连接呼吸机,观察胸廓运动情况,连接心电监护仪,调节心电示波及报警值。观察患儿瞳孔大小及对光反应情况,注意球结膜有无水肿及是否对称、清晰、有无浑浊。连接固定好引流装置,适当约束肢体,测量血压及体温。与转运人员进行交接,及时做好护理记录。

第三节　持续肺动脉高压

新生儿持续肺动脉高压是由多种因素所导致的临床综合征,是由于生后胎儿循环过渡至成人循环发生障碍所导致的危急重症,病死率高,治疗棘手,是临床亟待解决的课题。本病是引起新生儿青紫的常见原因之一。

一、概　　述

出生后的循环转换在肺动脉高压的发生中起着重要作用,如果不能顺利实现此转换,可引起新生儿持续肺动脉高压。新生儿持续肺动脉高压(persistent pulmonary hypertension of the newborn,PPHN)既往又称持续胎儿循环,1969 年被 Gersony 等首次报道,是指由多种原因所引起的新生儿出生后肺循环压力和阻力持续性增高,肺动脉压力超过体循环压力时,由胎儿性循环过渡到正常新生儿循环发生障碍,以至于在动脉导管和卵圆孔水平出现右向左分流,临床上导致严重的低氧血症和发绀。本病多见于足月儿、过期产儿、有胎粪污染羊水的病史,临床上当早产儿伴 RDS,低氧血症难以纠正时常并发持续肺动脉高压,因患儿出现动脉导管及(或)卵圆孔水平的右向左分流儿而加重低氧。发病率为 0.1% ~0.2%,既往病死率高达 40% ~50%,存活者 15% ~20% 有严重神经功能缺损。

肺动脉具有管壁薄、横切面积大、平滑肌数量少、活性低、顺应性高的特点,具有高灌低阻的特性。肺血管床具有很大的可扩张性,肺血流增加 3 倍以上才导致肺动脉高压。世界卫生组织规定的肺动脉高压诊断标准是静息状态下平均肺动脉压力大于 25mmHg,运动时平均肺动脉压力大于 30mmHg。我国常用的诊断标准为:肺动脉收缩压(PASP)>30mmHg,舒张压>15mmHg,平均肺动脉压(PAMP)>20mmHg。

二、病因及发病机制

胎儿时期缺乏空气-液体界面、内源性血管扩张物质产生减少或血管收缩物质产生增加导致肺循环阻力高,胎儿出生后呼吸建立,肺循环阻力迅速降低,肺动脉压下降。早产儿持续肺动脉高压发生的相关因素包括:宫内慢性缺氧、围生期窒息、胎粪吸入、红细胞增多症、肺实质性疾病如呼吸窘迫综合征(RDS)、肺发育不良、心功能不全、严重感染等。各种原因所致的低氧血症和二氧化碳潴留均可引起肺小血管持续收缩和肺血管重组,加重肺动脉高压,此外原发性肺小动脉中层肌肉增厚或肺血管床面积减少均可引起肺动脉高压。肺血管内皮细胞可分泌多种活性物质来调节血管壁的张力和血管平滑肌细胞的增殖,目前认为内皮依赖性舒张因子是一氧化氮,而最重要的收缩因子为内皮素。肺血管收缩反应和肺血管结构重建是肺动脉高压形成的血管变化特征。早产儿持续肺动脉高压的发生可能与以下因素有关:①胎儿期由于子宫内动脉闭塞,迫使血流流入血管阻力较高的肺循环;②肺血管对缺氧的反应异常,导致肺细动脉中层平滑肌细胞增生;③部分肺泡通气不良;④肺血管发育异常;⑤血管活性物质如白介素、肿瘤坏死因子及血小板活化因子水平升高导致肺血管收缩;⑥肺血管床微血栓形成;⑦围生期窒息、低血糖、低血钙、脓毒血症等也可能起一定作用。

早产儿持续肺动脉高压发病的三种病理改变:①肺血管发育不全。指气道、肺泡及相关的动脉数减少,血管面积减小,使肺血管阻力增加,可见于先天性膈疝、肺发育不良等,其治疗效果最差。②肺血管发育不良。指在宫内表现为平滑肌从肺泡前(preacinar)生长至正常无平滑肌的肺泡内(intra-acinar)动脉,而肺小动脉的数量正常。由于血管平滑肌肥厚、管腔减小使血流受阻。慢性宫内缺氧可引起肺血管重塑和中层肌肥厚。宫内胎儿动脉导管早期关闭可继发肺血管增生。此类患儿治疗效果较差。③肺血管适应不良。指肺血管阻力在生后不能迅速下降,而其肺小动脉数量及肌层的解剖结构正常。常由于围生期应激如酸中毒、低温、低氧等,这类患儿占 PPHN 的大多数,其肺血管阻力增高是可逆的,对药物治疗常有反应。

三、临床表现

早期症状不明显,晚期可出现乏力、呼吸困难等。听诊右心室抬举性搏动及肺动脉区搏动,肺动脉瓣区第二心音亢进。当右心衰或右心室扩大时,出现三尖瓣反流性杂音,颈静脉怒张、肝脏肿大、水肿等。患儿常有围生期缺氧史。生后数小时出现症状,表现为青紫明显,呈持续性,呼吸增快,常无呼吸暂停、三凹征或呻吟。青紫为全身性,程度可时轻时重,呼吸窘迫与低氧血症不平行,给予 100% 氧气吸入 10~15 分钟后青紫缓解不明显。心脏听诊无特异性,部分患儿在胸骨左缘下方可闻及收缩期杂音,此系三尖瓣反流所致。有心功能不全时心率增快,心音低钝,可闻及奔马律,肝大,有末梢循环不良和血压下降。早产儿 RDS 若低氧血症难以纠正多考虑并发早产儿持续肺动脉高压。

四、诊断检查

在适当通气情况下新生儿早期仍出现严重发绀、低氧血症、胸片病变与低氧程度不平行并除外气胸及发绀型先天性心脏病者均应考虑 PPHN 的可能。根据病史、体格检查、辅助检查及诊断试验明确诊断。

(一)筛查实验

1. 高氧试验　给予吸入 100% 氧气 5~10 分钟,如为肺实质性疾病则 PaO_2 有所改善,青紫减轻。若患儿发绀不缓解,或此时测定动脉血(桡动脉、脐动脉或股动脉)$PaO_2 < 6.65$ kPa(50mmHg),则提示存在持续性肺动脉高压或发绀型先天性心脏病所致的右向左分流。

2. 动脉导管前、后 PaO_2 差异试验　同时取右桡动脉(动脉导管开口前)血和股动脉或左桡动脉或下肢动脉(动脉导管开口后)血作血气分析,动脉导管前 PaO_2 高于动脉导管后者,且二者 PaO_2 差值≥20mmHg,或经皮血氧饱和度差>5%,在排除先天性心脏病后,提示有 PPHN 并存在动脉导管水平的右向左分流。

3. 高氧-高通气试验　对高氧试验后仍发绀者,用呼吸器吸 100% 氧气,呼吸频率为 100~150 次/分,吸气峰压升高至 20~30cmH_2O,使 $PaCO_2$ 下降至 20~25mmHg,pH 上升至 7.5 左右时,则肺血管扩张,阻力降低,右向左分流逆转,PaO_2 明显上升者为 PPHN,而发绀型先天性心脏病患儿 PaO_2 上升不明显。此方法可用于 PPHN 与先天性心脏病的鉴别诊断。

(二)辅助检查

无创性检查包括胸部 X 线检查、心电图、多普勒超声心动图、放射性核素显像、磁共振显像等。有创检查包括右心导管检查及造影、肺小动脉楔入压、放大肺小动脉楔状造影、肺组织活检,虽是肺动高压确诊最可靠方法,但因创伤较大且有一定危险性,不能作为早产儿临床常规检查。

1. 动脉血气分析　动脉血气可显示 PaO_2 明显减低,$PaCO_2$ 相对正常。动脉导管前 PaO_2 高于动脉导管后 PaO_2。

2. 心电图检查　可出现右心室肥厚、电轴右偏、心肌劳损等形态改变,多表现为新生儿期一致的右心占优势的心电图,如有心肌缺血可有 ST-T 改变。

3. X 线胸片　右心房、右心室多增大,肺动脉段突出,透视可见肺门舞蹈影。肺门部的血管影粗密。有助于鉴别肺部疾病,单纯 PPHN 可显示肺血管影减少,肺野清晰,心胸比例可稍大。若有其他原发性肺部疾病可有相应表现,如吸入性肺炎时可见肺纹理增粗及片状阴影等。

4. 超声心动图检查　超声心动图具有无创、简便、易重复等优点,不仅能诊断原发心脏畸形,还可以直观地显示动脉导管和卵圆孔水平血流分流情况及动态地估测肺动脉高压,是评价 PPHN 的最好手段。

5. 心导管检查　可测定肺动脉压力情况,但由于是有创操作,有一定危险性,需慎用。

（三）鉴别诊断

首先要与新生儿期其他疾病所致的青紫进行鉴别诊断:

1. 与青紫型先天性心脏病鉴别　主要依靠超声心动图,可发现先天性心脏畸形,而胸部 X 线,心电图检查及高氧试验可做参考。

2. 与呼吸系统疾病引起的青紫鉴别　呼吸系统疾病患儿多数青紫与呼吸困难一致,而 PPHN 时青紫重而呼吸困难多不明显;高氧试验两者为相反结果,缺氧症状明显改善者为继发性肺部疾病,而缺氧症状无改善者则提示存在 PPHN 或发绀型先天性心脏病所致的右向左分流。

五、治　疗　原　则

降低肺血管阻力,维持体循环压力,纠正右向左分流,保证组织供氧,尽量降低氧毒性和机械通气伤。

（一）呼吸支持

伴 NRDS 时除了给予肺表面活性物质,还需供给足够的氧气以减轻肺动脉痉挛及终止右向左分流,可采用 NCPAP 或气管插管机械通气治疗。在人工机械通气治疗中可采用高通气治疗方法,使 $PaO_2>80mmHg$,$PaCO_2$ 维持在 $30\sim35mmHg$,pH 保持在 $7.45\sim7.50$。如无肺实质性疾病,可用低压、短吸气时间的通气方式,呼吸频率 $60\sim80$ 次/分,PIP $20\sim25cmH_2O$,PEEP $2\sim4cmH_2O$,吸气时间 $0.2\sim0.4$ 秒,呼吸机流量 $20\sim30L/min$。如有肺实质性疾病应根据肺原发病作相应调整,可用稍低频率及较长吸气时间通气,PEEP 可设置为 $4\sim6cmH_2O$。如氧合改善不理想可试用高频呼吸机治疗。高通气形成适度的呼吸性碱中毒可降低肺动脉高压,当 pH 值升高到 7.5 时可使肺/体循环压力下降,制止右向左分流,使青紫消失。

（二）保持患儿镇静

患儿哭闹烦躁时及时安抚,必要时使用药物镇静。吗啡:每次 $0.1\sim0.3mg/kg$ 或每小时

0.1mg/kg。芬太尼每小时 3～8μg/kg 维持。

（三）纠正酸中毒及碱化血液

可通过高通气改善外周血液循环及使用碳酸氢钠纠正酸中毒,维持血 pH 7.40～7.55、$PaCO_2$ 25～30mmHg,保持血液碱化状态有助于肺血管的扩张。

（四）维持体循环压力

主要包括:①维持正常血压。当有血容量丢失或应用血管活性药物扩张血管后血压下降,可输入 5% 白蛋白、血浆或全血。②使用正性肌力药物。多巴胺 2～10μg/(kg·min)和(或)多巴酚丁胺 2～10μg/(kg·min)持续静脉泵入。

（五）降低肺动脉压力

使用血管扩张剂使肺血管平滑肌舒张、血管扩张,降低肺动脉压力,但需注意该类药物往往不能选择性地扩张肺血管,同时有降低体循环压力的副作用,所以用药时要给予关注。常用药物有:①硫酸镁:负荷量为 200mg/kg,20 分钟静脉滴入;维持量为每小时 20～150mg/kg,持续静脉滴注,可连续应用 1～3 天。用药期间注意监测血钙浓度、血压及血镁浓度,有效镁浓度为 3.5～5.5mmol/L;②前列腺素 E_1:常用维持量为 0.01～0.4μg/(kg·min);③前列环素:开始剂量为 0.02μg/(kg·min),4～12 小时内逐渐增加到 0.06μg/(kg·min)并维持,可用 3～4 天;④应用米力农降低心脏后负荷,防止低心排,米力农有助于降低术后肺动脉压力,改善心功能。

（六）一氧化氮吸入

iNO 治疗 PPHN 是近年来应用的一种疗法,具有显效快、非创伤性的特点,NO 为内皮细胞衍化舒张因子,是维持血管处于低阻力的重要因素。NO 到达平滑肌后可激活平滑肌细胞内的可溶性鸟苷酸环化酶,生成环鸟苷单磷酸,导致血管平滑肌松弛,从而降低肺动脉压力。而吸入的 NO 进入血中与血红蛋白结合后立即灭活,所以对全身血压无影响,NO 在临床上作为一种选择性肺血管扩张药而得到重视。iNO 初始剂量为 20ppm,可在 4 小时后降为 5ppm 维持,一般维持吸入 24 小时或数天,撤离时应逐渐减量至 1ppm。关于吸入 NO 治疗 PPHN 的疗效/风险比尚未确定,支持使用的循证证据级别仅为 3～4 级。吸入 NO 的过程中应保持患儿充分镇静,做好相应心功能监测,做好呼吸道管理,加强对 NO 毒副作用的观察,预防并发症的发生。

（七）体外膜肺

体外膜肺是一种改良的心肺机,是治疗呼吸衰竭的新方法,其原理是体外循环状态下以一种低压机械通气装置代替肺功能。血液由大静脉引出,通过膜肺吸收氧,排出 CO_2 代替肺完成气体交换后再输回到体内。只有当患儿的肺已无法完成维持生命所必需的气体交换才考虑使用此方法。使用体外膜肺后 24～36 小时可见患儿肺血管阻力下降,肺动脉高压缓解,肺毛细血管血流量增加,肺换气功能改善,动脉导管和卵圆孔水平的右向左分流纠正,机体缺氧状态改善。

（八）病情估计及疗效评价常用指标

1. 肺泡-动脉氧分压差(A-aDO$_2$):A-aDO$_2$ = (713mmHg×FiO$_2$) − [(PaCO$_2$/0.8) + PaO$_2$]

2. 氧合指数(oxygenation index, OI) OI = FiO$_2$×平均气道压(cmH$_2$O)×100/PaO$_2$

六、护 理 措 施

（一）基础护理

密切观察病情变化,注意保暖,预防感染。护理时动作轻柔,集中护理,保持患儿安静,哭闹时及时安抚。保持大便通畅,抬高床头15°~30°。

（二）检查前后护理

1. 高氧实验后及时调节氧气浓度,避免早产儿长时间吸入高浓度氧,氧饱和度维持在90%~95%之间。

2. 进行动脉导管前、后PaO_2差异试验时,经动脉导管开口前后监测氧饱和度所用2台监护仪需经校验比对,排除误差。

（三）用药护理

1. 血管活性药物　使用时使用脐静脉插管或PICC插管输注,若使用外周静脉时避免使用头部血管,尽量选择四肢粗、直的静脉。输注时静脉出现树枝状苍白表现时及时更换血管,注意血管及皮肤保护。使用血管扩张剂时因其不能选择性地扩张肺血管,同时有降低体循环压的副作用,故应注意监测血压变化。

2. 硫酸镁　会引起低钙血症、低血压,故使用时注意监测血钙及血压,观察有无抽搐表现。硫酸镁过量时使用10%葡萄糖酸钙解救,推注10%葡萄糖酸钙时确保药液在血管内,使用外周静脉时要抽吸回血予以确认,避免药液外渗皮肤损伤。

3. NO吸入护理　NO吸入前冲洗NO管路2~3次,以冲洗管道内的氧气。紧密连接各管道确保无漏气,以防止NO泄漏,避免NO与空气中氧反应产生有毒气体NO_2。治疗期间应持续监测NO、NO_2的浓度,并设置高限及低限报警范围。NO吸入浓度逐渐增高,根据氧饱和度及PaO_2调整吸入NO量,使氧饱和度上升至90%~97%,PaO_2维持在65mmHg以上。密切观察患儿是否有发热、寒战等NO_2中毒现象。严密监测血液高铁血红蛋白浓度,注意观察有无出血倾向,监测患儿血小板计数及凝血功能状况。

NO副作用:①NO转变为NO_2和N_3O_4等会导致急性肺损伤如肺炎、肺水肿、肺气肿;②作为氧化物,可使细胞受损或死亡;③形成过氧化亚硝基,对肺表面活性蛋白结构具有破坏作用,从而影响肺功能;④NO与血红蛋白结合易发生高铁血红蛋白血症,对红细胞和神经系统产生间接毒性作用等。研究显示,患儿年龄越小,吸入的氧浓度越高,高铁血红蛋白浓度相对越高;⑤NO可引起血小板聚集,影响凝血功能,注意观察出血倾向。

NO吸入浓度需逐渐降低,每2小时下调2ppm。在减量过程中密切观察患儿的SaO_2、心率、血压等指标,强调减量过程中对患儿充分镇静,尽量减少吸痰次数,以避免突然撤离导致肺动脉压力急剧升高的反跳现象。一旦出现反跳,应立即恢复吸入低浓度NO,并联合静脉应用扩血管药物,待病情稳定后再逐渐缓慢撤离NO。

第四节　心 力 衰 竭

心力衰竭是新生儿期的常见危重症,也是新生儿死亡的主要原因之一,临床表现不典型,易与原发病的表现混淆,与年长儿的表现也有很大差异,较难及时诊断而易贻误病情,应提高对此病的认识,早期诊断、积极治疗。

一、概　　述

早产儿心力衰竭是指因心肌损害或其他多种原因导致心泵功能减退,心排出量下降,血流供给不能满足全身组织器官代谢需要,致使静脉回流受阻、内脏淤血、动脉灌注不足而产生一系列的病理状态。它是以血流动力学异常为特征,由神经体液系统失衡、心脏及外周血管内皮功能障碍和细胞因子活性增高等因素所控制的复杂综合征。

二、病因及发病机制

(一) 心血管方面疾病

1. 心肌收缩力减弱　心肌炎、心肌病、心内膜弹力纤维增生症等疾病都会引起心肌收缩力减弱,影响心脏功能的正常运行。

2. 前负荷增加　因体液负荷过大或体液潴留使血容量增加,先天性心脏病是最常见的原因。左向右分流的先天性心脏病,如动脉导管未闭、房间隔缺损、室间隔缺损,使血容量增加或血流动力学改变,可引起心力衰竭。输液过多可使前负荷增加从而引起心力衰竭。

3. 后负荷增加　正常的心泵功能无法对抗不断增加的血管阻力,导致心排出量下降造成心力衰竭。血管阻力的增加可因结构畸形所致,如主动脉瓣膜狭窄、主动脉缩窄、肺动脉狭窄、肺动脉高压等。

4. 严重心律失常　阵发性室上性心动过速、心房扑动、室性阵发性心动过速等快速心律失常,如由于心室率过快、心室充盈时间缩短,心室充盈不足,导致心排出量减少。过缓性心律失常如完全性房室传导阻滞可引起严重心动过缓,发生心排出量降低,阻滞正常的血液循环。

5. 心室收缩运动协调性失调　心室收缩时室壁运动协调可维持最大心搏量,而在心肌缺血、发生炎症时可致室壁矛盾运动,心律失常时房室运动不协调,导致心搏量下降,发生心力衰竭。

(二) 非血管方面疾病

1. 低氧血症　出生时严重窒息、肺部疾病(如新生儿肺炎、肺透明膜病、肺不张、肺出血等),因低氧血症、酸中毒致心肌收缩力减低及肺动脉高压,可引起心力衰竭。

2. 严重感染　如败血症、化脓性脑膜炎等可直接累及心肌,影响心肌收缩力,导致心力衰竭。

3. 严重贫血　严重母婴血型不合溶血症、胎盘输血、双胎间输血等引起新生儿贫血,血液携带氧能力降低,心脏必须每分钟泵出更多血液以满足组织的氧需求,如果心脏不能满足过量的氧需求,可发生心力衰竭。

4. 其他　代谢性疾病、电解质紊乱等均影响心肌收缩力而发生心力衰竭。先天性肾发育不全、多囊肾、肾盂积水等畸形可引起心脏负荷改变,导致心力衰竭。

（三）病理生理

1. 调节心功能的主要因素　心脏泵功能是从静脉吸回血液后再射入动脉系统,维持心搏出量以供给组织代谢需要。

（1）前负荷(容量负荷):如果在一定范围内心室舒张末期容量增加,心肌收缩力增强,心排出量会增加,但容量超出临界范围则心排出量反而减低。

（2）后负荷(压力负荷):总外周阻力是左室后负荷的重要决定因素,用血压表示。

（3）心肌收缩力:心肌收缩力增强,心排出量增大,与心脏前、后负荷无关。

（4）心率:在一定范围内心率增快可提高心排出量。

（5）心室收缩协调性:心室收缩时,室壁运动协调可维持最大心搏量。

2. 血流动力学指标

（1）心脏指数:指按体表面积计算的心排出量。

（2）血压:反映左室后负荷。心衰时心排出量减少,血压降低。

（3）中心静脉压:反映右室舒张末期压力,高于正常表明血容量增多,右心衰或输液量过多、输液速度过快;低于正常提示血容量不足。

（4）肺毛细血管楔压:增高提示肺淤血、肺水肿或左心衰竭。

3. 心力衰竭的代偿机制

（1）机械代偿机制:心室扩大;维持心排出量;心室肥厚以增加心肌收缩力。

（2）神经体液系统失衡:血管扩张-促尿钠排泄机制和血管收缩-抗尿钠排泄机制两者之间平衡失调。交感神经反射性兴奋,心肌收缩力增强,心率增快,外周血管收缩。肾素-血管紧张素-醛固酮系统、心房利钠素、生长激素、内皮素、血管加压素、细胞因子参与心衰的发展过程。

三、临床表现

当右心室不能将血泵入肺动脉,肺内的氧合血流将减少,右房和体静脉循环的压力增加,静脉系统回心血量减少,发生水肿。当左心室不能将血泵入主动脉进入体循环,将增加左房和肺静脉的压力,出现肺淤血、肺水肿。根据原发病的不同,可首先出现左或右心衰竭,常迅速发展为全心衰竭。心力衰竭表现有以下特点:①常左右心同时衰竭;②可合并周围循环衰竭;③严重病例心率和呼吸可不增加;④肝脏增大,以腋前线较明显。重症或晚期心力衰竭可出现周围循环衰竭、血压下降、脉弱、心率慢、肢端发绀、呻吟等表现。主要临床表现如下:

1. 心功能减退表现

（1）心动过速或过缓:心率加快是一种代偿表现,安静时心率持续大于160次/分,心音减弱,为心力衰竭的早期表现。严重心力衰竭或心衰晚期也可表现心动过缓,心率小于100次/分。

（2）心脏扩大:是心脏泵血功能的代偿机制,心脏可表现扩大或肥厚。早产儿胸廓狭小,叩诊心界困难,主要依靠胸片检查发现心脏扩大及心胸比例大于0.6,超声心动图检查可确定心脏扩大及心功能的各项指标异常。

（3）奔马律:心功能受损易出现舒张期奔马律。心力衰竭控制,奔马律随即消失。

（4）面色苍白·当心搏出量显著减少时,血压下降,面色发白灰暗,皮肤出现花纹。

（5）喂养困难及多汗:心衰患儿易出现疲劳、吸吮无力、拒乳、呛奶等喂养困难的症状。由于儿茶酚胺分泌增加,患儿出汗较多,尤其在吃奶后、睡眠时更明显。

2. 肺循环淤血表现

（1）呼吸急促:无呼吸系统疾病时,患儿安静状态下呼吸频率持续超过 60 次/分,应警惕早期左心衰竭。病情加重可有呼吸困难、发绀、呻吟、鼻翼扇动、三凹征。晚期心衰可出现呼吸减慢、呼吸暂停等。

（2）肺内啰音:肺淤血、支气管黏膜水肿时出现干啰音,早产儿较少闻及湿啰音,一旦出现表明心衰严重。

（3）发绀:当肺淤血和肺水肿影响了正常气体交换,SaO_2 小于 85% 时即出现发绀,在成人相当于动脉血氧分压 6.7kPa。新生儿由于血红蛋白氧离曲线左移,出现发绀的 PaO_2 临界值为 5.3kPa,故新生儿发绀较成人出现发绀时缺氧更严重。

3. 体循环淤血表现

（1）肝脏增大:为静脉淤血最早最常见的体征,肝脏在右肋缘下超过 3cm,以腋前线最明显。可在短期内进行性增大,心力衰竭控制后缩小,为右心衰竭的主要表现。

（2）颈静脉怒张:可将患儿抱起,安静时观察颈部浅静脉是否扩张,竖抱时可见头皮静脉扩张。

（3）水肿:表现为短期内体重骤增(>50g/d),有时可见眼睑及胫骨前或骶部水肿。

（4）肾小球滤过率下降引起尿少和轻度蛋白尿。

（5）胃肠道淤血导致食欲不振。

四、诊断检查

结合病史与体征,参考 1993 年全国新生儿学术会议制订的新生儿心力衰竭诊断标准。

1. 存在可能引起心衰的病因　凡有心肌结构完整受损、心脏负荷过重或心肌能量代谢障碍的疾病,要警惕心衰。

2. 以下情况提示心力衰竭:①心动过速>160 次/分;②呼吸急促>60 次/分;③心脏扩大;④肺淤血,肺底湿啰音。

3. 确定心力衰竭:①肝脏大于 3cm,或短期内进行性增大,或使用洋地黄治疗后缩小,为右心衰竭的主要表现;②奔马律;③明显肺水肿,为急性左心衰的表现。

心力衰竭的诊断标准:①1 项+2 项中 4 条,多为左心衰的早期表现;②2 项中 4 条+3 项中任何一条;③2 项中 2 条+3 项中 2 条;④1 项+2 项中 3 条+3 项中 1 条。

五、治 疗 原 则

（一）病因治疗

积极治疗原发病,消除引起心力衰竭的原因,是解除心衰的重要措施。

（二）一般治疗

1. 镇静、吸氧　对 PDA 开放依赖生存的先天性心脏病患儿供氧需谨慎,因血氧增高可使动脉导管关闭。当患儿极度烦躁时应及时给予镇静剂,如吗啡皮下注射每次 0.1 ~ 0.5mg/kg,或哌替啶肌内注射每次 1mg/kg。

2. 静脉补液　控制液体入量及速度,液体 80 ~ 100ml/(kg·d),水肿者减为 40 ~ 80ml/(kg·d)。给予钠 1 ~ 4mmol/(kg·d),钾 1 ~ 3mmol/(kg·d)。监测 24 小时出入量,根据电解质浓度调整补给量。

(三)药物治疗

1. 洋地黄药物　由于早产儿地高辛的治疗剂量到中毒剂量之间的范围较窄,发生中毒的危险性较大,肾脏对地高辛的代谢能力有限,使用时要慎重,使用剂量偏小。

(1)作用:增加心肌收缩力,减慢心率,尿量增加,改善心排出量及静脉淤血。

(2)剂型:一般选用地高辛,口服 1 小时后浓度达最高水平。

(3)用法用量:早产儿地高辛的饱和量:口服 0.02 ~ 0.03mg/kg,静脉注射为 0.015 ~ 0.025mg/kg。首剂用 1/2 饱和量,余量分 2 次(每次 1/4 饱和量)。每隔 4 ~ 8 小时给药 1 次。末次给药达地高辛饱和量后 8 ~ 12 小时开始给维持量,剂量为饱和量的 1/4 ~ 1/3,分 2 次,每 12 小时给药 1 次。

(4)注意事项:密切观察病情变化,确定疗效,根据病情变化调整用量。缺氧、酸中毒、低钾、低镁、高钙及肝、肾功能不全时易发生洋地黄中毒,应及时纠正。早产儿洋地黄中毒症状多不明显,如在用药过程中出现心率小于 100 次/分、异位搏动、Ⅱ°以上房室传导阻滞等应暂停使用并进行心电监测。地高辛血浓度对指导临床用药剂量有重要的参考价值,新生儿血药浓度不超过 2.0ng/ml,超过 3.5ng/ml 时应注意地高辛中毒。

(5)中毒的处置:处理措施包括:①立即停药,监测心电图;②氯化钾:血钾低或正常、肾功能正常者可予以静脉输注氯化钾,若有Ⅱ°以上房室传导阻滞者禁用;③阿托品:对窦性心动过缓、窦房传导阻滞者给予阿托品 0.01 ~ 0.03mg/kg 静脉或皮下注射;④苯妥英钠:有异位节律者首选苯妥英钠,每次 2 ~ 3mg/kg,最多不超过 5 次;⑤利多卡因:室上性心律失常者可使用利多卡因;⑥异丙肾上腺素:Ⅱ°以上房室传导阻滞者可静脉注射异丙肾上腺素,必要时应用临时性心内起搏器;⑦地高辛抗体:1mg 地高辛需要用 1000mg 地高辛抗体。

2. 儿茶酚胺类药物　为肾上腺素能受体兴奋剂,使心肌收缩力增强,心排出量增加,而对周围血管的作用与药物剂量有关。

(1)多巴胺:小剂量 2 ~ 5μg/(kg·min)持续泵入,有血管扩张作用,可增加肾血流量,对心率、血压和心肌收缩力影响很小。中剂量 5 ~ 10μg/(kg·min),增加肾血流量,增快心率、提高血压和心肌收缩力;可提高肺动脉压力,但对外周血管阻力无明显作用。大剂量 10 ~ 20μg/(kg·min),可影响α受体,导致外周血管收缩、心率增快、心肌收缩力增强。

(2)多巴酚丁胺:作用迅速,持续时间短,需持续泵入,常用剂量 2 ~ 10μg/(kg·min),有较强增加心肌收缩力和心排出量作用,减弱外周血管收缩。

(3)异丙肾上腺素:仅用于新生儿濒死状态伴心动过缓的心衰及Ⅲ度房室传导阻滞伴心衰者。常用剂量 0.1 ~ 0.2μg/(kg·min)持续静脉泵入。

3. 血管扩张剂 作用于小动脉,减轻心脏后负荷,增加心排出量,改善症状。常用药物有酚妥拉明 $0.5 \sim 5.0\mu g/(kg \cdot min)$ 静滴,硝普钠 $1 \sim 5\mu g/(kg \cdot min)$ 静滴。

4. 血管紧张素转化酶抑制剂 卡托普利每次 $0.1mg/kg$,$2 \sim 3$ 次/天,然后增至 $1mg/(kg \cdot d)$;乙丙脯氨酸 $0.1mg/(kg \cdot d)$,渐增加,最大量不超过 $0.5mg/(kg \cdot d)$,分 2 次口服。

5. 改善心肌舒张功能 普萘洛尔(心得安)口服 $1 \sim 2mg/(kg \cdot d)$,分 3 次;或钙拮抗剂如维拉帕米(异搏停)口服 $3 \sim 6mg/(kg \cdot d)$,分 3 次治疗。

6. 利尿剂 此类药物须与强心药同时服用,如需长期应用可以采用间歇疗法,即用 4 天停 3 天。呋塞米:静脉注射后 1 小时发生作用,持续作用 6 小时,每次 $1mg/kg$,每 $8 \sim 12$ 小时用 1 次。螺内酯:可与呋塞米或氢氯噻嗪联用,口服剂量为 $1 \sim 3mg/(kg \cdot d)$,分 $2 \sim 3$ 次给予。呋塞米有排钾作用,螺内酯有保钾作用,两者配伍使用较为合理。氢氯噻嗪:$2 \sim 3mg/(kg \cdot d)$。

六、护 理 措 施

(一) 观察病情

注意患儿心率、心律、血压、氧饱和度及呼吸变化。心率大于 160 次/分或小于 100 次/分,患儿突然烦躁不安、面色苍白或发灰,应及时通知医生。心力衰竭时由于心排出量减少,血流缓慢而使组织缺氧,末梢循环障碍出现面色青灰、四肢发冷、鼻唇三角区及指趾端青紫等表现。体温突降是心力衰竭的危重表现,若同时伴有多汗、苍白,应警惕休克的发生。

(二) 基础护理

主要包括:①注意保暖,置于中性环境温度以降低新陈代谢和氧耗;②将患儿床头抬高 $30° \sim 45°$,呈头高脚低倾斜位;③保持患儿安静:患儿烦躁不安可加重病情,及时给予患儿安抚,必要时遵医嘱给予镇静剂;④准确记录 24 小时出入量,注意尿量变化,每日测量体重。⑤加强皮肤护理,保持皮肤完整性;⑥心力衰竭时因胃肠道缺血,可出现喂奶时易疲劳、喂奶停顿或拒哺。喂奶时应抱起患儿,呈 $30°$ 右侧卧位,进行少量多次缓慢喂奶,如呼吸困难可改用鼻饲。重症患儿暂停经口喂养,给予静脉营养。总入量一般按正常量减少 1/3,约每天 $80 \sim 100ml/kg$。

(三) 纠正低氧

保持呼吸道通畅,给予低流量吸氧使氧饱和度维持在 $90\% \sim 95\%$,必要时予机械通气人工辅助呼吸。

(四) 预防感染

接触患儿前后严格洗手,做好物品清洁及消毒,严格执行无菌操作。

(五) 保持静脉通路通畅

除给予脐静脉插管或经外周中心静脉置管外,还应保留 1 条外周静脉通路,准备输注血制品等大分子物质。多巴胺等血管活性药物尽量使用中心静脉输注,若使用外周静脉应选择粗、直的大血管,避开头皮静脉。

第五节　早产儿心电图

一、心电图基础知识

（一）心电监护导联的连接

1. 三导联的连接　负极（红）：右锁骨中点下缘。正极（黄）：左腋前线第四肋间。接地电极（黑）：剑突下偏右。

2. 心电监护五导联的连接　白线（RA）：右锁骨中线与第2肋间的交点。黑线（LA）：左锁骨中线与第2肋间的交点。红线（LL）：左下腹。绿线（RL）：右下腹。棕线（C）：贴胸电极的任意位置。对角安置白色电极（RA）和红色电极（LL）以便获得最佳呼吸波。避免将肝区和心室置于呼吸电极的连线上，这样可以减少或避免心脏搏动和动脉血流产生的伪差。

也有认为正常新生儿ECG应当包括12个导联，其他导联 V_{3R}、V_{4R} 和 V_7 可以提供更多信息帮助评判可能的先天性心脏病。

（二）心电图的基本波形

心电图各波段的组成及命名见表2-2-1。

表 2-2-1　心电图各波段的组成及命名

心电图各波段	心 电 活 动
P 波	最早出现较小的波，心房除极波
P-R 段	心房开始复极到心室开始除极
P-R 间期	P 波与 P-R 段合计
QRS 波群	左、右心室除极全过程
ST 段	QRS 波群终点到 T 波起点的一条直线，代表心室缓慢复极的过程
T 波	心室快速复极的过程
Q-T 间期	心室开始除极到复极完毕全过程的时间

二、早产儿心电图的特点

新生儿心电图受从胎儿向新生儿的转折期血流动力学的影响，呈动态变化，尤其是在生后24小时内变化更明显。胎儿时期，由于肺血管阻力较高，使胎儿右心室的压力接近左心室，右心室与左心室之比>1，因此右心室优势是胎儿和新生儿的特征。出生后随年龄变化QRS波的形态、间期以及ST-T波形的呈现以下变化：随年龄的增长，心率较前减慢，P波时间、P-R间期和QRS波延长，QRS电压逐渐增高。生后数天内，右心室收缩压开始下降，胸前导联QnS轴由右向左转移。早产儿由于右室与左室以及肺小动脉发育均较足月儿差，心率较足月儿快，且QRS波群电压较低，故早产儿右心室优势轻，且更快地向左心室优势转变。早产儿出生时心率可达每分钟140次左右，3天后增快至150次，1周时平均达160次。早产儿的P波时限小于0.07秒，振幅较低，如果>3mm则提示有右心房扩大存在。P-R间期均<0.12秒，且很少受心率快慢的影响。QRS波宽度多<0.04秒。与足月儿相比，早产儿的

QRS 波振幅显示其右心优势不如前者明显。早产儿的 Q-T 间期比足月儿稍延长（图 2-2-4）。新生儿心电图正常值见表 2-2-2。

表 2-2-2　新生儿心电图正常值

年龄	心率（次/分）	心电轴（°）	P-R 间期（秒）	QRS 时限（秒）	Q-T 间期（秒）
出生 ~ 1 天	88 ~ 158	+94 ~ +224	0.08 ~ 0.14	0.05 ~ 0.08	0.20 ~ 0.39
~ 7 天	85 ~ 162	+96 ~ +207	0.08 ~ 0.14	0.05 ~ 0.07	0.21 ~ 0.34
~ 28 天	115 ~ 172	+60 ~ +212	0.09 ~ 0.13	0.05 ~ 0.07	0.23 ~ 0.31

摘自：邵肖梅,叶鸿瑁,丘小汕. 实用新生儿学,2010,523.

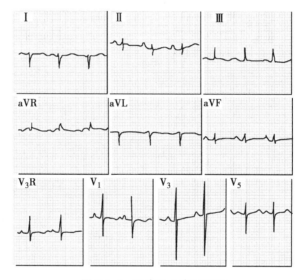

图 2-2-4　早产儿心电图特征

三、异常心电图的识别

ECG 可以确诊异常的心率,通常可确定心律。窦性心律的特征是每一 QRS 复合波前存在正常 P 波,健康婴儿的窦性心律 70 ~ 180 次/分,患病婴儿可高达 220 次/分,这种情况下可能难以见到 P 波,但应检查所有导联,必要时采用更快的走纸速度（50mm/s）。Ⅰ 度心脏传导阻滞（PR 间期延长）本身对新生儿的重要性不是很大,但也可能是结构性心脏病的标志。PR 间期缩短提示可能存在室上性心动过速,或伴随某些结构性心脏病,也可见于糖原累积症。

心房：Ⅰ 导联 P 波倒置可能是 EGC 电极连接错误（如左右手接反）的特征,可以在 V_6 导联确认。如果 Ⅰ 导联和 V_6 导联相似,则说明 EGC 电极连接正确,此时 P 波倒置可提示下列原因之一：非窦性心律、心脏位置异常、心脏位置正常但两心房相互空间关系异常。标准走纸速度 25mm/秒时,P 波高尖（>2.5mV）提示右心房扩大,P 波宽大（>3mm）提示左心房扩大。

心室：胸腔内心室位置异常（如右位心）或心室的相互关系异常（如先天纠正性大动脉

错位），可通过胸前导联 QRS 复合波的异常对此进行排查。右位心时，其复合波在 $V_1 \sim V_6$ 之间没有动态演变，但会逐渐变小。

V_1 导联的 Q 波意味着以下情况之一：心室内传导异常（如左束支传导阻滞或一些预激病例）；严重的右心室肥大（RVH）；左右心室的空间关系异常（如先天纠正性大动脉转位）。

一项或多项下列特征可提示左心室肥大：$V_1 \sim V_6$ 导联呈成人模式的 R/S 演变（显著的 SV_1 和 RV_6）；大型 SV_1 或 RV_6。

以上特征结合起来可提示双心室肥大。

左心前区导联（II、aVL、$V_{5,6}$、）ST 段压低或 T 波倒置提示心室劳损或缺血，进一步提示原发性心肌病变或继发于结构性心脏病引起的心脏压力或容量负荷，T 波改变可见于围生期应激阶段，一般在 1 周内恢复。

QRS 轴：在许多情况下，QRS 轴异常可能是一个重要的诊断线索，包括房室隔缺损（AVSD）和三尖瓣闭锁。在前者病例中，可使 ECG 成为 Down 综合征新生儿有价值的筛查，这种病例的 AVSD 可能无症状或症状非常轻微。

（冯淑菊）

第三章 神经系统疾病

第一节 早产儿神经发育特点

早产儿与足月儿相比,组织器官发育不全,机体调节功能低下,特别是神经系统的发育与胎龄密切相关,胎龄越小,神经系统发育越差,由此影响早产儿多项功能的正常发挥。

一、早产儿脑的组织解剖生化特点

对于早产儿而言,脑的基本结构分化已发育完备,神经细胞和胶质细胞的数量基本满足,神经细胞的迁移即将完成,但脑的进一步成熟尚在继续进行中,主要表现在以下方面:

(一) 神经突起的发育

表现为:①树突的发芽和生长,突起增加,逐渐形成突触连接;②神经轴突的延长,是神经信息传递的保障;③神经轴髓鞘化。少突胶质细胞沿轴突排列,其浆膜形成髓鞘膜。中枢神经系统的髓鞘始于脊髓,然后延伸至脑干、间脑,最后到大脑半球。34周后,髓鞘化速度加快,在此后阶段完成大脑半球髓鞘形成。在此基础上,髓鞘化延续至生后若干年。

(二) 神经细胞的发育

神经元的数目达足够量后,神经细胞胞体逐渐增大,脑体积增加,次级和三级脑回形成,脑表面积增加,脑沟更深,孕30~40周时,脑的皮质灰质体积增加了4倍。与此同时,细胞生化成分更加丰富。脑的发育过程中许多生物化学成分也在变化。妊娠20~30周后,随着脑的快速发育,脑内DNA的形成可出现一个高峰,孕40周至生后6个月,前脑DNA约增加2倍,6个月至2岁时又增加了50%,而以后的变化极少。同时,各种神经介质、神经肽也有一个不断生成、储存、释放、灭活的过程。

(三) 其他胶质细胞的成熟与分化过程

星形胶质细胞由早期神经细胞迁移阶段的引导作用转为神经细胞提供生存环境的主体作用,并参与神经细胞的部分代谢。小胶质细胞主要是在免疫、修复过程中起作用。少突胶质细胞主要参与髓鞘化过程。脑皮质锥体细胞的分层、定向、排列组合及高级神经网络的形成与功能完善,以及神经发育与功能实施过程中的神经"修剪"过程等,都在此阶段开始、延续并发展。妊娠后期,胎儿脑同样处于快速发育期,至40周足月新生儿出生时,是一个相对"成熟"的脑。然而,孕28周后出生的早产儿,虽然已进入目前我国规定的"围生期",可以存活,但胎儿脑的后期发育阶段是在"非生理"的环境中度过,脑的成熟过程会受到各种高危因素尤其是各类脑损伤的影响,有别于正常足月新生儿,成为远期神经发育缺陷的组织解剖基础。

二、早产儿神经系统发育特点

（一）觉醒与睡眠周期

觉醒与睡眠是人所具有的两种神经状态,受到相关中枢神经核团和神经内分泌的严密调控,正常足月儿已有完整的觉醒睡眠周期,早产儿表现为逐步形成的过程。孕28周前的新生儿难以确定觉醒期,受到持续刺激后可睁眼,并有数秒觉醒状态。孕28周后轻轻摇晃可以从睡眠中醒来,觉醒持续数分钟。32~34周后开始有觉醒睡眠交替,可自发睁眼,并有眼球转动。37周后显示较明确的觉醒睡眠周期,一般分为6个状态,即深睡、浅睡、瞌睡、安静觉醒、活动觉醒和啼哭。早产儿觉醒睡眠周期的建立反映了脑的发育过程,脑电图检查可以做出更确切的观察。

（二）视听功能

视听功能基于视听神经传导通路的建立及脑整合功能的完善。新生儿的视听功能都处于初级形成阶段,早产儿则更不成熟,随胎龄增长而不断完善。早产儿的视神经功能可以通过对光刺激的反应进行判断。光刺激后,28周的早产儿有眨眼现象,32周时有闭眼动作,37周开始有随光动作,40周后才对光或鲜艳的红球有明确的追随动作。另外,32周的早产儿可有自发的眼球游动,40周的新生儿眼球动作才是寻觅行为。早产儿的听觉反应体现了听神经功能。胎龄28周的早产儿仅对噪声有眨眼和惊跳反应,随胎龄增长,对声音的反应逐渐敏感及明确,如声音刺激后中止进行中的动作、停止啼哭等。足月时能够对声音有明确的定向反应,在新生儿觉醒的状态下,在其耳旁轻声呼唤,头会慢慢转向发声方向,眼睛寻找声源,这是新生儿对声音的定向反应。

（三）肌张力与运动功能

早产儿的运动功能是神经发育成熟程度的重要检查指标,不同胎龄早产儿的姿势、体位、肌张力等神经系统表现均不同,通常是在安静状态下观察早产儿姿势和被动运动状态评价其肌张力。28周的早产儿肢体常有自然的伸展姿势,或轻微弯曲,对被动活动的抵抗力极小。32周时,下肢屈肌张力增加,开始出现髋、膝关节屈曲姿势,36周后屈肌张力进一步增加,腘角呈90°,肘部屈曲,出现新生儿典型的四肢屈曲姿势。早产儿同样有自发的运动,28周的早产儿表现为动作缓慢的扭动,偶尔也有大幅度的肢体运动,32周后髋、膝均有动作,但颈肌肉力弱,不能抬头。36周时出现主动的肢体屈曲、交替性动作,并且颈肌张力较前增强,头可短暂竖立1~2秒。

（钱京晶　蒙景雯）

第二节　脑室周围-脑室内出血

随着围生医学和新生儿重症监护治疗技术的飞速发展,早产儿的存活率不断提高,早产儿脑损伤问题成为医学界的热点问题,其中脑室周围-脑室内出血是导致早产儿死亡或遗留神经系统后遗症的最常见原因之一。早期发现早产儿脑损伤,通过合理的早期干预可以有效减少致残率。

一、概　　述

早产儿常见脑损伤主要为脑室周围-脑室内出血(periventricular hemorrhage-intraventricular hemorrhage,PIVH),常导致脑室内出血后脑积水和脑室周围出血性髓静脉梗死等严重并发症。

胎龄越小发病率越高,可引起严重后遗症甚至死亡。PIVH 极少在出生时即发生,80% ~ 90% 病例发生在生后 72 小时内,其中 50% 发生在生后 24 小时内。约有 10% 发生在生后第 1 周末,10% ~ 15% 的极低出生体重儿在生后 2 ~ 3 周发生出血。PIVH 的预后取决于出血的时间、范围及脑实质损害的程度。近期预后: Ⅰ 级 ~ Ⅱ 级出血绝大部分可以存活,Ⅲ 级 ~ Ⅳ 级出血者病死率超过 50%(尤其伴有脑室旁出血性梗死者,病死率更高),存活者半数以上可出现进行性脑室扩张。远期预后:室管膜下生发基质出血发生时胎龄越小对神经细胞、胶质细胞的形成影响越大,直接关系到脑皮质的发育,有碍小儿认知能力发展,严重脑室内出血并伴有脑室旁出血性梗死或白质软化时,后遗症高达 35% ~ 90%,表现为运动障碍,痉挛性肢体瘫痪,下肢往往重于上肢。进行性脑室扩张可使轴突延伸及髓鞘化障碍,并影响血管发育及脑细胞代谢,与小儿神经系统后遗症关系密切。

二、病因和发病机制

此类损伤的基本特征是发生于室管膜下的生发基质,位于侧脑室的腹外侧,这是一个精细的缺乏结缔组织支持的毛细血管床,对缺氧、高碳酸血症及酸中毒极为敏感,容易发生坏死、崩解而致室管膜下出血(subependymal hemorrhage,SEH),亦称胚胎生发层组织出血(germinal matrix hemorrhage,GMH),GMH-IVH 主要发生在 33 周以下的早产儿。在胎儿 10 ~ 20 周时生发基质是脑神经母细胞和胶质细胞的发源地,完成细胞的快速增殖和移行过程。随胎儿发育生发基质逐渐减少,至 36 周时几乎完全消失。室管膜下生发基质的血液供应来自于大脑前动脉及中动脉,在此处形成供血丰富的毛细血管床。其特征为面积相对大而血管走形不规则,血管壁由单层细胞排列而成,易于破损。基质区域的静脉系统是由来自脑白质、脉络丛、纹状体的数条静脉在尾状核头部位汇合成端静脉,通过“U”字形回路汇于 Galen 静脉,由于这种特殊走行,易发生血流动力学的变化而致出血及出血性脑梗死。约 80% 的生发基质出血进入侧脑室,严重者可扩散至整个脑室系统。脑室内出血(IVH)可引起颅内压增高,影响脑脊液循环,压迫脑室周围组织(图 2-3-1,图 2-3-2)。

早发型和迟发型 PIVH 诱因不同,早发者与分娩方式和低 Apgar 评分有关,晚发者则与上腔静脉血流量减少有关。小胎龄、低出生体重、缺氧酸中毒、低血糖、RDS、孕妇围生期合并症等是早产儿 PIVH 的高危因素。

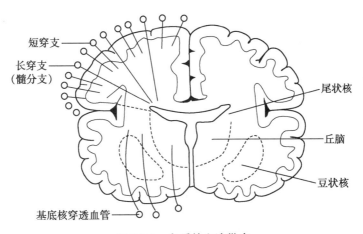

短穿支
长穿支
(髓分支)
尾状核
丘脑
豆状核
基底核穿透血管

图 2-3-1 白质的血液供应

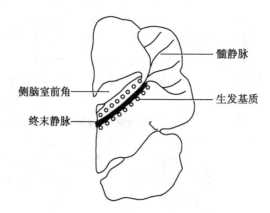

髓静脉

侧脑室前角

生发基质

终末静脉

图 2-3-2　生发基质附近的静脉回流

三、临 床 表 现

依出血程度不同可表现为三种类型。

（一）急剧恶化型

发生在严重出血的小儿,出血多为Ⅲ、Ⅳ级,此型临床较为少见。数分钟至数小时内病情急剧进展,出现意识障碍、呼吸暂停、眼球固定、凝视、光反射消失、肌张力严重低下或周身强直性惊厥、前囟隆起、出现难以纠正的酸中毒,可在短时间内死亡。

（二）断续进展型

临床常见此型,出血多为Ⅰ、Ⅱ级。症状在数小时至数天内持续进展,先表现为大脑皮质兴奋性增高,如烦躁不安、易激惹、脑性尖叫、肌震颤、惊厥、呕吐,继而出现皮质抑制症状,如神志异常、四肢张力低下、运动减少、呼吸异常,可存活或进一步恶化死亡。

（三）临床无症状型

此型最为常见,极低出生体重儿中可占50%～68%,出血多为Ⅰ、Ⅱ级。国外报道此型占50%左右,而我国所占比例更高,这与早产儿的孕周、体重相对较大,绝大多数颅内出血较轻有关。这些病例多在早产儿生后常规头颅B超筛查中发现。

脑积水是PIVH的主要并发症,Ⅲ级、Ⅳ级PIVH引起脑水肿发生率分别为40%和70%,常在出血15～70天发生,通过连续腰穿治疗控制出血后脑积水的成功率为75%～91%。Ⅲ级以上的颅内出血脑室扩大时,可因挤压或影响局部血流造成脑室旁白质损伤。此外,严重的PIVH还可影响脑室旁局部的髓静脉血液回流而发生静脉性梗死。

PIVH临床症状明显与否,取决于脑室内出血的严重程度及有无并发症。Ⅰ级或部分Ⅱ级PIVH多无明显临床症状。Ⅱ级或部分Ⅲ级PIVH可表现为轻度抑制、自发动作减少、肌张力降低、眼球偏斜,临床症状常有好转间隙。部分Ⅲ级和Ⅳ级PIVH病程进展常较迅速,表现为意识障碍、严重肌张力低下、呼吸节律不整或呼吸暂停,继之出现昏迷、前囟突起、光反射消失、呼吸停止以及强直性惊厥。症状进展迅速和恶化的原因与并发急性脑积水和脑室周围出血性梗死有关。

四、诊 断 检 查

（一）临床诊断

1. 胎龄　任何胎龄早产儿均有可能发生PIVH,其中PIVH主要好发于34周以下早产儿。

2. 围生史 具有下列任一异常围生史:宫内缺血缺氧史;出生时窒息和抢救史;宫内感染史;或母亲有绒毛膜羊膜炎、细菌性阴道病等孕期感染史。也可无明显异常围生史。

3. 出生后病史 部分脑损伤早产儿曾患有呼吸系统或循环系统疾患,或曾进行过机械通气治疗。

（二）影像学检查

1. 头颅 B 超 早产儿 PIVH 临床症状多不明显或缺乏特异性,因而早期常规影像检查十分重要。头颅 B 超检查为早产儿脑损伤首选检查方法,生后 3 天内进行初次检查,以后每隔 1 周复查 1 次,直至出院。PIVH 可酌情复查,出血较重者至少每隔 3 天复查 1 次直至出血稳定。按照 Papile 分度法将出血分为 4 级,见表 2-3-1。

表 2-3-1 PIVH 严重程度分级

分度	表现
Ⅰ级	单纯室管膜下生发基质出血或伴极少量脑室内出血,旁矢状面探查出血占脑室面积 10% 以下
Ⅱ级	出血进入脑室,所占脑室面积为 10% ~ 50%
Ⅲ级	脑室内出血伴脑室扩大,所占脑室面积>50%
Ⅳ级	同时伴脑室旁局限或广泛的脑实质出血

2. 头颅 CT 检查 早产儿生命体征稳定后可进行 CT 检查。出血早期可显示各级 PIVH,但对室管膜下及少量脑室内出血的敏感性不及超声,7 ~ 10 天后对残余积血不敏感。

3. 头颅 MRI 检查 可显示各级 PIVH,也是诊断白质损伤后改变的最佳方法。建议在早产儿出院前或纠正胎龄 40 周时进行 MRI 检查。

五、治 疗 原 则

（一）预防 PIVH 的发生

1. 预防早产 PIVH 是早产儿颅内出血的主要发病类型,因此,减少早产、尽可能增加早产儿孕周是降低早产儿颅内出血发生的首要环节。

2. 出生时延迟结扎脐带有降低极低出生体重儿脑室内出血的可能。

3. 维持脑血流动力学稳定 维持稳定的颅内压和脑血流范围,避免脑血流动力学波动。护理动作轻柔,避免患儿剧烈哭闹。

4. 早期药物预防

（1）苯巴比妥:关于苯巴比妥预防 PIVH 迄今尚存争议。最新循证医学证据表明产后注射苯巴比妥钠不但没有降低早产儿 PVH-IVH 发生率,且可增加机械通气的使用概率,因此不推荐用于早产儿脑室内出血的预防。

（2）维生素 E:维生素 E 作为一种自由基清除剂,可减少脆弱的生发基质毛细血管遭受自由基损伤,因而对早产儿颅内出血有一定预防作用。方法是在婴儿出生后即刻给予口服维生素 E 20mg/kg,1 次/天,连续 3 次。

（3）产前应用皮质类固醇和维生素 K_1:可明显降低早产儿 PVH-IVH 发生率。有研究报道,二者联合应用效果最好,可使早产儿总的 PVH-IVH 发生率下降 50% 以上、重度出血减少 75%。

（二）治疗措施

1. 常规治疗 目前早产儿 PIVH 尚无特异的预防和治疗方法,最根本的治疗在于对症治疗,强调提供适宜的氧和葡萄糖,维持正常血压、血气和血糖,维持酸碱平衡和能量代谢。

止血可采用静脉注射维生素 K_1 1mg/kg 或立止血 0.2 ~ 0.5U/次。适当控制液体入量,维持 60 ~ 80ml/(kg·d)。止惊首选苯巴比妥,负荷量 15 ~ 20mg/kg,12 ~ 24 小时后给维持量 5mg/(kg·d),至惊厥停止后 3 ~ 5 天。除非有明显颅压增高和脑室扩大,一般不用甘露醇降颅压,尤其在生后 3 天内。恢复脑功能药物可应用胞二磷胆碱、脑活素或神经生长素等,出血后 3 ~ 5 天或第 2 周开始应用。反复发作呼吸暂停需用呼吸机作呼吸支持时尽可能用较低吸气峰压,以免静脉回心血量减少而使颅内压增高,呼吸频率调节以维持 $PaCO_2$ 35mmHg 左右为宜,高或低碳酸血症均可加重脑室内出血。

2. 脑积水治疗　脑积水是 PIVH 的主要并发症,对于存在脑积水可能和已经发生脑积水的患儿不主张早期连续腰椎穿刺治疗,以减少不必要的医源性损伤。因乙酰唑胺和呋塞米等药物对脑室出血后脑室扩张既无治疗作用亦不安全,因此不推荐使用此类药物以减少脉络丛产生脑脊液。如有明显颅压增高症状,可先用甘露醇降颅压,然后再行腰穿释放脑脊液或作脑室外引流。前囟未闭时,腰穿放液不致引起脑疝,系列腰穿可降低颅压为永久性分流术争取时间。颅脑超声在监测腰穿中起重要作用,可决定腰穿指征,观察腰穿效果,判断预后。

3. 腹腔引流术　连续腰穿效果不满意可做腹腔引流术,该手术目前仍然是脑室出血后脑积水的最后选择,但早期不易实施,且存在一系列严重并发症。最新进展有应用神经内镜经侧脑室、室间孔至第三脑室,在第三脑室底部与脚间池之间造一瘘孔,使脑室内阻塞的脑脊液经瘘孔流入脑脚间池,形成新的脑脊液通路。

六、护　理　措　施

（一）基础护理

1. 加强护理,保持安静,尽量减少刺激。

2. 保证患儿液量及热量的供给,静脉输液速度宜慢,以防快速扩容而加重出血。

3. 给予患儿头高体位,尽量保持头部制动,使头部始终处于正中位,以免压迫颈动脉。

4. 保持呼吸道通畅,及时清理呼吸道分泌物,维持有效呼吸。

5. 合理用氧,缺氧可加重出血,随时根据病情给予吸氧,可减轻出血和脑水肿。

（二）病情观察

1. 观察意识和精神状态改变,早期常表现为兴奋过度、不易入睡、易激惹、哭闹不安、脑性尖叫、惊厥发作,若病情继续发展则出现抑制状态,出现嗜睡、反应低下甚至昏迷。

2. 给予心电监护,特别注意呼吸节律、频率变化。监测体温,注意皮肤有无苍白、青紫、黄染等,如颜面皮肤苍白或青紫,提示颅内出血量较大,病情较严重。皮肤青紫与出血量多少、窒息时间长短成正比关系,皮肤黄染则会增加治愈的难度,早期发现有利于治疗。

3. 观察颅内高压的表现。瞳孔是否等大等圆,边缘是否规则,对光发射是否灵敏。前囟是否隆起、凸凹、紧张,如有异常应及时报告医生应用脱水剂,以免发生脑疝。观察患儿吃奶情况,如果出现拒食、恶心、吞咽反射消失、呕吐,提示颅内压增高。

（三）脑积水护理

1. 每日测量头围,必要时进行脑脊液引流。

2. 侧脑室穿刺引流术后护理

（1）严密观察和记录生命体征变化:注意是否有意识障碍、瞳孔异常、头痛、呕吐等颅内压增高症状。密切观察脑脊液的性状,正常为清晰无色透明,如发现脑脊液颜色变浓或引流出大量新鲜血液流,提示有脑室内出血的可能。

（2）引流管护理:保持引流管通畅,适当限制患儿头部活动范围,为患儿翻身或操作时应注意避免牵拉引流管。如需搬动患儿时应暂时夹闭引流管,防止脑脊液反流。引流管及引流袋按规范记录置管时间及用途。注意引流速度和量,输液泵持续泵出时应选用用生理盐水排管后的输液器,将过滤器端连接脑室穿刺处引流管,小壶端连接引流袋。并将输液器沿输液泵指向方向逆行安装,并做好引流方向标志。根据医嘱设定泵出速度,开始持续泵出脑脊液。每周更换引流输液器。

（3）预防感染:严格执行消毒隔离制度与无菌操作原则,保持头部敷料清洁,如敷料污染、潮湿应及时更换。保持头部和引流管活动方向一致,以避免脑组织出血或损伤。

（4）拔管护理:拔管前应先夹闭引流管,避免脑脊液逆流入脑室引起感染。拔管后观察头皮切口是否合拢,切口处用无菌辅料加压包扎,保持覆盖的敷料干燥整洁。

（四）用药护理

1. 密切观察药物副作用。

2. 脑水肿者可给予利尿剂,准确记录出入量。

3. 发生惊厥可给予镇静剂,密切观察患儿精神反应、惊厥发作形式及频次。

（五）早期干预

进行新生儿抚触、音乐疗法。纠正胎龄至40周时,如患儿病情稳定,有条件者可进行游泳训练。

（六）出院指导

1. 指导家长接触患儿前后洗手,正确进行奶瓶奶具消毒,防止感染的发生。

2. 指导家长合理喂养患儿,选择合适的奶方及奶量,以满足患儿生长发育的需要。

3. 指导家长观察患儿神经系统症状及体征。

4. 做好用药指导。

5. 指导家长训练患儿的视听功能,指导家长进行新生儿抚触。

6. 制订患儿出院后随访计划,强调随访的重要性。

（七）门诊随访

鼓励坚持治疗和随访,定期监测患儿生长发育指标,评价患儿智力、运动及视听功能结果,有后遗症时教会家长对患儿进行功能训练,增强战胜疾病的信心。

（钱京晶　蒙景雯）

第三节　脑白质损伤

早产儿在围生期发生的脑损伤可造成神经系统发育障碍,其中包括永久性伤残,即脑性瘫痪。病理学及流行病学证据均证实,早产儿脑损伤主要为脑白质损伤。

一、概　述

早产儿脑白质损伤(white matter damage,WMD)指24~35周出生的早产未熟儿由血管损伤和炎症反应而致的大脑白质病变,是早产儿最常见的脑损伤形式,常发生在胎龄小于32周并存活1周以上的极不成熟儿。最常被提及且结局最为严重的是脑室周围白质软化(periventricular leukomalacia,PVL),指在特定部位白质的坏死,即侧脑室外侧角背侧和外侧的白质,包括前角、体部、视辐射区(三角区和枕角)和听辐射区(颞角),胎龄越低则病情越严重。

二、病因和发病机制

近年来关于早产儿脑白质损伤发病机制的研究有了新的进展,众多研究结果表明缺氧缺血(主要是缺血再灌注损伤)和宫内外感染是导致早产儿脑白质损伤的主要病因。局部缺血引起的脑组织坏死是早产儿脑白质损伤的病理学基础。

(一) 病因

1. 缺氧缺血　Volpe 指出,孕 26～34 周发生缺氧缺血可造成 PVL,此期是少突胶质细胞的高分化期,对缺氧损伤具有易损性。临床因素主要与可能造成脑血流减少的疾病有关,如妊娠高血压疾病、贫血、胎-胎输血、胎盘和脐带异常、宫内窘迫、新生儿循环异常、低氧血症及难以纠正的低血糖等均可发生白质供血障碍而致损伤。

2. 宫内感染　宫内感染是引起绒毛膜羊膜炎及胎膜早破的主要原因。近年来随着医学免疫学的发展,炎症细胞因子在感染与损伤中的介导作用日益受到关注,母亲宫内感染后引起的细胞因子网络反应可能是发生早产及早产儿脑损伤的机制之一,其中常见的亚临床绒毛膜羊膜炎发病隐袭,对孕妇及产母影响较小,主要对胎儿及新生儿造成危害。

3. 其他　最近有资料表明,过度通气的早产儿发生囊性 PVL 的危险性明显增高,低碳酸血症能够诱导脑细胞凋亡。

(二) 发病机制

1. 脑室周围血管的解剖因素　脑室周围血管供应处于脑动脉供血的交界区和终末区(亦称分水岭区),是脑血流分布最少的部位,致使脑室周围最易遭受缺血性损伤。早产儿脑白质 CBF 小于 5ml/(100g·min),仅为皮质的 25%,而足月儿大于 5ml/(100g·min)。

2. 压力依赖的脑循环　脑循环是一个被动压力循环系统,主要依赖于动脉血压,正常情况下存在着自动调节机制。早产儿脑白质血流量少,自身调节能力不足,调节范围很窄,脑穿支动脉及小动脉壁缺乏肌层环绕,脑血管反应性差,血压增高时易致 IVH,低血压时易致 PVL。

3. 早产儿脑白质的少突胶质细胞　具有高度的易损性由于处于高分化状态,能量耗竭时易致其损害;快速分化的少突胶质细胞抗氧化能力差,易受自由基的损伤;快速分化的少突胶质细胞易遭受谷氨酸盐的损害;内毒素、细胞因子过度增加可直接导致血管内皮细胞受累或诱导细胞凋亡。

(三) 病理特点

脑白质损伤的病理特点主要包括少突胶质细胞受损引起的轴突病变(凝固性坏死)和髓鞘合成延迟、囊腔形成后反应性星形胶质化等。急性缺氧缺血发生后 6～12 小时,脑室周围损伤部位首先出现脑白质的凝固性坏死,组织的正常结构破坏,坏死边缘部位的轴突肿胀明显,部分轴突破裂。细胞坏死主要是少突胶质细胞,特别是处于高分化或进行髓鞘化的细胞。24～48 小时开始出现小胶质细胞浸润,并伴有星形胶质细胞肥大增生和内皮细胞增生。5 天～2 周泡沫巨噬细胞增多,少突胶质细胞减少,软化囊腔形成。部分 PVL 伴有白质坏死区出血。持续的低碳酸血症、反复的低血压、宫内感染等所致的 WMD 主要是以细胞凋亡为主要病理表现。局灶性 PVL 为囊腔性 PVL,主要发生在长穿支动脉的终末供血部位,与相对严重的缺血有关,病变常在脑室周围邻近前角、体部、后角,病理变化为脑白质的凝固性坏死,2～5 周左右病变区形成多发小囊腔。弥漫性 PVL 为周围性白质损伤,多见于长期存活的早产儿,与轻度缺血有关,病理特征为 OL 前体细胞弥漫性损伤,星型胶质细胞增生,一般不出现囊腔,导致髓鞘形成障碍,弥漫性 PVL 占 75% 。PVL 病理改变见图 2-3-3。

三、临床表现

　　早产儿脑白质损伤缺乏特异性的神经系统症状与体征,缺乏明显的神经系统定位表现,加之全身多种严重性疾病,临床表现均是非特异性的。新生儿期可有下肢肌张力降低、颈部伸肌张力增高、呼吸暂停和心动过缓、易激惹和喂养困难等,部分患儿可出现惊厥。婴儿期可逐渐出现智力发育迟缓和脑瘫,尤以下肢痉挛性瘫痪较多见。侧脑室前角上方局灶性 PVL 可出现痉挛性瘫痪,枕部三角区局灶性 PVL 可出现视神经发育不良、斜视、眼球震颤、视盲,弥漫性 PVL 可出现认知和行为缺陷。PVL 囊腔小于 0.5cm 者脑瘫发生率较低,囊腔 0.5 ~ 1.0cm 时脑瘫发生率较高。早产儿 WMD 的预后很差,常见的后遗症是痉挛性双下肢瘫,亦可表现为脑瘫、癫痫、认知障碍和行为异常等,此病是导致早产儿伤残的重要原因。

四、诊断检查

　　早产儿脑室旁白质损伤的早期诊断对于避免高危因素、逆转病情的进展具有重要意义。迄今为止,国际上仍依靠影像学检查作为诊断方法,目前主要使用 CT、B 超和 MRI。

(一) 头颅 CT

　　早期水肿阶段表现为在脑室周围呈明显双侧对称性低密度区,以侧脑室前角上外侧最为多见,但 CT 对白质病变早期诊断的敏感性和特异性较差,使其在早期诊断中的应用受到影响。

(二) MRI

　　弥散加权磁共振成像技术(diffusion weighted magnetic resonance imaging,DWMRI) 对组织水肿性病变有极高的诊断敏感性。研究发现,DWMRI 检查定位准确,病变显示早于常规磁共振成像,是早期诊断和评估预后脑室旁白质损伤的良好手段。MRI 对弥漫性 PVL 的诊断较有价值,除可发现囊肿外,还可显示脑白质减少、脑室增大、神经胶质增生和髓鞘形成延迟。

(三) 颅脑 B 超

　　颅脑 B 超对早期脑室旁白质损伤有较好的诊断效果,水肿的脑白质在超声影像上以脑室周围不同区域、不同程度的高回声为特征,病变的脑白质不但回声增强且粗糙,形成明显的边界。早产儿脑室旁白质损伤也有轻重之分,轻者异常的影像改变在 2 周内消失,重者则原有高回声进一步增强,逐渐形成钙化强回声,或回声强度减低,最终发展为 PVL。通常将局灶性 PVL 分为四期:①回声增强期:水肿期,生后 1 周内,脑室周围呈对称性强回声反射;②相对正常期:囊腔形成前期,生后 1 ~ 3 周,超声可无异常表现;③囊腔形成期:生后 2 ~ 4 周出现,在双侧回声增强区出现多个小囊腔;④囊腔消失期:数月后,小囊可消失或融入侧脑室,侧脑室增大。超声诊断脑室旁白质软化的最佳时间是脑损伤后 3 ~ 4 周。由于超声具有廉价、便捷、动态观察的优点,因此国内将其列为首选。PVL 严重程度分级见表 2-3-2。

表 2-3-2　PVL 严重程度分级

分级	表现
I	脑室周围局部回声增强持续或大于 7 天,其后无囊腔出现
II	脑室周围回声增强,其后转变为小囊腔
III	脑室周围广泛回声增强,其后转变为广泛囊腔形成
IV	脑室周围广泛回声增强,涉及皮质下白质,其后转变为脑室周围和皮质下白质弥漫性囊腔形成

（四）其他

由于围生期脑损伤大多与脑缺氧和缺血有关，近年来，有学者以影像学检查为基础，对脑内血氧改变的检测，其中近红外光谱（near infrared spectroscopy，NIRS）是热点之一，通过光学技术实时反应脑组织内氧代谢状况，及时探测早产儿脑血管自动调节的受损情况。近红外光谱可直接检测出脑组织中的氧合血红蛋白（HbO_2）及还原血红蛋白（Hb）的变化，了解脑内的氧合情况，间接反应脑血流动力学状况及代谢的变化，对早产儿的脑动能进行评价，预测可能发生的脑白质损伤。

五、治 疗 原 则

本病目前尚无特异的治疗方法，重在预防。在围生期应及时处理围生高危因素，减少发生脑血流波动的各种因素，及时复苏，正确使用机械通气，避免液体输入过多过快，及时防治围生期感染。对早产儿生后加强监护，维持生命体征及内环境的稳定，以保证适当的脑灌注压。保护少突胶质细胞，可以应用神经营养因子、神经节苷脂、NO、红细胞生成素、糖皮质激素、谷氨酸受体拮抗剂、IL-10、维生素 E 等。近年来，随着对早产儿 PVL 发病机制的深入认识，对其治疗的研究也取得了进展，但是这些治疗措施仅针对 PVL 发病机制的某一方面，难免有局限性，且大多为动物实验的结果，尚需大量实验室及多中心临床实验进行验证。

临床上早期诊断、早期对症治疗、早期干预，后期的正规随访对防治 PVL 十分重要。早期干预可以减少早产儿神经系统后遗症，研究显示，丰富环境（干预）可以诱导内源性神经干细胞的增殖和分化，促进髓鞘的形成。对于随访患儿，应及时发现智力、运动、视听功能发育过程中存在的问题，及时给予个体化的指导与康复治疗。

六、护 理 措 施

（一）基础护理

主要包括：①保持安静，尽量集中操作，避免不必要的干扰，避免患儿剧烈哭闹；②避免光线与声音对早产儿的刺激。保持病房的声音在 60dB 以下，在保证患儿安全的前提下，可在暖箱上覆盖毛巾被以降低监护仪的报警音量；③抬高床头 15°～30°，也可采取俯卧位；④保证患儿液量及热卡的供给。

（二）病情观察

观察患儿神经系统症状及体征，如早期有无抑制、反应淡漠、肌张力低下、双侧肢体活动有无不对称，晚期有无惊厥表现。对于机械通气患儿须按时监测血气，及时发现并纠正低碳酸血症的发生。

（三）保持呼吸道通畅

增强脑细胞氧合量可使脑血管收缩，储氧量增加，耗氧量降低，并降低颅内压，因此，应及时给予呼吸支持。

（四）维持内环境稳定

维持良好的通气功能，保持 PaO_2 大于 7.98～10.64kPa，PaO_2 和 pH 值在正常范围，避免 PaO_2 过高或 $PaCO_2$ 过低。维持血细胞比容在 45.0%～60.0%，保证脑和全身脏器的血液灌注良好。维持血糖处于正常偏高水平（4.16～5.55mmol/L），以保证神经细胞代谢所需能量充足。维持体温在 36.5～37.5℃。

（五）神经行为评估

常用方法包括新生儿 20 项行为神经测定（NBNA）（表 2-3-3）、Bayley 发育量表、Gesell 发育量表、Peabody 运动发育量表、CBCL（儿童行为检查表）、CDCC（0～6 岁小儿神经心理发育检查表）、WPPSI（韦氏学龄前智力量表）、GMs（全身运动质量评估）。GMs 质量评估是探究早产儿神经发育功能的实用性工具，其在早期预测脑瘫方面的价值已得到广泛肯定。通过多次系列的纵向录像，并将摄录到的婴儿不同年龄阶段的系列 GMs 选取数个序列（约 3 个 GMs）后复制到新的评估磁带上，获得 GMs 的个体发育轨迹并对此进行评估。理想的个体发育轨迹包括：早产阶段记录 2～3 次；足月期或足月后早期记录 1 次或各记录 1 次；足月后第 9～15 周龄至少记录 1 次，若发现不安运动缺乏应再次记录。患儿录像时处于仰卧位，卧于治疗垫上，一般在进食后 30～60 分钟进行录像。摄录时应使婴儿处于最佳行为状态，避免烦躁、持续呃逆及哭闹，通常需要 30～60 分钟的摄录以保证采集到足够多的 GMs。在摄录过程中应清晰记录患儿脸部以便评估者确认患儿的僵直运动是否源于哭闹。生后最初 3 天一般不建议摄录 GMs。分析 GMs 时采用视觉 Gestalt 知觉进行运动模式的识别，通常首先区分正常和异常，如属异常 GMs 应进一步区分属于何种亚类，有经验的评估者在评估单次 GMs 记录时仅需 1～3 分钟。

（六）早期干预

采用神经保护策略促进正常发育和阻止功能丧失，例如个体化发育照顾和评价、神经发育促进技术（NDT for baby）、多感觉按摩、袋鼠式护理等。纠正胎龄至 40 周时，如患儿病情稳定，有条件者可进行游泳训练。适合新生儿期的早期附加刺激和（或）环境变更刺激包括视觉、听觉、触觉、前庭运动等刺激。适合婴儿时期的干预内容为感知觉刺激、语言和动作的促进。神经发育促进技术是把神经生理、神经发育等的基本法则和原理应用到脑损伤后等运动障碍的康复治疗中的方法，包括 Bobath 技术、Brunnstrom 技术、Rood 技术、本体感觉神经肌肉促进法（PBF 技术）等。

（七）出院指导

指导患儿家长接触患儿前后洗手，正确进行奶瓶奶具消毒，防止感染的发生。合理喂养患儿，选择合适的奶制品及奶量，以满足患儿生长发育的需要。指导患儿家长观察患儿神经系统症状及体征。指导家长训练患儿的视听功能，进行新生儿抚触及婴儿操训练。做好用药指导。制订患儿出院后随访计划，强调随访的重要性。

（八）门诊随访

建立高危早产儿随访卡，定期监测患儿生长发育指标，评价患儿智力运动及视听功能结果，并给予干预指导，如物理康复、视听功能训练等。

（蒙景雯）

附 中国新生儿 20 项行为神经评分法

新生儿 20 项行为神经评分法（neonatal behavioral neurological assessment，NBNA）是根据美国布雷寿顿新生儿行为估价评分和法国阿米尔-梯桑（Amiel-Tison）新生儿神经运动测定方法的优点结合我国临床经验所建立。该项测查可以了解新生儿行为能力，及早发现轻微脑损伤，以便早期干预防治伤残。NBNA 包括 5 个方面的内容，即行为能力、被动肌张力、主动肌张力、原始反射和一般评估共 20 项，满分为 40 分。

表2-3-3　新生儿20项行为神经评分表

项目		操作方法	评分		
			0	1	2
行为能力	1. 对光习惯形成	在睡眠状态下，重复用手电筒照射新生儿的眼睛，和记录反应减弱甚至小时的照射次数	≥11次	7~10次	≤6次
	2. 对声音习惯形成	睡眠状态，距其25~28cm处。短暂而响亮地摇格格声盒。最多重复12次	同上	同上	同上
	3. 对格格声反应	安静觉醒状态下重复用柔和的格格声在新生儿视线外(约10cm处)连续轻轻地给予刺激，观察其头和眼睛转向声源的能力	头和眼不转向声源	头或眼转向格格声，但转动<60°	头或眼转动≥60°
	4. 对说话人的脸反应	在安静觉醒状态下，检查者和新生儿面对面，相距20cm，用柔和而高调的声音说话，从新生儿的中线慢慢移向左右两侧，移动时连续发生，观察新生儿头和眼睛追随检查者的脸和声音移动方向的能力	同上	同上	同上
	5. 对红球的反应	检查者手持红球对新生儿，相距20cm，轻轻转动小球方向移动小球	同上	同上	同上
	6. 安慰	指哭闹新生儿对外界安慰的反应	哭闹经安慰不能停止	哭吵停止非常困难	较容易停止哭闹
被动肌张力	7. 围巾征	在觉醒状态下，检查者一手托住新生儿的颈部和头部，使保持正中半卧位姿势，将新生儿手拉向对侧肩部，观察肘部和中线的关系	上肢环绕颈部	新生儿肘部略过中线	肘部未达或接近中线
	8. 前臂回缩	新生儿上肢呈屈曲姿势，检查者用手拉直新生儿的双上肢然后松开使其弹回到原来的屈曲位，观察弹回的速度	无弹回	弹回速度慢(3秒以上)或弱	双上肢弹回活跃，并能重复进行
	9. 下肢弹回	髋关节呈屈曲位，新生儿仰卧，检查者用双手牵拉新生儿双小腿使之尽量伸展，然后松开，观察弹回速度	同上	同上	同上
	10. 腘窝角	新生儿平卧，骨盆不能抬起，屈曲呈胸膝位，固定膝关节在腹部两侧，然后举起小腿测量腘窝的角度	>110°	110°~90°	≤90°

续表

	项目	操作方法	评分		
			0	1	2
主动肌张力	11. 颈屈、伸肌的主动收缩（头竖立反应）	检查者抓住新生儿的肩部,检查从仰卧到坐位姿势观察颈部曲伸肌收缩将头抬起,记录头和躯干维持在一个轴线上儿秒钟,然后在前垂下或后仰	无反应或异常	有头竖立动作即可	头和躯干保持平衡1～2秒钟以上
	12. 手握持	仰卧位,检查者的示指从尺侧捅入其手掌,观察起抓握情况	无抓握	抓握力弱	非常容易抓握并能重复
	13. 牵拉反应	新生儿的手应干燥,检查者的示指从尺侧伸进手内,正常时会得到有力的抓握,这时准备用大拇指在必要时去抓握住新生儿手）。一般新生儿屈曲自己的双上肢使其身体完全离开桌面	无反应	提起部分身体	提起全部身体
	14. 支持反应直立位	检查者用手抓握住新生儿的前胸,拇指和其他手指分别在两腋下,支持新生儿呈直立姿势,观察新生儿下肢和躯干是否主动收缩以支撑身体的重量,并维持儿秒钟	无反应	不完全或短暂	有力,支撑全部身体
原始反射	15. 踏步或放置	上面的支持反应得到时,新生儿躯干在直立位置或稍往前倾,当足底触到硬的平面即可引出迈步动作。放置反应:取其直立位,使新生儿的足背碰到桌子边缘,该足有迈下桌子的动作。自动踏步和放置反应意义相同,有放置反应同样得分	无	引出困难	好,可重复
	16. 拥抱反射	新生儿呈仰卧位,检查者将小儿双手上提,使小儿颈部离开桌面约2～3cm,但小儿头仍后垂在桌面上,突然放下小儿双手,恢复其仰卧位。由于颈部位置的突然变动引出拥抱反射。表现为双上肢向两侧伸展,双手开,然后屈曲似拥抱状收回上肢前。可伴有哭叫,评分足结果主要根据上肢的反应	无	弱,不完全	好,完全
	17. 吸吮反射	将乳头或手常放在新生儿两唇间或口内,则引起吸吮动作。注意吸吮力,节律,与吞咽是否同步	无吸吮动作	吸吮力弱	吸吮力好,和吞咽同步

续表

项目		操作方法	评分		
			0	1	2
一般反应	18. 觉醒度	在检查过程中能否觉醒和觉醒程度	昏迷	嗜睡	正常
	19. 哭声	在检查过程中哭声情况	无	哭声微弱，过多或高调	正常
	20. 活动度	在检查过程中观察新生儿活动情况	活动缺少或过度	活动减少或增多	正常

NBNA检查要求：
1. 在光线半暗、安静的环境中进行，应先将欲测试的新生儿放在上述环境中30分钟后测试，在两次喂奶中间，睡眠状态开始，至温24～28℃，全部检查在10分钟内完成。检查工具：手电筒1个(1号电池两节)、长方形红色塑料盒1个，秒表1个，红球(直径6～8cm)1个，检查人员经过2周训练，每人至少检测过20个新生儿并经过鉴定合格方可达准确可靠的检测结果。
2. 本检查只适用于足月新生儿。早产儿孕周纠正至40周时评估20项NBNA总分40分于生后2～3天，12～14天，26～28天3次测定，以1周内新生儿荻37分以上为正常，37分以下尤在2周内<37分者需长期随访。

第四章 消化系统疾病

第一节 早产儿消化系统特点

消化系统由消化管和消化腺组成,消化管包括口腔、咽、食管、胃、小肠(十二指肠、空肠、回肠)和大肠(盲肠、阑尾、结肠、直肠、肛管),通常把口腔至十二指肠的部分称为上消化道,空肠及其以下的部分称下消化道。大消化腺为独立器官,包括唾液腺、肝和胰,小消化腺是位于消化管壁内的小腺体,如唇腺、胃腺及肠腺等。

一、口　　腔

吸吮和吞咽有赖于消化道器官解剖结构的完整性和高度复杂的口咽部神经肌肉调控机制的成熟。脑干延髓的吸吮吞咽中枢控制和调节吸吮吞咽反射,通过与吸吮吞咽皮质的密切联系,确保吸吮吞咽的协调完成。

吸吮及吞咽功能的发育具有程序性。孕13周的胎儿已有吸吮动作,27～28周纠正胎龄时出现有节律的非营养性吸吮,至33～34周时形成吸吮模式,表现为不规则的快速低压吸吮,速率2～3次/秒。34周以后建立吸吮-吞咽模式,此后吸吮-吞咽比率达1∶1,吸吮-吞咽速率、吸吮脉冲及每次吸吮奶量逐渐增多,40周左右吸吮功能达到成熟平台期。吞咽反射出现于孕10～14周,32周PMA时形成较成熟的吞咽模式,此后变化不明显。吞咽活动的发生与吸吮节律相对应,节律性的吸吮运动是吸吮-吞咽模式形成的基础。

吸吮运动分为非营养性吸吮(NNS)和营养性吸吮两种模式。NNS表现为短阵快速吸吮,速率大约为2次/秒,较少引起吞咽动作。营养性吸吮的生理机制较NNS复杂,其发育晚于NNS,大约形成于32周PMA,它是新生儿获取营养的主要途径。营养性吸吮速度慢,约1次/秒,足月儿每次连续吸吮10～30次,这种吸吮速率有利于增强吸吮压力和吸吮-吞咽-呼吸协调。与足月儿相比,早产儿的吸吮压力较低,吸吮脉冲较少,吸吮持续时间较短,吸吮速率较慢。营养性吸吮的要素是舌的双向运动。早产儿的舌运动呈现多种不成熟模式,如不连续蠕动、随意的非蠕动性运动、扭曲或震颤,易致吸吮吞咽功能障碍。

吸吮-吞咽-呼吸协调功能指为尽量缩短气流阻断时间而有效吸吮、快速吞咽食物的能力,是实现安全经口喂养的前提条件。足月新生儿在出生时已具备较好的吸吮-吞咽-呼吸协调功能,每分钟吸吮40～60次,吸吮与呼吸比例达到1∶1。早产儿因延髓吸吮吞咽和呼吸中枢功能发育不成熟,极少出现吸吮-吞咽-呼吸同步进行,吞咽活动会抑制呼吸,改变呼吸节律,降低血氧饱和度。吸吮-吞咽-呼吸三者之间有密不可分的关系,彼此相互影响,见图2-4-1。

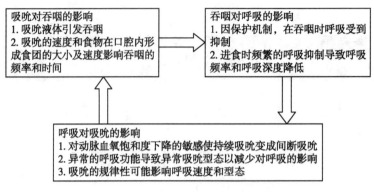

图 2-4-1   吸吮、吞咽与呼吸之间的关系

二、食　管

早产儿的食管呈漏斗状,缺乏腺体,弹力组织和肌层不发达,食管下端贲门括约肌发育不成熟,控制力差,容易发生胃食管反流。

三、胃

早产儿的胃呈水平位,当开始行走后逐渐变为垂直位。贲门和胃底部肌张力低,幽门括约肌发育较好,故容易发生幽门痉挛而出现呕吐、溢奶。新生儿的胃容量约为 30～60ml,1～3 个月为 90～150ml,1 岁时约为 250～300ml。胃排空的时间因食物种类不同而异,水的排空需要 1.5～2 小时,母乳 2～3 小时,牛乳 3～4 小时。早产儿胃排空慢,胃窦和十二指肠动力不成熟,容易发生胃潴留。早产儿胃酸 pH 低,蛋白酶活性低,肠黏膜渗透性高,SIgA 水平低以及动力障碍,增加坏死性小肠结肠炎的发生风险。

四、肠

早产儿肠道相对较长,血管丰富,小肠绒毛发育较好,易于消化和吸收,但肠肌层发育差、肠系膜柔软而长、固定性差,容易发生肠套叠和肠扭转。肠壁薄、通透性高、屏障功能差,肠内毒素和消化不全产物及过敏原等容易通过肠黏膜吸收进入体内,引起全身性感染和变态反应性疾病。小肠动力随胎龄的增加也会有一个发育和成熟的过程,早产儿容易发生腹胀、呕吐和胃潴留。

五、肝

早产儿肝血管丰富,肝细胞再生能力较强,但肝功能尚不成熟、解毒能力差,在感染、缺氧或中毒的情况下容易发生肝大和变性。婴儿期胆汁分泌较少,影响脂肪的消化和吸收。

六、胰　腺

出生时胰液分泌较少,3～4 个月时增多,但 6 个月以内胰淀粉酶活性较低。早产儿胰脂肪酶和胰蛋白酶的活性均较低,故对脂肪和蛋白质的消化吸收不够完善,容易发生消化不良。

七、肠 道 细 菌

胎儿肠道内没有细菌,出生后数小时细菌很快从口、鼻、肛门侵入肠道,主要分布在结肠及直肠,一般情况下胃内几乎无菌。肠道菌群受食物成分的影响而种类不同,正常肠道菌群对侵入肠道的致病菌有一定的拮抗作用,而婴幼儿肠道正常菌群非常脆弱,容易受许多内外因素的影响而导致菌群的失调,从而引发消化道功能紊乱。

第二节　胃食管反流

胃食管反流在新生儿中是一种常见现象,反流可持续几周至几个月,尤其在早产儿发生率更高、持续时间更长,甚至可影响婴儿生长发育。因胃食管反流可引发诸多不良反应,故早期发现及积极防治十分重要。

一、概　　述

胃食管反流(gastroesophageal reflux,GER)是指胃内容物反流入食管,伴有或不伴有呕吐和溢乳,平均每小时发生 3~5 次。对于婴儿而言,GER 可能是一个正常的生理现象,原因在于年龄别体位及高液体摄入量,是否需要临床处理 GER 视其反流物的性质(如 pH)及量而定。根据 24 小时食管 pH 监测结果可将胃食管反流分为生理性和病理性。胃食管反流病(gastroesophageal reflux disease,GERD)指胃内容物反流引起不良症状和(或)并发症。有研究报道,胎龄小于 34 周早产儿 GER 发生率为 22%。在疾病恢复期的新生儿病例研究中发现较多的无症状反流,足月儿中占 60.9%,早产儿则高达 83.9%。

二、病因和发病机制

(一) 防止反流屏障功能失常

防止反流屏障功能失常包括下端食管括约肌(lower esophageal sphincter,LES)、横膈右脚肌、膈食管韧带、食管与胃之间的 His 角(锐利的食管角,相当于防止向上反流的活瓣)及食管末端的纵行黏膜皱襞的瓣膜作用等,尤以 LES 为防止 GER 的最重要屏障,早产儿 LES 发育不良是其 GER 高发生率的主要原因。胃食管连接附近的高压带区起以下作用:①维持一较高压力,近端高于食管腔内压力,远端高于胃内压力;②对其近端食管的膨胀起松弛反应,使其压力接近胃内压水平;③对一些生理刺激(如腹部压力升高)起收缩反应,以维持一高于胃内压的压力,阻止胃内容物反流。食管下括约肌在静息状态时保持一定张力,食管下端呈关闭状态,吞咽时食管下括约肌反射性松弛,压力下降使食物进入胃内,然后压力恢复、反应性增高,从而禁止反流。新生儿 LES 压力较低,生后 6 周才达成人水平,故新生儿可能发生少量逆流,多见于餐后短时间内,正常情况下很快就会被食管排清,超过 6 周或者频繁逆流则提示病理性反流。

(二) 食管廓清能力降低

一旦反流发生,食管排空能力将决定食管暴露于酸性反流物的时间。食管炎的严重程度与反流物-食管黏膜接触的时间成正比。正常情况下,食管酸清除有两个过程:首先是食管原发蠕动和继发蠕动排空食管腔内绝大部分的酸,还有少量残余酸使食管腔内保持酸性;

其次,由吞咽的唾液中和这些酸,使食管 pH 升至正常。食管黏膜上皮细胞排列紧密以及黏膜下碳酸氢盐的分泌,使食管黏膜对胃内容物的侵蚀有一定的抵抗力。当食管蠕动功能障碍,蠕动波减弱,反流的胃内容物就会上溢,使食管长期处于酸性环境中,导致食管炎、食管溃疡甚至食管狭窄。

(三) 胃、十二指肠功能异常

传统观念认为胃排空的延迟是导致 GER 的病因之一。早产儿胃排空功能低下,使胃容量和压力增加,当胃内压超过 LES 压力可诱发 LES 松弛,胃容量增加导致胃扩张,贲门食管段缩短,抗反流屏障功能降低而容易出现反流。近年有研究表明,GERD 患儿的胃排空并未延迟,由此对采用促胃动力药治疗 GERD 提出了质疑。

(四) 其他

早产儿仰卧位可加重 GER,摄入奶量过多使胃扩张而诱发 LES 反射。也有研究发现安置胃管可能损伤 LES 而致 GER。某些激素如促胃液素、乙酰胆碱、胃动素等可增加 LES 张力,促胰液素、前列腺素、高血糖素等可降低 LES 压力,这些因素皆容易促发 GER。

三、临 床 表 现

分为生理性和病理性两种,生理性反流是由于 LES 发育不成熟或神经肌肉协调功能差,主要表现为溢乳,多发生在餐后,睡眠时较少发生,生长发育不受影响,随年龄增长症状减轻,通常不需治疗。病理性反流是由于 LES 功能障碍和(或)与其功能有关的组织结构异常,导致 LES 压力低下而出现反流并引起一系列临床症状和并发症。反流频发且持续时间长,多发生于卧位、睡眠及空腹时。

胃食管反流常见表现为排除其他临床并发症以外的频繁呕吐和溢乳。呕吐物吸入可致窒息、吸入性肺炎,反复发作、经久不愈,甚至突然窒息猝死。有的患儿呕吐不严重但肺部症状重,GER 治愈后肺部症状也随之消失。频繁的酸性胃内容物反流可致食管炎,患儿表现为拒乳、哭闹,如发生糜烂或溃疡可出现呕血或便血。较少严重病例表现为痉挛性斜颈及肌张力障碍,称为 Sandifer 综合征(Sandifer syndrome)。通常将出现频繁溢乳但没有临床并发症的婴儿称为 happy spitters。

根据生理和化学特征可将 GER 分为酸性反流和非酸反流,非酸反流发生于餐后早期,由于胃饱胀使胃内容物进入近端食管,而酸反流多出现于餐后晚期胃排空状态,被认为是与反流相关呼吸暂停的主要原因。

四、诊 断 检 查

(一) 食管钡餐造影

该试验是用于新生儿特发性 GER 研究最早的技术之一,目前,食管钡餐检查为各级医院比较适用的主要诊断检查,但因胃食管反流为阵发性,检出率 25% ~75% 不等。应用泛影葡胺 5~10ml 稀释后喂入,检查时头低位,腹部加压可提高检出阳性率。根据 Stephen 等指出在 5 分钟内有 3 次以上反流即可认为 GER。采用 Mclauleg 分级法:Ⅰ级为反流至食管下端;Ⅱ级为反流至气管隆凸平面以上,颈部食管以下;Ⅲ级为反流至颈部食管;Ⅳ级有完全松弛的贲门反流至颈部食管;Ⅴ级为反流合并吸入气管或肺。

（二）食管 24 小时 pH 监测

24 小时连续测定食管下端 pH 值被认为是 GER 诊断的金标准,能分辨生理性和病理性 GER,但单纯 pH 监测不能检测出轻度酸反流或无酸反流。由于胃液的酸性受到年龄的影响,兼之奶液缓冲胃内容物 pH,pH 监测可能导致误诊。多通道食管腔内阻抗-pH 监测(multichannel intraluminal impedance,MII-pH)是目前检测 GER 的最佳方法,其主要原理是利用阻抗检测反流、利用 pH 区分酸碱度,能够全面监测食管功能及胃食管反流物性质和成分。监测时经鼻插入食管多通道腔内阻抗联合 pH 监测导管,当导管进入胃中时稍微往外拔出,将导管末端移至 LES 上缘 1~2cm 处,pH 监测点在 LES 上方 5cm 处。

（三）其他

Orenstein 等人于 1993 年设计了婴儿胃食管反流问卷(Infant Gastroesophageal Reflux Questionnaire,I-GERQ),指导儿科医生进行 GER 诊断和治疗。修订版婴儿胃食管反流问卷(I-GERQ-R)被视为有效、可靠的 GERD 症状测量工具。Birch 和 Newell 基于 I-GERQ 建立了反流评分体系(reflux scoring system)。James 和 Ewer 对口咽部分泌物进行石蕊酸测定(≥定为酸测定阳性),与 pH 监测相比,该方法的特异度和灵敏度分别为 80%、89%,如果酸测定阳性≥如则应对存在 GERD 提示症状的婴儿实施体位治疗。

上述方法均存在不足,联合应用两种或三种测定方法能提高诊断准确率,目前以 X 线食管钡餐配合食管动力学检查与 pH 监测最常用。

五、治 疗 原 则

（一）药物治疗

1. 促胃肠动力药　已有研究显示红霉素及多潘立酮治疗 GER 无效,西沙必利可引起严重心血管不良反应而不再用于 GERD 治疗。目前临床有采用多潘立酮治疗 GER,每次 0.3mk/kg,q8h。

2. H_2 受体阻滞剂　雷尼替丁是 NICU 中常用的 H_2 受体阻滞剂,但其安全性和疗效尚缺乏证据支持。有研究发现雷尼替丁可增加极低出生体重儿坏死性小肠结肠炎(NEC)及感染的发生风险。

3. 质子泵抑制剂　目前的证据表明,质子泵抑制剂可能导致诸多不良反应,不推荐在 GERD 早产儿中常规使用。

4. 海藻酸盐配方　在胃酸存在的情况下,海藻酸钠形成低密度黏性凝胶,而配方中所含的重碳酸钠则转化为二氧化碳,形成泡沫覆盖于胃内容物表面,从而保护胃及食管黏膜。国外有研究认为,海藻酸盐配方作为物理性保护剂被视为具有良好前景的早产儿 GERD 治疗药物。

关于治疗早产儿 GER 的药物疗效和安全性尚存诸多争议,为了避免有害的过度治疗,GER 药物治疗仅用于有 GER 并发症或非药物治疗无效,如果药物治疗 1 周症状仍然无明显改善则应予以停药。

（二）外科治疗

对于病情顽固、内科治疗无效、严重食管炎或缩窄形成以及有严重并发症者(消化道出血、营养不良、生长迟缓)可考虑外科手术,常用胃底折叠术,它能增加 LES 的屏障作用,防止反流,长期随访有效率 60%~90%。有食管狭窄者先扩张再行胃底折叠术。行胃底折叠术前应仔细评估患儿的胃排空能力,预防术后并发胃膨胀和呕吐。

六、护 理 措 施

(一) 体位疗法

体位疗法被公认为酸性反流和非酸反流 GER 的安全治疗方法。喂奶后竖抱婴儿 30 分钟有助于排出胃内空气从而减少 GER 的发生,并促进婴儿舒适入睡。也有研究认为进食后将婴儿置于左侧卧位和俯卧位半小时,随后根据其行为线索调整卧位,此方法比右侧卧位和仰卧位更有利于减少 GER 发生。

(二) 饮食疗法

减慢喂养流速、延长每次喂养时间可以减少 GER 的发生,尤其适用于非酸反流患儿。调整喂养频次或改变喂养方法,例如从推注法改为持续输注法,反之亦然。对于有症状的 GER 患儿,不宜采用推注法喂养,可选择持续喂养,必要时进行管饲喂养。酸性反流宜采用多次、少量喂养,缩短喂养间隔时间。水解配方奶有利于减少 GER 发生,加稠配方奶及强化母乳可能诱发不良反应。也有建议对母乳喂养的婴儿采用角豆粉加稠喂奶,采用淀粉或角豆粉混合配方奶喂养,开始喂养时浓度 1% ,根据临床表现逐渐增加至 3% ,但应避免在喂养耐受以前不恰当的早期使用加稠喂养。尽管以母乳喂养最佳,若体重>2000g 的早产儿持续存在 GERD 症状,可考虑予以含有大米-淀粉成分的抗反流配方奶。

(三) 观察病情

监测患儿心率、呼吸及血氧饱和度,尤其对输液泵泵注牛奶的患儿必须进行心电监护。常备负压吸引器、氧气、简易呼吸器等抢救物品和药品。观察呕吐物和胃残余的量及性状,呕吐物和潴留物中若含有咖啡色样液体应警惕有无应激性溃疡发生,黄绿色或草绿色含有胆汁样液体提示存在碱性胃食管反流,可造成更严重的组织损伤。

(四) 婴儿抚触

婴儿抚触是一种经过科学指导的、有技巧的触摸,是通过抚触者的双手对婴儿的皮肤和机体进行有序的抚摩,使大量温和良性刺激通过皮肤感受器上传到中枢神经系统,产生一系列生理效应而促进婴儿身心健康发育。有研究证实,每日 1～2 次,每次 20 分钟抚触能改善婴儿消化系统功能,使促胃液素等激素释放增多,促进胃肠蠕动,增加食欲及小肠吸收功能,减少患儿哭闹及呕吐次数,使体重增加。

(五) 出院指导

主要内容包括:①告知家长体位治疗及饮食治疗的重要性和长期性;②治疗好转出院的患儿仍需每日坚持体位治疗。随月龄增长可取右侧卧位,将上半身抬高;③早产儿少量多餐进食,新生儿喂养耐受者及早添加稠厚米粉和适合月龄的辅食,如蛋类、肝末、鱼粉等。营养不良患儿鼓励按需母乳喂养,开始调整时以患儿食欲为准,另需补充维生素和矿物质。勿服用降低食管下括约肌压力的碳酸饮料;④教会家长辨别患儿有无发绀,评估反应状况和喂养耐受,正确处理吐奶情况,每日监测体重;⑤指导家长掌握用药剂量、服用方法、药物副作用及注意事项,告知门诊随访时间及定期复诊。

(刘丽丽　彭文涛)

第三节 食 管 闭 锁

先天性食管闭锁(congenital esophageal atresia,CEA)是新生儿期较严重的消化道发育畸形,以早产儿、未成熟儿多见,其为胚胎期食管在发育过程中空泡期发生障碍所致,对患儿实施合理的治疗和护理措施对提高疗效、改善预后具有重要意义。

一、概 述

食管闭锁是胚胎时期在食管发育过程中空泡期发生障碍引起的一种先天性食管畸形。食管与气管之间出现异常通道形成瘘管,称为食管气管瘘(tracheoesophagealfistula,TEF)。食管闭锁与食管气管瘘是一种严重的发育畸形,两者可同时存在,也可单独存在,死亡率较高。我国新生儿食管闭锁发病率占活产儿的 1/3000 ~ 1/4000,与国外发生率近似(1/3000),占消化道畸形的第 3 位,临床以 Cross Ⅲ 型为主,50%的患儿合并其他畸形,如不及时处理可致患儿死亡。低出生体重儿发病率约占 1/3。食管闭锁与食管气管瘘联合畸形约占食管和气管畸形的 85%。CEA 患儿一经确诊便须尽快手术治疗。

二、病因和发病机制

病因不明,可能与食管与气管的共同起源有关。胚胎发育第 3 ~ 6 周间发生,无性别差异,低体重儿及早产儿易发生。

病理分型可分为 5 种类型(图 2-4-2):

1. Ⅰ型 食管上下两段不连接,各成盲端,两段间距离长短不等,同气管不相通连,无食管气管瘘。可发生于食管的任何部位,一般食管上段常位于 T3 ~ T4 水平,下段盲端多在膈上。此型较少见,占4% ~8%。

2. Ⅱ型 食管上段与气管相通,形成食管气管瘘,下段呈盲端,两段距离较远。此型更少见,占 0.5% ~1%。

3. Ⅲ型 食管上段为盲管,下段与气管相通,其相通点一般多在气管分叉处或其稍上处。两段间距离超过 2cm 者称 A 型,不到 1cm 者称 B 型。此型最多见,占85% ~90%或以上。

4. Ⅳ型 食管上下段分别与气管相通连。也是极少见的一种类型,占1%。

5. Ⅴ型 无食管闭锁,但有瘘与气管相通,又称 H 型,为单纯食管气管瘘,占2% ~5%。

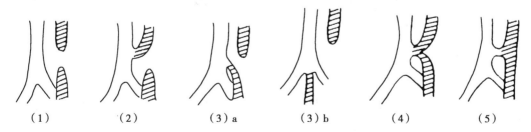

（1） （2） （3）a （3）b （4） （5）

图 2-4-2 食管闭锁与食管气管瘘 Gross 五型分类法

三、临 床 表 现

1. 唾液过多　由于胎儿不能吞咽羊水,出生后口腔及鼻腔分泌物很多,由口腔、鼻腔溢出,吸痰后很快又出现。

2. 咳嗽　典型症状是初次喂水或喂奶一两口后即发生呛咳、气促、窒息、发绀,由于咽部充满黏稠分泌物,呼吸时咽部可有呼噜声、呼吸不畅。

3. 腹胀　无气管瘘者腹部呈舟状,有气管瘘者因大量空气进入胃内,腹胀较明显。

4. 其他畸形　食管闭锁常合并其他畸形,约占50%,第Ⅰ型最易发生。以先天性心脏病(19% ~ 35%)、肠闭锁、肛门闭锁(20% ~ 40%)最常见,其次为生殖泌尿系(10% ~ 15%)、肌肉骨骼系统、颜面(兔唇、腭裂)、中枢神经系统畸形。

四、诊 断 检 查

凡新生儿有口吐白沫、生后每次喂奶后均发生呕吐或呛咳、青紫等现象,兼之母亲有羊水过多史或伴发其他先天畸形,应考虑有先天性食管闭锁的可能。腹部平软表示无瘘管存在。上段有瘘管多出现奶后呛咳、呼吸困难等症状。下部有瘘管则可出现腹胀。进一步明确诊断可行以下检查:

(一)诊断性安置胃管

胃管无法插入胃内,屡次从口腔折出。

(二)X 线检查

X线检查简便、准确,对本病有决定性的诊断意义。应先行胸腹部常规透视或摄片。如腹部无气体则为食管闭锁的特征,如有食管气管瘘则胃及肠内均可有气体积聚。因此,腹腔内有气体尚不能完全除外食管闭锁。如果新生儿发生肺炎合并肺不张,特别是右上叶肺不张,多为Ⅲ型食管闭锁,此时胃肠道内可有大量气体。胸部正位片显示闭锁近端充气,插入胃管则见其通过受阻并折回。侧位片显示充气的盲端向前对气管形成浅弧形压迹。碘油造影有引起吸入肺炎的可能,必要时可对Ⅳ、Ⅴ型食管闭锁进行此项检查。钡餐检查应属禁忌。

(三)内镜检查

为便于发现瘘管,先从气管滴入少量亚甲蓝,再从食管镜中观察蓝色出现的部位;或先吞服少许亚甲蓝,再用纤维支气管镜从气管支气管中寻找蓝色出现的部位以确定瘘管及其位置。Cudmore(1990)报道用高压消毒的微粒化硫酸钡的甲基纤维素混悬液(0.5ml)造影是相当安全的。此外,还可用活动荧光摄影法诊断原发或复发性气管食管瘘,脐动脉造影以确诊合并右位主动脉弓和CT等检查法。值得注意的是,检查前应吸尽盲端内黏液,并随时准备给氧、吸"痰"和保暖。

五、治 疗 原 则

依据闭锁的类型实行手术治疗,术前必须充分准备以提高患儿耐受力,准备时间应在12 ~ 24小时内完成。

1. 补液　不同类型的食管闭锁根据手术类型的不同进行相应补液。

2. 药物治疗　予维生素K、维生素C;予抗生素治疗肺部感染。

3. 手术治疗 闭锁盲端相距小于2cm可行一期食管吻合术。盲端距离大于2cm则行瘘管结扎及胃造口术,2~3个月后延期行食管吻合术。

六、护 理 措 施

(一) 术前护理

1. 病情观察 CEA常同时合并其他畸形,入院后须对各系统进行全面详细的检查和评估,以便及早发现并处理其他畸形。密切监测生命体征,观察有无呛咳、呕吐、腹胀、气促及发绀,评估唾液量和肺部体征,有条件者给予持续心肺和(或)氧饱和度监护,重点关注面色、呼吸和氧饱和度情况,及时发现窒息并迅速给予急救。同时要做好血糖、血胆红素、血气分析和电解质监测。

2. 体位管理 取头高脚低位,头偏向一侧,上半身抬高15°~30°,避免口腔内分泌物流入气管导致误吸。定时变换体位,予以翻身、叩背、吸痰,防止发生吸入性肺炎、肺不张。

3. 禁食护理 疑有或确诊CEA者应严格禁食以免反流引起呛咳、误吸,静脉供给足够的热量、水分,维持正常血糖,防止水电解质和酸碱失衡。输液时注意输液速度,避免输入过快引起肺水肿、心衰等并发症。做好口腔护理,每天采用生理盐水擦洗。留置胃管,因食管近端留置胃管能够有效吸引唾液,每隔15分钟采取空针抽吸,保证咽喉部、口腔气管内的分泌物及时抽出。

4. 气道管理 ①食管闭锁患儿出生后口腔和鼻腔分泌物多,应予以及时清理,避免吸入呼吸道阻塞气道而引起或加重呼吸窘迫和吸入性肺炎。每1~2小时吸痰1次,必要时可食管上端盲端持续负压吸引并间歇抽吸鼻咽部。为防止分泌物黏稠,可使用超声雾化吸入;②给予持续低流量吸氧,一般1~2L/min,血氧饱和度维持在90%~95%。注意观察患儿神志、面色、心率、血氧饱和度等情况,备好急救用品,一旦有异常情况应及时通知医生进行处理。

5. 腹胀护理 CEA常合并食管气管瘘,由于呼吸运动使大量气体经瘘管进入胃肠道,导致胃肠胀气而增加反流危险。在避免哭闹的同时可用肛管排气法减轻患儿腹胀。尽量避免加压给氧或正压辅助呼吸以免腹胀加重。

6. 食管碘油造影护理 对疑有CEA者常规插胃管受阻后即留置胃管,在行减压引流的同时做食管碘油造影用,经碘过敏试验确认阴性后,即可送放射科行造影。由医护人员和患儿家长共同陪护,外出途中保持患儿头高侧卧位,注意观察面色和呼吸,随带针筒、简易吸引器(洗耳器)、复苏皮囊等物品以备急救。造影检查时将碘油2~5ml缓慢注入食管,检查结束后立即将全部碘油用针筒抽出以防止吸入肺内。

(二) 术中护理

1. 患儿手术常难以配合,多采用气管插管静脉全麻方式。

2. 术中做好体位固定,既保证患儿静脉输液通畅,又防止其躁动而影响手术顺利进行。注意观察肢端血运及输液情况。

3. 早产儿糖储备少,食管闭锁患儿禁食时间长,易发生低血糖,应严密监测血糖,术中适量补充含糖晶体液。

4. 手术时患儿大面积皮肤裸露,皮肤消毒、静脉输液均可造成热量散失,应注意加强保温和体温监测。

（三）术后护理

1. 观察病情　术后将患儿置于新生儿重症病房,持续监测心率、呼吸、血压、血氧饱和度。密切观察生命体征变化,每 2 小时记录 1 次。观察腹胀、排气及肠蠕动恢复情况。

2. 胃肠减压　术后均应留置胃管以引流胃液和作为吻合口的支撑,妥善固定胃管,防止脱落再插时损伤吻合口导致吻合口瘘。连接一次性负压吸引器,定时用 10ml 针筒抽吸胃管以保持通畅。详细记录每日引流量及性状。

3. 营养支持　术后禁食期间给予肠外营养支持。术后 1 周可行食管造影,观察有无吻合口瘘。无吻合口瘘者即拔出胃管并尝试经口喂养,有吻合口瘘时可继续留置胃管行鼻饲喂养。根据胎龄和出生体重决定喂养量,喂养时速度宜缓慢,使患儿有充足的时间吞咽,以免引起呛咳、呕吐而影响吻合口愈合。

4. 胸腔引流　妥善固定胸腔闭式引流,保持引流通畅。观察水封瓶内水柱的波动情况,每日观察并记录引流液的性质和量。若引流量<5ml/d、体温正常且无并发症,应尽早拔除引流管。

5. 气道管理　由于早产儿对麻醉、手术耐受力差,术后不能很快拔除气管插管者应常规呼吸机辅助呼吸 1~3 天,及时吸除口咽部分泌物,吸痰前后给予高浓度氧吸入 2 分钟,每次吸痰时间不超过 15 秒。吸引管应有醒目标记,插入不能超过 7~8cm,以免损伤吻合口致使吻合口瘘形成。

6. 抗感染　遵医嘱使用广谱抗生素,纠正水电解质紊乱,确保患儿安全渡过手术期。

7. 出院指导　告知患儿家属术后远期并发症的表现及处理,有异常情况及时返院就医。指导患儿家属注意保暖、喂养、营养和护理等事项,出院后定期电话随访。

（刘丽丽）

第四节　坏死性小肠结肠炎

新生儿坏死性小肠结肠炎长期以来一直是构成新生儿死亡率及患病率增加的主要原因,也是 NICU 最常见的胃肠道急症。随着早产儿发生率的上升,坏死性小肠结肠炎更视为早产儿医疗护理中需高度重视和预防的重要问题。

一、概　　述

坏死性小肠结肠炎(necrotizing enterocolitis,NEC)是早产儿、低体重儿常见急腹症之一,起病症状不典型,病情进展快,死亡率高。临床上以腹胀、呕吐、便血、严重者休克为主要临床表现,腹部 X 线检查以肠壁囊样积气为特征。目前国内本病的病死率为 10%~50%,国外报道早产儿或极低出生体重儿 NEC 发生率为 5% 左右,超低出生体重儿 NEC 发生率为 10%,病死率 10%~40%。国外报道 NEC 多发生在出生后 2 周内,发病日龄与出生体重和胎龄相反,胎龄越小、出生体重越轻,则发病日龄越晚。早发型 NEC(发生于出生 14 天内)多见于较成熟的早产儿,发生率大约为 40%,胎龄较小、出生体重较低的早产儿常见晚发型 NEC(≥出生 14 天后),发生率大约为 28%,平均日龄 32 天。发生 NEC 的患儿中有 90% 有肠道喂养史。

二、病因和发病机制

Person 1964 年首次报道 NEC 至今已有 50 余年,但至今对其确切的病因和发病机制仍未阐明。目前多认为是由早产、感染及其炎症反应、缺氧缺血、喂养不当等多种因素综合作用,所有因素都是通过影响肠黏膜血液供应、黏膜局部缺血,致使肠道蠕动减弱,食物在肠腔内积聚,影响肠道功能并导致细菌繁殖。NEC 发病与下列因素有关:

(一) 肠壁缺氧缺血

肠壁缺氧缺血是 NEC 发病的直接因素,机体处于缺氧状态的各种原因,如新生儿窒息、新生儿呼吸窘迫综合征、新生儿休克、新生儿酸中毒时等均可引起 NEC。缺氧可引起机体的保护性反射(即潜水反射),体内血液重新分布,为了保证脑、心等重要器官的血供,胃肠道的血供急剧下降,肠系膜血管强烈收缩,引起肠黏膜微循环障碍,肠壁因此缺血受损。患有先天性心脏病或出生后有心力衰竭者可因心排血量减少而影响体循环量,导致肠道缺血。血液黏度过高可使心排血量减少,肠黏膜微循环血流减慢、淤滞,导致肠壁组织缺血缺氧,肠黏膜坏死。

(二) 感染及其炎症反应

感染及炎症是 NEC 发病的重要因素,败血症、肺炎、腹泻等感染病原以大肠埃希氏菌、克雷伯杆菌等革兰阴性杆菌(G^-)为主,也可见于柯萨奇病毒及真菌感染。细菌毒素可直接损伤肠黏膜,炎症介质如血小板活化因子(PAF),肿瘤坏死因子(TNF)参与 NEC 发病过程。

(三) 早产

早产儿易发生 NEC 是由于肠道功能不成熟、胃酸低、肠蠕动弱,食物易滞留,肠道对各种分子和细菌的通透性高,肠道内 SIgA 低下,利于细菌侵入肠壁繁殖。早产及早产儿的一系列并发症如窒息、肺透明膜病、动脉导管开放、呼吸衰竭、感染和不当喂养均可引发 NEC。与成熟的人类肠道细胞相比,在细菌脂多糖(lipopolysaceharide,LPS)、白细胞介素 1(IL-1)的刺激下未成熟肠道细胞产生更多的 11-8,11-8 的 mRNA 表达比成熟儿的肠道细胞的表达旺盛,说明未成熟儿肠道在炎症因子刺激下更易产生炎症反应。早产儿一氧化氮产生不足也是早产儿易发生 NEC 的原因。有研究证明,呼吸暂停、增加奶量过快和合并感染是 NICU 早产儿发生 NEC 的三个最危险的因素。

(四) 喂养不当

不合理喂养如渗透浓度太高、增量太快被认为是 NEC 发生的重要原因。另一方面,新生儿的各种消化酶活性较低,喂养量增加过多、过快,可导致蛋白和乳糖消化吸收不全,食物及其不完全消化产物积滞于肠道内,有利于细菌的生长。

(五) 其他

NEC 危险因素包括产前应用糖皮质激素、阴道分娩、机械通气、生后 5 分钟低 Apgar 评分、长期脐动脉插管等。延长辅助通气可增加重症 NEC 发生率。限制液体有利于减少 NEC 的发生。

病理改变呈局限性或广泛性肠道病变,升结肠近端和回肠末端最常受累。肠壁缺血、抵抗力下降,易受产气菌感染,产生毒素侵犯肠黏膜,进一步可发展为:①黏膜水肿、坏死脱落、溃疡出血;②炎症渗出、形成肠粘连或肠梗阻;③炎症向浆膜层发展至肠壁局灶性坏死或呈节段性、广泛性坏死,并可致肠穿孔及渗出性腹膜炎。

三、临 床 表 现

早产儿 NEC 与足月儿 NEC 比较,皮肤灰白、肌张力低等全身表现明显;肠鸣音减弱或消失比足月儿常见;代谢性酸中毒和血清尿素氮增高的比例高。目前临床多采用修正 Bell-NEC 分期标准,见表 2-4-1。

表 2-4-1　新生儿 NEC 修正 Bell 分期标准

分期	全身症状	胃肠道症状	影像学检查	治疗
ⅠA 疑似 NEC	体温不稳定、呼吸暂停、心动过缓、嗜睡	胃潴留、轻度腹胀,大便潜血阳性	正常或肠管扩张,轻度肠梗阻	绝对禁食,胃肠减压,抗生素治疗 3 天,等待病原培养结果
ⅠB 疑似 NEC	同ⅠA	直肠内鲜血	同ⅠA	同ⅠA
ⅡA 确诊 NEC(轻度)	同ⅠA	同ⅠA 和ⅠB,肠鸣音消失,腹部触痛(±)	肠管扩张、梗阻,肠壁积气征	绝对禁食,如培养阳性,应用抗生素 7~10天
ⅡB 确诊 NEC(中度)	同ⅡA,轻度代谢性酸中毒,轻度血小板减少	同ⅡA,肠鸣音消失,腹部触痛(±),腹壁蜂窝织炎或右下腹部包块	同ⅡA,门静脉积气,腹腔积液(±)	绝对禁食,补充血容量,治疗酸中毒,应用抗生素 14 天
ⅢA NEC 进展(重度,肠壁完整)	同ⅡB,低血压、心动过缓、严重呼吸暂停、混合性酸中毒、DIC、中性粒细胞减少、无尿	同ⅡB,弥漫性腹膜炎、腹胀和触痛明显。腹壁红肿	同ⅡB,腹腔积液	同ⅡB,补液 200ml/kg,应用血管活性药物、机械通气、腹腔穿刺、保守治疗 24~48 小时无效则采取手术治疗
ⅢB NEC 进展(重度,肠壁穿孔)	同ⅢA,病情突然恶化	同ⅢA,腹胀突然加重	同ⅡB,腹腔积气	同ⅢA,手术治疗

摘自:Walsh MC,Kliegman RM,Necrotizing enterocolitis:treatment based on staging criteria. Pediatr Clin North Am,1986,33:179-201.

四、诊 断 检 查

(一) X 线检查

X 线检查是目前诊断 NEC 的最主要方法。连续动态观察 X 线腹部平片,每 6~12h 作腹部 X 线检查具诊断价值。

1. 早期　出现肠壁增厚、模糊,肠道轻中度充气,形态出现不规则,部分肠曲扩张,部分充气的肠管可演变为外型僵硬、分节、管腔不规则或狭窄变细等。

2. 进展期　典型 NEC 的 X 线征,早期表现为:伴腹腔渗液、肠壁有泡沫状小气囊影、细环状或细条状透亮的壁间积气影等。

3. 晚期　中期表现伴门静脉积气或气腹影。门静脉积气自肝门向肝内呈树枝状透亮影,可在 4h 内消失。有的可见合并腹膜外积气或胃壁积气影。气腹常见于肠穿孔,若穿孔处被肠系膜封闭,气体量少,不易观察到,可取左侧位片,如见前腹壁与肠曲间出现小三角形透亮区,有诊断价值。

（二）粪便检查

粪便培养细菌多阳性,以克雷伯菌、大肠埃希菌多见。粪便镜检可见多量的红细胞、白细胞。隐血试验多阳性。

（三）血液检查

血象检查可见白细胞增高,有核左移现象,血小板多降低。血培养阳性率高,以大肠埃希菌、克雷伯菌等革兰阴性杆菌(G^-)为主。

（四）腹腔穿刺

穿刺液涂片及培养与血培养可得一致细菌,大多为杆菌。

（五）腹部 B 超检查

可见肝实质及门脉内间隙出现气体栓塞,有时见腹水和炎性团块。

（六）动脉血气分析

可见代谢性或混合性酸中毒,低氧血症。

五、治 疗 原 则

（一）禁食与胃肠减压

可疑病例禁食 2~3 天,轻症 5~6 天,重症 14~20 天,待腹胀消失、肠鸣音恢复,大便潜血阴转、临床一般症状好转方可恢复饮食。

（二）静脉补液

予 20% 脂肪乳剂 1~2g/（kg·d）（输注时间应大于 12~16 小时）,复方结晶氨基酸 2~2.5g/（kg·d）,葡萄糖 10~13g/（kg·d）（浓度勿超过 13%）,适量补充电解质及多种维生素。液量为 120~150ml/（kg·d）,24 小时均匀滴入,热量 50~80kcal/（kg·d）,可从小剂量开始,逐渐增加。晚期患儿因可发生休克、肠壁水肿、腹膜炎、腹水等致失水,补液量可增至 200~300ml/（kg·d）以维持血容量。体液恢复的标志是心率、血压、尿量恢复正常,酸中毒纠正,也可作经皮氧分压监测,当组织灌注改善后,氧分压亦得以改善。

（三）抗生素应用

由缺氧缺血所致的 NEC,抗生素作用不大。由感染所致的 NEC,抗生素虽有一定疗效,但因致病菌尚不肯定,故选择药物无一定标准。通常对肠道杆菌可联合应用氨苄西林及先锋霉素,对厌氧菌可用甲硝唑,也可根据药敏试验选用。

（四）对症治疗

酸中毒者用碳酸氢钠,心功能不全或低血压用增强心脏收缩药或血管活性药如多巴胺、多巴酚丁胺等。

（五）外科手术

手术指征有:①气腹:占 NEC 的 17%,80% 见于发病 30h 内,20% 见于发病 30~96 小时;②广泛肠壁积气:肠壁积气范围与肠坏死部位相符;③门静脉积气:气体与细菌可同时进入血液内发生败血症,这类患儿常有全肠坏死;④腹腔渗液增多:表示受累肠管已全层坏死,已有小穿孔或即将穿孔,渗液多为血性;⑤肠管僵直固定,肠间隙增厚达 3mm 以上,肠管边沿模糊,表明该段肠管已坏死;⑥肠梗阻加重;⑦腹壁红肿,可触及固定性炎症肿块;⑧内科保守治疗 12~48 小时无效,临床进一步恶化,出现休克、顽固酸中毒经 4 小时矫治无效、大量血便或血小板进行性下降。

六、护 理 措 施

(一) 减轻疼痛和腹胀

保持环境安静、舒适。遵医嘱给予止痛药。减轻腹胀措施包括:①禁食:通常需禁食 7~14 天,待腹胀消失、大便潜血阴性、临床症状好转后逐渐恢复进食。从流质开始,逐渐过渡到正常饮食。在禁食及调整饮食期间应继续观察腹部及大便情况,发现异常立即通知医生及时处理;②腹胀明显者立即给予胃肠减压并做好胃肠减压护理。

(二) 营养支持

禁食期间给予静脉营养,待病情好转可经口进食时先用 5% 葡萄糖水 3~5ml 试喂,如无呕吐、腹胀,可喂母乳或稀释牛奶,每次 3~5ml,以后渐增量(2ml/次),切忌喂奶过早、增奶过快,否则易复发或致病情恶化。加足热量需 7~14 天。

(三) 观察病情

密切观察生命体征变化并做好记录。如患儿精神委靡、哭闹不安、少哭少吃、面色发灰、血压下降,应立即报告医生,积极配合抢救。

(四) 并发症防治

包括:①便血严重者,遵医嘱给予止血药,给予抗生素控制感染;②观察腹痛的部位及性质,及早发现有无肠穿孔及腹膜炎的表现,并及时与医生取得联系。如需手术则要做好术前准备及术前教育;③注意呕吐情况,将患儿置以右侧卧位,头偏向一侧,以防呕吐物误吸,引起窒息。记录呕吐时间以及呕吐物的量及性状;④观察并记录大便次数、量及性状,及时、正确地留取大便标本送检。每次便后用温水清洗臀部并涂上护臀霜,预防臀部皮肤发生破溃。

(五) 健康教育

向家长讲解有关本病的基本知识,使其了解病情,取得理解和配合。指导家长掌握有关饮食、皮肤和口腔护理等知识。

依据 Bell's NEC 分期标准的护理措施见表 2-4-2。

表 2-4-2　依据 Bell's NEC 分期标准的护理措施

分期	全身症状	胃肠道症状	影像学检查	护理措施	预后
Pre-NEC:高度警惕 NEC 的发生,密切观察风险因素,及时发现和处理婴儿喂养不耐受、非特异性症状及行为改变征兆					
Ⅰ期(疑似 NEC)	低体温、呼吸暂停、心动过缓、嗜睡	喂养不良、呕吐、胃残余增加、轻度腹胀,大便潜血阳性	肠管扩张,轻度肠梗阻	通知医师;禁食;胃肠减压;静脉输液;密切观察病情;获取实验室检查(血培养、全血细胞)及影像检查;外科会诊;对患儿父母进行健康教育及支持	预后良好可能进展到Ⅱ期或Ⅲ期

续表

分期	全身症状	胃肠道症状	影像学检查	护理措施	预后
Ⅱ期(确诊 NEC)	同Ⅰ期	腹胀明显,大便潜血阳性,消化道出血	肠管扩张,肠型固定,肠壁间积气,门静脉积气	同Ⅰ期;外科会诊,转到外科病房;拍摄 X-ray 片;密切观察病情;q4h 补充胃肠减压丧失的液体;做好手术准备	较好 与是否需要手术和及时治疗有关
Ⅲ期(重度 NEC)	同Ⅰ期,此外还可出现感染性休克、代谢紊乱等严重情况	同Ⅱ期,可能出现严重消化道出血	同Ⅱ期,可能出现消化道穿孔,气腹	监护:必要时转运,准备急诊手术;术后护理;败血症监护	预后不良 肠管活性疾病严重程度病死率高

引自:Gephart SM,McGrath JM,Effken JA,et al. Necrotizing enterocolitis risk. state of science. Adv Neonatal Care,2012,12(2):77-89.

第五节　胃肠外营养相关性胆汁淤积

　　静脉营养是危重症新生儿尤其是早产儿营养支持必不可少的治疗方法之一,PN 的使用为此类患儿提供了生存机会,大大降低了病死率。1971 年 Peden 等首次报道了 1 例接受全胃肠外营养治疗的早产儿出现肝脏肿大和肝功能损害,尸检时发现其肝内胆汁淤积、胆管扩张及早期肝硬化表现,早产儿胃肠外营养相关性胆汁淤积作为 PN 重要的并发症逐渐受到重视。

一、概　述

　　PN 伴发的肝胆并发症主要有胆汁淤积、肝脏脂肪变性、胆泥及胆石形成,其中早产儿胃肠外营养相关性胆汁淤积(parenteral nutrition-associated cholestasis,PNAC)最常见。胆汁淤积是指各种原因引起的胆汁生成流动障碍,导致胆汁不能正常进入十二指肠,从而引起肝损伤及严重病症。早产儿 PNAC 是指持续接受 PN 超过 14 天的早产儿,临床出现黄疸、肝脾肿大和(或)大便颜色变浅等症状,肝功能显示门冬氨酸氨基转移酶、丙氨氨基酸转移酶、碱性磷酸酶、γ-谷氨酰转肽酶升高,血清结合胆红素>25.6 ~ 34.2μmol/L(1.5 ~ 2.0mg/dl),以及总胆红素升高等,并排除其他已知原因如病毒感染、代谢异常、消化道畸形等导致的胆汁淤积。据报道,早产儿特别是极低出生体重儿的 PNAC 发病率高达 50%,胎龄小于 32 周者 PNAC 发病率为 13.7%,32 ~ 36 周者为 5.3%,大于 36 周者为 1.4%。出生体重大于 1500gPNAC 发病率不足 10%,极低出生体重儿 PNAC 发生率为 18%,超低出生体重儿 PNAC 发生率约为 50%。由胆汁淤积引起的肝功能衰竭仍是导致部分患儿死亡的常见原因,其发生率报道不一,可高达 27%。

二、病因及发病机制

关于 PNAC 的确切病因和发病机制迄今尚未明确,多数学者认为,PNAC 是在早产儿本身肝脏功能不成熟的基础上,加上感染、缺乏肠内营养、PN 使用时间及比例不当等多种因素导致胆汁酸分泌抑制、胆管内胆汁流速降低和胆汁成分改变所引起。

(一) 早产

胆汁的形成、分泌及排泄与许多肝细胞膜转运器的功能相关。在胎儿发育过程中,膜转运器功能随着胎龄增加而发育完善,而其在早产儿中尚未发育成熟。由于早产儿肝酶系统发育不成熟,肝脏对胆盐的摄取及处理能力较弱,又因其胃肠道黏膜屏障功能弱,免疫系统发育不成熟,易发生肠道菌群移位,导致细菌过度生长,刺激肝脏库普弗细胞释放细胞因子,使肝细胞及肝、胆管细胞受损。

(二) 缺乏胃肠道刺激

长时间不经口喂养,缺乏胃肠道刺激,可引起各种肠道和肝脏代谢及内分泌问题。患儿胃肠道激素水平降低,促胃液素(胃泌素)、胃动素、胰泌素、缩胆囊素分泌减少,胆囊收缩力下降,胆囊扩张,胆汁流动性降低,导致胆汁淤积。此外,胃肠饥饿、胃肠激素减少也可引起胃肠动力低下,延长细菌在肠道停留时间,加重菌群失调。有研究表明,早期肠内喂养的平均摄入量与 PNAC 的发生率呈负相关。

(三) 脂质过氧化损害

由于早产儿体内的抗氧化酶和抗氧化物的活性和含量不足,更易受到氧自由基的损害,产生脂质过氧化,脂质过氧化物的增加可引起肝脏组织损害。Sokol 等认为 PN 溶液中的复合维生素受到光照影响是导致过氧化物产生的主要原因。早产儿 PN 溶液含有较高比例的复合维生素,点滴时速度更慢,更易产生过氧化物。

(四) 胆汁酸再循环障碍

由于早产儿的肝脏转运和胆酸代谢功能均不完善,肝脏摄取、合成胆盐的能力及胆红素的肝肠循环障碍,胆汁在肠道停留时间延长,使肠道细菌作用下的石胆酸形成(毒性胆盐)增多,并重吸收到肝脏,对肝细胞产生毒性作用。近年有研究发现,对于胆酸转运至关重要的基因调节在早产儿比成人具有更重要的作用,它们可以调节胆酸代谢转运子和核受体表达,但这些发育中的基因在胎儿期均未发育完善。

(五) 感染

PNAC 在合并感染的早产儿中更为常见,可能与革兰阴性菌感染有关。感染可致肝酶异常、胆汁分泌减少,内毒素可抑制肝细胞膜 Na^+-K^+-ATP 酶活性,肝细胞对胆汁酸摄取及电解质排泄障碍而发生肝内胆汁淤积。内毒素还可诱导肿瘤坏死因子(TNF)释放,使肝细胞分泌胆汁减少。感染还可加速红细胞破坏和胆红素的产生,使早产儿感染后易发生胆汁淤积。

(六) PN 应用时间

PN 应用时间是 PNAC 发生、发展的重要相关因素。PN 使用时间越长,胆汁淤积发生率越高。有文献报道,早产儿接受 2 个月以上 PN 时 PNAC 发生率达 50%,PN 时间超过 3 个月其终末肝病的发生率可高达 90%。

(七) 不恰当的 PN 及营养成分失衡

1. 高热量　PN 热量过高使肝脏内水分、糖原和脂肪沉积增加,从而引起肝细胞肿胀、胆管堵塞,导致胆汁淤积。有研究显示,随着摄入热量的降低,PNAC 的发生率明显下降。

2. 氨基酸 输入氨基酸的量和成分与 PNAC 的发生有关。长期大量静脉输入的某些氨基酸具有肝毒性,可作用于肝细胞,影响胆汁分泌,直接引起胆汁淤积。PN 溶液的肝毒性可能与酪氨酸、半胱氨酸、牛磺酸等必需氨基酸缺乏有关。牛磺酸与多种肝酶的活性有关,是体内主要的胆汁酸结合物,促进胆汁流动和防止石胆酸毒性,缺乏牛磺酸可引起PNAC。

3. 脂肪乳剂 全胃肠外营养中加入脂肪乳剂可降低肝脏摄取甘油三酯,促进脂肪酸氧化,增加周围组织甘油三酯分解,但摄入过多脂肪可引起肝脏脂肪变性、肝功能损害。此外,过多脂肪提供大量参与机体炎症反应的底物,增加对肝脏的损害。

不同患儿接受静脉营养后的肝脏组织病理学改变不同,但具有某些共同特征:①肝细胞内或胆管内胆汁淤积,可早在 PN 开始后 5d 即出现,最早表现为小管内胆汁淤积,随 PN 时间延长则出现肝细胞内胆汁淤积;②脂肪变性(多见于成年人);③肝门周围纤维化;④部分患儿可有肝细胞损伤(如空泡变性)、多核巨细胞形成。肝门炎症、急性胆管炎、髓外造血、胆管增生和严重的纤维化;⑤晚期表现为胆汁淤积性肝硬化,患儿通常于发生后 6 个月内死亡。上述病理学改变随着 PN 时间延长而不断进展(表2-4-3)。

表 2-4-3 静脉营养相关肝病的组织病理学变化与胃肠外营养持续时间的关系

PN 持续时间(周)	组织病理学改变
<2	胆汁淤积,巨噬细胞聚集
2~6	更显著的胆汁淤积(3 区>1 区)
8~12	纤维化
>12	肝硬化

摘自:Mullick FG,Moran CA,Ishak KG. Total parenteral nutrition:A histopathologic analysis of the live change in 20 children. Mod Pathol,1994,7(2):190-194.

三、临床表现

PNAC 的主要临床表现为黄疸、肝脾大,可有白陶土样大便,多于 PN 开始 1~2 周后发生,严重 PNAC 可引起胆汁淤积性肝硬化,甚至肝功能衰竭。肝功能生化检查显示,门冬氨酸氨基转移酶、丙氨酸氨基转移酶、碱性磷酸酶、γ-谷氨酸转肽酶均升高,血清结合胆红素和总胆红素升高。一般认为,PNAC 可在停用 PN 或加用肠内营养后缓解,但部分患儿可发展为肝功能衰竭而致死亡。

四、诊断检查

PNAC 的诊断主要为除外性诊断,迄今并无统一标准。综合相关文献认为 PNAC 的诊断标准为:①PN 持续时间>14 天;②临床出现黄疸或黄疸消退延迟,尿胆红素升高,浅色或无胆红素粪便而不能用原发病解释;③血清直接胆红素>26μmol/L(1.5mg/dl),直接胆红素占总胆红素的 50% 以上;④除外其他原因引起的胆汁淤积。在对 PNAC 患儿做出诊断前,所有患儿均需行腹部超声检查除外胆道畸形及胆管阻塞,血清学检查除外病毒性及巨细胞性肝炎,代谢性疾病筛查除外甲状腺功能低下及半乳糖血症等。应用十二指肠引流管收集十二指肠液,动态观察有无胆汁颜色,定量检测胆红素、胆汁酸浓度及C-谷氨酰转肽酶的活性等有助于PNAC的鉴别诊断。

五、治 疗 原 则

目前PNAC尚无十分确切的治疗方法,以预防为主,着重早期肠道喂养、防治感染和采取改良的PN制剂和配方。

1. 熊去氧胆酸(UDCA)　UDCA主要通过钙途径和蛋白激酶C途径促进胆汁排出,改善胆酸的肠肝循环,调整脂质代谢,从而降低血清胆红素水平。每日UDCA 10～30mg/kg,分2～3次口服。

2. 微生态制剂　微生态制剂可改善肝功能,降低血清胆红素水平,增加胆汁排泄量,使炎症细胞因子产生减少。有研究认为,对于PN患儿应常规给予益生菌,双歧三联活菌片对胆汁淤积治疗效果明显。

3. 抗氧化剂　正常机体有多种抗氧化防御机制,长期PN可改变机体抗氧化能力,从而导致自由基增加和谷胱甘肽(GSH)减少。补充外源性谷胱甘肽能提高GSH水平,抵抗氧自由基对生物膜的氧化损害。阿拓莫兰0.2g/d加入到5%葡萄糖液中静脉点滴2小时,连用7天。

4. S-腺苷蛋氨酸　S-腺苷蛋氨酸30～60mg/(kg·d)。具有促转甲基作用,使肝细胞膜磷脂生物合成能力提高,肝细胞膜流动性增加,同时亦可使细胞膜表面Na^+-K^+-ATP酶活性增加,促进肝细胞向细胞间胆小管分泌胆汁酸的转运能力。

5. 肝移植　有严重肝功能损害、病情不断发展造成不可逆终末肝病的患儿,以上方法均不能起效时可考虑肝移植。

6. 调整静脉营养成分和时间　制订合理的个体化给药方案,准确计算患儿每天所需能量和摄入时间,尽量采用循环静脉营养法(非持续)。改善静脉营养液配制,氨基酸、脂肪乳剂量不超过3g/(kg·d),优选适合的中长链脂肪乳剂。如有严重感染、严重出血倾向、出凝血指标异常者和(或)血浆总胆红素大于170μmol/L(10mg/dl)时慎用脂肪乳,血浆三酰甘油大于2.26mmol/L(200mg/dl)时暂停使用脂肪乳。

六、护 理 措 施

1. 病情观察　观察患儿皮肤黄染、神经行为及大便改变。动态监测肝功能、生长发育、胆红素、电解质、血气、甘油三酯、肾功能、血红蛋白等。临床监测时间:开始TPN时;使用TPN期间每隔7～10天;停TPN后每隔2周或根据胆汁淤积情况而定。

2. 营养支持　缩短静脉营养时间,尽早建立经口营养。实施积极的肠内喂养策略:尽早开奶、微量喂养、适量加奶、非营养性吸吮、不轻易禁食。一旦进食即应从小量开始,促进胆囊收缩素和胃肠正常分泌。口服热卡达到74.8kcal/(kg·d)即可停用PN。积极寻找喂养不耐受的原因,必要时遵医嘱予多潘立酮、小剂量红霉素等药物治疗。

3. 基础护理　保持皮肤清洁,皮肤瘙痒可予以局部涂剂。保持大便通畅,必要时予以灌肠。

4. 预防感染　严格执行消毒隔离制度与无菌操作原则,做好保护隔离,减少侵袭性操作。每次接触早产儿或操作前应认真洗手。各种监护治疗仪器须严格消毒。

5. 健康教育　指导患儿家长观察患儿生长发育、皮肤颜色及大便性状,合理喂养,定期门诊随访,以判断预后。

(彭文涛)

第六节　相关护理技能

一、臀红分级及护理

臀红是婴儿臀部皮肤长期受尿液、粪便以及漂洗不净的湿尿布刺激、摩擦或局部湿热(用塑料膜、橡皮布等),引起皮肤潮红、溃破,甚至糜烂及表皮剥脱,故又称尿布皮炎。臀红多发生于外生殖器、会阴及臀部。病损可轻可重,易继发感染。临床根据皮肤受损的程度,分为轻度(表皮潮红)和重度,重度又分为三度,即:重Ⅰ度(局部皮肤潮红,伴有皮疹)、重Ⅱ度(除以上表现外,并有皮肤溃破,脱皮)、重Ⅲ度(局部大片糜烂或表皮剥脱,有时可继发细菌或真菌感染)。

【目的】

1. 保持臀部皮肤干燥、清洁,防止皮肤进一步受损。

2. 减轻患儿疼痛,促进舒适。

3. 促进受损皮肤康复。

【评估】

1. 评估患儿年龄、病情。

2. 检查臀部皮肤。

3. 评估环境温度。

【计划】

1. 用物准备　尿布、面盆内盛温开水(47~50℃)、小毛巾、尿布桶、棉签、药物(鞣酸软膏、氧化锌软膏、康复新溶液等)、弯盘、红外线灯。

2. 患儿准备　体位舒适,情绪稳定。

3. 环境准备　关上门窗,保持室内温湿度适宜。

【实施】

1. 操作步骤

操　作　步　骤	要点与说明
(1) 洗手,戴口罩,备齐用物携至床旁,核对。告知操作目的,取得患儿家长合作	● 确认患儿身份
(2) 协助患儿取舒适卧位	● 患儿体位舒适,便于操作

操 作 步 骤	要点与说明
（3）轻轻掀开患儿下半身被褥,解开污湿尿布,用上端清洁处尿布轻擦会阴及臀部,对折尿布将污湿部分盖住并垫于臀下	• 暴露臀部,初步清洁
（4）用温水洗净臀部,并用小毛巾吸干水分,取出污湿尿布,卷折放入尿布桶内	• 清洁臀部,移除污物
（5）清洁尿布垫于臀下,条件许可时使臀部暴露于空气或阳光下 10 ~ 20 分钟	• 注意遮盖保暖,避免着凉
（6）重度臀红,可用红外线灯照射臀部 10 ~ 15 分钟,灯泡距离患处 30 ~ 40cm	• 灯泡 25 ~ 40W,护士看护,避免烫伤,男孩注意遮盖会阴
（7）暴露或照射后将蘸有油类或药膏的棉签贴在皮肤上轻轻滚动涂药,用后棉签放入弯盘内	• 正确涂抹药膏(轻度臀红涂紫草油或鞣酸软膏;重Ⅰ、Ⅱ度涂鱼肝油软膏;重Ⅲ度涂鱼肝油软膏或康复新液;继发感染时,用 0.02% 高锰酸钾冲洗并吸干后,涂红霉素或硝酸咪康唑霜)
（8）给患儿松兜尿布,拉平衣服,盖好被子。将患儿置于舒适卧位	• 促进患儿舒适
（9）整理床单元和用物,洗手,记录	

2. 健康教育　使患儿家属认识臀红护理的重要性,学会正确护理患儿臀红的方法。具有识别臀红严重程度的判断力,了解臀红预防的相关知识,学会自我护理。

【评价】

1. 物品准备齐全、环境准备符合要求。

2. 操作者了解病情,准确估计和处理常见护理问题。

3. 操作熟练、敏捷,防止过多暴露患儿。

4. 患儿臀部皮肤清洁、舒适,床单位整洁。

二、小剂量溶液灌肠法

【目的】

软化粪便、刺激肠黏膜、使粪便和气体易于排出。

【评估】

1. 评估患儿年龄、病情。

2. 患儿排便情况,评估肛门周围皮肤黏膜状况。

【计划】

1. 用物准备　灌肠器、肛管、石蜡油、棉棍、弯盘、卫生纸、纸尿裤或尿布、药杯或量杯盛灌洗液,常用甘油与水的混合剂或 50% 硫酸镁(甘油和水的混合比例及量按医嘱)。

2. 患儿准备　体位舒适,情绪稳定。

3. 环境准备　关上门窗,保持室内温湿度适宜。

【实施】

操作步骤

操 作 步 骤	要点与说明
(1) 洗手,戴口罩,备齐用物携至床旁,核对。告知操作目的,取得患儿家长合作	• 确认患儿身份
(2) 将患儿置于右侧卧位,松开尿裤,置于臀下	• 体位适宜,注意保暖
(3) 连接导管与灌肠器,将加温好的溶液吸入灌肠器内,溶液的温度接近体温	
(4) 用石蜡油棉签润滑肛管,排气后用手捏住肛管插入肛门内 2.5 ~ 4cm,待溶液流尽后夹住肛管,用手捏合臀部,拔出肛管放入弯盘内,按压肛门数分钟	• 如溶液流入受阻,可稍移动肛管,必要时检查有无粪块阻塞。注意观察病情
(5) 协助患儿排便,擦净臀部皮肤,更换尿裤。将患儿置于舒适卧位,盖好被子	
(6) 整理床单元和用物,洗手,记录	

【评价】

1. 物品准备齐全,环境准备符合要求。
2. 操作者了解患儿病情,准确估计和处理常见护理问题。
3. 操作熟练、动作规范、关爱患儿。
4. 患儿臀部皮肤清洁、舒适,床单位整洁。

(刘丽丽)

第五章　泌尿系统疾病

第一节　早产儿泌尿系统特点

早产儿泌尿系统虽具备大部分成人肾的功能,但其发育是由未成熟逐渐趋向成熟,其肾脏不成熟,容易发生水、电解质紊乱。

一、概　　述

(一)泌尿系统的发生

肾和输尿管的发生

(1)前肾(pronephros):发生于肾节,发生最早(约胚胎第3周)。在第7~14对体节外侧的生肾节内相继发生7~10对上皮性实体细胞索,细胞索的外侧端弯向尾侧,相互连成一条纵行管道,称原肾管(pronephric,guct)。第4周末,原肾退化,但原肾管大部保留,以后成为中肾管(mesonephric duct)。在人胚发育中,原肾无排泄功能。

(2)中肾(mesonephm):孕4周末,在第14~28对体节外侧的升肾索内,从头端到尾端相继发生许多对中肾小管(mesonephric tubule)。在每对体节相对应的位置发生2~3对,故总数可多达80对左右。中肾小管为横向排列的"S"形小管,其一端膨大并凹陷成肾小囊,囊内容有毛细血管蟠曲所形成的血管球,两者共同组成肾小体。另一端通入原肾管,这时原肾管改名为中肾管(mesonephric duct):或称沃尔夫管(Wolffian duct)。中肾管末端通入泄殖腔。人胚中肾具有临时性的排泄功能。

(3)后肾(metanephros)和输尿管的发生:后肾由输尿管芽(ureteric bud)和后肾原基(metanephrogenic blastema)两个不同的部分演化而来。第4周末,在中肾管通入泄殖腔处附

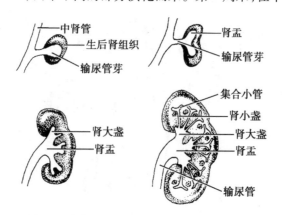

图2-5-1　中胚层形成前、中、后肾系统示意图

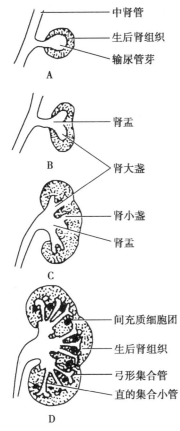

中肾管

生后肾组织

输尿管芽

A

肾盂

肾大盏

肾小盏

肾盂

C

间充质细胞团

生后肾组织

弓形集合管

直的集合小管

D

图 2-5-2　第 5 ～ 8 周胚胎肾脏发生
连续阶段示意图

近,其管壁向背外侧突出一个盲管,称输尿管芽。输尿管芽迅速增长,其近端形成输尿管,远端逐渐发育成肾盂、肾盏和集合管。在输尿管芽的诱导下,生肾索尾端分化为生后肾原基。不久,生后肾原基分成内外两层,内层形成肾单位,外层形成肾被膜及肾内结缔组织等。首先内层形成许多细胞团索,进而形成许多小囊,而后逐渐演变成"S"形小管。小管一端不断延长弯曲形成近端小管、髓襻和远端小管。远端小管与集合管相连通。"S"形小管另一端膨大凹陷成肾小囊,包绕肾动脉的分支所形成的毛细血管球,共同组成肾小体。后肾发育到第 3 个月时已能分辨出皮质和髓质,并开始有排泄功能(图 2-5-1 和图 2-5-2)。

(二)膀胱和尿道的发生

胚胎早期后肠末端及尿囊基部的扩大部分称泄殖腔。胚胎第 4 ~ 7 周,尿直肠隔把泄殖腔分隔为背侧的原始直肠和腹侧的尿生殖窦。

尿生殖窦可分为上、中、下三段:①上段为尿生殖窦头端的膨大部分,以后发育为膀胱,其顶端与尿囊相连,从膀胱顶到脐之间的一段尿囊退化闭锁,形成脐尿管(urachus),由于膀胱不断扩大,将输尿管起始部以下的中肾管吸收并入膀胱壁的一部分,于是中肾管和输尿管分别开口于膀胱内,两输尿管在膀胱内的开口与尿道内口之间形成膀胱三角区;②中段是尿生殖窦中间的狭窄部分,形成男性尿道的前列腺部和膜部或女性尿道的全部及阴道前庭的一部分;③下段为尿生殖窦尾端左右扁平的结构,形成男性尿道的海绵体部或女性阴道前庭的大部分。

二、早产儿肾功能特点

足月儿出生时肾结构发育已完成,但功能尚不成熟,一般仅能维持正常的代谢。肾稀释功能虽与成人相似,但肾小球滤过率低,浓缩功能差,故不能迅速有效地处理过多的水和溶质,易发生水肿或脱水。早产儿肾浓缩功能更差,早产儿越不成熟其肾小球滤过率愈低。早产儿的肾小球滤过率及钠、氯、尿素廓清率和尿的浓缩、稀释功能都较足月儿差,因此眼睑、手背、四肢等发生水肿及脱水现象更为常见,加上喂养困难,容易呕吐,常引起酸碱平衡失调。肾小管对糖的回吸收能力低下,葡萄糖输注率过高时可出现尿糖、高血糖症。早产儿血中碳酸氢盐浓度低,阴离子间隙较高,肾小管排酸能力有一定限制,采用牛奶喂养时,由于蛋白质量多,酪蛋白含量高,内源性氢离子产生增加超过肾小管排泄能力,可发生晚发性酸中毒。

胎儿的肾小球滤过率(glomerular filtration rate,GFR)随胎龄而增长,胎龄 28 ~ 30 周时 GFR 为每分钟 10.2 ~ 13ml/1.73m^2,34 ~ 36 周时为每分钟 20ml/1.73m^2,出生至生后 72h 为 18 ~ 24ml/1.73m^2,4 ~ 7 天为 20 ~ 53ml/1.73m^2,平均为 35ml/1.73m^2,约为成人值的 1/4,

$8 \sim 14$ 天为 $40 \sim 60ml/1.73m^2$，$15 \sim 30$ 天为 $40 \sim 90ml/1.73m^2$，$1 \sim 2$ 岁时达到成人水平。GFR 测定较为复杂，现多采用计算的方法，公式如下：GFR $=$（$140 -$ 年龄）×体重/肌酐浓度（ml/dl）×72。肾小球滤过率是衡量肾功能的重要指标之一。

胎龄不足 35 周的早产儿于生后 $1 \sim 3$ 周内，当钠摄入低于每天 3mEq/kg 时，可出现负钠平衡而致低钠血症。原因在于早产儿近端肾小管回吸收钠的功能较足月儿差，而远端肾小管又不能满足其增加的钠负荷。排钠分数（fractional sodium excretion，FENa）与胎龄呈负相关，新生儿对钠的调节幅度有限，其钠耐受限度的上限为 12mmol/（kg·d），在应激状态下容易发生钠盐潴留和水肿，也容易发生低钠血症。

三、排尿及尿量异常

新生儿一般在生后 24 小时内开始排尿，少数在 48 小时内排尿，1 周内每日排尿可达 20 次。而早产儿因肾血流减少，肾小球滤过率更低，会出现无尿或少尿。少尿的原因包括肾静脉栓塞、动脉血栓、肾发育不良、肾脏不发育等，由于葡萄糖阈值低，容易发生糖尿。

（杨军华）

第二节　泌尿系统感染

新生儿泌尿系感染在临床上较为常见，由于泌尿系感染往往伴有其他疾病或感染，其临床表现并不典型，容易漏诊、误诊。泌尿系感染不仅影响新生儿健康成长，严重者还会导致肝肾功能损害，威胁新生儿的生命安全，及时防治新生儿泌尿系感染具有重要意义。

一、概　　述

新生儿泌尿系统感染（urinary system infection of newborn）是指因某种细菌感染引起的菌尿或尿中白细胞或脓细胞增多，细菌可由血行播散或直接侵入尿路而引起感染，包括肾盂肾炎、膀胱炎和尿道炎，由于感染病变难以局限在尿路某一部位，临床上无法定位，故统称为泌尿系感染。新生儿易血行感染，以男婴发病较多。

二、病因和发病机制

任何致病菌均可引起泌尿系统感染，但绝大多数为革兰阴性杆菌，大肠杆菌是最常见的致病菌，约占 60% ~ 80%，其次为克雷伯杆菌，约占 10%。

（一）感染途径

主要有以下几种：①血源性感染：为新生儿期泌尿系感染的最常见途径，常见于败血症、化脓性脑膜炎、肺炎、脓疱病等，除大肠杆菌外，金黄色葡萄球菌也常见，与新生儿免疫功能较低有关；②上行性感染：致病菌从尿道口上行并进入膀胱，引起膀胱炎，膀胱内的致病菌再经输尿管移行至肾脏，引起肾盂肾炎。新生儿膀胱-输尿管连接处的瓣膜功能较弱，当膀胱充盈压力增高时，尿液易向上逆流而感染。新生儿女婴尿道仅长 1cm（性成熟期为 $3 \sim 5cm$），外口暴露且距肛门甚近，故上行感染机会多。新生儿男婴虽尿道较长，但每次排尿时膀胱内尿液不易排空，尤其有包茎的小儿，污垢积聚也易发生上行感染；③淋巴感染和直接蔓延：肠道与肾脏、泌尿道之间有淋巴通路，新生儿肠道感染，易致泌尿系感染。如肾脏周围邻近器官和组织的感染,可直接蔓延。

(二) 个体因素

主要包括:①新生儿尿路的特点是肾盂和输尿管较宽,输尿管管壁肌肉和弹力纤维发育不良,弯曲度大,易被压和扭转,易有尿潴留引流不畅而致感染;②因使用尿布,尿道口易受粪便污染引起上行感染,新生儿抗菌能力差,易患败血症导致细菌血行播散。另外,某些患儿膀胱黏膜产生表面蛋白,其作为一种受体与细菌细胞壁上的抗原高度亲和而使这些患儿更易发生泌尿系统感染;③先天性畸形及尿路梗阻。输尿管肾盂连接处狭窄,后尿道瓣膜、输尿管囊肿或异位输尿管,可致引流不畅而继发感染。

三、临 床 表 现

新生儿期泌尿系统感染症状不典型,多为血源性感染,且以全身症状为主,缺乏特异性。表现为发热或全身体温不升,苍白、吃奶差、呕吐、腹泻等。许多患儿有生长发育停滞,体重增长缓慢或不增,伴有黄疸者较多见。在生后最初几天的新生儿出现上述症状时应做血、尿、脑脊液常规和细菌培养,以明确诊断。如因尿道梗阻引起者,在腹部可触到胀大的膀胱、肾盂积水或输尿管积水的肿块。

四、诊 断 检 查

1. 尿常规检查　尿常规检查尿液离心后沉渣镜检,如白细胞>10 个/高倍视野,或不离心尿标本的镜检,白细胞>5 个/高倍视野,即应考虑为泌尿系感染。

2. 尿培养细菌学检查　尿细菌培养及菌落计数是诊断尿路感染的重要依据。正常膀胱中虽无菌,但排尿时可有杂菌污染,中段尿培养菌落>10^5/ml 可确诊。$10^4 \sim 10^5$/ml 为可疑,<10^4/ml 多为污染。还应结合患儿性别、有无症状、细菌种类及繁殖力综合评价临床意义。尿液培养的同时应做药物敏感试验,以指导临床治疗。

3. 尿液直接涂片法找细菌　油镜下每个视野都能找到 1 个以上细菌,表明尿内细菌数>10^5/ml 以上,对诊断有一定意义。

4. 亚硝酸盐试纸条试验　大肠杆菌、副大肠杆菌能将尿中硝酸盐还原成亚硝酸盐,后者与试剂反应产生红色重氮磺胺盐,如采用晨尿可提高其阳性率。

5. 其他辅助检查　久治不愈或反复发作时应做进一步检查,包括腹部平片、静脉肾盂造影、膀胱尿路造影、超声波、肾扫描、肾图等,以了解有无畸形或功能异常。因为新生儿泌尿系感染常合并败血症或化脓性脑膜炎,有关检查包括血培养及脑脊液检查是必要的。

五、治 疗 原 则

1. 一般处理　保证足够的液体入量及热量;注意清洗外阴部和龟头;维持电解质和酸碱平衡。

2. 抗生素治疗

(1) 对怀疑有泌尿系统感染的新生儿,应予以广谱抗生素治疗,直到药物敏感试验提示有效单个药为止。

(2) 因新生儿泌尿系感染以革兰阴性杆菌占大多数,多选用氨苄西林及氨基糖苷类静脉治疗。

（3）尿培养有明显药敏结果者,可按药敏试验选用有效抗生素,应即刻静脉给予抗生素治疗。静脉抗生素治疗时间通常为 10~14 天,需随访尿培养,24 小时后尿培养转阴表示所用药物有效,否则应按尿培养药敏试验结果调整用药。

3. 若反复感染或治疗不顺利,应考虑是否有泌尿道畸形。

六、护　理　措　施

1. 维持正常体温　监测体温变化,高热者及时给予物理降温或药物降温。

2. 减轻排尿异常

（1）保持会阴部清洁,便后及时清洗、更换尿裤。

（2）按医嘱应用抗生素,并注意药物的副作用。

（3）定期复查尿常规和进行尿培养,以了解病情的变化和治疗效果。

3. 健康教育

（1）向家长解释本病的护理要点及预防知识。女婴清洗外阴时从前向后擦洗,单独使用洁具,防止肠道细菌污染尿道,引起上行性感染。

（2）指导按时服药,定期复查,防止复发与再感染。一般急性感染于疗程结束后每月随访 1 次,除尿常规外,还应做中段尿培养,连续 3 个月,如无复发可认为治愈,反复发作者 3~6 个月复查 1 次,共 2 年或更长时间。

（杨军华）

第三节　急性肾衰竭

急性肾衰竭病因复杂,新生儿刚脱离胎盘循环代谢,往往症状不典型,体征不明显,又常被其他危重症状所掩盖,极易漏诊。

一、概　　述

新生儿急性肾衰竭(acute renal failure,ARF)是指新生儿由于不同病因,在短时间内肾脏生理功能急剧下降甚至丧失,表现少尿或无尿、体液代谢紊乱、酸碱失调以及血浆中需经肾排出的代谢产物(尿素、肌酐等)浓度升高的一种临床危重综合征。文献报道,NICU 患儿中ARF 发生率为 11%~20%,病死率可达 60%。

二、病因和发病机制

（一）病因

新生儿出生前、出生时及出生后的各种致病因素均可引起急性肾衰竭。按肾损伤及部位不同,可将病因分成肾前性、肾实质性和肾后性三大类。

1. 肾前性肾衰竭　新生儿期凡能使心搏出量减少或血容量不足的临床因素,均可能引起肾血流灌注低下,导致肾前性肾衰竭。新生儿肾血流灌注不足,最常发生在生后 48 小时以内的多种病理状态,如窒息缺氧、呼吸窘迫综合征、心力衰竭、严重脱水、大量出血、败血症、低体温等。正压通气压力过高可影响血液回流使心搏出量减少。应用大剂量血管扩张药致血压降低,或大剂量血管收缩药(如去甲基肾上腺素)可致肾血管痉挛,发生肾血流灌注不足而出现肾前性肾衰竭。

2. 肾实质性肾衰竭　各种肾实质病变所致或由于肾前性肾衰竭未能及时去除病因,病情进一步发展所致。常见原因有:①肾缺氧:主要见于围生期缺氧。此外,新生儿冻伤及严重感染等,也是新生儿肾实质损伤的重要病因,主要见于伴有低体温、硬肿面积>50%、低氧血症和酸中毒患儿。②肾缺血:大量失血,肾动脉血栓形成、栓塞及狭窄,肾梗死,肾静脉栓塞(严重脱水、DIC、循环不良、糖尿病母亲婴儿)等肾血管病变,均可使肾血流量减少,肾小管供血不足。③肾中毒:包括致肾毒性抗生素,各种致肾毒害产物如血红蛋白尿、肌球蛋白尿、过氧化物尿症、尿酸性肾病等。④其他肾疾病:先天性肾发育异常如双肾不发育、双侧肾囊性病变、新生儿型多囊肾、先天梅毒病、弓形虫病、先天性肾病综合征及肾盂肾炎等。

3. 肾后性肾衰竭　主要为尿路梗阻引起,见于各种先天泌尿道畸形,可见于肾外肿瘤压迫尿道或医源性手术插管损伤致尿道狭窄。

(二) 发病机制

1. 血流动力学异常　肾脏是一系列管道,血流在管道流过经生物膜滤过,再经肾小管处理后排出。当肾动脉痉挛、栓塞、压力不足时滤过受损,阻塞使肾小管尿液漏入肾间质而导致肾衰。实验病理也证明不同临床背景或病因的肾衰形态上都有不同程度肾小管坏死(ATN)和肾小管阻塞。

2. 细胞生物学说　形成于20世纪80~90年代,主要观点是肾小管上皮细胞受挫进而发生凋亡、坏死。大量事实证明巨噬细胞浸润参与了肾小球炎症发生和发展,通过产生活性氧基团、活性金属蛋白酶,促进NO合成。分泌细胞因子如IL-1、肿瘤坏死因子、血小板活化因子等损伤肾小球基底膜、调节血流动力,结合特定巨噬细胞,使肾小管上皮细胞发生凋亡。

3. 细胞介质与急性炎症反应(SIRS)学说　肾小管细胞是一种免疫性细胞,与激活后的白细胞一起参加免疫炎症反应,介导肾脏细胞的损伤;在局部微循环环境中释放炎性介质和细胞毒性物质,导致肾功能损害,直至衰竭。如肾小管细胞释放IL-18介导中性粒细胞浸润,若用IL-18中和抗体可起保护作用。用A-黑色素细胞刺激剂(A-MSH)和IL-10等炎性介质拮抗剂抑制炎症,可防止缺血损伤。

三、临 床 表 现

根据病理生理改变和病情经过可分为少尿或无尿期、利尿期和恢复期。

(一) 少尿或无尿期

1. 少尿或无尿　新生儿尿量小于25ml/天或每小时小于1ml/kg者为少尿,尿量小于15ml/天或每小时小于0.5ml/kg为无尿。此外生后48小时内不排尿者也应考虑肾衰竭,新生儿肾衰竭少尿期持续时间长短不一,持续3天以上者病情危重。

2. 电解质紊乱　新生儿肾衰竭常并发下列电解质紊乱:①高钾血症:指血钾>7mmol/L。由于少尿时钾排出减少,酸中毒使细胞内钾向细胞外转移,可伴有心电图异常;②低钠血症:指血钠<130mmol/L。主要为血稀释或钠再吸收低下所致;③高磷、低钙血症等;④代谢性酸中毒:由于肾小球滤过功能降低、氢离子交换及酸性代谢产物排泄障碍等引起。⑤氮质血症:肾衰竭时,体内蛋白代谢产物从肾脏排泄障碍及蛋白分解旺盛,血中非蛋白氮含量增加,出现氮质血症中毒症状。

(二) 利尿期

随着肾小球和一部分肾小管功能恢复,尿量增多,全身水肿减轻,一般情况逐渐改善。如尿量迅速增多而补液不及时,患儿可出现脱水、低钠或低钾血症等。此期应严密观察病情和监护血液生化学改变。

(三) 恢复期

利尿期后,肾功能改善,尿量逐渐恢复正常,患儿一般情况好转,尿毒症表现和血生化改变逐渐消失。肾小球功能恢复较快,但肾小管功能改变可持续较长时间。

四、诊断检查

新生儿急性肾衰竭的诊断标准包括以下内容:

1. 出生后 48 小时无尿或出生后少尿(每小时少于 1ml/kg=或无尿(每小时少于 0.5ml/kg)。

2. 氮质血症　血清肌酐(Scr)$\geq 88 \sim 142 \mu mol/L$,BUN$\mu mol \geq 7.5 \sim 11 mmol/L$,或 Scr 每天增加$\geq 44 \mu mol/L$,BUN 每日增加$\geq 3.57/L$。

3. 血生化改变　常伴有酸中毒、水电解质紊乱。血生化检查发现血钾、镁、磷增高而钠、钙、氯降低。二氧化碳结合力降低。

4. 肾影像学检查　多采用超声、CT 及磁共振等检查,能精确描述肾脏大小、形态、血管及输尿管、膀胱有无梗阻,也可了解肾小球和肾小管的功能。

5. 内生肌酐清除试验　$CCr[ml/min 1.73(m^2)^{-1}体表面积]=K \times 身高(cm)/血浆肌酐(mg/dl)$并用体表面积矫正。K 值为常数。Meites 介绍为 0.43,Schwar tz 介绍为 0.55。采用此公式计算 CCr 判断肾小球滤过率,只需测血肌酐值,不需检测尿肌酐,不受尿量误差的影响。

五、治 疗 原 则

1. 早期防治重点为去除病因和对症治疗,如纠正低氧血症、休克、低体温及防治感染等。肾前性 ARF 应补足容量及改善肾灌流,此时如无充血性心力衰竭存在,可给等渗盐水 20ml/kg,1～2 小时静脉输入,如无尿可静脉内给呋塞米 2ml/kg。同时应用呋塞米与多巴胺比单用一种药疗效为佳。甘露醇可增加肾髓质血流,对减轻水肿有一定疗效。肾后性 ARF 以解除梗阻为主,但肾前及肾后性 ARF 如不及时处理,可致肾实质性损害。

2. 少尿期或无尿期治疗

(1) 限制液体入量:坚持“量入为出”的原则,严格限制。每日液体量控制在:尿量+显性失水+不显性失水−内生水。每日评估身体含水状况,治疗期间应保持体重不增或每天降低 10～20g。

(2) 纠正电解质紊乱:及时处理高钾血症、低钠血症、高磷、低钙血症。

(3) 纠正代谢性酸中毒:可补充碳酸氢钠 5ml/kg 静滴,提高 CO_2CP 5mmol/L,纠正酸中毒时注意是否发生低钙性抽搐。

(4) 供给营养:选择高糖、低蛋白、富含维生素的食物,尽可能供给足够的能量。充足的营养可减少组织蛋白的分解和酮体的形成,而合适的热量摄入及外源性必需氨基酸的供给可促进蛋白质合成和新细胞成长。

(5) 透析治疗:新生儿 ARF 腹膜透析指征为:①严重液体负荷,出现心力衰竭、肺水肿;②严重代谢性酸中毒(pH<7.1);③严重高钾血症;④持续加重的氮质血症,已有中枢抑制表现,或 BUN>35.7mmol/L。禁忌证包括腹腔炎症、出血倾向或低灌流者。腹膜透析示意图见图 2-5-3。

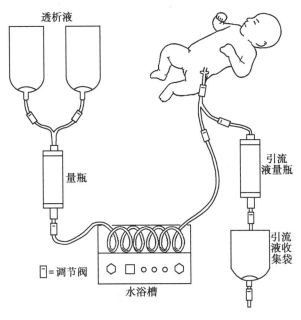

图 2-5-3 腹膜透析示意图

ARF 出现容量过多性心力衰竭、肺水肿、高血钾、严重尿毒症经上述治疗无效,有条件时可进行连续性动静脉血液滤过(CAVH)或连续性动静脉血液滤过与透析(CAVHD)疗法。持续性静脉-静脉血液滤过示意图见图 2-5-4。

3. 利尿期的治疗 治疗原则是合理补充水和电解质(主要是钾、钠、钙),避免感染。

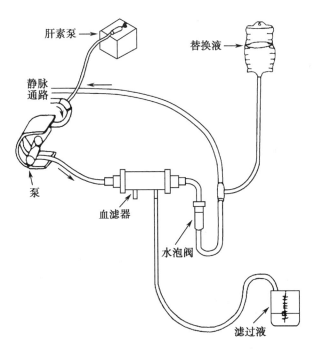

图 2-5-4 持续性静脉-静脉血液滤过示意图

4. 恢复期的治疗　加强营养,贫血者可少量输血,补充各种维生素。

六、护 理 措 施

1. 观察病情　注意体温、脉搏、呼吸、心率、心律、血压、尿量、尿常规、肾功能等的变化。急性肾衰竭常以心力衰竭、心律失常、感染、水电解质紊乱等为主要死亡原因,应及时发现其早期变化。

2. 维持体液平衡　准确记录24小时出入量,根据病情控制液体的入量,每日监测体重,了解有无水肿加重。

3. 营养支持　少尿期应限制水、盐和蛋白质的摄入量,供给足够的能量,以减少组织蛋白质的分解;不能进食者经静脉补充营养。透析治疗时丢失大量蛋白质,此时不需要限制蛋白质入量,长期透析时可输注血浆、氨基酸等。

4. 预防感染　感染是少尿期死亡的主要原因,常见的感染部位为呼吸道、泌尿道、皮肤,应采取切实措施预防感染。尽量将患儿安置在单间病房,严格执行无菌操作,加强皮肤护理及口腔护理,定时翻身、拍背,保持呼吸道通畅。

5. 心理支持　急性肾衰是早产儿时期危重病症之一,家长有恐惧心理,应做好心理护理,给予家长心理支持。

6. 健康教育　指导家长积极配合治疗,指导家长在恢复期给患儿加强营养,注意保暖,防止受凉。

第四节　相关护理技能

导 尿 术

【目的】

1. 采集患儿尿标本做细菌培养。

2. 解除尿潴留,以减轻患儿痛苦。

3. 用于患儿术前膀胱减压,避免术中误伤。

【评估】

1. 询问、了解患儿的身体状况。

2. 向家长解释导尿的目的、注意事项,取得配合。

【计划】

1. 核对医嘱,做好用物准备。

2. 所用材料

(1) 导尿管材质是一次性无菌双腔球囊硅胶导尿管,纯硅胶材质对尿道黏膜刺激很小,管腔不会因血尿和尿成分附着使主通道变狭小。透明的导管在使用后便于观察尿的性状、颜色。

(2) 根据小儿的年龄和阴茎的发育来选择适合的导尿管型号。尽可能选择细小型号的尿管。

3. 环境准备　整洁、安全、温暖。

4. 按照无菌操作原则实施导尿操作。

【实施】

1. 操作步骤

操作步骤	要点与说明
（1）洗手。携物至床旁,核对	• 确认患儿身份
（2）整理患儿身上的各种管道	• 保证各导管固定牢固
（3）将患儿置于适宜体位	• 女孩取仰卧屈膝位,两腿略向外展,暴露外阴。男孩取仰卧,两腿平放分开,露出阴部
（4）戴无菌手套进行会阴部消毒	• 无菌手套大小合适,便于操作
（5）从导尿包中取出导尿管,用一次性注射器检查球囊;检查尿管导丝是否在导管头的部位	• 使用一次性注射器检查球囊是否可以膨胀和收缩以及有无漏气。导丝伸至导管头的部位有无从导管的侧孔露出、是否折断等,避免插入时损伤尿道
（6）使用无菌石蜡油润滑导尿管	• 充分润滑尿道,减小对黏膜的损伤。但注意不要涂过多润滑剂,以免侧孔阻塞尿液无法流出
（7）将尿管沿尿道插入,球囊的部分应插入到膀胱内,有尿液流出确定尿管及球囊在膀胱内方可使用注射器向球囊注入无菌蒸馏水(灭菌注射用水)充盈球囊,轻轻拉导尿管确认固定于膀胱内,然后将尿管拉直慢慢抽出导丝	• 导尿管侧孔与球囊有3.5cm距离,所以不能按不带球囊导尿法见尿再进2cm,否则充盈的球囊没有进入膀胱可造成后尿道损伤,插入尿管长度应大于4cm 插管时用力要均匀、快速、用力过猛可造成操作性尿道损伤
（8）男孩导尿时需根据解剖特点将阴茎提起与腹壁成60°角,使尿管顺利通过两个弯曲、三个狭窄	• 尿管插入后要顺着尿道方向摸一下,查看尿管有无在阴囊部盘曲,以免充盈的球囊造成尿道损伤 • 女孩导尿时应分清阴道口和尿道口。如不易辨清时可轻轻按压耻骨联合上膀胱区,观察尿液流出方向以辨别尿道口
（9）严格按导尿管阀上标明的注水剂量注入球囊内蒸馏水量	• 过多注水可使球囊负荷增大造成球囊破裂;过少注入则球囊未完全充气起不到固定作用,造成尿管脱出。尿管球囊充气,拉至尿道内口确认固定后,应将尿管再往膀胱内插入1~2cm长度,以免球囊长时间压迫、刺激尿道内口使患儿产生尿意和造成后尿道的损伤 • 球囊充气前抽出容易造成导丝断裂、尿管脱出、盘曲甚至在膀胱内打结尿管无法拔出
（10）尿管接口与尿袋连接,固定尿管,做好标记。将患儿置于舒适卧位	• 男孩的尿管可固定于腹壁上以自然保持尿道的解剖位置,因为尿管在长期引流时受耻骨下弯的压迫易引起尿道损伤 • 尿袋及引流管位置应低于耻骨联合,防止尿液反流
（11）整理床单位及用物,洗手,记录	

2. 健康教育　使患儿家长认识导尿的重要性,学会正确记录尿量的方法。了解出入相对平衡的关键点,发现异常及时报告医师采取治疗措施。

【评价】

1. 患儿生命体征平稳,情绪稳定,各项指标稳定。

2. 操作熟练、动作规范,关爱患儿。

3. 严格遵守无菌原则和查对制度。

（杨军华）

第六章 血液系统疾病

第一节 早产儿血液系统特点

一、血液系统胚胎发育

婴儿的造血系统发育是连续性，一般分为胚胎期造血和生后造血。

（一）胎儿造血分期

1. 中胚层造血期（mesoplastic hematopoiesis period） 在胚胎第 10~14 天起可在卵黄囊上的中胚层间质细胞分化聚集形成血岛，血岛外周细胞的分化形成血管的内皮细胞，而聚在血岛中间的细胞分化形成原始血细胞。胚胎第 8 周这种血管内中胚层期造血的活力开始下降，至胎儿 12~15 周完全消失。

2. 肝脾造血期（liver spleen hematopoiesis period） 胚胎第 5 周开始在肝脏可见到造血细胞形成，并可见少量粒细胞及巨核细胞。胎儿 4~5 个月时，肝造血达高峰，主要产生有核红细胞。在胎儿 6 个月后，肝造血逐渐减少，生后 1 周停止。脾脏造血始于胎儿第 8 周，以红细胞生成占优势，随后粒细胞造血活跃，胎儿 5 个月后，脾脏造血中造红细胞和粒细胞功能渐弱直至消失。

3. 骨髓造血期（myeloid hematopoiesis period） 胎儿第 6 周时出现骨髓，第 4 个月开始骨髓成为主要造血器官，第 7 个月即胎儿 30 周时骨髓内各系列血细胞量最多，而造血组织在骨髓内则继续增加直至出生。

（二）胎儿期各类血细胞的发育特点

1. 红细胞 中胚层造血期，由血岛中间的细胞分化成原始造血细胞即最初的造血干细胞，其继续向红细胞系方向分化，原始造血细胞分化成原始血细胞，分化为原始原红细胞，该类细胞体积大，有丰富的嗜多色性胞浆，有核，其核染色质纤细而分散。肝造血期，产生的红细胞体积较小，称为定型原红细胞。

红细胞生成有以下特点：①红细胞初期或红系爆增性集落形成单位（BFU-E）从骨髓干细胞（CFU-GEMM）发展而来，它同样可以分化生成巨核细胞的初期（CFU-Meg）。②红细胞生成和血红蛋白的合成可能通过激素、红细胞生成素调节，也可以被缺氧反向调节。③红细胞生成素在出生后由肾脏生成，但是在胚胎时期肾外系统（如肝脏、颌下腺）占主要地位。④当出现贫血或者组织可利用的氧降低等反应时红细胞生成素水平增加，在高输血状态时减少。⑤21-三体综合征的婴儿、宫内生长受限、糖尿病或者妊娠期高血压孕妇分娩的婴儿红细胞生成素水平同样会增加。

胚胎早期的红细胞计数、血红蛋白浓度和红细胞压积与足月儿和成人相比是很低的，但红细胞体积较大，大部分有核，且含血红蛋白量较高。随胎儿发育，红细胞数、血红蛋白浓度及红细胞压积增加，而红细胞平均体积、红细胞平均血红蛋白及循环中未成熟红细胞的比率则下降。各胎龄平均红细胞值见表 2-6-1。

表 2-6-1 各胎龄平均红细胞值

胎龄(周)	红细胞 (×10^{12}/L)	血红蛋白 (g/dl)	血细胞比容 (%)	红细胞平均 体积(fL)
18~21	2.85±0.36	11.7±1.3	37.3±4.3	131.11±10.97
22~25	3.09±0.34	12.2±1.6	38.6±3.9	125.1±7.84
26~29	3.46±0.41	12.9±1.4	40.9±4.4	118.5±7.96
>36	4.7±0.4	16.5±1.5	51.0±4.5	108±5

摘自:MacDonald MG, Mullett MD, Seshia MMK. Avery's neonatology-pathophysiology and management of the newborn. 6th ed. Philadelphia:Lippincott Williams and wilkins,2005:1170.

血红蛋白的合成开始于胚胎时期的第 14 天。在中胚层造血期主要为 HbGower1 (ζ2ε2),HbGower2(α2ε2),还有少量 Hb Portland(ζ2γ2)。胎儿 3 个月时上述血红蛋白消失,代之以血红蛋白 F(α2γ2)。胎儿 6 个月时血红蛋白 F 占血红蛋白总量的 90%~96%。其余 5%~10% 为成人血红蛋白 A1(α2β2),随后前者下降后者上升,出生时前者为 70%~90%,后者为 30% 左右。

红细胞生成素(erythropoietin,EPO)是一种不能通过胎盘的糖蛋白,故母亲红细胞生成素浓度不影响胎儿红细胞生成素水平。红细胞生成受红细胞生成素调节,即红细胞数量减少时红细胞生成素增加,后者促进红细胞生成而使红细胞数量上升,同时又降低红细胞生成素产生。对红细胞生成素反应的不同是胎儿和成人红细胞生成的主要区别。有学者研究发现:胎龄 27~31 周时对红细胞生成素反应最低。整个新生儿期红细胞生成素反应是低水平,这是导致早产儿对红细胞生成刺激低下及血红蛋白低水平的重要原因。

2. 白细胞 白细胞分为粒细胞、淋巴细胞、单核细胞。

胚胎 5~7 周时在肝实质和各种结缔组织基质中可以见到少量白细胞产生。直至骨髓造血期,白细胞产生明显增加。锁骨和骨髓是最初生成白细胞的部位,当胎龄第 10~20 周时,粒细胞及粒细胞前体已占骨髓中细胞成分的 30%~40%。在妊娠前半期,血循环中粒细胞数极少,在妊娠最后 3 个月粒细胞数迅速增加,出生时计数高于成人。淋巴细胞在胚胎第 7 周在胎儿肝及淋巴丛可见淋巴细胞生成,在胚胎第 7 周时可以辨认出 T 淋巴细胞,带有 IgG 标志的 B 淋巴细胞在第 8 周可见,至第 16 周时在胸腺和血液的淋巴细胞,90% 以上具有 T 或 B 淋巴细胞特征。单核细胞出现时间不一,最早在胚胎第 4 周出现。

3. 血小板 血小板来源于骨髓中的巨核细胞,胚胎第 5~6 周时在卵黄囊上可见巨核细胞,从此时起直至分娩,可在肝脏见到巨核细胞。胎儿 3 个月后骨髓内可见巨核细胞。胎龄 11 周时周围血循环中可见到血小板。胎龄 30 周时巨核细胞活性及血小板计数与成人相似。

二、新生儿周围血象和骨髓象特点

新生儿期血象数值取决于胎龄,胎盘灌注的容积(断脐的时机、新生儿的位置)和血样采集时间。由于外周血管收缩和血液淤滞,血红蛋白值在毛细血管的样本可能会明显高于静脉血样本,新生儿的血红蛋白水平较高,第一周末下降与脐血值相似。

(一)影响因素

1. 采集部位、时间 出生 1 周内的新生儿由于周围静脉血淤滞,血红蛋白值及红细胞比容值在毛细血管的样本可能会明显高于静脉血样本。有文献报告此差异可持续至生后 12

周。若将足跟先温暖后再采血,则两者差距从3.9%降至1.9%,推测这是由于足跟温暖反映出外周血循环及淤滞状态的改善。生后最初数小时内采集血标本,血细胞比容从原有水平升高10%~20%。

2. 结扎脐带的方法 研究发现新生儿生后血红蛋白值与结扎脐带迟早有关。若正常分娩,婴儿放置不要高于母亲子宫水平,有助于从胎盘流向婴儿,生后30秒钟内结扎脐带,血红蛋白值增加。如有胎儿窘迫,生后应立即结扎脐带,避免高容量血症。分娩前或分娩过程中发现胎儿-胎盘出血、婴儿苍白及处于休克状态者,脐带应延迟结扎同时行新生儿复苏术。

(二) 新生儿期血象正常值

1. 血红蛋白、血细胞比容、红细胞计数及红细胞指数 生后数小时因代偿胎盘输血和分娩时循环中红细胞容量的增加,血浆移出血管外,故血红蛋白、红细胞压积及红细胞数均有上升,以后逐渐下降,1周时与脐血值相似。1周后足月儿及早产儿上述值均下降,早产儿下降的幅度更大且迅速。新生儿红细胞体积相对较大,早产儿更高;红细胞平均血红蛋白亦高,新生儿平均血红蛋白浓度与正常成人相似。胎龄28周至足月新生儿生后1~14天血红蛋白、红细胞、血细胞2 容及红细胞指数值,见表2-6-2。

表 2-6-2 早产儿和足月儿正常血液数值

数值	孕龄(周)		足月脐带血	第1天	第3天	第7天	第14天
	28	34					
血红蛋白(g/dl)	14.5	15	16.8	18.4	17.8	17*	16.8
血细胞比容(%)	45	47	53	58	55	54	52
红细胞(mm³)	4	4.4	5.25	5.8	5.6	5.2	5.1
红细胞平均体积	120	118	107	108	99	98	96
红细胞平均血红蛋白量(pg)	40	38	34	35	33	32.5	31.5
红细胞平均血红蛋白浓度(%)	31	32	31.7	32.5	33	33	33
网织红细胞(%)	5~10	3~10	3~7	3~7	1~3	0~1	0~1
血小板(1000s/mm³)			290	192	213	248	252

摘自 Klaus, M. H. and Fanaroff, A, A: Care of the high-risk neonate(5th ed.). Philadelphia, 2001, Saunders.

(1) 血细胞比容:即单位血量的红细胞百分比。数值在出生后立刻升高,然后在第一周降至脐血水平。正常出生值数值取决于胎龄、胎盘灌注的容积(断脐的时机,婴儿的位置),由于外周血管收缩和血液瘀滞,因此从毛细血管采集的样本数值偏高。

(2) 红细胞:红细胞爆增性集落形成单位分化,在激素控制下,形成CFU-E(群体集落形成单位),当形成红细胞时失去它的核。网织红细胞计数在出生时与胎龄成反比,但是截止到第7天急速下降至少2%。持续的网织红细胞增多可能表明慢性失血或溶血。

红细胞功能包括:氧气运输通过氧和血红蛋白;二氧化碳运输通过碳氧血红蛋白;二氧化碳与水反应形成碳酸,在红细胞的细胞质中通过碳酸酐酶催化反应,碳酸解离形成碳酸氢盐离子;缓冲质子通过结合血红蛋白形成血红蛋白酸,并与碳酸氢盐离子发生反应。红细胞计数即每立方毫米中成熟红细胞的数量。产生的计数与丢失或损毁的相等。红细胞的寿命与胎龄有关(成人:100~120天;足月儿:60~70天;早产儿:35~50天)。

（3）红细胞指数：测量红细胞大小和血红蛋白含量，用于特定贫血的诊断。①红细胞平均体积（MCV）：单个红细胞的平均大小和体积。随着妊娠进展，MCV逐渐下降，并且在生后继续下降，至4~5岁达成人水平。MCV增多：红细胞相关大红细胞。MCV减少：红细胞相关小红细胞。②红细胞平均血红蛋白量（MCH）：每个红细胞中血红蛋白的平均重量。MCH减少并行着MCV减少。MCH增多：红细胞出现高色素。MCH减少：红细胞出现低色素。③红细胞平均血红蛋白浓度（MCHC）：每个红细胞中血红蛋白的平均浓度，用血红蛋白数除以细胞的总合计算得出。MCHC于生后6个月达成人水平。MCHC增多：红细胞呈高色素性。MCHC减少：红细胞呈低色素性。④红细胞质量：即红细胞总量，是贫血的最好测定指标。红细胞的质量与血红蛋白浓度直接相关。

2. 白细胞计数及分类　新生儿白细胞计数亦与采血部位有关。毛细血管血白细胞数高于静脉血。白细胞可以离开循环到血管外组织，当异种蛋白反应时，它们的功能作为免疫系统的重要一部分发挥作用。白细胞计数是指每立方毫米中白细胞的数量，白细胞计数与胎龄有关，早产儿总数比足月儿大约少30%~50%。白细胞分为粒细胞、淋巴细胞、单核细胞。

（1）粒细胞：包括嗜碱性粒细胞、嗜酸性粒细胞和中性粒细胞。

1）嗜碱性粒细胞：在过敏和炎症反应中很重要，是数量最少的粒细胞，占白细胞总数的0.5%~1%。

2）嗜酸性粒细胞：作用与中性粒细胞相似，但吞噬作用较弱。早产儿嗜酸性粒细胞计数增加较常见，与孕龄呈负相关。有报道早产儿嗜酸性粒细胞增多症的发病率达75.5%，早产儿在气管插管、肠外营养、败血症恢复期常有嗜酸性粒细胞增多，推测与呼吸道、消化道屏障的免疫有关，在胃肠道和呼吸道通常占白细胞总数的1%~3%。

3）中性粒细胞：中性粒细胞的功能像吞噬细胞一样，吸收、消灭掉像细菌、原虫细胞、细胞碎片和胶体等小粒子；生理应激可以使其数量增加，骨髓释放出未成熟的形态。

（2）淋巴细胞：胸腺T淋巴细胞对移植物抗宿主病和迟发型反应有重要作用；骨髓B淋巴细胞对免疫球蛋白和抗体的生成和分泌有重要作用。

（3）单核细胞：①是在血液循环中的未成熟的巨噬细胞。②在组织中转化为巨噬细胞（例如肺脏的肺泡巨噬细胞、肝脏的库普弗细胞）。③负责清除循环中衰老的血细胞、细胞碎片、受调理素作用的细菌、抗原-抗体复合物和活化的凝血因子。

3. 血小板　胎龄30周时的胎儿血小板计数已和年长儿及成人相似。其特点为：小的、无核的、圆盘状的细胞，用于止血、凝结和血栓形成。血小板来源于骨髓中的巨核细胞，破坏内皮可刺激血小板栓子形成，开始止血；释放到血液后，血小板在被脾脏清除前将循环7~10天。早产儿和足月儿血小板的正常值范围是$(150~400)\times10^3/mm^3$，对于小于胎龄的新生儿计数会少20%~25%。新生的血小板在出生后的最初几天里活动过少，这种特性可能防止血栓形成，但同时也可能增加出血或凝血的风险。

4. 血容量　血容量是指每公斤体重的血液毫升数。足月儿大约80~100ml/kg；早产儿大约90~105ml/kg。影响血容量的因素有月龄、胎盘灌注、母体-胎儿之间的传输、医源性损失等。

（三）新生儿期正常骨髓象特点

新生儿期骨髓细胞增殖活跃，正常体内大多数骨髓腔都有血细胞生成，因此缺乏骨髓储备，如有溶血，为了达到红细胞增生的需要，骨髓腔将向外扩大，同时出现骨髓外肝、脾造血。

第二节　早产儿贫血

贫血是指外周血中单位容积内的红细胞数、血红蛋白量或血细胞比容低于正常。我国小儿血液会议(1989 年)暂定:血红蛋白在新生儿期<145g/L,1~4 个月时<90g/L,4~6 个月时<100g/L 者为贫血。新生儿贫血的程度分为:轻度 120~144g/L,中度 90~120g/L,重度 60~90g/L,极重度<60g/L。

早产儿脐血平均血红蛋白值为 175±16g/L(17.5±1.6g/dl),与足月儿近似。早产儿贫血(anemia of prematurity)的程度与胎龄及出生体重有直接关系,亦与营养情况有关,即体重越低,贫血出现越早,贫血程度也越严重。

一、贫血的分类

(一) 生理性贫血

生理性贫血不存在病理变化,无法预防,补充铁剂只能补充贮存铁,不能防止生理性血红蛋白下降。足月儿生理性贫血一般发生于生后 8~12 周,发生原因包括红细胞寿命短(80 天左右);体重增加时血容量增加,血液稀释;红细胞生成素减少。早产儿生理性贫血发生于生后 4~10 周。血红蛋白较足月儿低 20~30g/L,即 70~90g/L。发生原因包括:红细胞寿命较足月儿更短(60 天左右);红细胞生成素减少;体重增加时血容量增加,血液稀释;铁、维生素等营养物质缺乏;医源性失血,抽血量为 7.5~15ml,即失血达 5%~10% 总血容量。

(二) 病理性贫血

早期贫血主要由于:①胎儿出血:前置胎盘、胎盘早剥、羊膜穿刺等。②新生儿出血:脏器破裂、大量头颅血肿等。③胎儿-胎盘输血:主要见于脐带绕颈和剖宫产。④胎-胎输血:仅见于单卵单绒毛膜双胎。⑤胎-母输血:一般认为胎-母输血是新生儿期贫血的常见原因。最早发生于 4~8 周,也可见于临产时。⑥急、慢性胎儿溶血:Rh 溶血、α-地中海贫血及宫内感染。⑦宫内骨髓衰竭(如先天性纯红再障)。⑧医源性失血。

晚期贫血主要由于:①医源性失血;②慢性溶血:Rh、ABO、RBC 缺陷、酶缺陷、Hb 病及感染;③败血症;④早产儿贫血;⑤VitE 缺乏性溶血性贫血;⑥可能叶酸及维生素 B_{12} 缺乏;⑦骨髓衰竭。

二、贫血的临床表现

贫血的临床表现与其病因、失血量及贫血的速度有关。皮肤黏膜苍白是最常见的症状,需与新生儿重度窒息鉴别。新生儿急性失血时,皮肤黏膜苍白伴心率增快、气促、低血压和休克,一般无青紫,给氧及辅助呼吸后症状仍无改善。而新生儿窒息则表现为心率及呼吸率减慢,常有三凹征,除苍白外有青紫,给氧及辅助呼吸后,症状有明显改善。

贫血发生速度与临床表现有密切关系,在妊娠期有长期反复出血史者,贫血发展慢,胎儿有机会产生血流动力学代偿,婴儿出生时仅有苍白;但在分娩时急性失血,则出现一系列窘迫症状。

三、治　疗

(一) 输血疗法

新生儿输血指征:①出生时贫血,并且血容量正常或增高(胸部 X 线示心脏扩大,中心静脉压正常或增高),在仔细监测中心静脉压的情况下,用压积红细胞部分换血。②严重呼吸窘迫综合征的患儿,当血细胞比容<45%时。③生后第1周溶血,血红蛋白<100g/L,血细胞比容<30%。④医源性贫血,当取血量>10%的血容量(即8~9ml/kg)时,也可在临床症状出现前预防性输血。

早产儿(<1500g)输血指征:①持续心率增快>160次/分。②持续呼吸急促>50次/分。③淡漠,无神经系统异常及代谢异常。④进食易疲劳、体重不增,每日体重增长<25g。⑤中心静脉氧分压<3.3kPa(25mmHg)是最重要的实验室检查项目。血源选择:一般选择压积红细胞,维持足够的氧转运。每次输血量:10~15ml/kg。

(二) 重组人类红细胞生成素(recombinant humanery thropoietin,rHuEPO)

研究发现,每次rHuEPO 200IU/kg,皮下注射,一周3次应用后,治疗组网织红细胞较基础值增加5倍。但是rHuEPO治疗后血清铁、铁蛋白及运铁蛋白饱和度均下降,与rHuEPO的剂量相关,因此提出在治疗时应补较大量铁,每日7~8mg/kg,同时加用VitE。

(三) 铁剂治疗

急、慢性失血均要补铁剂,吸收贮存于体内。剂量为2~3mg/(kg·d),连服3个月,有时甚至一年。早产儿根据出生体重,从生后6~8周开始补铁。出生体重>1500g给予2mg/(kg·d);出生体重1000~1500g则3mg/(kg·d);出生体重<1000g,4mg/(kg·d),最大剂量5mg/(kg·d);总疗程共6个月。早产儿需反复输血者,补铁可后延。

第三节　高胆红素血症

一、新生儿胆红素代谢特点

(一) 胆红素生成过多

非结合胆红素(cnconjugatde bilirubin)的形成多是由于红细胞数量多而质量差,胆红素80%来自衰老的红细胞,<3%来自旁路胆红素,20%来自其他。新生儿产生胆红素(8.8mg/kg)为成人(3.8mg/kg)的2倍。

(二) 血浆白蛋白联结胆红素的能力差

表现为:①肝脏合成白蛋白量少,胆红素与其两个位点连接,一个位点松,一个位点紧,在外界作用下易脱下来。②成人1g白蛋白联结15mg胆红素(1:2),而新生儿1g白蛋白联结8.5mg胆红素(1:0.5~1)。B/A>1时非结合胆红素增加,B/A<0.5时胆红素与白蛋白结合。(注:B/A=1即8.5mg胆红素/1g白蛋白。)

(三) 肝脏处理胆红素能力差

新生儿出生时肝细胞内Y蛋白含量很低,生后5~10天才达正常水平。肝脏葡萄糖醛酰转换酶含量少、活性低(仅为成人的0~30%),生后一周达成熟水平。因此非结合胆红素被肝脏的Y、Z蛋白摄取差,生成结合胆红素的量较少;新生儿肝细胞膜厚,排泄和分泌能力差,S-谷胱甘肽转换酶活性差,如胆红素产生过多或其他原因使胆红素增加,都会导致胆红素排泌发生障碍,尤其是早产儿尤为突出,可出现暂时性肝内胆汁淤积。

(四) 肝肠循环

结合胆红素经胆管向十二指肠引流,非结合胆红素重吸收进行肠肝循环:新生儿胎粪中约含80~100mg/dl胆红素,相当于每日产生量的5~10倍,如胎粪排出延迟,则肠肝循环增加,胆红素重吸收增加。

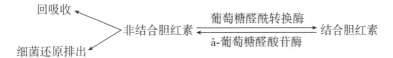

二、生理性与病理性黄疸

（一）生理性黄疸

由于新生儿胆红素代谢特点,60% ~80% 新生儿在生后 2 ~5 天出现黄疸,但一般情况良好,足月儿在 14 天内黄疸消退,早产儿在 3 ~4 周内消退。传统的新生儿生理性黄疸血胆红素诊断标准:足月儿不超过 220.6μmol/L(12.9mg/dl),早产儿不超过 256.5μmol/L(15mg/dl)。①低浓度胆红素脑内沉积可能无害:游离胆红素为抗氧化剂,可抗氧自由基;②对脑损害与游离胆红素浓度及持续时间有关;③对外部刺激,视、听反应轻度下降。④BAEP、BVEP 可有改变,但可逆。

（二）病理性黄疸

1. 胆红素在神经细胞膜聚集;

2. 胆红素与神经细胞膜极性基团结合;

3. 胆红素在神经细胞膜内沉积。

（三）临床表现

新生儿黄疸出现下列情况之一时须考虑为病理性黄疸:①出生 24 小时内出现黄疸,血胆红素>102μmol/L/L(6mg/dl)。②足月儿血清胆红素浓度>220.6μmol/L(12.9mg/dl),早产儿>255μmol/L(15mg/dl)。③血清直接胆红素>26μmol/L(1.5mg/dl),④血胆红素每天上升>85μmol/L(5mg/dl)。⑤黄疸持续时间较长,超过 2 ~4 周,或进行性加重。观察重点如下:

1. 黄疸出现时间　<24 小时:病理性,多为溶血性;2 ~3 天:可为生理性,亦可为病理性;退而复现:病理性;持续时间长:病理性。

2. 黄疸进展速度　进展快:溶血、感染;进展慢:肝炎、梗阻。

3. 皮肤颜色　生理性:浅杏黄;非结合胆红素增高:鲜橘黄色;结合胆红素增高:暗黄;胆道闭锁:黄绿色。

4. 黄疸范围　视诊评估,头颈部出现黄染胆红素约 6mg/dl;躯干部出现黄染胆红素约 9mg/dl;下肢近端出现黄染胆红素约 12mg/dl;下肢远端及上肢出现黄染胆红素约 15mg/dl;手足心淡黄胆红素约 18mg/dl;手足心鲜黄胆红素约>20mg/dl。

【母乳性黄疸】

母乳性黄疸(非溶血性高非结合胆红素血症):是 Arias 和 Gartner 1960 年首次报告的。估计每 200 个母乳喂养儿就有一个在生后 4 ~7 天出现非结合胆红素的明显增加,在生后 2 ~3 周胆红素最高可达 10 ~30mg/dl。

1. 发生机制　目前认为:母乳性黄疸是由于母乳中 â-GD 含量及活性高而导致胆红素肠肝循环增加。â-GD 来源多,母乳喂养获 80% 左右,新生儿自身合成 15%;肠道菌群生成 1% 左右;活性高;热量摄入不足:肠蠕动少,开奶延迟,肠道菌群建立晚,肝循环增加。

2. 临床表现　这些婴儿没有其他疾病的症状,目前尚无引起核黄疸的报告。如果停喂母乳 3 ~5 天,血清胆红素快速下降>50%,则考虑母乳性黄疸。

3. 分型　见表 2-6-3。

表 2-6-3　母乳性黄疸的分型

	早发型	晚发型
喂哺乳类	母乳	母乳
黄疸出现时间	生后 3~4 天	生后 6~8 天
黄疸高峰时间	生后 5~7 天	生后数周~数月(2~3 周)
黄疸消退时间	频喂母乳后	生后 6~12 周(频喂母乳后)

4. 治疗　母乳性黄疸没有特异性治疗,如果血清胆红素浓度太高则停喂母乳。因此有报道频喂母乳每日>10 次,包括夜间坚持喂养,可以减少发病率,如果有指征可进行光疗。

三、高非结合胆红素血症

(一) 概述

新生儿高非结合胆红素血症(unconjugated hyper bilirubinemia)较为常见,新生儿早期多见。由于胆红素生成过多,肝细胞对胆红素摄取和结合能力低下,肠-肝循环增加等因素所致,为多种病因引起的高胆红素血症。临床表现皮肤、巩膜黄染,粪便色黄,尿色正常,血清非结合胆红素升高为特点。

1. 先天性非溶血性黄疸　先天性非溶血性黄疸(Gilbert syndrome)为常染色体显性遗传病,主要为肝细胞摄取胆红素功能障碍,也可同时伴有葡萄糖醛酰转移酶活性部分减低。

2. 先天性葡萄糖醛酰转移酶缺乏症　即 Crigler-Najjar 综合征,1952 年由 Crigler 和 Najjar 首先描述。为遗传性非溶血性高非结合胆红素血症,根据其临床症状轻重和遗传方式不同,分为两种类型。

3. 家族性暂时性高胆红素血症　即 Lucey-Driscoll 综合征,有明显家族史。发病原因是由于母亲妊娠中期和后期血清中存在一种孕激素,能通过胎盘到达胎儿体内,有抑制葡萄糖醛酰转移酶的作用。

4. 围生因素与高胆红素血症　有报道围生因素已逐渐成为高胆红素血症的重要发病因素,应引起重视。主要包括母亲和新生儿两方面的多种因素。

(二) 临床表现

患儿精神、食欲稍差,皮肤黄染呈杏黄色,粪、尿色正常。黄疸出现较早。实验室检查血总胆红素增高,红细胞、网织红细胞及肝功能则因不同发病因素表现为异常或为正常。

(三) 诊断检查

应详细询问有关病史,临床排除新生儿溶血及感染因素后应考虑有围生因素可能。结合病史、查体、及治疗经过、用药等因素仔细分析,作出诊断。由于围生因素所致高胆红素血症,除黄疸出现略早外,胆红素峰值及峰值时间,程度等方面均与生理性黄疸近似,注意鉴别。

(四) 治疗原则

由于黄疸程度以轻、中度占多数,主要采用光疗。重度黄疸者也可同时静脉输注白蛋白、血浆治疗,预防发生核黄疸。

（五）护理措施

1. 密切观察病情

（1）观察黄疸出现的时间、颜色、部位及范围等,使用经皮胆红素仪每日监测新生儿胆红素的变化。

（2）准确记录每日大小便次数、第1次排胎便和胎便变黄时间,若24小时未排胎便,或超过72小时胎便未变黄情况及时通知医生。

（3）观察神经系统表现,如出现拒奶、嗜睡及肌张力减低等变化,及时报告医生。

2. 积极保暖、合理喂养

（1）将早产儿置于暖箱中,根据出生体重和日龄调节暖箱温度、湿度,使体表温度维持在36～37℃。

（2）根据病情选择口饲或管饲、喂奶次数,若患儿吸吮力弱,护士应耐心喂养以保证奶量摄入,准确记录出入量,若入量不足,遵医嘱补液。

3. 若采取光照疗法和换血疗法,做好相应护理。

4. 做好家长的健康指导,让家长了解病情,取得家长合作,指导母乳喂养。

（六）预防

围生因素所致高胆红素血症,绝大多数是可以预防的,加强围生保健,降低早产儿发生率,对高危儿娩出后进行血胆红素监测,可及早诊断和防治高胆红素血症的发生。

四、高结合胆红素血症

新生儿高结合胆红素血症,其临床均以阻塞性黄疸为特征,即皮肤、巩膜黄染、大便色泽变浅或呈灰白色如油灰状、尿色深黄,肝脾肿大及肝功能损害等,亦可称新生儿肝炎综合征,这种所谓新生儿肝炎综合征乃指发病于新生儿期的一组临床综合征,以阻塞性黄疸为特征,足月儿其黄疸在满月后仍不退且加剧,早产儿在近2个月时黄疸不退或增加,大便发白、尿色褐黄、肝脾肿大,20世纪60年代称婴儿迁延性阻塞性黄疸(infantile prolonged obstructive jaundice),目前统一称之为新生儿肝炎综合征。

新生儿结合胆红素增高的最常见原因是新生儿肝炎和先天性胆道闭锁。新生儿结合胆红素增高的病因分类如下。

1. 肝胆道阻塞 ①新生儿肝炎;②其他:如胆道闭锁、胆总管囊肿、胆栓综合征、胆总管结石、自发性胆总管穿孔、外源性胆管受压。

2. 遗传代谢紊乱 ①碳水化合物代谢紊乱:如半乳糖血症、糖原累积病Ⅳ型、果糖血症;②脂肪代谢紊乱:如Niemann-Pick病、Gaucher病、Wolman病、胆固醇脂累积病;③氨基酸代谢紊乱:如酪氨酸血症;④染色体病:如17、18三体综合征,Down病;⑤遗传代谢紊乱:如α1抗胰蛋白酶缺乏症、新生儿垂体功能低下、囊性纤维性变、脑肝肾综合征、家族性肝脂肪变性等。

3. 先天性 持续性淤胆如肝内胆管缺如、肝动脉发育不良、良性复发性肝内淤胆、Byler病、伴淋巴水肿的遗传性淤胆等。

4. 获得性 肝内淤胆如梅毒、弓形虫病、钩端螺旋体病、结核、败血症、药物导致淤胆、全静脉营养导致淤胆等。

早产儿感染性肝炎

【病因】

部分感染性肝炎起病于新生儿期,考虑感染可能发生于胎内,多数由病毒引起。由于我国 HBsAg 阳性者占总人口数 10% 左右,乙型肝炎病毒自然成为十分重要的病原。人巨细胞病毒(human cyto megalovirus,HCMV)是另一重要病原。还有弓形虫感染、单纯疱疹病毒感染、风疹病毒感染、腺病毒、柯萨奇病毒、埃可病毒等。此外,梅毒螺旋体、钩端螺旋体等亦可引起胎儿及新生儿肝炎。B 组链球菌、李司特菌属、金葡菌、大肠埃希杆菌等细菌感染也可造成肝脏病变。

【临床表现】

起病缓慢,初期不易引起注意。生后数天或 3～4 周黄疸出现并逐渐加重或生理性黄疸消退后又复现加剧。临床可见食欲不振、厌食、呕吐、体重不增。生后可有正常颜色大便,逐渐变浅,可出现浅黄、灰白色,严重者大便呈陶土色,尿的颜色变深黄、褐黄。肝脏增大、表面光滑边缘稍钝,脾脏增大不明显。轻者经治疗后黄疸渐退,生长发育趋于正常,病程大约 4～6 周。重者肝脾均可增大、可出现腹水、腹壁静脉曲张,严重者可出现肝性脑病、大出血,也可合并感染、败血症等危及生命。

【实验室检查】

1. 肝细胞受损

(1) 胆红素升高:结合和非结合胆红素均升高。

(2) 丙氨酸氨基转移酶升高:低者可仅略高出正常值,高者可 >200U,多数临床好转后,转移酶呈逐渐下降。

(3) 甲胎球蛋白测定:正常新生儿甲胎球蛋白阳性,约至生后一个月时转阴,但定量法,仍在正常值以上。早生儿肝炎患儿至满月时甲胎球蛋白仍阳性(可能为新生肝细胞的作用),且可持续达 5～6 个月之久,如用定量法动态观察之,则可见其随着病情的好转而下降,若甲胎球蛋白下降,临床症状不缓解,可能为肝脏严重损害到不能再生的程度,示病情严重。

2. 病原学检查　分离和培养、聚合酶链反应(PCR)、酶联免疫法(ELISA)。

此外,B 超、核医学检查可助新生儿肝炎与胆道闭锁的鉴别诊断。

【治疗】

对新生儿常规进行乙型肝炎病毒疫苗的预防接种。研究发现乙型肝炎病毒携带产妇特别是 HBeAg 阳性者,其初乳中排毒率高、传染性强,故应根据新生儿感染与否,权衡决定是否要进行母乳特别是初乳喂养。预防新生儿肝炎另一重要措施是严格掌握输血指征,慎用血液制品。

1. 对诊断未完全明确的病儿,应严密观察,定期随访,避免不应作的手术,如将新生儿肝炎误诊为胆道闭锁,则手术可促使肝硬化提早发生。

2. 营养合理,营养过量与不足都对肝脏不利。每天需有一定量的糖类供应,但由于肝脏疾患亦影响耐糖能力,葡萄糖可按每分钟 8～12mg/kg 计算给予。蛋白供应一般量可,符合生理需要,不要超负荷。对脂肪供应则宜减少,肠内胆盐的减少不仅影响对食物中脂肪的分解和吸收,在长期的肝功能障碍时,脂肪供应少,加上吸收障碍,可引起必需脂肪酸的缺乏,致使皮肤病变、易感染、创伤愈合延迟、生长迟缓等,故应酌情补充必需脂肪酸。

3. 肾上腺皮质激素　泼尼松每日 2mg/kg 对部分病例有一定疗效,在症状明显好转后逐步减量,疗程一般 4～8 周,需注意预防其他感染。

4. 中草药 如茵陈、山栀、黄芩、车前草、荷包草、生甘草、垂盆草、广郁金,选用其中几种,可与激素同时应用。

5. 利胆药 胆酸 50mg/次,1～3 次/日。

6. 宜补充适量维生素 A、D、K、E,都应肌内注射。

7. 对铜代谢的观察 已知 28～36 周的胎儿,每天经胎盘从母体聚集 80～90μg 的铜,怀孕 40 周的胎儿体内已聚集 20mg 铜,约 50% 存在于肝脏内,单位重量含铜量比成人高 5～10 倍,胆汁是铜的主要排泄途径,10% 由小肠壁排出,4% 由肾脏排出。Danks 观察到有些肝炎病儿的肝脏铜含量可达很高水平,建议试用青霉胺治疗,国内尚未见报道。

8. 病因治疗 抗疱疹病毒可试用无环鸟苷(阿昔洛韦)或丙氧鸟苷(更昔洛韦)。对病原为弓形虫者可试用乙酰螺旋霉素。若病原为细菌则可视菌种给予敏感抗生素。

【护理措施】

1. 病情观察 包括观察黄疸进展,观察大便颜色、尿的颜色,观察是否出现食欲不振、厌食、呕吐等消化道症状。

2. 健康指导

(1) 合理营养,严格记录出入量,对患儿家长进行饮食指导,摄入过量与不足都对肝脏不利。

(2) 产妇是 HBeAg 阳性者,其初乳中排毒率高、传染性强,根据新生儿感染与否,权衡决定是否要进行母乳特别是初乳喂养。

(3) 对新生儿常规进行乙肝疫苗接种。

3. 患儿出凝血异常,穿刺操作后,进针处按压时间需延长。

4. 做好急救准备。病情严重患儿会出现昏迷、大出血,需准备抢救物品和药品。

【预后】

国外报道病死率达 40%,国内研究统计病死率为 4.16%。

第四节 新生儿溶血病

一、概 述

新生儿溶血病(hemolytic disease of the newborn)是因母婴血型不合即母亲的血型抗体通过胎盘引起胎儿、新生儿红细胞破坏造成溶血。这类溶血性疾病仅发生在胎儿与早期新生儿,是新生儿溶血性疾患中相当重要的病因。人类红细胞表面已确定有多种受遗传控制的不同抗原系统,其中有多个系统可发生新生儿溶血病,而以 Rh、ABO 血型系统血型不合引起的最为常见。

二、病因及发病机制

由父系遗传而母体不具有的显性胎儿红细胞血型抗原,通过胎盘进入母体,母体免疫系统在识别外源性胎儿抗原后生成抗体,随后母体抗体(IgG)经胎盘进入胎儿循环并破坏胎儿红细胞,发生溶血。

(一) Rh 血型不合溶血病

Rh 血型抗原是受第 1 对染色体短臂上的三对紧密连锁的等位基因决定,共有 6 种抗原即 C 与 c;D 与 d;E 与 e。其中 D 抗原最早被发现且抗原性最强,因此凡具有 D 抗原时称为 Rh 阳性。Rh 阴性的频率在种族间有差别,最高在巴斯克族(Basques)达 34%,白人种群中约占 15%,美国黑人种群中占 8%,我国汉族人群中低于 0.5%,而我国有些少数民族 Rh 阴性占人群比例 5% 以上,如乌孜别克族、塔塔尔族等。

　　Rh 血型不合溶血病一般不发生在第一胎,仅有少数的 Rh 溶血病发生在第 1 胎,这是由于部分 Rh 阴性孕妇曾输过 Rh 阳性的血,或另有少数 Rh 阴性孕妇的母亲是 Rh 阳性,其母亲在怀此孕妇时已使其发生了初发免疫反应,当此孕妇在第 1 次妊娠她的胎儿是阳性时,仅要有少量胎儿血进入孕妇体内就可发生次发免疫反应,产生大量的 IgG 抗体使其第一胎发病。Rh 血型不合溶血病主要发生在母为 Rh 阴性、胎儿 Rh 阳性时,但母为 Rh 阳性者亦可发生,是由抗 E(母为 ee)、抗 C(母为 cc)或抗 e、c 等引起。其中以抗 E 较多见。

(二) ABO 血型不合溶血病

　　母婴血型不合溶血病中以 ABO 溶血最多见,主要发生 O 型产妇,胎儿 A 型或 B 型,这是因为 O 型妇女比 A 型或 B 型妇女具较高的抗 A 或抗 B 抗体。

　　ABO 母婴血型不合发生溶血可发生在第一胎,约占 40% ~ 50%,因为 O 型孕母在孕前常已受外界的刺激(如肠道寄生虫感染,革兰阴性菌感染,注射伤寒菌苗、破伤风或白喉类毒素等具有 A 及/或 B 血型物质)使机体产生抗 A、抗 B 抗体(IgG)。母婴 ABO 血型不合很常见,仅有 1/5 发生溶血,这是因为:①IgG 抗 A 或抗 B 抗体通过胎盘进入胎儿体内后,经血型物质中和、组织细胞的吸附使不合抗体被处理掉;②胎儿红细胞 A 或 B 抗原位点少,仅为成人的 1/4,抗原性较成人弱,发病较少(表 2-6-4)。

表 2-6-4　Rh 溶血病与 ABO 溶血病的比较

	Rh 溶血病	ABO 溶血病
临床特点		
频率	不常见	常见
苍白	显著	轻
水肿	较常见	罕见
黄疸	重度	轻至中度
肝脾肿大	显著	较轻
第 1 胎受累	很少	约半数
下一胎更严重	大多数	不一定
晚期贫血	可发生	很少发生
实验室特点		
母血型	Rhd、e、c	O(多数)
婴儿血型	RhD、E、C	A 或 B
贫血	显著	轻
抗人球蛋白试验(直接)	阳性	改良法阳性
抗人球蛋白试验(间接)	阳性	阳性
红细胞形态	有核红细胞增多	小球形红细胞增多

三、临 床 表 现

临床症状与溶血程度基本一致。ABO溶血病患儿多数仅出现黄疸,无明显其他症状。Rh溶血病患儿症状较重,严重者可造成死亡。两者比较见表2-6-4。

(一)溶血性黄疸

大多数Rh血型不合溶血病患儿多在生后24小时内出现黄疸并迅速加剧,多数ABO血型不合溶血病患儿黄疸在生后第2~3天出现。以非结合血清胆红素主,如发生胆汁淤积,结合胆红素也可出现升高。

(二)贫血

贫血程度不一,出生时临床可查脐带血的血红蛋白,轻度溶血者血红蛋白>140g/L;中度溶血者<140g/L,重症则<80g/L且常伴有胎儿水肿。出生后溶血继续进展,贫血较刚出生时明显。部分Rh溶血病患儿在出生时贫血并不严重,不需换血治疗但在生后2~6周出现明显贫血(血红蛋白<80g/L),称为晚期贫血,这是由于他们早期症状不重,不需换血治疗,但Rh血型抗体却在体内持久存在而继续溶血导致晚期贫血。部分患儿即使早期给予输血治疗仍可发生晚期贫血,这是因为输血治疗只能换出部分血型抗体,另外换入的成人红细胞氧离曲线较新生儿的右移,较易释氧,促红细胞生成素产生减少。

(三)肝脾大

肝脾肿大程度不一,多数Rh溶血病患儿有不同程度的肝脾肿大,ABO溶血患儿不明显。

(四)并发症

胆红素脑病是新生儿溶血病最严重的并发症,多在生后4~7天出现症状,当非结合胆红素过高透过血脑屏障,引起中枢神经功能障碍,如不及时治疗,可造成永久损害。胆红素脑病患儿的整个中枢神经系统均有胆红素浸润,最明显处是脑基底核,呈鲜亮黄色或深黄色,其他部位淡些。

以往习惯将胆红素脑病和核黄疸名词互换使用,2004年美国儿科学会(AAP)修订新生儿高胆红素血症临床诊疗指南,建议将生后一周内的新生儿因胆红素毒性所致的中枢神经系统损害的临床表现,称为"急性胆红素脑病",将胆红素毒性的慢性和永久性神经系统损害称为"核黄疸"。

胆红素脑病临床分为4个期即警告期、痉挛期、恢复期和后遗症期,前三期称为急性胆红素脑病,后遗症期称为慢性胆红素脑病(核黄疸)。①警告期:半天至1天,黄疸突然明显加深,患儿呈抑制状态,肌张力减低、嗜睡、吸吮反射弱,有些患儿出现发热。②惊厥期:出现痉挛或松弛、发热、呼吸衰竭、不可逆脑损伤,严重者死亡。③恢复期:大约两周,症状消退。④后遗期:持久性锥体外系神经异常。

四、诊 断 检 查

(一)实验室检查

1. 血型检查　检查母子ABO和RH血型是否存在血型不合。

2. 检查有无溶血　血常规检查溶血时红细胞减少、血红蛋白降低,网织红细胞增高;血涂片有核红细胞增多;血生化检查血清总胆红素和非结合胆红素明显增高。

3. 致敏红细胞和血型抗体测定　①Coombs试验,阳性表明红细胞已致敏,可确诊,此检验 Rh 溶血阳性率高而 ABO 溶血阳性率低。②抗体释放试验,阳性表明红细胞已致敏,可确诊,此检验 Rh 溶血和 ABO 溶血均显示阳性。③游离抗体检查,阳性不能确诊,但可评估患儿是否继续溶血。

（二）产前诊断

凡既往有原因不明的流产、死胎和输血史,妊娠并发症,产前感染和羊膜早破史、新生儿重度黄疸史,则需进行以下检查:

1. 孕妇及其配偶均需行 ABO、Rh 血型检查　不合者进行孕妇血清抗体测定或测定胎儿血型。孕妇血清中 IgG 抗 A 或抗 B>1∶64,提示有可能发生 ABO 溶血病。Rh 阴性孕妇在妊娠 16 周时应检测血中 Rh 血型抗体作为基础值,以后每 2~4 周检测一次,当抗体效价上升,则提示可能发生 Rh 溶血病。近年以羊水或绒毛膜绒毛标本,用 PCR 技术可测定胎儿的血型。

2. 羊水检查　正常的羊水透明无色,重症溶血病羊水呈黄色。

3. B 超检查　主要观察有无胎儿水肿、腹水、胸腔积液,肝脾是否肿大,胎盘有无水肿,羊水量等。胎儿、胎盘水肿及肝脾肿大均表明贫血严重,羊水量增多可能与胎儿贫血有关,一旦出现羊水过少则要高度警惕。

（三）生后诊断

早产儿出生后黄疸出现早、进行性加重,母婴血型不合,血清特异性免疫抗体的检查有一项阳性可确诊。

五、治　疗　原　则

除极少数重症患者在宫内已开始接受治疗以减轻病情、防止死胎,绝大多数 Rh 溶血病患儿的治疗在生后进行。

（一）产前治疗

1. 血浆置换　检测血 Rh 抗体效价,若高于 1∶64,并且不宜提前分娩者应考虑作血浆置换术,目的是换出抗体,减少胎儿溶血。

2. 宫内输血　根据病史及血清学检测确诊有 Rh 血型不合,胎儿水肿或胎儿 Hb<80g/L,胎龄不足 33 孕周,为纠正胎儿的严重贫血,挽救胎儿,可作宫内输血。输血的方法是以 Rh 阴性的 O 型血且与母亲血清不凝集的浓缩红细胞液输入胎儿腹腔或 B 超引导下用特制的长针穿刺胎儿脐带输注。

3. 提前分娩　当羊水分光光度计测定胆红素表明胎儿受累程度重且孕周大于 33 周,为防止胎儿病情进一步加重,发展成胎儿水肿或死胎,测羊水 L/S>2 提示肺成熟可考虑提前分娩。

（二）早产儿治疗

1. 光照疗法　（见本章第五节）。

2. 药物疗法　包括①出生后一旦明确诊断为 Rh 血型不合溶血病可给静脉滴注免疫球蛋白,因免疫球蛋白可阻断 Fc 受体,抑制溶血过程,使胆红素产生减少,0.5~1g/kg,早期应用临床效果好;②静脉滴注白蛋白,增加与非结合胆红素的联结,减少胆红素脑病的发生,用法为 1g/kg;③输血浆,用法为 10~20ml/kg;④纠正代谢性酸中毒;⑤肝酶诱导剂:诱导尿苷二磷酸葡萄糖醛酸酐酶的活性,增加结合和分泌胆红素的能力。用法为苯巴比妥钠每日 5mg/kg,分次服,共 4~5 天。

3. 换血疗法　（见本章第五节）。

4. 纠正贫血　早期重度贫血者往往血清胆红素很高,需换血治疗,贫血能得到部分纠正;若晚期因贫血出现心率加快或气急、体重不增等症状时,可适量输血。

六、护 理 措 施

1. 病情观察
（1）严密观察生命体征即体温、脉搏、呼吸。
（2）观察黄疸出现的时间及进展。
（3）观察是否出现贫血及临床表现。
（4）发现胆红素脑病早期表现如肌张力降低、吸吮力弱,反应低下等,及时向医生汇报。
2. 按新生儿疾病护理常规护理。采用保守疗法时应严格按医嘱给予液体及药物,注意观察有无不良反应,并及时报告医生。
3. 随时做好换血疗法的准备,并协助进行。
4. 配合医生留取标本做实验室检查。
5. 做好健康指导,使家长了解病情,安抚家长配合治疗。做好出院指导,指导出院后的母乳喂养、皮肤护理、明确复查时间。

第五节　相关护理技能

一、光 照 疗 法

（一）概述

光照疗法(简称光疗)是一种降低血清非结合胆红素的简单易行的方法,主要作用是使非结合胆红素在光作用下,转变为水溶性的异构体,再经胆汁和尿液中排出,从而使血清胆红素浓度降低。目前认为光照疗法相当安全,虽有副作用,但一般并无危险。

1. 指征　见高非结合胆红素血症日龄、胆红素水平与光疗干预标准对照图(表2-6-5)。

表2-6-5　早产儿黄疸干预推荐标准 μmol/L(mg/dl)

胎龄/出生体重	出生~24 小时		~48 小时		~72 小时	
	光疗	换血	光疗	换血	光疗	换血
<28 周/1000g	≥85.5(5)	≥119.7(7)	≥119.7(7)	≥153.9(9)	≥119.7(7)	≥171(10)
28~31 周/1000~1500g	≥102.6(6)	≥153.9(9)	≥153.9(9)	≥222.3(13)	≥153.9(9)	≥256.5(15)
32~34 周/1500~2000g	≥102.6(6)	≥171(10)	≥171(10)	≥256.5(15)	≥205.2(12)	≥290.7(17)
35~36 周/2000~2500g	≥119.7(7)	≥188.1(11)	≥205.2(12)	≥290.7(17)	≥239.4(14)	≥307.8(18)
36 周/>2500g	≥136.8(8)	≥239.4(14)	≥222.3(13)	≥307.8(18)	≥256.5(15)	≥342(20)

2. 原理　非结合胆红素在光的作用下发生变化,产生异构,使胆红素从脂溶性转变为水溶性,可经胆汁排泄到肠道或从尿中排出。胆红素能吸收光线,以波长 450~460nm 的光线作用最强,临床常用蓝光、白光和绿光,由于蓝光的波长主峰在 425~475nm 之间,故有人认为是人工照射的最好光源,绿光波长主峰在 510~530nm 之间,有一定作用。白光波长 380~780nm,近年来临床使用白光效果不错。光疗的作用部位在皮肤的浅层组织,经光疗后

皮肤黄染减轻并不表示血液中胆红素的相应下降,需查血胆红素。

早产儿的血脑屏障功能相对不完善,胆红素易造成神经系统损伤,治疗应更积极。高危新生儿有窒息、呼吸窘迫综合征、酸中毒、低蛋白血症等均可放宽光疗指征。患有溶血病的早产儿出生时或换血后可进行光疗,以控制胆红素的升高。光疗不能替代换血疗法,但在一定程度上可减少换血次数。

3. 光疗法与光疗设备

(1) 单面光疗法:用20W或40W蓝色荧光灯(单面光达160W),排列于上方,灯管间距约2.5cm,灯管距患儿正面皮肤35～40cm,患儿裸体睡于中央。患儿周围温度应控制在30℃左右,皮肤尽量暴露。

(2) 双面光疗法:患儿放于上、下光源当中,距离分别为35cm、25cm。

(3) 冷光源光疗:婴儿蓝光床,由蓝光辐射系统、柔软床垫、婴儿睡袋组成。光疗时只需将婴儿放入睡袋不必戴上眼罩。其特点为灯管不产热,不会引起患儿体温改变,水分丢失少。

(4) 蓝光毯:由一条长4英尺的纤维光缆的光垫及一个可移动的主机组成,光垫可直接贴于患儿躯干,外包衣服,使用方便。

4. 光疗照射时间和剂量　美国儿科学会(AAP)高胆红素血症学组委员会2004年推荐,光疗照射采用波长430～490nm的蓝光,有效光照强度应达30W/(cm^2·nm)。照射时间可采取连续或间断照射,后者照6～12小时后停止2～4小时再照,视病情进行调整。若为Rh溶血病或ABO溶血病黄疸较重的患儿,照光时间一般要48～72小时。而一般高胆红素血症,多数只需24～48小时即可获得满意效果。

5. 光疗副作用

(1) 发热:用灯管光疗,患儿会产生发热且有不显性脱水,体温常在38～39℃,亦有在39℃以上者。

(2) 皮疹:照射过程中部分患儿皮肤会出现斑点皮疹、有时为瘀点,可持续到光疗结束,常分布于面部、下肢、躯干,消退后不留痕迹。

(3) 腹泻:大便稀薄呈绿色,每日约4～6次,最早于光疗3～4小时即可出现。但光疗结束后不久症状缓解。其主要原因是光疗分解产物经肠道排出时,刺激肠壁引起肠蠕动增加。

(4) 核黄素缺乏与溶血:光疗超过24小时,可以造成机体内核黄素缺乏。由于核黄素水平降低,影响了黄素腺嘌呤二核苷酸(FAD)的合成,导致红细胞谷胱甘肽还原酶(GR)活性降低(GR是以FAD为辅酶的黄素蛋白酶),可使溶血加重。光疗同时和光疗后短期补充核黄素可防止继发于红细胞GR活性降低所致的溶血。

(5) 青铜症:是由于胆汁淤积,光照后阻止了胆管对胆红素光氧化产物的排泄,皮肤、尿等出现青铜色。当光疗停止后,青铜症可以逐渐消退,但时间较长。

(6) 低血钙:早产儿光疗中可引起低钙血症,但一般并无临床症状。

(7) 其他:强的光线照射,会对眼有一定危害(充血、角膜溃疡等),故光疗时必须用黑纸或黑布保护眼。有人研究认为光疗后部分患儿外周血淋巴细胞姐妹染色单体交换(SCE)率增高,说明已有DNA损伤,可使染色体断裂,也有报道连续较长时间光照中,会使体内过氧化物增加,对机体有损害。

(二) 护理操作

【目的】

1. 降低非结合胆红素。

2. 降低胆红素脑病的危险性。

【评估】

1. 评估患儿全身皮肤是否完整。

2. 经皮测胆红素值。

【计划】

1. 用物准备　光疗设备、眼罩、尿裤、表(有秒针)、记录本、笔。

2. 病人准备　脱去衣服,戴好眼罩、穿好尿裤、

3. 环境准备　整洁、安静、安全。

【实施】

1. 操作步骤

(1) 核对医嘱:照射时间、照射方法。

(2) 设备准备:包括①检查电源、蓝光灯;②若是蓝光箱给水槽加蒸馏水;③蓝光箱预热(达30℃)。

(3) 患儿蓝光治疗前的准备:包括:①戴好眼罩,遮盖双眼;②遮盖生殖器;③可用透明敷料保护足跟;④照射区域皮肤若涂油或爽身粉应擦洗干净,避免影响照射效果;⑤剪指甲,防止因哭闹而挥动两手,抓破皮肤;⑥箱温达30℃可将患儿裸体放入。

(4) 记录开始时间。

(5) 照射治疗中的护理　①每4小时测体温一次,>38℃作降温处理;②观察光疗副作用:发热、腹泻、皮疹、核黄素缺乏与溶血、青铜症、低血钙、贫血,及时处理;③详细记录出入量;④补充水分:口服、静脉补液(新生儿黄疸光疗时水的需要量增加全日总量的15% ~ 20%);⑤照射中随时查蓝光箱内温度和湿度(30 ~ 32℃,50%),保持玻璃板透明度,及时清除污物,以免影响疗效;⑥单面光疗时每2 ~ 4小时更换1次体位,双面光疗时应注意病儿枕部及骨隆突处,以免长时间压迫使皮肤受损。

(6) 蓝光治疗结束后的护理:①称体重,除去护眼罩,沐浴或擦浴并检查有无皮肤破损及眼睛感染;②在自然光下观察黄疸消退程度,记录血胆红素值变化③记录灯管照射时间。

2. 蓝光箱的日常保养

(1) 正确记录灯管使用时间,累计1000小时必需更换。

(2) 蓝光灯管使用前应用95%酒精擦拭,每次使用后的光疗箱应用含氯消毒剂消毒。

(3) 专业工程师每季度保养一次。

二、换血疗法

换血是治疗高胆红素血症最迅速的方法。可用于重症母婴血型不合的溶血病、遗传性葡萄糖-6-磷酸脱氢酶(G6PD)缺乏症或其他原因引起的严重高胆红素血症。溶血病换血可及时换出抗体和致敏红细胞,减轻溶血,降低血清胆红素浓度,防止胆红素脑病,同时纠正贫血、防止心力衰竭。换血中偶有心脏停搏等危险,并有继发感染可能,所以必须严格掌握指征。

(一) 概述

1. 换血指征

(1) 产前诊断明确新生儿溶血,出生时脐带血血红蛋白<120g/L,伴水肿、肝脾肿大、心力衰竭者。

（2）早产儿血清胆红素超过指南中的换血标准（表2-6-5），以非结合胆红素升高为主，生后24小时内胆红素>18~20mg/dl、早产儿>16mg/dl者；或每小时上升>0.7mg/dl。

（3）凡有早期胆红素脑病症状者。

（4）早产儿及前一胎有死胎、全身水肿、严重贫血等病史者。

（5）生后已一周以上，无核黄疸症状者，即使血清胆红素达25mg/dl，也可先考虑其他疗法。

2. 血液的选择与换血量

（1）血液的选择：①Rh溶血病，应该采用和母亲相同的，而ABO血型用与患儿同型或O型血。在Rh（抗D）溶血病无Rh阴性血时，也可用无抗D（IgG）的Rh阳性血。②ABO血型不合时，母亲是O型，新生儿是A型或B型，最好采取AB型血浆和O型红细胞混合后换血。③有心衰和明显贫血者也可选用血浆减半的浓缩血。④血液首选新鲜血，在无新鲜血的情况下可使用深低温保存的冷冻血。换血前先将血液在室内预热，使之与体温接近。

（2）换血量：是患儿血容量的2倍（约150~180ml/kg）。双倍血容量换血可换出约85%~90%的致敏红细胞及降低循环中60%的胆红素和抗体。

（3）留标本：换血开始及终了时各采血标本一次，分别留送血清胆红素、红细胞计数及血红蛋白、血糖等化验。了解换血效果以及预防低血糖。必要时可加做血细胞比容、血小板、血浆总蛋白、血清电解质（钾、钠、氧、钙）检查。

3. 血液的抗凝剂的使用

（1）肝素：每100ml血，只需加3~4mg肝素。含肝素的血血糖水平很低，换血时可发生低血糖，必要时每换100ml血可通过脐静脉给予50%葡萄糖5~10ml。肝素血可以避免枸橼酸盐血所引起的不良影响。故应首先选用。

（2）枸橼酸盐保养液可结合游离钙，引起低钙血症。

4. 换血方法

（1）换血途径：脐静脉换血、脐静脉和脐动脉同步换血及周围血管（大隐静脉）同步换血法。

（2）换血速度：每次抽、输注血量10~20ml。每分钟约10ml，总时间1~2小时。正常新生儿静脉压在0.78kPa即8cmH$_2$O以下，每换100ml血时测一次。如静脉压>0.78kPa即8cmH$_2$O时，需考虑有血量过多的充血性心力衰竭可能，宜多抽少输注，以降低静脉压。静脉压低时说明血容量不足，宜少抽多输注，一般出入量差额不超过60~70ml，待静脉压恢复正常后再等量换血。

（二）操作

【目的】

1. 换出抗体及致敏红细胞。

2. 降低血清胆红素水平。

3. 纠正贫血。

4. 补充白蛋白。

【评估】

1. 患儿生命体征。

2. 选择血管。

【计划】

1. 用物准备

（1）器械准备：三通活塞2个（另备1个）、输血器1副（另备1副）、容器3个（放肝素盐水、废血等）、注射器（5ml、10ml、20ml一次性注射器可根据换血量准备注射器数量）、手术器械（静切包等）、16号或18号套管针1个。

（2）药物准备：生理盐水、肝素、血试管、生理盐水50ml+肝素10mg。

（3）急救、复苏物品药品及10%葡萄糖酸钙2支，硫酸鱼精蛋白1支。

2. 人员准备 台上手术者1人，助手1~2人，观察记录者1人，巡回1人。

3. 环境准备 换血应在手术室内进行，室内温度维持在24~26℃，注意保暖。

【实施】

1. 配血

2. 术前准备

（1）患儿准备：①保持镇静，禁食或抽出胃内容物，以防呕吐后误吸。术前1~2小时输白蛋白。②体位：新生儿换血时应放置在远红外保暖台上，取仰卧位。暴露手术部位，手脚分别用夹板棉垫绷带固定。③术前应安置心电监护，或心前区放一听诊器用胶布固定之，以便术中进行监测。

（2）置管：选择脐静脉置管或脐静脉和脐动脉置管或周围血管（大隐静脉）置管，近年采用双道同步抽注方法越来越多，双道的途径有用脐动脉、脐静脉，也有用桡动脉和脐静脉或周围静脉，也可全用外周动静脉。

（3）备用血液：红细胞：血浆=1:1，比例可以调整，接好输血器。

3. 换血操作

（1）注射器、三通装配后，放入肝素生理盐水内（200ml盐水加肝素6~8mg）抽注滑润。

（2）抽出10~20ml血液，抽出第一管血留标本化验（胆红素、血常规、血糖、电解质、血钙、血清抗体），做为输血前检查，剩余废血丢弃。

（3）针管经肝素化盐水冲洗。

（4）抽10~20ml备用血液，缓慢输入。换血速度：每次抽输血量10~20ml。每分钟约10ml。

（5）重复上述步骤。所有换血时间一般为1~2小时。

（6）记录和观察：要正确记录每次抽血和注入的血量、时间、静脉压、用药、换血故障等，每15分钟测心跳、呼吸一次，并观察病儿情况变化。

（7）约进行到换血量一半时，需再次查血常规（可据此调整备用血液红细胞及血浆比例）、凝血全项、快速血糖、微量胆红素。

（8）全部换血量完成留取血标本，化验血常规（据此决定是否输血）、胆红素、快速血糖、电解质+血钙、血培养、血清抗体、凝血分析。留一管抗凝血放入冰箱备查。

（9）拔出换血管，加压包扎。

4. 换血后护理

（1）换血后回病房将患儿置于远红外线开放抢救台上或暖箱中继续白光照射，并持续心电监护。根据病情给予氧气吸入，观察患儿反应、面色、呼吸、心率的变化，及时通知医生。

（2）观察伤口有无渗血及出血，局部保持干燥，防止尿渍污染伤口。

（3）观察黄疸的变化，如黄疸继续加重及时与医生联系。

（4）按医嘱积极预防和控制感染。

（5）无不良反应，一周后拆线。

【注意事项】

1. 血液需在血库复温后使用，一般应保持在 27～37℃之间。

2. 换血时应严格执行无菌操作，防止引起败血症感染。

3. 换血过程中注意防止将空气和凝血块注入。静脉导管不可开口放置在空气中，患儿哭闹或深喘气可吸入空气，造成空气栓子。导管插入前应装满盐水，可指示导管内液体的流向。导管插入后先抽血，可避免脐静脉的小血块推入引起血栓。

4. 换血过程中应经常观察病儿面色、呼吸、心率等，有烦躁不安，按医嘱给予适量镇静剂。如有心功能不全要及早发现，及时采取措施。

附　换血记录表

患儿姓名_____性别_____年龄_____病历号_____血型_____

术前情况：_____

诊断：_____

手术者：_____助手：_____记录：_____

换血日期_____

时间	抽出血量		换入血量		出入差	心率/分	呼吸/分	静脉压	病情及处理
	一次	累计	一次	累计					

（郑晓蕾）

第七章 营养代谢性疾病

第一节 早产儿营养代谢特点

　　早产儿的脏器生理生化功能未发育成熟,与其快速生长所需的高营养素摄入相矛盾,如未掌握对此阶段婴儿的合理营养支持技术,容易引起近期相关并发症,且早期营养状况与成人期重大疾病的发生和发展存在一定关系。因此,了解早产儿的代谢特点和营养素需求的特殊性是实施科学营养管理不可忽视的问题。

一、能 量 代 谢

　　营养物质氧化产生的化学能是人类和动物的唯一能量来源。因为较高的静息能量消耗、较快生长速率和较多大便中能量丢失,早产儿的能量需要高于足月儿。提供足够能量和营养素可满足早产儿出生后的生长和体内营养成分的储存率,赶上宫内相同胎龄胎儿的生长速率。早产儿尤其是极低出生体重儿的营养摄入不足仍是目前一个公认的问题。由于脏器功能不成熟,除了不能耐受常规的喂养方式外,还时常处于各种非稳定状态下,遭遇多种医疗干扰和打击,影响早产儿的生长发育,导致无法达到理想的体重增长目标,持续性落后于正常生长曲线。

　　能量需要=能量丢失+能量消耗+能量储存。大便丢失是早产儿能量丢失的主要部分,取决于饮食,约为摄入量的 10% ~ 40%。胎龄<34 周的早产儿静息能量消耗约为 50 ~ 60kcal/(kg·d)。能量储存是指生长所储存的能量,早产儿另需 50 ~ 60kcal/(kg·d)以维持宫内的生长速度。目前临床认为对于早产儿摄入能量 130 ~ 135kcal/(kg·d)更为合理。

　　由于早产儿皮下脂肪少,相对体表面积大,不利于保温;早产儿皮肤菲薄,角质层少,保湿能力差,通过皮肤蒸发的不显性失水明显增加,水分蒸发的同时将消耗大量的热量。因此,如果不能提供良好的生存环境,早产儿基础代谢消耗的热量将明显超过足月儿。一般而言,热量来源中碳水化合物应占 40% ~ 50%,脂肪占 30% ~ 40%,蛋白质占 5% ~ 10%。

二、糖代谢特点

　　糖类主要用于提供热量。早产儿糖类的需要量根据胎龄、日龄,以及早产儿的承受能力而定。考虑到早产儿对糖的耐受能力及其能量需要,糖在早产儿热量供应中所占的比例与足月儿相似,其中葡萄糖是理想的热量来源。但是,早产儿对葡萄糖的耐受性差,胎龄越小则肝细胞对胰岛素越不敏感,对输入的葡萄糖耐受性越差,容易发生高血糖。由于糖的肾阈较低,可能继发渗透性利尿而致脱水,摄入过多碳水化合物还可导致二氧化碳生成增加,加重呼吸性酸中毒,因此,推荐加用部分脂肪乳作为能源以降低葡萄糖的应用量及浓度。

　　早产儿肠内营养碳水化合物的主要来源是乳糖,这是一种含葡萄糖的双糖,由位于小肠绒毛顶端的乳糖酶水解成半乳糖,经小肠黏膜吸收。由于早产儿小肠黏膜刷状缘的酶功能不成熟,绒毛对肠道缺血缺氧损伤较敏感,故而容易发生喂养不耐受。

三、蛋白质代谢特点

在保证总营养素和能量的情况下,需要仔细合理调整蛋白质摄入的量。一方面,蛋白能量摄入不足将导致不必要的蛋白分解加重。另一方面,由于早产儿的代谢和肾脏排泄功能尚不成熟,蛋白质摄入过多时,未被利用的蛋白质会诱发迟发性的代谢性酸中毒和引起神经系统的损害。对早产儿而言,蛋白质摄入的目标是提供足够量的优质蛋白质以达到最佳的氮储存而不增加肾脏和代谢的负担。

早产儿的蛋白酶相对比较成熟,有较高的生长率和蛋白转换率,只是其肠道内的蛋白酶、肠激酶等与儿童比较处于低水平,对蛋白质的消化、吸收有一定的限制。早产儿对蛋白质的需要量约高于年轻成年人的5倍,除了考虑蛋白质摄入数量外应重视其质量,9种必需氨基酸(赖氨酸、组氨酸、亮氨酸、异亮氨酸、缬氨酸、甲硫氨酸、苯丙氨酸、苏氨酸、色氨酸)的含量需维持在45%以上。在保证总营养素和能量的情况下,维持适宜的热氮比例来纠正负氮平衡,建议提供的蛋白/能量比例达3g/100kcal为宜。

传统观念认为应推迟至生后数日才开始肠外营养(PN),原因与早产儿分解氨基酸的能力及出生数日内普遍病情危重影响耐受程度有关。目前主张从生后数小时就开始应用氨基酸以避免早期营养不良。早产儿刚出生时存在营养输入的暂时中断,尽可能将营养中断减少到最小是积极营养的第一个目标。胎儿分娩断脐后必需氨基酸浓度下降,胰岛素及胰岛素样生长因子减少,出现以内生性葡萄糖为特征的饥饿反应而致糖耐量降低。此外,葡萄糖转运和能量代谢受限,Na^+-K^+-ATP酶活性下降,细胞内钾漏出细胞外,导致非少尿性高钾血症。及早输注氨基酸可以刺激胰岛素分泌,阻断饥饿反应,从而改善糖耐量,避免"代谢休克"的发生,预防高血糖症和高钾血症。

四、脂肪代谢特点

脂肪主要是供应热能,经代谢后的脂肪是人体主要的能量来源,构成母乳和配方乳能量的40%~60%。脂肪的需要量根据早产儿能量需要、蛋白质和碳水化合物的摄入、输送的方法(肠内/肠外)和饮食的来源(母乳/配方乳)而有很大的不同。早产儿合成长链多不饱和脂肪酸的能力较低,目前多家机构均推荐在早产儿配方乳中添加相应的脂肪酸。此外,由于早产儿的胰酶和胆酸分泌水平较低,脂肪主要由舌下腺和胃液中的脂肪酶消化。因此,当乳汁经由口、鼻胃管喂养时可充分通过上述两个酶系统最大程度地提高脂肪吸收率。

早产儿胰脂酶活性低,胆酸的肠肝循环差,对脂肪的消化和吸收不良。人乳中存在一种胆盐刺激酯酶,可以促进脂肪酸分解,对于极低出生体重儿和超低出生体重儿的脂肪消化起重要作用。胎儿唾液腺中的脂酶在胎龄25周时已经开始分泌,在没有胆酸帮助的情况下,可在胃酸的作用下活化,起到消化脂肪的作用,但是极低出生体重儿和超低出生体重儿早期经口喂养困难,很难发挥作用。

经静脉给予脂肪乳的目的是提供热量和补充必需脂肪酸,但是早期静脉补充脂肪会产生许多合并症,例如慢性肺疾病等。如果脂肪乳不超过6~7g/(kg·d),一般不会引起血液酸性化,也不会对肺气体交换产生不良反应。

五、矿物质代谢特点

早产儿矿物质的需要量高于足月儿。钠、钾、氯等矿物质的需要量取决于测定的血浆水平,而钙、磷、镁则按宫内沉积速率来估计。

1. 钠、钾、氯 早产儿的肾脏近曲小管保钠机制不成熟,肾脏钠的丢失与胎龄呈负相关,即早产儿胎龄越小,肾脏丢失的钠越多。且早产儿母乳的钠含量在哺乳期间逐渐下降,因此,早产儿比足月儿需要更多钠,在早产儿配方乳和母乳强化剂中都添加了较多的钠。

2. 钙、磷、镁 钙和磷是骨骼的主要组成,母亲怀孕末期是胎儿宫内钙磷储备最快的时期,80%的钙磷蓄积出现在孕25周到足月,因此,早产儿出生时体内矿物质储备较少,储备的多少与出生时孕周呈正相关,分别占骨量的98%和80%。早产儿有明显的低钙、低磷储备。为了达到宫内的钙、磷沉积速率,早产儿每天肠内钙和磷的需要量分别为120~230mg/(kg·d)和60~140mg/(kg·d)。早产儿配方乳含有足够的钙和磷以提供每天的推荐量,而未强化的早产儿母乳和足月儿配方乳不能提供足够的钙和磷以满足生长中的早产儿的需要。钙磷摄入不足可引起骨质疏松、骨折和佝偻病。与钙一样,宫内镁的增加主要发生在妊娠的最后3个月,因此,早产儿镁的需要量高于足月儿。母乳和早产儿配方乳喂养能够维持正常的镁水平。

3. 微量元素 大多数微量元素是在妊娠最后3个月期间增加,如果早产儿未获得外源性供给,可能会迅速发生微量元素缺乏。

在诸多微量元素中,尤以铁的问题备受关注。铁为所有组织的正常生长发育所必需,包括脑。早产儿铁缺乏对神经系统的发育可以产生不利影响。然而铁也是一种强有力的氧化应激剂,能够催化氧自由基的产生。早产儿的抗氧化系统不成熟,游离铁的存在可能会加重与氧化窘迫相关的许多疾病,而延迟至出生后2个月才开始补铁又可引起相当高的铁缺乏发生率。

对于母乳喂养的早产儿,由于母乳铁含量低和婴儿快速生长,可在达到全肠内喂养(生后2周)后开始补铁,剂量为2mg/(kg·d);接受促红细胞生成素治疗的婴儿应与促红细胞生成素同时开始补铁6mg/(kg·d),以促进生成足够的红细胞。强化铁的早产儿配方乳对较大早产儿能够提供足量的铁,但胎龄<30周的早产儿可能还需要肠道内额外的铁补充,剂量为4mg/(kg·d)。AAP和ESPGHN推荐,早产儿出院后应补铁至1岁。

六、维生素代谢特点

脂溶性维生素(A、D、E、K)储存在体内,大剂量摄入可能引起中毒。水溶性维生素(B₁、B₂、C、烟酸、叶酸、B₁₂、H)不在体内储存,过多摄入可通过尿或胆道排泄。

关于健康和疾病早产儿的维生素需要量尚缺乏确切资料。目前的推荐量是通过母乳中维生素含量的分析和生长中的足月儿平均摄奶量而衍生获得。某些单一维生素缺乏对早产儿的严重危害已得到肯定,维生素D是保证钙磷等矿物质骨转化的必要条件。一般情况下新生儿生后2周开始补充维生素D。当早产儿每顿奶量>5ml时可尝试补充,如果出现喂养不耐受或早产儿生后3天预计奶量不能达到5ml,可静脉补充水溶性维生素。

第二节 早产儿水、电解质的管理

从胎儿到新生儿的转变伴随着水和电解质平衡的巨大变化。早产儿出生后体内水分丢失多、变化大,肾脏功能较差,自身调节能力不足,容易发生水、电解质紊乱,处理不及时甚至可以危及生命,做好水、电解质的管理极为重要。

一、水、电解质代谢特点

（一）体液总量和分布

在胎儿发育过程中,胎龄越小,体液总量所占体重的比重越大。早产儿整体含液量相对比足月儿多,细胞外液更多。胎龄 25 ~ 30 周早产儿的体液总量(total body water,TBW)约占体重的 85% ~ 90%,约 60% 为细胞外液,足月时 TBW 降至 75%,约 50% 为细胞内液。出生后,由于早产儿皮肤不成熟,水分通透性大,且体表面积/体重比率大,皮肤蒸发的失水量与其体重和胎龄成反比。同时,从呼吸道的不显性失水以及新陈代谢活动增加、环境温度高、应用光疗或辐射加热床等,均可增加早产儿的不显性失水量,使其体重下降较足月儿更为明显。早产儿生理性体重下降可达出生体重的 15%,大约需要 3 周方可恢复至出生体重(表 2-7-1)。

表 2-7-1　不同胎龄胎儿和新生儿体液和电解质组成

体液组成	24W	28W	32W	36W	40W	足月至生后 1 ~ 4W
体液总量(%)	86	84	82	80	78	74
细胞外液(%)	59	56	52	48	44	41
细胞内液(%)	27	28	30	32	34	33
钠(mmol/kg)	99	91	85	80	77	73
钾(mmol/kg)	40	41	40	41	41	42
氯(mmol/kg)	70	67	62	56	51	48

摘自:MacDonaldMG,Mullett MD,Seshia MMK. Avery's neonatology-pathophysiology and management of the newborn 6th ed. Philadelphia:Lippincott Williams and Wilkins,2005:363.

（二）液体需要量

根据胎龄、环境条件和疾病情况,早产儿的液体需要量有所变化。未经口喂养的婴儿,忽略其大便失水量不计,其所需液量=不显性失水+肾脏排泄+生长所需+其他任何少见失水量。

1. 不显性失水(insensible water loss,IWL)　IWL 是指经呼吸道和皮肤蒸发而丢失的水。在暖箱内的较大早产儿(2000 ~ 2500g),其 IWL 约为 $0.6 ~ 0.7ml/(kg \cdot h)$。极低出生体重儿体表面积相对更大,不显性失水量更多。超低出生体重儿皮肤角质极其薄弱,从皮肤散发的水分接近物理蒸发量,随着环境湿度、对流因素等不同,超低出生体重儿出生后早期 IWL 可达到循环血量的 1.5 倍。导致不显性失水量增加的因素:①胎龄越小,出生体重越低,不显性失水越多;②呼吸增快时经肺的不显性失水增加;③体温升高;④环境温度升高;⑤应用光疗或远红外线辐射保温;⑥哭闹;⑦环境湿度或吸入空气的湿度降低。

2. 尿液中排出的水分　早产儿尿量变化大,其尿量取决于肾溶质负荷和肾脏最大稀释及浓缩能力。

3. 大便中排出的水分　每日从大便中排出的水分为 $5 ~ 10ml/(kg \cdot d)$。腹泻时可增加。

4. 内生水量　机体氧化代谢的内生水量约为 $12ml/418kJ$。

（三）水、电解质平衡的调节

早产儿主要依靠肾脏调节水、电解质平衡,肾脏对水和电解质的调节受到神经内分泌激素的调控。早产儿的肾小球滤过率低下，增加少量输液量都可能超过肾脏对水分的调节范围而致水潴留。早产儿肾浓缩功能差，排泄同量溶质所需的水量较成人多，故尿量较多。当摄入水量不足或失水过多时，容易超过肾脏浓缩能力的限度，产生代谢产物潴留和高渗性脱水。早产儿肾小管对钠的再吸收能力差，钠排泄分数高，从胎儿期开始就呈高钠尿状态，一直延续到出生后。钠排泄分数的适应范围很小，对钠的调节幅度有限，既容易发生钠潴留、高钠血症和水肿，又容易发生低钠血症。生后最初 24 小时肾小管对钾的排泄能力低，可呈非少尿性高钾血症。以后肾小管排钾能力增加，但肾小球滤过率低，尿排出少，钾排出亦少，血钾仍可增高。虽然早产儿肾脏稀释尿液的能力与足月儿和成人相同，但其浓缩尿液的能力较低。成人尿液渗透压最高可达 1500mOsm/L，足月儿为 600mOsm/L，而早产儿仅 500mOsm/L。如果需排出等量的钠，早产儿所需最小液体容积比足月儿要多，其肾脏保水能力有限。渗透压计算公式：

$$渗透压(600mOsm/L) = \frac{2[Na^+] + 糖(mg/dl)}{18} + \frac{BUN(mg/dl)}{28}$$

（四）液体管理

体液平衡是指维持水分在体内分布、水分的摄入以及水分丢失平衡的功能。不同胎龄和不同日龄早产儿的液体消耗量变化很大，其中变化最大的是 IWL 和尿量。每日的补液量需根据早产儿的尿量、IWL、体重、临床表现和血清电解质浓度调整。因不显性失水量大和（或）入量不足，常可引起早产儿高渗性脱水而导致高钠血症，但输入液量过多又可能增加动脉导管未闭、坏死性小肠结肠炎以及支气管肺发育不良的发生率，因而宜根据不同情况调节补液量。

二、钠代谢紊乱

钠是人体细胞外液中电解质的主要成分，在细胞内液中量最少，故钠代谢紊乱对体液影响至关重要。钠平衡紊乱是早产儿最常见的电解质紊乱。体液中钠含量的变化，直接影响体液渗透压的改变，从而影响脱水的性质。

（一）低钠血症

血钠低于 130mmol/L 称为低钠血症。

1. 病因

（1）钠的摄入不足：由于失盐较多且补充低钠液体而出现低钠血症。早产儿尤其是极低出生体重儿的尿失钠较多，而其生长迅速，故每日需钠量较大。母乳含钠仅约 7mmol/L（牛乳约含 22mmol/L），由于哺乳量少，若长期仅哺喂母乳而未另外补盐，则在生后 2~6 周容易发生低钠血症，尤其在因病只补充无盐溶液时更易发生。

（2）钠的丢失过多：包括伴有细胞外液减少和伴有正常细胞外液含量的低钠血症。

（3）钠的代谢异常：细胞外液缺钾时，钠由细胞外液进入细胞内，使血钠进一步降低。

（4）早产儿迟发型低钠血症：早产儿生长至 6~8 周时，由于生长发育快，肾小管对滤过的钠不能有效重吸收而出现低钠血症。当母乳中含钠量较少或患儿因支气管肺发育不良正在接受利尿剂治疗时，早产儿迟发性低钠血症更易出现。

2. 临床表现 一般当血钠低于 125mmol/L 时可出现临床症状。伴有细胞外液减少的低钠血症可出现低渗性脱水症状，表现为体重减轻、前囟及眼窝凹陷、皮肤弹性差、心率增快、血压降低，四肢发凉，严重者可出现休克。伴有细胞外液过多的稀释性低钠血症，常表现为体重迅速增加,水肿常较明显,严重者可因脑水肿而出现神经系统症状。极低出生体重儿往往缺乏明显症状,甚至无特异性的临床表现,需配合血清钠的检测才能确定诊断。

3. 治疗　治疗主要针对原发病,积极去除病因,纠正严重低钠血症的危害。

(二) 高钠血症

血钠超过 150mmol/L 称为高钠血症。

1. 病因

(1) 钠的摄入过多。

(2) 中枢神经系统损伤、脑室内出血等引起的抗利尿激素分泌、转运和储存异常。

(3) 腹泻所致的消化道水分丢失。

(4) 不恰当地大量给予浓缩奶喂养:高钠血症不一定是体内总钠增多。极低出生体重儿生后 24 小时内,由于不显性失水量较大,高血钠常为水缺失所致。

2. 临床表现　高钠血症使神经细胞脱水、脑组织皱缩、脑脊液压力下降、颅内小血管充血,易产生破裂,导致颅内出血,最终造成患儿死亡或神经系统后遗症。患儿可有嗜睡、易激惹、烦躁、呼吸增快、呕吐、心率增快甚至出现心力衰竭等。严重高钠血症者可发生惊厥及昏迷。

3. 治疗　对于细胞外液正常或减少的高钠血症应增加补液速度。通过观察细胞外液变化的体征来调整钠的摄入,纠正高钠血症不能过快,以免引起脑水肿和惊厥。对于细胞外液增加的高钠血症,通过减少液体中的钠含量来减少钠摄入,或(和)限制液体进入速率。

低钠血症/高钠血症的鉴别:

识别出生后高钠血症和低钠血症形成的关键在于评价体重的变化,同时结合临床资料。低钠血症伴随体重下降或增重不足提示钠的丢失过多。低钠血症伴随体重不恰当增加提示水过量。高钠血症伴随体重下降提示脱水,而高钠血症伴随体重增加提示水、钠负荷过多。由于水负荷过多导致的低钠血症可以通过限制水摄入来治疗,无需病因治疗。由于钠摄入不够导致的低钠血症可以通过增加钠的摄入来纠正,一旦体内钠储存得到补充应给予维持量。

三、钾代谢紊乱

钾是细胞内主要阳离子,对于维持机体细胞内液的渗透压及容量、酸碱平衡,细胞代谢包括蛋白、核酸及糖原合成,神经肌肉的兴奋性和心脏的自律性、兴奋性和传导性都有重要作用。肾脏是调节钾的主要器官,摄入的钾 90% 通过肾脏排出,小部分通过汗液和胃肠道排出。尿中的钾主要由远端肾小管和集合管排出,正常血清和体内钾贮存量的维持是通过肾脏和细胞内外钠钾分布的调节机制完成的。凡影响钾的摄入、细胞内外钾分布,以及肾脏和消化道排钾的因素,均可导致钾代谢紊乱。

(一) 低钾血症

当血清钾<3.5mmol/L,称为低钾血症。

1. 病因　低钾血症在临床较为常见,其发生的主要原因有:

(1) 钾的摄入量不足。

(2) 由消化道丢失过多。呕吐,腹泻,各种引流而未及时补充钾。

(3) 肾脏排出过多,如肾小管性酸中毒、利尿剂的应用等。

(4) 钾在体内分布异常,如酸中毒纠正后钾由细胞外液迅速地转移到细胞内而产生低钾血症。

（5）各种原因所致的碱中毒。

2. 临床表现　低钾可引起神经肌肉兴奋性降低,患儿可出现反应低下、腱反射减弱、腹胀和肠麻痹,心率增快、心音低,常出现心律失常,可因严重心律失常而猝死。低钾还可以损害肾小管上皮细胞及肾浓缩功能,导致尿量增多、尿比重降低、肾性尿崩症和低钾低氯性碱中毒。

3. 治疗　首先是治疗原发病,尽可能确定低钾的病因,防止血钾进一步丢失。静脉补钾时应精确计算补充的速度与浓度,监测尿量和血清钾水平,有条件者给予心电监护。

（二）高钾血症

当血清钾>5.5mmol/L 时称为高钾血症。

1. 病因

（1）钾的摄入过多,如短期内给予大量的补钾或输血。

（2）肾脏排钾障碍。

（3）钾从细胞内释放或移出,可见于大量溶血、缺氧、组织损伤、酸中毒、休克等。

2. 临床表现　当血清钾>6.0mmol/L 时常出现临床症状。血钾增高时神经肌肉兴奋性增高,心肌应激性降低,临床表现为精神委靡、嗜睡、躯干和四肢肌肉无力,腱反射减弱或消失,皮肤湿冷、呼吸急促、心音弱、心率慢,血压早期升高,晚期下降,严重者呈迟缓性瘫痪。早产儿临床表现不明显,且部分症状和低钾血症相似,因此,当怀疑有高钾血症时应监测血清钾,做血气分析和心电图。心电图的异常与否对决定是否需要治疗有很大帮助。

3. 治疗　一旦诊断为高血钾,必须终止所有含钾补液及口服补钾,还应注意其他隐性的钾来源,如抗生素、肠外营养等含钾情况。经静脉给予钙剂、碳酸氢钠、葡萄糖-胰岛素疗法等治疗,对抗高钾的心脏毒性作用,稳定心脏传导系统,同时监测心电图。碱化血液,稀释或使钾向细胞内转移。增加钾的排泄,适当应用利尿剂以增加钾的排出。对于少尿或可逆性的肾脏疾病,在上述治疗无效时可采用腹膜透析或以新鲜全血双倍换血治疗。

四、护理措施

（一）监测水、电解质平衡

液体疗法的目的是纠正水、电解质和酸碱平衡紊乱,以恢复机体正常的生理功能。密切监测体重和血清钠水平来指导液体疗法。遵医嘱及时采血进行电解质分析。液体平衡及液体治疗的监测见表 2-7-2、图 2-7-1。

表 2-7-2　液体平衡的监测

项目	频次	内容
体重	每天	最初下降 1%～2%,体重下降最大值不定,但下降范围通常为 10%～15%。体重增长应当在 2～3 周后开始
尿量	持续	每 4～8 小时总结 1 次。超未成熟儿应大于每小时 0.5ml/kg,以后所有婴儿应大于每小时 2～3ml/kg。小于 1ml/kg 者需要检查肾功能
血清钠	1～2 次/天	132～144mmol/L
血清钾	1～2 次/天	3.8～5.7mmol/L(溶血除外)
血清肌酐	1 次/天	出生后应稳定下降

摘自:Rennie JM. Roberton's textbook of neonatology. 4th ed. Philadelphia:Elesver Churchill Livingstone,2005;345.

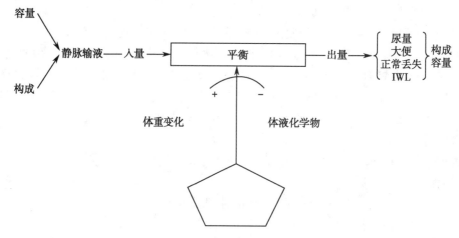

图 2-7-1   液体治疗的监测和调整

（二）减少不显性失水

环境温度高、应用光疗或辐射加热床等均可增加早产儿的不显性失水量。将置于辐射台的患儿尽可能转移至保温箱中以使不显性失水量降至最低。当患儿必须使用辐射加热台时，可使用散热防护罩或者塑料薄膜覆盖其上，以帮助患儿保持热量。定时测量患儿体温，根据体温调节暖箱温度，并做好记录。暖箱维持一定湿度有助于稳定早产儿体温，根据不同胎龄和日龄调节暖箱湿度。所有护理操作尽量在箱内完成，如喂奶、换尿布、清洁皮肤、体格检查等，尽量减少暖箱门的开启，以免造成箱内温度波动。

（三）观察病情

严格记录 24 小时液体出入量，定时测量体重、观察患儿皮肤、尿量等有无脱水或水肿。注意患儿的面色及呼吸改变，有无精神委靡。若患儿出现烦躁不安、脉率增快、呼吸加快等，应警惕是否有输液量过多或输液速度过快而致心力衰竭和肺水肿，及时通知医生采取相应措施。密切观察患儿的精神、肌张力及腱反射等变化，注意有无低钾/高钾血症的表现。

（四）遵医嘱静脉补液

遵医嘱全面安排 24 小时液体总量，依照急需先补、先快后慢、见尿补钾的原则分批输入。严格掌握输液速度，明确每小时入量，可使用输液泵控制输注速度。注意观察静脉穿刺部位的皮肤，因早产儿皮下组织薄弱容易引起液体渗漏而造成损害。补钾时需要注意：①输液后有尿时方可开始静脉补钾；②氯化钾的浓度不超过 0.3%；③滴速不宜过快，每日补钾静脉点滴时间不少于 6 ~ 8 小时；④严禁静脉推注，以免引起心脏骤停。

第三节   早产儿糖代谢紊乱

糖代谢紊乱是早产儿常见疾病，包括低血糖症和高血糖症。大多数早产儿并不出现明显的临床症状，但持续性低血糖或高血糖可引起中枢神经系统损害，甚至不可逆性脑损伤，做好血糖监测和管理对于早产儿具有重要意义。

一、低血糖症

（一）概述

早产儿低血糖症是指出生 3 天内全血血糖<30mg/dl（1.7mmol/L），3 天后<40mg/dl（2.2mmol/L）。目前临床主张采用血糖<40mg/dl（2.2mmol/L）作为低血糖的界定值。

（二）病因和发病机制

1. 葡萄糖利用增加　早产儿对环境要求高，环境温度过高或过低可导致代谢率增加，使葡萄糖消耗增加。窒息缺氧、寒冷损伤或感染时糖的无氧酵解增加，机体组织对葡萄糖摄取增加，可导致血糖下降。

2. 糖原和脂肪储备不足　胎儿肝糖原的储备主要发生在妊娠期的最后 4~8 周，早产儿肝糖原和棕色脂肪储存量少，出生后代谢所需能量相对高，容易发生低血糖。

3. 血胰岛素水平增高　常见于母亲患糖尿病的新生儿，因孕妇持续的高血糖使胎儿血糖相应升高，刺激胎儿胰腺细胞代偿性增生，血中胰岛素水平增高；分娩后母体供给的葡萄糖中断，而胰岛素水平下降延迟，导致新生儿暂时性低血糖。

（三）临床表现

新生儿低血糖常发生在出生后数小时至 1 周内，早产儿、极低出生体重儿和超低出生体重儿低血糖时缺乏典型症状，多为无症状性低血糖。临床不典型症状可表现为意识改变、反应差、阵发性发绀、易激惹、惊厥、呼吸暂停、发绀、肌张力低下、低体温、喂养困难等。

母亲患糖尿病或一过性低血糖的患儿经补充葡萄糖后可纠正，血糖常于 12h 内恢复正常。严重反复发作的早产儿需考虑先天性内分泌疾病或代谢缺陷疾病。

低血糖引起的脑损伤也称低血糖脑病，可出现颅内高压、脑水肿等表现，遗留脑瘫等神经系统后遗症。

（四）诊断检查

血糖测定是早期发现和确诊本病的重要手段，尤其对无症状低血糖更为重要。临床常用微量纸片法测定血糖作为筛查手段。异常者采静脉血测定血糖以明确诊断。对可能发生低血糖者可在出生后 1、3、6、12、24 小时监测血糖。应及时送检血标本，常温下延迟送检可能出现假性低血糖。对持续顽固性低血糖者，应进一步做血胰岛素、胰高糖素、T₄、TSH、生长激素及皮质醇检查，以明确是否患有先天性内分泌疾病或代谢缺陷病。

（五）治疗原则

无症状低血糖者可给予进食葡萄糖，如无效或不能进食可静脉输注葡萄糖。

对有症状患儿需立即静脉输入葡萄糖。反复或持续低血糖者除静脉输注葡萄糖外，应结合病情加用胰高糖素、生长激素、皮质醇等。

极低出生体重儿和超低出生体重儿静脉输注葡萄糖液，糖速从 4~6mg/（kg·min）开始，逐步增加至血糖正常，并维持在血糖正常的最小葡萄糖输注速度。24~48 小时后溶液中应给生理需要量的氯化钠和氯化钾。症状好转后及时喂奶并逐步减少葡萄糖的入量。血糖稳定之前，每日至少测血糖 1 次。维持血糖>40mg/dl（2.2mmol/L）1~2 天，则逐渐停止静脉输注葡萄糖。

（六）护理措施

1. 营养支持

（1）肠内营养：病情许可的情况下，提倡出生后尽早喂养，使血糖尽早稳定。对有可能发生低血糖的患儿于生后 0.5～1 小时内开始口服 10% 葡萄糖液，每次 5～10ml/kg，每小时 1 次，3～4 次后尝试喂奶，可有效预防早期新生儿低血糖。早期喂养可纠正或避免低血糖，但要根据新生儿的胎龄、体重、吸吮能力等采取不同方式。对晚期早产儿或吸吮、吞咽能力好的早产儿，可直接经口喂养。胎龄<34 周和吸吮、吞咽功能不完善者予插胃管鼻饲，奶量由 2ml/kg 逐渐递增，奶量从少到多，奶汁从稀到浓逐渐添加，添加的指征以不发生喂养不耐受为宜。同时逐渐减少静脉输注葡萄糖的速度，防止低血糖复发。患儿低血糖症状明显时，经口吃奶易造成误吸或呛咳，喂奶时需专人护理。

（2）肠外营养：不能经胃肠道喂养或单纯喂养不能满足需求时可采用肠外营养。建立静脉通路，用微量输液泵控制滴注速度。

定期监测血糖，及时调整葡萄糖的输注量和速度。新生儿急性低血糖管理决策树见图 2-7-2。

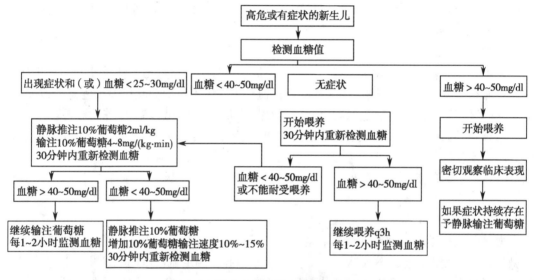

图 2-7-2　新生儿急性低血糖管理决策树

2. 注意保暖　处于寒冷或低体温下的新生儿低血糖症发生率高，最好置于保温箱中保暖，按日龄和体重给予合适的中性环境温度，减少能量消耗。体温不升者按每小时升温 1℃ 逐渐复温，复温期间每小时监测体温，体温正常稳定后每 4 小时测量。

3. 观察病情　除生命体征外，注意观察低血糖的临床症状，观察小儿反应，注意有无震颤、多汗、呼吸暂停，对呼吸暂停者应予以吸氧及刺激皮肤、托背等处理。

4. 皮肤护理

（1）静脉输注局部皮肤的护理：浓度超过 12.5% 或速度高于 15mg/（kg·min）的葡萄糖液应从中心静脉输入，禁忌外周静脉输注糖速高于 20mg/（kg·min），以防高糖渗出而发生局部皮下组织坏死。高糖静脉注射速度越快、越多，则越容易破坏血管及发生医源性高血糖，高血糖亦可引起脑损害。

（2）足跟部护理：由于患儿足跟部需多次采血以检测血糖，操作时应严格无菌操作，采血后用无菌棉签稍加压迫，无渗血后用无菌敷料包扎，避免皮肤破溃而发生感染。注意观察取血部位有无感染征象。

二、高血糖症

（一）概述

新生儿全血血糖>125mg/dl（7mmol/L）或血浆血糖>145～150mg/dl（8.12～8.40mmol/L），称为新生儿高血糖症。

（二）病因和发病机制

1. 应激性高血糖　早产儿在发生窒息、感染、创伤、低体温或中枢神经系统损害时,肾上腺能受体兴奋,儿茶酚胺分泌增加,血中高血糖素增高,出现胰岛素抵抗等,刺激糖异生、抑制组织摄取和利用葡萄糖,使血糖升高。应激性高血糖较为常见。

2. 医源性高血糖

（1）静脉输注葡萄糖:早产儿胰岛 β 细胞功能不完善,胰岛活性较差,对糖的耐受性较差。当静脉输注高渗葡萄糖、输入糖速度或增加的糖速过快易出现高血糖。

（2）药物影响:孕母长期服用糖皮质激素、二氮嗪抗高血压,使用诱导麻醉剂及镇静剂,可抑制胰岛素的作用而致高血糖。

氨茶碱可抑制磷酸二酯酶,抑制糖原合成,促进糖原分解,还能增加胰高血糖素释放,使血糖升高。

极低出生体重儿脂肪乳用量增加时,也可能伴有血糖水平的升高。

（3）糖尿病:临床较少见。

（三）临床表现

轻度高血糖的早产儿可无临床症状或被原发疾病症状所掩盖。

持续血糖增高可致高渗血症、高渗性利尿,临床可表现为多尿、脱水继而体重下降、惊厥等。早产儿颅内血管壁发育差,出现严重高渗血症时颅内血管扩张,易发生颅内出血和脑室内出血。

（四）诊断检查

血糖和尿糖的检测为临床主要诊断依据。早产儿血糖大于 120mg/dl（6.67mmol/L）可出现尿糖,因此,早产儿出现尿糖时不一定高血糖,应进一步检测血糖。医源性高血糖引起的尿糖多为暂时性和轻度高血糖。

（五）治疗原则

1. 积极治疗原发病,根据血糖水平调整输糖速度,减少葡萄糖用量。

2. 积极对症治疗,监测血气及电解质,及时纠正脱水及电解质紊乱。

3. 如果血糖>250mg/dl（14mmol/L）、尿糖阳性或高血糖持续不见好转者,可考虑在血糖监测下加用胰岛素治疗。

（六）护理措施

1. 维持血糖稳定　减慢葡萄糖输注速度为 4～6mg/（kg·min）或更低。严格控制输注葡萄糖的量及速度,24 小时均匀输入。定期监测血糖,及时调整胰岛素的输注量和速度。当早产儿血糖不稳需调整胰岛素浓度时应更换胰岛素输液管道,以保证及时输入胰岛素。

2. 观察病情

（1）注意保暖,尤其注意早产儿四肢温度变化情况。暖箱内的患儿需根据体重及日龄及时调整暖箱温度及湿度。

（2）观察患儿生命体征、肌张力、反应、皮肤及血氧等,注意有无窒息、感染情况,尽量避免引起血糖升高的应激因素。

（3）每日监测体重,观察患儿尿量变化。及时补充电解质溶液,纠正电解质紊乱。

3. 皮肤、黏膜护理　对于伴有感染的患儿,注意保持口腔黏膜完整,每日用制霉菌素清洁口腔,防止鹅口疮的发生。患儿代谢高、易出汗,应保持皮肤清洁干燥,每日擦浴 1 次,每日沐浴后予婴儿润肤油涂于皱褶处。及时更换尿布及汗湿的衣服、床单、被褥等。保持会阴部清洁干燥,每次大便后予鞣酸软膏涂肛周,以免发生臀红或皮肤破损,如有皮肤破损应及时处理。定时更换体位,防止局部皮肤过度受压。

第四节　早产儿晚期代谢性酸中毒

晚期代谢性酸中毒是早产儿常见代谢紊乱之一,尤其多见于出生体重小于 1500g 者。若不及时纠正可影响婴儿的生长发育和机体抵抗,甚至因并发其他严重疾病而危及生命。因此,预防和降低晚期代谢性酸中毒的发生尤为重要。

一、概　　述

晚期代谢性酸中毒（late metabolic acidosis, LMA）是指不伴有其他疾病的新生儿出现的代谢性酸中毒,常发生在出生后第 2～3 周,以血 pH<7.30、碱剩余低于-7.0mmol/L 为特点,同时伴有一系列临床表现的代谢性疾病。

二、病因和发病机制

（一）饮食中蛋白质的质和量

由于早产儿氨基酸代谢的特点,喂养早产儿既要考虑补充蛋白质的量,还要考虑蛋白质的质即乳清蛋白和酪蛋白的比例（氨基酸的组成）。早产儿的喂养应能保证生长（体重增长）速度与其相应胎龄胎儿的宫内生长速度相似,又不能超过其代谢限度和肾脏排酸能力。20 世纪 60 年代就有人指出每日摄入蛋白质 6.0～7.2g/kg 的早产儿发生酸中毒症状明显多于每日摄入量为 3.0～3.6g/kg 的婴儿。牛乳喂养儿发生率明显高于母乳喂养儿,酪蛋白中苯丙氨酸及甲硫氨酸含量较高,而早产儿肠道中缺乏转换这两种氨基酸的酶,如以酪蛋白为主的牛乳或配方乳喂养,可使这两种氨基酸在血中浓度升高,血尿素氮和血氨也明显增加,从而形成酸中毒。

（二）肾脏排酸能力不足

新生儿每日蛋白质摄入量在生后 2 周达到最高,肾脏酸负荷增加,而早产儿在生后 1～3 周内肾处理酸负荷的能力差,肾碳酸氢钠阈值偏低,肾小管泌氢功能差。人体在代谢过程中产生大量的酸性物质,其中:

1. 挥发性酸（碳酸）　分解为二氧化碳和水,前者大部分从肺排出体外。

2. 非挥发性酸（固定酸）　由糖、脂肪和蛋白质氧化分解所产生,但主要由蛋白质生成,体内生成的固定酸与摄入蛋白质的含量成正比。非挥发性酸主要由肾远曲小管分泌 H^+、氨等酸化尿的过程排出体外,同时重新生成 HCO_3^-,以保证体内酸碱平衡的稳定。足月儿肾脏排净酸的能力基本成熟,而胎龄 29～36 周的早产儿出生后 3 周才能达到足月儿水平,故早产儿晚期代谢性酸中毒的发生率明显高于足月儿。

（三）早产儿体内酶缺乏

早产儿小肠黏膜细胞双糖酶缺乏，造成进食乳类食物后肠道内乳酸增加，乳酸吸收后可致乳酸性酸中毒。

三、临 床 表 现

多数患儿临床症状不明显，易与早产儿本身的特点相混淆，早期不易发现。以摄入热量和蛋白质量较充足但体重不增或增长缓慢为突出表现，酸中毒较重时表现为皮肤颜色苍白、食欲减退、贫血等，部分患儿表现有腹胀、腹泻、反应低下，也有出现周身衰弱、体温不升、呼吸暂停，甚至发生心力衰竭和休克。

早产儿胎龄越小，出生体重愈低，晚期代谢性酸中毒发生率越高，出现时间越早，持续时间越长。常在生后第 1 周末发生，持续到第 3 周，以后逐渐减轻，至第 4 周基本恢复。

四、诊 断 检 查

人工喂养的早产儿、极低出生体重儿，出生后 1～3 周出现不明原因的体重增长缓慢或不增，血气 pH<7.30、碱剩余<-7.0mmol/L，应考虑早产儿晚期代谢性酸中毒。由于晚期代谢性酸中毒的症状均非特异性，当患儿患其他疾病时也可出现类似症状，同时伴有代谢性酸中毒。

五、治 疗 原 则

主要治疗为调整患儿摄入蛋白质的质和量，立即终止患儿体内额外的大量内生酸的继续产生，以减少内生酸蓄积的来源。人工喂养者改为母乳喂养，没有母乳时可使用以乳清蛋白为主的早产儿配方乳喂养。

对有症状、酸中毒较重（pH<7.25）的患儿可给予碳酸氢钠治疗。确诊后第 1 周予碳酸氢钠 3～5mmol/（kg·d），稀释为 1.4% 后静滴，第 2 周改为口服，疗程约为 10～14 天。

六、护 理 措 施

（一）合理喂养

提倡尽早母乳喂养，必须人工喂养时应选择以乳清蛋白为主的早产儿配方乳喂，从而减少内生酸的产生。LMA 患儿反应差、少哭、食欲较差、吸吮力弱、肠蠕动慢，使营养吸收受到限制，必要时予以管饲并加强吸吮功能的锻炼。

（二）病情观察

代谢性酸中毒常与脱水程度平行发展，晚期代谢性酸中毒可见口唇樱红、呼吸深长等。严重酸中毒可有精神及全身症状，出现精神委靡、嗜睡、体温下降、呼吸暂停、心力衰竭、休克等，应密切观察患儿皮肤颜色、心率、呼吸、经皮血氧饱和度及肌张力变化。注意有无低钾、低钙、低镁血症，低钾、低钙、低镁多出现在脱水和酸中毒纠正之后。采集血标本做电解质分析，以确定有无电解质紊乱。

（三）用药护理

采用碳酸氢钠纠酸治疗时注意勿将碱性溶液渗出血管外，以免引起局部软组织坏死。将碳酸氢钠稀释成等张液后用微量泵以 2～3ml/（kg·h）速度输注，输注过程中加强观察，记录输注碳酸氢钠结束时间,半小时后监测血气情况,观察患儿肌肉张力、腱反射、心音、腹胀等情况。及时补充钾、钙、镁等电解质,静脉补钾时氯化钾的浓度不得超过0.3%,滴速不宜过快,严禁推注,以免引起心搏骤停。静脉输注钙剂时时间不得少于10分钟,口服补充钙剂时忌与乳类同服。

(四) 预防感染

早产儿严重感染时可引起代谢性酸中毒,而酸中毒较重时机体抵抗力下降,又可引起患儿的再次感染,应实行保护性隔离。治疗、护理患儿前后加强手卫生避免再次交叉感染。对于监测血气及电解质等有创操作频率增加或伴有腹泻的患儿,要注意皮肤护理,避免因皮肤破损继发感染。

(五) 健康教育

鼓励母亲进行母乳喂养,若因各种原因必须人工喂养时应选择早产儿配方奶,并密切观察患儿的反应及吃奶情况。对早产儿给予抚触等生长发育支持,让新生儿感受到爱抚和温暖,从而产生安全感。晚期代谢性酸中毒会表现皮肤苍白、喂养困难、反应低下,护士应及时向家长介绍患儿目前的病情状况及采取的治疗措施,以取得家长的理解和合作,减轻其焦虑、紧张心理。

第五节　早产儿代谢性骨病

由于早产儿体内骨矿物质先天储备不足,早期建立全肠道喂养较困难,多需要较长时间的肠道外静脉营养,常导致骨代谢异常,严重者影响其生长发育。认识早产儿骨代谢特点,积极预防、早期诊治早产儿代谢性骨病对提高早产儿的健康水平和生存质量有着重要意义。

一、概　　述

早产儿代谢性骨病(metabolic bone disease of prematurity,MBDP)是由于早产儿发育不成熟及体内钙磷代谢紊乱所致的生后骨矿化落后于适于胎龄的宫内骨密度,包括佝偻病、骨软化症和骨质疏松症。病情轻者可以只有血生化改变,严重者可出现烦躁哭闹、夜惊、颅骨软化、生长缓慢、肋骨软化或肋骨骨折而引起呼吸困难等相关表现。有文献报道,出生体重越低,MBDP发生率越高,程度越严重。出生体重<1000g早产儿的MBDP发生率达55%~60%,其中约10%在纠正胎龄36~40周发生骨折。出生体重小于1500g早产儿中有23%发生MBDP,24%合并骨折。母乳喂养的婴儿中发生率较高(约40%),而配方奶喂养的婴儿中发生率较低(约16%)。

二、病因和发病机制

发生代谢性骨病最重要的独立危险因素为早产,其发生率与胎龄和出生体重成反比,即胎龄越低、出生体重越低,代谢性骨病发生率越高。发生机制主要由于有机骨基质合成减少或吸收增加所致。胎儿的80%骨矿物储备发生于孕后期,通过胎盘获取钙、镁、磷。早产儿出生后矿物质储备减慢,而骨长度增加,导致足月时骨矿物质含量明显减少,任何影响骨生长和骨矿化的因素均可导致代谢性骨病的发生。代谢性骨病的危险因素见表2-7-3。

表 2-7-3　代谢性骨病的危险因素

项目	因素
一般情况	早产、性别(男婴)、胎龄和出生体重
喂养方式	延迟开奶、喂养受限、肠外营养时间长、应用非强化母乳
药物	类固醇激素、呋塞米和甲基黄嘌呤、镇静剂和肌松剂
缺乏机械刺激	患先天脊柱裂、成骨不全、骨关节发育异常等疾病
维生素 D 缺乏	纯母乳喂养、肾性骨病、增加维生素 D 代谢的药物如苯妥英钠和苯巴比妥、维生素 D 依赖性佝偻病、维生素 D 和钙吸收不良如胆汁淤积和短肠综合征

摘自:韩露艳. 早产儿代谢性骨病. 中国新生儿科杂志,2010,25(4):253-254.

三、临床表现

早期识别代谢性骨病在早产儿营养管理中非常重要。代谢性骨病常在出生后 6~12 周发生,但可能持续数周无症状,从异常生化改变到最后出现明显的佝偻病及病理骨折。典型的佝偻病表现为线性生长减少、额部隆起、肋软骨连接膨大、肋串珠、腕踝关节隆凸、骨骺增宽及骨折等。其他表现包括体重不增、生长落后、呼吸困难或过度依赖机械通气等。

四、诊断检查

MBDP 的早期诊断比较困难,临床表现常滞后于影像学改变。代谢性骨病的诊断应包括临床表现、影像学检查、生化物指标、骨矿物质含量测定及对于骨骼结构和矿物质组成的病理分析,目前尚无敏感度和特异度高的筛查试验。

1. 骨形成的生化指标　目前尚无确定诊断的特异性生化指标。直至病程晚期血清钙才出现明显异常。血清磷敏感度虽低但特异度高,血清磷<1.8mmol/L 同时碱性磷酸酶(ALP)>900IU/L,其敏感度 100%,特异度达到 70%。

2. 骨吸收的生化指标　尿钙和尿磷有助于评估骨更新的情况。极不成熟的早产儿尿磷阈值低,即使血清磷水平较低仍有尿磷排泄增加。尿钙排泄>12mmol/L、尿磷>0.4mmol/L 时提示骨矿化速度增快。

3. 影像学和吸收测量法　代谢性骨病影像学改变的早期特征不明显,骨矿化量减少 20%~40% 才出现佝偻病样改变、骨膜下新骨形成及骨折等表现。持续 3~4 周的影像跟踪检查有利于进一步评估。双能 X 线吸收测量法(DXA)是精确有效测量骨矿物质含量的一种检查方法,可测量骨骼的大小、骨容积和骨密度。定量超声检查通过宽频超声、声速(SOS)和骨传导时间测定用来评价骨密度,能够进行定性和定量的评估,如测量骨矿化和骨皮质厚度,骨弹性及微细骨结构。

五、治疗原则

早发现、早补充对于治疗 MBDP 极为重要。MBDP 早期首先表现为磷降低、尿钙增高而血钙可在正常范围,故早期监测血磷、尿钙水平有利于早期发现 MBDP。钙磷宫内储备不足及生后早期摄入不足是导致 MBDP 的主要原因之一,早期肠道外静脉营养液中应保证充足的矿物质钙、磷及镁,并注意钙磷摄入的比例,以促进骨矿物质的沉积。Msomekent 报道,单纯母乳喂养儿未加钙磷者,生后 6~12 周 33% 的极低出生体重儿可并发 MBDP,而强化矿物质的母乳及早产而配方奶明显增加骨矿物质含量。此外,维生素 D 是保证钙磷等矿物质骨转化的必要条件,纯母乳喂养的极低出生体重儿从出生 2 周开始补充维生素 D 400~1000IU/d,同时纯母乳喂养的早产儿必须额外补充钙 80~110mg/(kg·d)、磷 50~60mg/(kg·d),不必额外补充镁。高矿物质的供给须持续至纠正年龄 3~4 个月。

六、护 理 措 施

(一) 营养支持

1. 添加钙和磷　纯母乳喂养需额外添加钙和磷。早产儿母乳中钙磷含量不能保证其达到宫内生长的速度,单纯母乳喂养儿未加钙磷者,生后 6~12 周有 33% 的极低出生体重儿可并发 MBDP,而强化矿物质的母乳及早产儿配方奶明显增加骨矿物质含量,促进骨骼的正常发育。体内 90% 的磷由肾代谢,在静脉补磷时需观察患儿尿量变化。在早产儿生后早期不能经胃肠道或经胃肠道补充不能达到预期效果时需额外静脉补钙。静脉补钙缓慢推入或泵入时间应大于 10min,同时观察患儿心率,若心率<100 次/分须立即停止静脉补钙。

2. 补充维生素 D　维生素 D 是保证钙磷等矿物质骨转化的必要条件,因此补充维生素 D 及钙磷的时间及方法至关重要。每日补充维生素 D 800~1000IU 可以维持血 25-羟维生素 D 达 60mmol/L 以上。机体对混合在食物里的钙吸收率会下降,维生素 D 可促进钙的吸收,经胃肠道补充钙时,可于两次喂奶之间与维生素 D 一起补充。

(二) 病情观察

MBDP 患儿可有肋骨软化、长期骨质疏松,护士每次评估患儿四肢活动度以及进行身体活动干预时动作要轻柔,以免引发病理性骨折。严重时患儿肋骨骨折时可引起呼吸困难,评估时需要观察患儿的胸廓起伏及呼吸次数。患儿表现严重的佝偻病症状如烦躁、哭闹、夜惊时,护士应为其创造安静舒适的环境、动作轻柔,尽量集中操作,避免激惹患儿。

(三) 加强锻炼

抚触能够减少早产儿出生以后超声波在骨骼中传播速度的降低,减少骨碱性磷酸增加程度,增加血骨钙素水平,增加骨矿化及骨形成,增强早产儿骨密度及骨强度,促进骨生长。被动运动的机械性刺激能够促进骨的矿化作用,提高 BMC、骨的长度和骨面积。每天被动四肢伸展运动训练 5~10min 能显著促进体质量增长和提高 BMC,但对于早产儿应接受的被动运动量目前还没有公认标准。

(孙　静)

第八章　感染性疾病

第一节　早产儿免疫系统特点

早产儿的防御机制由细胞和体液两类成分介导,分为特异性免疫和非特异性免疫。

一、机体的免疫系统

人体的免疫系统由免疫组织和免疫活性细胞组成。免疫组织由中枢性免疫器官和周围免疫器官组成,中枢性免疫器官包括胸腺和骨髓,周围免疫器官包括脾和淋巴结等。

骨髓为主要造血器官,骨髓产生的干细胞为免疫细胞的前体,一部分干细胞可输送至胸腺,并分化成具有免疫活性的 T 细胞,还有部分干细胞分化为人类的 B 细胞和单核细胞。

自骨髓移入的干细胞,在胸腺中分化和发育成 T 淋巴细胞,其中一部分细胞离开胸腺,迁移到周围免疫器官和组织中去;胸腺的上皮细胞制造和分泌胸腺素,促使胸腺淋巴细胞进一步分化成熟,成为具有免疫活性的 T 细胞。

在脾脏内有大量的巨噬细胞,一方面,巨噬细胞直接吞噬外来异物,另一方面,加工传递信息至淋巴细胞,使之产生抗体。

二、免疫系统的发育

人类免疫系统的发育始于胚胎早期,到出生时尚有一些免疫细胞和分子处于逐步完善变化的阶段。

(一) T 细胞系统发育

在胎龄 8 周时,造血干细胞进入胸腺,并在胸腺上皮细胞和体液因子的作用下发育成 T 细胞,然后从胸腺释放,分布于全身周围淋巴组织。成熟的 T 细胞有两个主要亚群,即 T 辅助细胞(T_H)和 T 抑制细胞(Ts)。在他们的表面分别存在特殊蛋白抗原 CD4 和 CD8。于胎龄 15 ~ 20 周时在循环中可出现多量 T 淋巴细胞。

(二) B 细胞系统发育

胎儿和胚胎动物在早期可出现许多含有细胞内免疫球蛋白的 B 淋巴细胞,但在血液中检测不出免疫球蛋白,说明这时期 B 淋巴细胞分化主要还停留在前阶段,即抗原与胸腺非依赖阶段。胎龄 3 个月左右开始先后具有产生 IgM、IgG、IgA 的能力。但于胎儿期始终维持在低微水平,若有宫内感染,则可产生较多量的 IgM 类抗体。

三、胎儿和新生儿免疫状态

免疫系统在胎儿到新生儿的过渡中,起着主要的保护作用。出生时,免疫机制的功能与胎龄有关,但即使足月儿,免疫功能也比成人低得多。早产儿作为一个特殊群体,机体免疫功能暂时缺陷是其易受病原微生物侵害的主要原因。

(一) 吞噬细胞系统

胸腺产生 T 淋巴细胞:造血干细胞经血流迁入胸腺后,先在皮质增殖分化成淋巴细胞,其中大部分淋巴细胞死亡,小部分继续发育进入髓质,成为近于成熟的 T 淋巴细胞。这些细胞穿过毛细血管后微静脉的管壁,循血流再迁移到周围淋巴结的弥散淋巴组织中,此处称为胸腺依赖区。整个淋巴器官的发育和机体免疫力都必须有 T 淋巴细胞,胸腺在周围淋巴器官的正常发育和机体免疫中起着必不可少的作用。

胎儿期,吞噬细胞最早可见于卵黄囊发育期,是产生抵抗细菌和真菌感染的炎症反应所必需的。粒细胞和单核细胞分别在妊娠第 2 个月和第 4 个月即能分辨,它们的功能随胎龄增大而增强,但直到足月时仍然很低。

循环中的单核细胞是固定的组织巨噬细胞的前体,巨噬细胞在宫内就有吞噬能力。至足月时,其吞噬生物的能力还是低于正常。在出生和接近出生时,肺泡吞噬细胞移行到位,帮助清除肺泡中的羊水碎屑及微生物。这些吞噬细胞和其他组织的吞噬细胞,包括脾脏中的吞噬细胞,吞噬能力都较低。

出生时中性粒细胞的超微结构正常,但膜的变形和黏附能力低下,可能影响细胞的功能,如趋化和吞噬功能。健康婴儿在出生 12 小时以后,中性粒细胞和单核细胞的吞噬功能及其对微生物的杀伤能力可达正常,但在早产儿中较低。

在大多数新生儿中,中性粒细胞和单核细胞的趋化性低,这是因为细胞本身的移动能力和黏附于表面的能力异常,黏附能力的异常则是由于黏附糖蛋白表面因子表达上调缺陷和纤维结合蛋白减低。新生儿血清产生趋化因子的能力也很低,所谓趋化因子是指吸引吞噬细胞到微生物侵入部位的物质。新生儿单核细胞趋化性低可造成皮肤反应性反应降低,出生几年后,细胞的趋化性仍达不到成人水平。

血清调理因子包括 IgM、IgG 抗体和补体。与 IgG 不同,IgM 和补体成分不能通过胎盘。IgM 对革兰阴性细菌的调理作用比 IgG 更有效,但要达到最佳的血清调理活性,还需补体参与。补体成分的合成早在妊娠第 5 周即开始,当足月时,大多数经典和旁路途径的补体成分浓度仅达到成人的 50% ~75%。新生儿白细胞对两组调理素有正常的 Fc 和 C3 受体,但 C3 受体受刺激后在细胞表面的表达增加缓慢。血清调理素活性随胎龄而不同,早产低出生体重儿对所有的微生物调理作用都低,出生时单核-吞噬细胞系统功能低下,部分是由于血清调理素活性低所致。

(二) 细胞免疫(T 细胞)

约在妊娠 6 周,在第 3 和第 4 咽囊上皮开始衍生出胸腺,在妊娠 8 周时,胸腺发育迅速,至妊娠 12 周时,已经形成髓质和皮质层。14 周时胸腺中出现主要的胸腺细胞亚群(三阴性胸腺细胞:CD3、CD4、CD8;双阳性胸腺细胞:CD4$^+$、CD8$^+$;单阳性胸腺细胞:CD4$^+$ 或 CD8$^+$)。14 周时,CD4$^+$ 和 CD8$^+$ 的 T 细胞也出现于胎儿肝脏和脾脏中,提示在这一年龄阶段,外周淋巴器官成熟的 T 细胞已经形成。

在胎儿期和生后早期胸腺发育最活跃,在宫内胸腺生长迅速,所以在正常新生儿的胸部 X 线片上很容易发现胸腺,10 岁时胸腺的大小达到顶峰,然后再数年中逐渐退化。在胎儿期和围生期,胸腺被认为是耐受自身抗原的介质,并且对外周淋巴组织的发育和成熟也必不可少。胸腺的上皮成分所产生的体液物质,例如细胞因子对 T 细胞的分化和成熟是很重要的。

在妊娠中期 3 个月中,胎儿循环中的 T 细胞数逐渐增加,并且在妊娠 30 ~32 周时接近正常水平。出生时,新生儿相对于成人有淋巴细胞增多,伴有 CD4$^+$/CD8$^+$ 比例增高,这反映出 CD8⁺ 细胞所占比例较低。出生后外周 T 淋巴细胞组成的改变使淋巴细胞亚群发生改变。然而与成年人相比,新生儿的 T 淋巴细胞主要由幼稚的 CD4⁺ T 细胞组成。相反,成年人外周血中的淋巴细胞主要为 CD4⁺ 记忆 T 细胞,这种 T 细胞细胞膜表面标记的显著差异可能与 T 细胞亚群对抗体反应以及细胞因子产生能力的不同有关。例如,新生儿的 T 细胞对 B 细胞免疫球蛋白的合成不能提供有效的帮助。

出生时,细胞活性包括自然杀伤细胞、抗体依赖和细胞毒性 T 细胞的杀伤作用明显低于成人淋巴细胞。同时新生儿的抑制 T 细胞活性也明显增高,这依赖于所受的刺激,可能与 CD4⁺ T 细胞的新核型有关。其最终是使部分 T 细胞免疫功能缺陷,导致对感染的易感性增加,在极少数情况下引起输血和母体的淋巴细胞移入。多种因素如病毒感染,高胆红素血症,妊娠后期母亲用药可能抑制新生儿的 T 细胞功能。

迟发型皮肤超敏试验反应直到 1 岁后才消失。足月新生儿很少有母亲淋巴细胞存在和移行-宿主疾病,提示足月儿的 T 细胞功能是足够的。

(三) 抗体免疫(B 细胞)

妊娠 12 周,胎儿的骨髓、血液、肝脏和脾脏中已发现有 B 细胞存在;妊娠第 20 周时,合成微量的 IgM 和 IgG;妊娠第 30 周时,合成微量 IgA。然而,在正常条件下胎儿处于无抗原的环境中,在宫内仅有少量免疫球蛋白,因此脐血 IgM 值升高提示宫内存在抗原,通常来自于先天性感染。几乎所有的 IgG 都是通过胎盘从母体获得的。妊娠 22 周后,胎盘转运 IgG 增加,足月儿 IgG 水平相当于或高于母体水平。早产儿出生时其 IgG 水平随胎龄而相应减低。

出生后,从胎盘转运来的 IgG 以半衰期约 25 天的速度分解,结果到生后 2 ~ 6 个月时出现生理性低丙种球蛋白血症,这种情况在 6 个月后随着婴儿 IgG 合成率逐渐超过来自母体抗体的分解率而缓解,但早产儿在生后 6 个月可能有较明显的低丙种球蛋白血症。1 岁时 IgG 水平达到成人平均水平的 70% 左右,IgA、IgM、IgD、IgE 都不能通过胎盘,至 1 岁时其水平缓慢从最低值上升到成人的 30%。足月新生儿唾液和胃肠道中分泌型 IgA 很低或缺失,出生 1 个月后才开始有分泌型 IgA。

四、胎儿母体免疫学关系

(一) 母体抗体的转移

各类免疫球蛋白中只有 IgG 能通过胎盘,胎龄 38 天即可测得来自母体的 IgG,并随胎龄增长而增加,尤其是最后 3 个月,这种转运迅速增加,故早产儿脐血中的 IgG 水平低于足月儿。IgG 经胎盘转运是一种主动过程,母体 IgG 转移起到类似于被动免疫的作用,是新生儿抗感染免疫的重要组成部分。其转运量与母血中相应 IgG 的浓度和 IgG 的分子量有关。脐血中 IgM、IgA 增高提示胎儿已经在宫内接触过外来抗原,开始自己合成抗体。

(二) 母体自身免疫性疾病的影响

母亲传送的抗体对胎儿及出生婴儿有明显不良的影响。患重症肌无力和甲状腺功能亢进的母亲,其所生婴儿于生后 3 ~ 4 个月内可有相似的临床症状,可能是母亲的自身抗体通过胎盘作用于胎儿。

(三) 母体的同种免疫作用

胎儿的红细胞和血小板等血液成分可以进入母体循环,以致母体发生同种免疫反应,产生抗胎儿红细胞或血小板抗原的 IgG 抗体,并经胎盘进入胎儿循环,破坏胎儿红细胞或血小板而发生新生儿溶血病或同种免疫性血小板减少症。

五、早产儿免疫水平与特点

（一）免疫球蛋白

新生儿的血清免疫球蛋白中绝大部分为通过胎盘的母体 IgG，自身合成的各类免疫球蛋白很少。

1. IgG 脐血中 IgG 的水平等于或稍高于母体水平。早产儿的 IgG 水平低于母体。IgG 分为 IgG1、IgG2、IgG3、IgG4 四个亚类，都能通过胎盘。

2. IgM 不能通过胎盘。一般来说，出生时血清水平超过 200～300mg/L，提示婴儿在子宫内已受非己抗原的刺激。

3. IgA 生理状态下，胎儿很少合成 IgA，若含量增高提示宫内感染的可能性。IgA 的生物学作用主要表现为分泌型 IgA 在黏膜局部的防御作用，生后数天内可在肠道黏膜固有层出现浆细胞。

4. IgE 难以通过胎盘，在脐血中难测出。

（二）淋巴细胞

淋巴细胞可分为 3 类，即 T 淋巴细胞、B 淋巴细胞和主要属于自然杀伤细胞的裸细胞。

1. T 淋巴细胞 婴儿出生时绝对计数高于成人，通常大于 $3000/m^3$。早产儿的 T 淋巴细胞数量减少。T 淋巴细胞亚群是机体免疫系统内功能最重要的一群细胞，辅助性淋巴细胞和抑制性淋巴细胞的比值决定机体免疫水平的中心环节。在早产儿 $CD3^+$、$CD4^+$ 及 $CD4^+/CD8^+$ 比值与胎龄及出生体重呈正相关，相对于胎龄 32 周以上的早产儿，胎龄在 32 周以下的早产儿 $CD3^+$、$CD4^+$ 细胞减少，$CD4^+/CD8^+$ 比值下降；相对于体重在 1.5kg 以上的早产儿，出生体重 1.5kg 以下的早产儿 $CD3^+$、$CD4^+$ 细胞减少，$CD4^+/CD8^+$ 比值下降，提示胎龄越小，出生体重越低，免疫功能越低。早产儿在 1 个月龄时 T 细胞数量可赶上正常新生儿。

2. B 淋巴细胞 B 细胞的计数和百分率在出生时都高于成人水平，小于胎龄儿外周血中细胞膜免疫球蛋白阳性的 B 细胞数量也减少。B 细胞不足比血清免疫球蛋白水平较低具有更严重的后果，更容易发生低丙种球蛋白血症，也不利于抗感染的特异性抗体的生成。

3. 补体系统 新生儿血清中 C3、C4、C5、C1q、C3 激活前体、B 因子的含量都低。缺乏参与传统激活途径的补体成分 C3 或 C5 可导致对传染因子的易感性。

4. 吞噬功能 新生儿的多形核白细胞的生成及储备都比较少，在感染时往往被迅速耗竭。

5. 细胞因子 在新生儿期，一些细胞因子合成或细胞因子受体表达不足，是造成新生儿对病毒和细菌高度易感的因素之一。

六、影响早产儿免疫状态的因素

1. 宫内感染 如果母体怀孕期间患有感染性疾病，尤其是前 3 个月，此时若孕妇病毒感染，均可通过胎盘引起胎儿先天性病毒感染，常见有风疹、疱疹、巨细胞病毒感染等。

2. 营养状态 营养不良时，淋巴细胞萎缩，T 淋巴细胞减少，细胞免疫功能下降，抗体产生减少，补体降低。

3. 喂养种类 母乳对新生儿有保护作用，母乳中含有大量免疫活性细胞和球蛋白，含有血清免疫球蛋白、补体、溶菌体和乳铁蛋白。在生后 24 小时内，新生儿能将母乳内的 IgA 由肠道吸收入血液中，提高循环抗体水平，但仅为一过性，24 小时后大多不能再吸收入血。

早产儿常由于吸吮力弱而错过了这种机会。

4. 抚触 有利于提高新生儿免疫功能。

5. 性别 男婴易感性高于女婴。

第二节 感染早期的评估与识别

早产儿的免疫应答尚不完全,感染时往往缺乏典型的临床症状,由于免疫力低下,一旦感染,容易造成全身感染或重症感染,引起败血症或感染性休克,因此早期的识别与预防尤为重要。

一、感染的危险因素

(一)母亲因素

母亲孕期有感染,往往可以通过胎盘、产道或母乳传播影响早产儿。胎膜早破是感染的重要危险因素。

(二)个体因素

孕周越小,体重越小,免疫系统发育越不完善,感染的概率也越大。

(三)某些侵入性治疗

随着医学的发展及新生儿重症监护病房的建立,对早产儿的抢救成功率也越来越高,但侵入性操作的增加、各种留置导管的应用和机械通气等在为早产儿的成功救治提供诸多方便的同时也增加了感染的机会,是迟发感染的危险因素。

二、早产儿感染的临床表现

早产儿感染按感染发生的时间可分为早发感染与迟发感染,早发感染大多为宫内感染,是早产的重要原因。迟发性感染主要是医院感染。按病原学分为细菌感染与非细菌感染,早产儿常见为细菌感染,且病情进展快,临床表现缺乏特异性、病死率较高。

早产儿感染临床症状不典型,往往不会像年长儿那样出现发热、白细胞升高等支持感染的指标,病原菌的分离、培养需要时间较长,并且阳性率低,从而使新生儿感染的早期诊断受到限制。C反应蛋白增高和血培养的结果将为感染诊断提供诊断依据。有以下改变时应引起注意。

1. 体温不升或发热 体温不升是指新生儿测体温时在35.5℃以下,手足发凉,四肢末梢循环较差。

2. 呼吸增快或节律不规整;安静时心率增快或心动过缓。

3. 消化道症状 表现为呕吐、腹泻或腹胀。

4. 纳奶减少、吸吮无力。

5. 肌张力低,四肢少动,自发性活动少。

6. 反应能力低下,精神改变(激惹或委靡)。

7. 黄疸不退或退而复现。

8. 有感染病灶者可有局部感染灶,如皮肤脓疱疮或疖肿,或脐部有脓性分泌物等。

9. 毛细血管再充盈时间延长(前臂内侧毛细血管再充盈时间常为2~4秒、足底毛细血管再充盈时间常为3~5秒),膝、肘关节以下冷,面色苍白或苍灰,指趾端发绀,皮肤可出现花纹。

10. 早产儿或低出生体重儿,免疫功能尚不成熟,体内的屏障功能尚不完善,细菌容易在全身扩散,当细菌通过血脑屏障进入中枢神经系统时,则可引起化脓性脑膜炎,使病情加重、凶险。

三、预防感染的措施

（一）加强围生期保健,降低早产发生率
母亲怀孕后应定期进行孕前检查,发现问题及时就医。

（二）提高 NICU 医护人员对预防感染的认识,加强病房管理
新生儿病房内应设有早产儿房间,感染与非感染的患儿应分开安置。患儿所使用的各种仪器,如呼吸机管道、暖箱、吸痰器、雾化器等应定期消毒;听诊器应专人使用;奶瓶、奶嘴、药杯等应高压灭菌后使用;配奶应有专人操作。为预防交叉感染,应减少家长对早产儿的探视,可使用探视系统满足家长的需要。

（三）严格执行消毒隔离制度,尤其要重视洗手
早产儿许多脏器的功能尚未成熟,免疫力低,抵抗力差,容易感染。如果消毒隔离不严格,将会增加感染的机会。因此要严格执行消毒隔离制度,每位工作人员在接触患儿前后均应认真洗手及做手消毒,接触超低出生体重儿应戴手套操作,这是避免医院感染的重要措施之一。病房内应有专人负责感染管理及控制,定期作空气培养及各种物体表面的细菌培养,包括医务人员手的培养。一旦发现感染的迹象应及时与感染管理部门取得联系获得相应指导。

（四）严格无菌操作,尽量减少侵入性操作
对于早产儿,如果仅靠胃肠内营养不能保证其生理需要而需静脉营养时,应考虑使用中心静脉。这样既可以为患儿提供一条持续有效的静脉通路,又可以避免因为静脉穿刺困难造成患儿输液中断的问题。但中心静脉置管毕竟有一定的感染风险,因而,一旦治疗结束应尽早拔除。

（五）加强早产儿皮肤、脐部、臀部及口腔的护理
早产儿机体抵抗力差,皮肤是其天然屏障,如果皮肤不清洁或有损伤就会使细菌乘虚而入引发感染,因此,加强皮肤护理至关重要。但早产儿一般不沐浴,每日只做口腔、脐部、臀部的护理,并用柔软的湿巾或清水擦净头面部的血渍及肛周粪便即可,全身其他部位的皮肤如无明显脏污可不用擦洗。这样做可以减少患儿热量的散失及皮肤的损伤。

（六）合理使用抗菌药物
严格掌握使用抗菌药物的指征,对于除外感染因素的疾病不应使用抗生素预防用药。

第三节　早产儿败血症

一、概　　述

早产儿败血症(preterm infant septicemia)是指新生儿期细菌或真菌侵入血循环并在其中生长繁殖,产生毒素所造成的全身炎症反应综合征,是新生儿期重要的感染性疾病之一,其发病率为活产婴儿的1‰～8‰。低出生体重儿可高达164‰,出生时有呼吸功能抑制和母

亲围生期有高危因素者发病率最高；男婴和有先天性畸形，特别是泌尿道畸形的早产儿危险性最大。由于产科并发症造成早产儿易患败血症，如产前 12～24 小时的羊膜早破（PROM）、母亲出血（前置胎盘、胎盘早剥）、毒血症、急产或母亲感染、特别是泌尿道感染或宫内感染，多数表现为母亲分娩前或分娩中发热。

二、病因及发病机制

（一）病因

1. 病原菌　我国以葡萄球菌最多见，其次为大肠埃希菌等革兰阴性杆菌。近年来随着 NICU 的发展，静脉留置针、气管插管和广谱抗生素的广泛应用，以及极低出生体重儿存活率明显提高，表皮葡萄球菌、铜绿假单胞菌、克雷伯杆菌、肠杆菌等机会致病菌，产气荚膜梭菌厌氧菌及耐药菌株所致的感染有增加趋势。空肠弯曲菌、幽门螺杆菌等已成为新的致病菌。B 组溶血性链球菌（group B streptococcus，GBS）和李斯特菌虽然为欧美发达国家新生儿感染常见的致病菌，但在我国及发展中国家少见。

2. 感染途径

（1）产前感染：又称宫内感染，病原体经母亲血液透过胎盘感染胎儿。宫内感染主要是病毒引起的慢性感染，可导致胎儿宫内发育迟缓、先天性畸形及婴儿出生后肝脾肿大、黄疸、贫血、血小板减少以及神经系统受损等多器官损害，即"宫内感染综合征"。此外，母亲细菌定植的密度与早产儿受侵袭性感染的危险性直接相关。上行性感染是主要原因，羊水被胎粪或产道黏液污染可促进 GBS 和大肠埃希菌的生长，病原菌通过污染浅表绒毛膜血管而侵入胎儿循环，也可通过胎儿吸入或吞咽污染的羊水进入血液，或进行羊膜囊穿刺等有创性操作而又消毒不严时也可导致胎儿感染。

（2）产时感染：与胎儿通过产道时被感染有关。胎儿吸入产道中污染的分泌物或血液中的病原体；胎膜早破、产程延长、分娩时消毒不严或经阴道采胎儿头皮血、产钳助产损伤等均可使胎儿感染。

（3）产后感染：是最常见的感染途径，病原体可通过皮肤黏膜创面、呼吸道、消化道及带菌的家庭成员接触传播。其中，与携带病毒的母亲密切接触是新生儿生后病毒感染最重要的途径。在医院，医务人员的手、接触抗生素（选择耐药菌株）、长期住院、消毒不严的各种导管和仪器也可造成医源性感染。

（二）发病机制

早产儿免疫功能发育不成熟，感染后局限能力差，细菌容易侵入血液循环而致败血症。

1. 非特异性免疫功能　表现为：①屏障功能差：皮肤角质层薄、黏膜柔嫩易损伤；脐残端未完全闭合，离血管近，细菌易进入血液；呼吸道纤毛运动差，胃液酸度低，杀菌力弱，肠黏膜通透性高，同时分泌型 IgA 缺乏，易发生呼吸道和消化道感染，有利于细菌侵入血循环；血脑屏障功能不全，易患细菌性脑膜炎。②淋巴结发育不全，缺乏吞噬细菌的过滤作用，不能将感染局限在局部淋巴结。③经典及替代补体途径的部分成分（C3、C5、调理素等）含量低，机体对某些细菌抗原的调理作用差。④中性粒细胞产生及储备均少，趋化性及粘附性低下，备解素、纤维结合蛋白、溶菌酶含量低，吞噬和杀菌能力不足，早产儿尤甚。⑤单核细胞产生粒细胞-集落刺激因子（G-CSF）、白细胞介素 8 等细胞因子的能力低下。

2. 特异性免疫功能　表现为：①新生儿体内 IgG 主要来自母体，且与胎龄相关，胎龄愈小，IgG 含量愈低，因此早产儿更易感染。②IgM 和 IgA 分子量较大，不能通过胎盘，新生儿体内含量很低,因此对革兰阴性杆菌易感。③血中 T、B 淋巴细胞和自然杀伤细胞免疫应答力弱,直接吞噬及杀伤病原体的功能明显低下。

三、临床表现

早产儿败血症分为早发型和晚发型两种。生后 7 天内起病者称为早发型败血症,常由母亲垂直传播引起,发生在出生前和出生时,病原菌以大肠埃希菌为主,常呈多器官受累,尤其呼吸系统症状最明显,病死率高。50% 早发型早产儿病例在生后 6 小时内出现临床症状,大多数在生后 72 小时内出现症状。出生 7 天后起病者称为晚发型败血症,发生在出生时或出生后,与周围的生活环境有关,病原菌以葡萄球菌为主,常有脐炎、肺炎或脑膜炎等局灶性感染,包括医院内获得性感染,病死率较早发型低。

早产儿败血症早期体征并不明显,也很难找到具体的感染灶。常见表现为体温不稳定、自发性活动减少、吸吮无力、呼吸暂停、心动过缓及体重不增、面色发灰、皮肤发花、精神委靡等。出现以下表现时应高度怀疑败血症:①黄疸:有时是败血症的唯一表现,生理性黄疸消退延迟或退而复现,以及黄疸迅速加重与无法解释的黄疸;②肝脾肿大:出现较晚,一般为轻至中度肿大;③出血倾向:皮肤黏膜瘀点、瘀斑、针眼处渗血不止,消化道出血、肺出血等;④休克:面色苍灰,皮肤呈大理石样花纹,血压下降,尿少或无尿,硬肿症出现常提示预后不良;⑤其他:呕吐、腹胀、中毒性肠麻痹、呼吸窘迫或暂停、青紫;⑥可合并肺炎、脑膜炎、坏死性小肠结肠炎、化脓性关节炎和骨髓炎等。

低出生体重儿败血症死亡率比足月儿高 2 ~ 4 倍,早发型败血症的总死亡率是 15% ~ 50%,晚发型败血症则为 10% ~ 20%。早产儿同时患败血症和粒细胞减少症者很少存活。

四、诊断检查

1. 血常规   白细胞总数升高,中性粒细胞增高及血小板计数下降有诊断价值。

2. 病原学检查   ①血培养:应在抗生素使用之前进行,抽血时必须严格消毒,严格无菌操作;同时作 L 型细菌和厌氧菌培养可提高阳性率。②脑脊液、尿培养:脑脊液除培养外,还应涂片找细菌;尿培养最好从耻骨上膀胱穿刺取尿液,以免污染,尿培养阳性有助于诊断。③其他:可酌情行胃液、外耳道分泌物、咽拭子、皮肤拭子、脐残端、肺泡灌洗液(气管插管患儿)等细菌培养,阳性仅证实有细菌定植但不能确立败血症的诊断。

3. 根据病史中有高危因素、临床症状体征、周围血象改变、CRP 增高等可考虑本病诊断,确诊有赖于病原菌或病原菌抗原的检出。

五、治疗原则

1. 合理使用抗生素   早期、静脉、联合、足量、足疗程应用抗生素是治疗败血症的关键。在使用抗生素前收集各种标本,不需等待细菌学检查结果,即应及时使用抗生素。根据病原菌可能来源初步判断病原菌种,病原菌未明确前可选择即针对革兰阳性菌及针对革兰阴性菌的抗生素,一旦有药敏结果应作相应调整,尽量选择一种针对性强的抗生素。一般采用静脉注射,血培养阳性者,疗程至少 10 ~ 14 天,有并发症者应治疗 3 周以上。

2. 支持、对症治疗   注意保暖,供给氧气、能量和液体。清除感染灶,纠正酸中毒及电解质紊乱,维持血糖和血电解质在正常水平,减轻脑水肿。

3. 免疫疗法   包括:①静脉输注免疫球蛋白,每日 300 ~ 500mg/kg,3 ~ 5 日。②重症患儿可行换血,释出循环内细菌和内毒素,换入抗体,改善休克和缺氧,换血量 100~150ml/kg。③严重粒细胞减少者可输注粒细胞悬浮液(15ml/kg)含粒细胞(0.2~1)×10⁹/ml,输注 5 天。

六、护 理 措 施

1. 保持体温稳定 ①评估体温情况,体温过高时,调节环境温、湿度,松解包被来降低体温,不可采用退热剂或乙醇擦浴、冷盐水灌肠等刺激性强的降温方法,否则易出现体温过低。降温处理后 30 分钟应复测体温 1 次并记录。②早产儿通常也会发生体温不升,应及时保暖,必要时将患儿置入暖箱或远红外辐射床复温。体温不稳定时,应每小时测量一次并记录。③各种护理操作集中进行,尽量缩短操作时间,保持暖箱内温度。④病室空气清新,每日通风,避免对流,注意保暖。

2. 维持有效呼吸 ①观察呼吸情况,仰卧时可在肩下放置小软枕,避免颈部弯曲,保持呼吸道通畅。出现呼吸暂停时,可用拍打足底(弹足底)、托背、放置水囊床垫等方法,帮助恢复有效的自主呼吸,有分泌物时应及时吸净,并及时报告医生,同时观察呼吸暂停持续时间,是否可自行缓解及有无心率、血氧饱和度的下降。呼吸暂停发作频繁时可遵医嘱给予氨茶碱或吸氧、机械正压通气。②出现发绀、呼吸急促、呼吸暂停时遵医嘱给予氧气吸入,不要长时间、高浓度吸氧,避免视网膜病变导致失明。吸氧浓度以维持动脉血氧分压 50~70mmHg (6.7~9.3kPa)或血氧饱和度 90%~95% 为宜。切忌常规吸氧。③使用呼吸机进行辅助通气时,应观察患儿自主呼吸与机器是否合拍,及时记录呼吸机参数。

3. 局部感染灶护理 ①评估和记录患儿皮肤、黏膜情况。②及时处理局部病灶,遵医嘱予以局部换药,促进病灶早日愈合,防止感染蔓延扩散。如脐部感染时,每日清创换药 2 次;皮肤有小脓疱时,先用 75% 乙醇或安尔碘消毒后,再用无菌针头将脓疱刺破,拭去脓液并涂抗生素软膏;肛周有皮疹或发红时应尽量暴露局部皮肤,保持清洁干燥;有口腔溃疡或鹅口疮时及时涂药处理。

4. 保证营养供给 ①评估患儿吸吮、吞咽、消化、吸收功能,选择直接喂哺母乳、奶瓶、滴管、管饲或静脉等不同的补充营养方式,保证营养供给。②吸吮有力,吞咽功能好的可选择直接喂哺母乳,如母亲不能喂哺,可使用奶瓶喂养,注意奶瓶及奶嘴的消毒。喂奶时密切观察患儿有无呛奶及缺氧情况。喂奶后抬高床头并使患儿右侧卧位,观察有无吐奶及腹胀。③吸吮及吞咽功能不好的患儿可选择管饲的方法,饲入奶时应采用重力喂养的方法,即将盛奶的注射器连于胃管末端,使其自行流入患儿胃内,避免饲奶过快引起患儿呕吐或胃黏膜损伤。当胃潴留大于入量的 20% 时,应请示医生是否减量或停止管饲。④使用胃肠外营养时,应尽量通过中心静脉导管进入,避免液体外渗造成外周皮肤坏死。严格控制输液速度,做好导管的维护。⑤每日记录出入量并测体重。

5. 皮肤护理 ①评估全身皮肤情况,观察有无破损。保持皮肤清洁、干燥,清洁皮肤时应使用柔软的布类或湿巾。②早产儿皮肤娇嫩,护士做任何操作要轻柔,衣服及床单位要平整、清洁。使用暖箱时,可在患儿周围用棉条围成鸟巢状,防止皮肤擦伤、破损。③脐带未脱落的患儿每日消毒脐窝防止感染。

6. 控制感染 ①采取床边隔离措施,接触患儿前后要认真洗手,必要时应戴手套操作。②遵医嘱按时准量给予抗生素,保证药物有效进入体内,杀灭病原菌。③早产儿抵抗力弱,所用奶瓶、奶嘴等物品应严格消毒后再使用。④使用中的暖箱应每日清洁,每周彻底消毒 1 次;暖箱湿化应使用灭菌蒸馏水并每日更换。呼吸机管道每 7 天更换 1 次。

7. 密切观察生命体征,及时发现并发症   ①密切观察患儿的生命体征、神志、面色、哭声、前囟张力及皮肤黏膜情况。②发现患儿出现面色青灰、哭声低弱、尖叫、前囟饱满、频繁呕吐、眼睑及面肌小抽动等异常表现时应及时报告医生,积极配合抢救。③保持安静,减少不必要的刺激,安抚患儿,及时满足其生理需要,如使用安抚奶嘴等。④准备好抢救物品,随时备用。

8. 做好家长的心理护理和健康宣教   ①多与患儿家长交流,鼓励其表达出内心的感受。帮助患儿父母克服自责和沮丧的心理,尽早建立积极的心态面对患儿。②向患儿家长讲解早产儿败血症的知识,说明使用抗生素治疗时间长,树立家长对患儿康复的信心。告诉家长患儿目前的情况及有关疾病护理知识。

9. 做好出院指导   ①告知家长患儿目前的体重、奶量及喂哺方法、次数。嘱家长尽量母乳喂养。使用奶瓶喂养时要注意奶具的消毒。②患儿回家后不要到公共场所,家中病人不要接触患儿。母亲有病时不要喂母乳。③家中要保持适宜的温湿度,即温度24~26℃,相对湿度在55%~65%,室内应经常开窗通风,保持空气新鲜。通风时注意给患儿保暖,尽量抱到其他房间。④示范并教会家长喂养、抱持、穿衣、沐浴等日常护理方法。⑤遵医嘱按期复诊,按要求进行预防接种。定期进行生长发育监测。

第四节 早产儿脑膜炎

一、概 述

新生儿化脓性脑膜炎(nenonatal purulent meningitis)是指出生后4周内化脓菌引起的脑膜炎症。其发生率占活产儿的0.2‰~1‰,早产儿因为抵抗力低下,免疫防御功能不全,细菌易穿过血脑屏障到达脑膜,其发生率可高达3‰。早产儿脑膜炎是非常严重的感染,其致病菌大部分为细菌,少部分为病毒、真菌等。早产儿患脑膜炎后,症状常不典型,颅内压增高征出现较晚,又常缺乏脑膜刺激征,故早期诊断非常困难。另外,早产儿因免疫力差,一旦感染了脑膜炎,常会合并败血症、脑室膜炎,大肠埃希菌等革兰阴性杆菌尤其难以清除。多年来其病死率下降远不如其他年龄组显著,由于小的早产儿、极低出生体重儿的增多,新生儿化脓性脑膜炎的病死率可达65%~75%。幸存者中40%~50%可留下失听、失明、癫痫、脑积水、智力和(或)运动障碍等后遗症。

二、病因和发病机制

(一) 病因

1. 致病菌   引起早产儿脑膜炎的原因很多,一般认为与败血症一致,但事实并非完全如此。有些脑膜炎可无败血症,而由原病菌直接侵入脑膜或仅只有短暂的菌血症。引起脑膜炎最常见的为革兰阴性菌如大肠埃希菌及李斯特菌,另外革兰阳性菌以B族链球菌为主也渐增多。脑膜炎可分为早发型及晚发型两种,早发型脑膜炎常发生于出生2天内,与母体产道感染有关,常合并有呼吸窘迫或败血症等,死亡率较高。晚发型脑膜炎则通常发生于出生1周左右及以后,属于后天感染的因素较多,死亡率亦不低。

2. 感染途径

(1) 产前感染:较为罕见。通常是由于母亲患李斯特菌感染伴有菌血症时,该菌通过胎盘导致流产、死胎、早产。

（2）产时感染：患儿母亲多有胎膜早破、产程延长、难产等生产史。大肠埃希菌类、B族链球菌可由母亲的直肠或阴道上行污染羊水或通过产道时胎儿吸入或吞入，多在生后3天内以暴发型肺炎、败血症发病，约30%发生化脓性脑膜炎，B族链球菌的10种血清型（Ⅰa、Ⅰb、Ⅰa/c、Ⅱ、Ⅲ~Ⅷ）均可见。李斯特菌脑膜炎有时也可因产时吸入或吞入污染的羊水引起，近年来新生儿支原体脑膜炎也有不少报道。

（3）产后感染：病原菌可由呼吸道、脐部、受损皮肤与黏膜、消化道等侵入血循环再穿过血脑屏障到达脑膜。早产儿由于身体各器官功能发育不成熟，出生后需要进行相应的治疗，而有些水生菌可在含微量硫、磷的蒸馏水中繁殖，如雾化器、吸痰器、呼吸机、暖箱内的水槽等，故早产儿比一般新生儿更易发生水生菌所致脑膜炎。另外，由于侵入性操作的增多，也可造成医源性感染。

（二）病理

在细菌毒素和多种炎症相关细胞因子的作用下，形成以软脑膜、蛛网膜和表层脑组织为主的炎症反应，表现为广泛性血管充血、大量中性粒细胞浸润和纤维蛋白渗出，伴有弥散性血管源性和细胞毒性脑水肿。在早期或轻型病例，炎性渗出物主要在大脑顶部表面，逐渐蔓延至大脑基底部和脊髓表面。严重者可有血管壁坏死和灶性出血，或发生闭塞性小血管炎而致灶性脑梗死。

三、临 床 表 现

1. 一般表现　早产儿脑膜炎的症状与败血症相似，表现为精神委靡、面色欠佳、体温不稳定、少吃、少动、频繁呼吸暂停及皮肤发花等，但脑膜炎患儿这些症状往往更重，进展更快。

2. 特殊表现　①神志方面：嗜睡、易激惹、尖叫。②眼部异常：双眼凝视、眼球上翻或向下呈落日状；眼球震颤或斜视；瞳孔对光反应迟钝或大小不等。③颅内压增高征：晚期患儿会出现前囟饱满、紧张，骨缝可进行性增宽。④惊厥：约30%~50%的患儿会出现惊厥症状，表现为眼睑抽动或面肌小抽动如吸吮状。抽动时可伴有面色发绀、呼吸暂停等。⑤其他：黄疸、肝大、腹胀、休克等可同时出现。李斯特菌脑膜炎患儿的皮肤可出现典型的红色粟粒样小丘疹，主要分布在躯干，皮疹内可发现李斯特菌。⑥早产儿由于颈部肌肉发育差，脑膜炎的典型症状颈强直很少出现。

四、诊 断 检 查

对胎膜早破、产程延长等的早产儿，如果出现难以解释的体温不稳定，精神、哭声、面色不好时，应仔细检查有无激惹、易惊、尖叫、嗜睡、凝视或前囟紧张饱满、骨缝增宽等提示颅内感染的表现。但必须有脑脊液检查，才能确定病原菌，并根据药物的敏感性确定用药。

五、治 疗 原 则

1. 抗生素治疗　应早期、足量、足疗程用药。化脓性脑膜炎预后严重，应选择对病原菌敏感、且能较高浓度透过血脑屏障的药物，力求用药24小时内杀灭脑脊液中的致病菌。为维持抗生素在脑脊液中的有效浓度，必须静脉给药。疗程3~4周，两次脑脊液检查正常后方可停药。

2. 支持、对症疗法　注意保暖，供给氧气、能量和液体。清除感染灶，纠正酸中毒及电解质紊乱,维持血糖和血电解质在正常水平。严格限制输液量,避免加重脑水肿。对颅压增高或惊厥患儿,可给20%甘露醇降低颅内压力,抽搐频繁时可给予镇静剂。

3. 免疫疗法　根据患儿具体情况进行输血及静注免疫球蛋白。

4. 并发症的治疗　①硬脑膜下积液:少量积液无需处理,积液量较大引起颅压增高时,应作硬膜下穿刺放出积液。②脑室管膜炎:应进行侧脑室穿刺引流,以缓解症状。③脑积水:需外科手术治疗进行脑脊液分流术。

六、护理措施

1. 保持体温稳定　①评估体温情况,体温过高时,调节环境的温、湿度,松解包被来降低体温,不可采用退热剂或乙醇擦浴、冷盐水灌肠等刺激性强的降温方法,否则易出现体温过低。降温处理后30分钟应复测体温1次并记录。②早产儿通常也会发生体温不升,应及时保暖,必要时将患儿置入暖箱或远红外辐射床复温。体温不稳定时,应每小时测量一次并记录。③各种护理操作集中进行,尽量缩短操作时间,保持暖箱内温度。④病室空气清新,每日通风,避免对流,注意保暖。

2. 维持有效呼吸　①观察呼吸情况,仰卧时可在肩下放置小软枕,避免颈部弯曲,保持呼吸道通畅。出现呼吸暂停时,可用拍打足底(弹足底)、托背、放置水囊床垫等方法,帮助恢复有效的自主呼吸,有分泌物时应及时吸净,并及时报告医生,同时观察呼吸暂停持续时间,是否可自行缓解及有无心率、血氧饱和度的下降。呼吸暂停发作频繁时可遵医嘱给予氨茶碱或吸氧、机械正压通气。②出现发绀、呼吸急促、呼吸暂停时遵医嘱给予氧气吸入,不要长时间、高浓度吸氧,避免视网膜病变导致失明。吸氧浓度以维持动脉血氧分压50～70mmHg(6.7～9.3kPa)或血氧饱和度90%～95%为宜。切忌常规吸氧。③使用呼吸机进行辅助通气时,应观察患儿自主呼吸与机器是否合拍,及时记录呼吸机参数。

3. 惊厥的护理　①密切观察患儿的生命体征、神志、面色、哭声、前囟张力及皮肤黏膜情况。②保持安静,暴露双手(便于观察抽搐症状),出现突然尖叫、两眼凝视等症状时应及时报告医生。观察抽搐的症状、持续时间及是否能够自行缓解。③患儿出现面色发青、呼吸不规则时应及时通知医生并立即吸氧,准备镇静剂、脱水剂等,积极配合抢救。④密切观察患儿惊厥时有无胃食道反流,及时进行吸引,以免窒息。⑤患儿前囟饱满,不要在头部进行静脉穿刺。定期测量头围。

4. 侧脑室引流的护理　①评估并记录引流液性质及量。有血性液引出等异常时,及时通知医生处理。②保持引流管位置稳定及引流通畅。勿使引流管打折、受压或脱出。③观察穿刺处有无渗血及渗液,保持敷料清洁、干燥,如有潮湿、污染及时更换,严格无菌操作。

5. 局部感染灶护理　①评估和记录患儿皮肤、黏膜情况。②及时处理局部病灶,遵医嘱予以局部换药,促进病灶早日愈合,防止感染蔓延扩散。如脐部感染时,每日清创换药2次;皮肤有小脓疱时,先用75%乙醇或安尔碘消毒后,再用无菌针头将脓疱刺破,拭去脓液并涂抗生素软膏;肛周有皮疹或发红时应尽量暴露局部皮肤,保持清洁干燥;有口腔溃疡或鹅口疮时及时涂药处理。

6. 保证营养供给　①评估患儿吸吮、吞咽、消化、吸收功能,选择直接喂哺母乳、奶瓶、滴管、管饲或静脉等不同的补充营养方式,保证营养供给。②吸吮有力,吞咽功能好的可选择直接喂哺母乳,如母亲不能喂哺,可使用奶瓶喂养,注意奶瓶及奶嘴的消毒。喂奶时密切观察患儿有无呛奶及缺氧情况。喂奶后抬高床头并使患儿右侧卧位,观察有无吐奶及腹胀。

③吸吮及吞咽功能不好的患儿可选择管饲的方法,饲入奶时应采用重力喂养的方法,即将盛奶的注射器连于胃管末端,使其自行流入患儿胃内,避免饲奶过快引起患儿呕吐或胃黏膜损伤。当胃潴留大于入量的20%时,应请示医生是否减量或停止管饲。④使用胃肠外营养时,应尽量通过中心静脉导管进入,避免液体外渗造成外周皮肤坏死。严格控制输液速度,做好导管的维护。⑤每日记录出入量并测体重。

7. 皮肤护理　①评估全身皮肤情况,观察有无破损。保持皮肤清洁、干燥,清洁皮肤时应使用柔软的布类或湿巾。②早产儿皮肤娇嫩,护士做任何操作要轻柔,衣服及床单位要平整、清洁。使用暖箱时,可在患儿周围用棉条围成鸟巢状,防止皮肤擦伤、破损。③脐带未脱落的患儿每日消毒脐窝防止感染。

8. 控制感染　①采取床边隔离措施,接触患儿前后要认真洗手,必要时应戴手套操作。②遵医嘱按时准量给入抗生素,保证药物有效进入体内,杀灭病原菌。③早产儿抵抗力弱,所用奶瓶、奶嘴等物品应严格消毒后再使用。④使用中的暖箱应每日清洁,每周彻底消毒1次;暖箱湿化应使用灭菌蒸馏水并每日更换。呼吸机管道每7天更换1次。

9. 做好家长的心理护理和健康宣教　①多与患儿家长交流,鼓励其表达出内心的感受。帮助患儿父母克服自责和沮丧的心理,尽早建立积极的心态面对患儿。②向患儿家长介绍早产儿脑膜炎的一般知识、预后以及患儿目前的情况,告诉家长有关疾病护理知识。③如患儿已出现并发症且预后不理想时,应鼓励家长积极进行康复治疗,提高患儿的生活质量。

10. 做好出院指导　①告知家长患儿目前的体重、奶量及喂哺方法、次数。嘱家长尽量母乳喂养。使用奶瓶喂养时要注意奶具的消毒。②患儿回家后不要到公共场所,家中病人不要接触患儿。母亲有病时不要喂母乳。③家中要保持适宜的温湿度,即温度24～26℃,相对湿度在55%～65%,室内应经常开窗通风,保持空气新鲜。通风时注意给患儿保暖,尽量抱到其他房间。④示范并教会家长喂养、抱持、穿衣、沐浴等日常护理方法。⑤遵医嘱按期复诊,按要求进行预防接种。定期进行生长发育监测。

第五节　母婴传播性疾病

母婴传播性疾病是一类严重影响胎儿正常生长发育和新生儿健康的疾病,包括先天性弓形虫病、巨细胞病毒感染、先天性风疹、先天性梅毒、艾滋病等。

一、先天性弓形虫病

弓形虫(toxoplsama,TOX)病是一种人畜共患的寄生虫病,先天性弓形虫病通过母体经胎盘传给胎儿。当孕妇出现虫血症,不论有无临床症状,约有半数可发生母婴垂直传播,出现流产、死亡或先天缺陷儿等。

(一)病因及发病机制

弓形虫属于原生动物,可在人或其他动物体内完成无性生殖过程。传播途径有先天性和获得性两种。先天性感染指胎儿在母体宫内经过血流途径及胎盘而使胎儿感染。经胎盘感染的途径有:①通过绒毛膜;②通过绒毛膜的破口;③通过胎盘的病变部位。感染如发生在妊娠早期可引起孕妇流产、早产;感染发生于妊娠晚期可引起死胎。

(二)临床表现

临床表现有轻有重,主要表现为全身性症状和系统性症状。全身性症状主要表现为感染中毒症状和神经系统及眼等多器官病变。

1. 急性期表现 ①发热、呕吐、斑丘疹或出血性皮疹。②中枢神经系统受损最多见,表现为脑膜脑炎。其他有心肌炎、淋巴结肿大、肾炎等。

2. 慢性期表现 ①神经系统型:多为重型,表现为前囟突起、呕吐、昏迷、角弓反张。②眼型:脉络视网膜炎为最常见表现。③其他:肝脏弓形虫个病,出现类似慢性肝炎表现;肺炎;肾炎;心肌炎等。

（三）诊断检查

产前诊断可用超声检查、脐带穿刺和羊膜腔穿刺术。妊娠 20 周后可用胎儿血样检测特异性 IgM 抗体。

（四）治疗原则

婴儿发生先天性感染应尽早治疗,可以联用乙胺嘧啶、磺胺嘧啶(sulfadiazine)和甲酰四氢叶酸(leucovorin)至少一年。早治疗可以减少但是不能消除弓形虫病迟发的后遗症,如脉络视网膜炎。

二、先天性风疹

妊娠早期感染风疹病毒的孕妇,经胎盘血行播散感染胎儿是最主要的传播途径。此外,还有经生殖系统上行感染的可能。产后风疹可以通过母乳感染婴儿。

（一）病因和发病机制

先天性风疹综合征发生时间与暴露病毒的时间有关。已感染的婴儿大约有 1/2 的母亲在孕期曾出现过皮疹。如果母体在受孕后 4 周内发生病毒感染,大约有 50% 的胎儿有先天性风疹综合征表现。如果在随后的 4 周内感染病毒,大约只有 25% 的胎儿被感染。当母体感染发生于妊娠第 3 个月中,大约有 10% 的胎儿被感染。在此以后的母体感染中,大约不足 1% 的胎儿被感染。由此可见,妊娠前 3 个月内感染风疹,致病概率很大;4 个月后明显降低。因此,妊娠初 3 个月内感染风疹宜终止妊娠。

（二）临床表现

先天性风疹综合征的临床表现与母体感染的时间和胎儿器官发育密切相关。早产儿出生后表现为低体重、黄疸、肝脾肿大、贫血、紫癜、前囟饱满或间质性肺炎。先天性风疹综合征会出现一系列异常表现。其中四个最主要的表现是耳聋(60% ~ 75%),眼睛缺陷(10% ~ 30%),中枢神经系统异常(10% ~ 25%)和心脏畸形(10% ~ 20%)。最常见的心脏畸形如动脉导管未闭。

（三）治疗原则

治疗主要是对症处理,早产儿应早隔离,防治并发症。矫正畸形。

三、巨细胞病毒感染

巨细胞病毒(cytomegalovirous,CMV)是一种普遍存在的双链 DNA 的疱疹病毒,人类是唯一的宿主。像单纯疱疹病毒一样,巨细胞病毒在初次感染后可以在宿主细胞内潜伏存在。

（一）病因及发病机制

巨细胞病毒传染性并不是特别强。垂直传播包括经胎盘传播、分娩时接触已感染的产道分泌物或是母乳传播。我国先天性 CMV 感染率为 0.5% ~1.12%,国外为0.24% ~ 2.2%。

先天性 CMV 感染是由于病毒通过血行播散经胎盘感染胎儿。这种血行播散可以见于原发感染和复发感染,但常见丁前者。孕妇发生血清转阳性者大约有 1% ~ 4%。孕期发生原发感染者大约 40% ~ 50% 的胎儿将受到感染。

(二) 临床表现

所有发生先天性巨细胞感染的早产儿,生后仅 5% ~ 18% 有症状,包括发育落后、生长受限、肝脾大、黄疸、颅内钙化、小头畸形、脉络视网膜炎和听力丧失。实验室检查常见表现有血小板减少、胆红素和血清转氨酶升高。严重感染的婴儿中大约有 30% 死亡;80% 幸存者遗留严重的神经疾患、眼睛病患或是听神经受损。孕妇原发感染者中有 85% ~ 90% 婴儿出生后没有症状。

(三) 治疗原则

到目前为止,尚无可用的 CMV 疫苗,也无有效的治疗方法。抗病毒药物如阿昔洛韦 (acyclovir, ACV)、更昔洛韦 (ganciclovir, GCV) 等抗 CMV 病毒能力缓和,主要用于免疫功能低下严重感染的患者。

四、先天性梅毒

先天性梅毒是由梅毒螺旋体经胎盘从母体进入胎儿血循环所致。

(一) 病因和发病机制

患梅毒的孕妇在螺旋体血症时胎盘即受到了感染,一旦梅毒螺旋体感染了胎盘,即可造成胎儿受染。Harter 等观察未经治疗的梅毒孕妇,早在妊娠 9 周时胎儿即已受感染。未经治疗的一、二期梅毒孕妇,胎儿几乎全部受感染,其中一半发生早产或围生期死亡。未经治疗的早期潜伏梅毒孕妇,40% 发生早产或围生期死亡;未经治疗的晚期梅毒孕妇,10% 的婴儿发生先天性梅毒。

(二) 临床表现

梅毒潜伏期为 60 ~ 90 天,多数在 6 周以内。胎儿感染梅毒后治疗越晚,先天性梅毒发病率越高,而先天性梅毒是唯一能在宫内预防和治疗的疾病。梅毒感染的胎盘大而苍白,呈蜡样胎盘,梅毒螺旋体在孕中期可播散到胎儿所有器官,引起肺、肝、胰、脾和骨骼的改变。

大多数新生儿症状和体征不明显,多于 2 ~ 3 周后出现,常发展为晚期梅毒。早期先天性梅毒常见以下症状:

1. 一般表现 营养障碍、消瘦、皮肤黏膜松弛、可有发热、贫血、体重不增、烦躁易激惹等表现。

2. 皮肤损害 皮疹为散发或多发性,圆形、卵圆形或彩虹状,紫红或铜红色浸润性斑块。外围有丘疹,带有鳞屑。分布于口周、臀部、手掌、足趾。口周呈放射状裂纹。

3. 黏膜损害 常见为梅毒性鼻炎,鼻前庭皮肤湿疹样溃疡。

4. 肝脾大及全身淋巴结肿大。

5. 中枢神经系统症状 新生儿期罕见,可表现有低热、颈强直、惊厥、角弓反张等。

6. 其他 骨及骨膜炎,全身水肿,脉络膜视网膜炎,青光眼等。

(三) 诊断检查

1. 询问父母及其密切接触的人有无梅毒病史。

2. 渗出物或皮肤黏膜病损的刮出物涂片,找到梅毒螺旋体即可确诊。

(四) 治疗原则

1. 抗生素治疗 先天性梅毒以青霉素足量、足疗程静脉治疗为主,并追踪复查,直至梅毒螺旋体滴度下降,最终阴性。

2. 对症支持治疗　注意保暖,供给氧气、能量和液体,保证机体需要量。

五、艾滋病(HIV 感染)

HIV 感染即人类免疫缺陷病毒感染。

(一) 病因和发病机制

HIV 可破坏 CD4 细胞,使 T 细胞对抗原刺激的反应性降低,功能减弱,使机体容易发生感染和恶性肿瘤。HIV 感染母亲所生的婴儿7% ~40% 被感染。母婴传播的婴儿预后不良,多于出生后第一年内出现症状,并迅速发展,4 岁时病死率接近100%。HIV 感染的妊娠妇女对胎儿的传播可发生在孕期、分娩时和分娩后的哺乳期。子宫中的传播发生最早,分娩时胎儿不可避免地暴露于阴道分泌物和血液中的 HIV,从而引起母婴传播。胎儿暴露的时间越长,感染的危险性越大。母乳传播已经被充分证明,因此不推荐、不鼓励感染 HIV 的母亲母乳喂养。

(二) 临床表现

新生儿 HIV 患者多无症状,部分患儿可显示反复腹泻、生长停滞、鹅口疮、肝脾和淋巴结肿大。多数新生患儿出生体重低于 2500g,起病缓慢。

(三) 诊断检查

HIV 检测阳性。

(四) 治疗原则

1. 中和病毒。

2. 增强免疫系统的功能,必要时注射丙种球蛋白或特异性免疫球蛋白。

六、母婴传播性疾病患儿的护理

1. 做好床边隔离　先天性梅毒、HIV 感染患儿入院后应及时采取床边隔离,最好单间隔离。接触患儿应穿隔离衣、戴手套,严防被利器刺破皮肤。患儿所用物品应单独使用,用后严格按照消毒隔离制度进行处理,作好各类垃圾处理。

2. 保持体温稳定　①评估体温情况,调节环境温度在 24 ~26℃。将患儿置入暖箱或远红外辐射床便于观察及保温。②体温不稳定时,应每小时测量一次并记录。③各种护理操作集中进行,尽量缩短操作时间,保持暖箱内温度。

3. 密切观察生命体征　每小时记录体温、心率、呼吸、血压及血氧饱和度等生命体征,可使用心电监护仪持续监测生命体征变化。

4. 维持有效呼吸　参看"第四节　早产儿脑膜炎"。

5. 保证营养供给　参看"第四节　早产儿脑膜炎"。

6. 惊厥的护理　①密切观察患儿神志、反应。保持患儿安静,暴露双手(便于观察抽搐症状)。②出现突然尖叫、两眼凝视等症状时应及时通知医生,观察抽搐的症状、持续时间及是否能够自行缓解。③如患儿前囟饱满,不要在头部进行静脉穿刺。定期测量头围。

7. 皮肤护理　①评估全身皮肤情况,观察皮疹及斑块进展情况,观察有无破损。②保持皮肤清洁、干燥,清洁皮肤时应使用柔软的布类或湿巾。早产儿皮肤娇嫩,护士做任何操作要轻柔,衣服及床单位要平整、清洁。使用暖箱时,可在患儿周围用棉条围成鸟巢状,防止皮肤擦伤、破损。③脐带未脱落的患儿每日消毒脐窝防止感染。④皮肤有溃疡及时处理。

8. 控制感染　①遵医嘱按时准量给入抗生素,保证药物有效进入体内,杀灭病原菌。②早产儿抵抗力弱,所用奶瓶、奶嘴等物品应严格消毒后再使用。③使用中的暖箱应每日清洁,每周彻底消毒1次;暖箱湿化应使用灭菌蒸馏水并每日更换。呼吸机管道每7天更换1次。

9. 做好家长的心理护理和健康宣教 ①多与患儿家长交流,鼓励其表达出内心的感受。帮助患儿父母克服自责和沮丧的心理,尽早建立积极的心态面对患儿。②向患儿家长介绍本病的一般知识、预后以及患儿目前的情况,告诉家长有关疾病护理知识。③对于传染性疾病,不建议家长探视和参与照顾患儿。

10. 做好出院指导 ①告知家长患儿目前的体重、奶量及喂哺方法、次数。嘱患儿母亲未治愈前不要母乳喂养。使用奶瓶喂养时要注意奶具的消毒。②患儿回家后不要到公共场所,家中病人不要接触患儿。③家中要保持适宜的温湿度,即温度24～26℃,相对湿度在55%～65%,室内应经常开窗通风,保持空气新鲜。通风时注意给患儿保暖,尽量抱到其他房间。④示范并教会家长喂养、抱持、穿衣、沐浴等日常护理方法。⑤遵医嘱按期复诊,按要求进行预防接种。定期进行生长发育监测。

附 采集血培养标本

【操作前准备】

1. 认真核对 包括医嘱、条形码及患儿姓名。

2. 评估患儿 了解病情,观察取血局部有无血肿及包块。早产儿通常选择股静脉为穿刺部位。

3. 准备用物 注射器,血培养瓶、安尔碘、棉签、一次性垫巾、无菌棉球、胶布。检查血培养瓶有无裂缝,培养基是否足够,有无混浊、变质。

【操作方法及步骤】

1. 携用物至床边,核对。

2. 松解尿裤,充分暴露穿刺部位,摆好体位,常规消毒皮肤。

3. 行静脉穿刺,见回血后,抽动活塞,抽血至所需量(2ml)。

4. 抽血毕,以干棉球按压穿刺点5分钟以上确保不再出血。

5. 将血液注入血培养瓶。

6. 包裹患儿并取舒适体位。

7. 在条码上注明采血者姓名及采血时间。

8. 整理床单位。

9. 清理用物。洗手。

10. 将标本及时送检。

【注意事项】

1. 采集血培养标本时要注意更加严格执行无菌操作,患儿应在未使用抗生素时采集,采集血液至少2ml,采血量过少会降低培养的阳性率。

2. 严禁在输液、输血的针头处抽取血标本。

3. 采血后应立即送检,不能超过2小时。如无法及时送检,需室温(20～25℃)保存,切勿冷藏。

（吴旭红 杨 芹）

第九章 其他常见疾病

第一节 早产儿视网膜病

早产儿视网膜病变(retinopathy of prematurity,ROP)是指发生于早产儿、低出生体重儿的视网膜异常增殖性疾病,轻者引起斜视、弱视等并发症,重者可致视网膜脱离,甚至永久性失明,严重影响儿童的生存质量,加强对 ROP 的防治非常重要。

一、概 述

根据 WHO 统计,ROP 已成为发达国家儿童致盲的首位原因。欧美国家 ROP 在胎龄 ≤32 孕周和(或)出生体重 ≤1500g 早产儿中的发生率为 10% ~34%,英国、美国的 ROP 致盲率分别占发病总数的 3% 和 13%。在发展中国家,由于新生儿监护病房的普遍建立,围生医学和生命支持技术的发展,早产儿、低出生体重儿存活率明显提高,使得早产儿视网膜病的发病率也呈上升趋势。目前 ROP 已成为世界范围内儿童致盲的重要原因,约占儿童致盲原因的 6% ~18%。我国每年早产儿出生数达 180 万,其中有 100 万早产儿面临发生 ROP 的危险。朱丽等对 11 家医院进行的 ROP 多中心调查结果显示,出生体重 <2000g 早产儿中ROP 发生率为 11.8%。

二、病因及发病机制

(一) 病因

早产儿视网膜病是指视网膜新生血管生长异常而导致视网膜发育的异常。低出生体重和早产是本病的根本原因,其他主要危险因素包括氧疗、高碳酸血症、缺氧、酸中毒、输血、贫血、高胆红素血症、光疗、低体温、应用 β-受体阻滞剂等。

1. 低出生体重和早产 早产儿视网膜血管发育不成熟是 ROP 发生的根本原因。胎龄28 ~31 孕周早产儿的 ROP 发生率为 60%,<28 孕周早产儿的 ROP 发生率超过 80%。有研究对 400 例早产儿进行观察,出生体重 <1000g、1000 ~1500g 及 1501 ~2000g 早产儿的 ROP发生率分别为 66%、11%、2%。胎龄越小、出生体重越低,视网膜发育越不成熟,ROP 发生率越高、病情越重。

2. 氧疗 早产儿视网膜血管对氧极为敏感,给氧浓度、吸氧方式及氧疗持续时间均与ROP 密切相关。氧疗时间越长、吸入氧浓度越高、动脉血氧分压越高,本病发生率越高、病情越重。NCPAP 或插管机械通气早产儿的 ROP 发生率明显高于头罩及鼻导管吸氧者。当吸入高浓度氧气时,脉络膜血液中氧分压增高,提供给视网膜高浓度氧,使视网膜血管收缩和闭塞,出现视网膜组织缺氧状态,进而产生视网膜新生血管因子,使视网膜组织产生新生血管,增生的新生血管膜收缩,形成牵拉性视网膜脱离。对于接受 40% 以上氧浓度治疗的早产低体重儿应警惕视网膜病的发生。ROP 的发生与"相对缺氧"有关,即高浓度氧气吸入后迅速停止,血氧饱和度突然降低,造成组织相对缺氧,如果患儿动脉血氧分压波动幅度较大会加重视网膜病的发生。

3. 其他因素　根据早产儿生后未吸氧仍可发生 ROP 认为,遗传因素可能参与 ROP 发病机制,相关基因的遗传多态性可能为 ROP 发生的危险因素,并促进病变的发生发展。母亲妊娠时年龄越大则 ROP 发生率越高,具体机制尚未完全阐明。也有研究表明,早产儿体内微量元素铜、硒含量不足可能与 ROP 的发生发展相关。新生儿贫血、感染、酸中毒、败血症、呼吸暂停及 BPD、抗生素使用、种族及个体差异等,均可影响 ROP 的发生发展。

(二) 发病机制

目前对 ROP 的发病机制尚不完全清楚,一般认为视网膜未发育成熟为主要关键。正常人视网膜血管于胚胎 16 孕周开始生长,32 孕周时达到鼻侧锯齿缘,40 孕周时达到颞侧周边部而完成血管化。足月前周边视网膜无血管,存在的原始梭形细胞是视网膜毛细血管的前身,在子宫低氧环境下逐步转化为毛细血管。发育未成熟的视网膜血管对氧非常敏感,高浓度氧使视网膜血管收缩引起缺氧,由于缺氧而产生血管增生因子,刺激视网膜产生新生血管。新生血管逐渐从视网膜内长到表面,进而延伸至玻璃体内。新生血管都伴有纤维组织增生,纤维血管膜沿玻璃体前面生长,在晶体后方形成晶体后纤维膜,膜的收缩将周边视网膜拉向眼球中心,引起牵引性视网膜脱离。

目前有关 ROP 发病机制的学说主要有三种:①相对缺氧学说。早产、低出生体重儿生后予以高浓度氧疗,可致未发育成熟视网膜血管损伤,从而引起血管收缩或闭塞,导致视网膜相对缺氧,引起一系列血管生长因子大量分泌,促使新生血管大量生成,最终导致 ROP 形成。$FiO_2 \geqslant 40\%$ 时,Ⅲ期以上 ROP 病变可占 1/3 以上,ROP 危险性较 $FiO_2 < 30\%$ 增加 3.75 倍,且未见Ⅲ期以上病变。②细胞因子学说。ROP 的发生发展是众多细胞因子参与的结果,其中以血管内皮生长因子(vascular endothelial growth factor,VEGF)为核心。VEGF 在血管生成过程中起中心调控作用,是启动新生血管形成所必需和最重要、最有效的细胞因子。早产儿生后如果处于高氧环境下,可使 VEGF 水平下降,在随后的相对缺氧期,VEGF 及其受体的表达、VEGF 与其受体的亲和力均显著增强,从而刺激新生血管形成,导致 ROP 的发生。参与新生血管形成的因子尚有胰岛素样生长因子、缺氧诱导因子、血管生成素、表皮生长因子、血小板衍生的血管内皮生长因子等。③氧自由基学说。在所有的自由基中以氧自由基对机体危害最大。生理状态下,机体内氧自由基浓度处于平衡状态,不断产生并同时被不断清除。而氧疗可致大量自由基产生,加之早产儿抗氧化系统发育不完善,因此不能完成同步解毒,继而导致视网膜遭遇氧自由基损害而形成 ROP。

三、临 床 表 现

(一) 病变发生部位

早产儿视网膜病的发生部位分为 3 个区:Ⅰ区是以视盘为中心,视盘中心到黄斑中心凹距离的 2 倍为半径画圆;Ⅱ区以视盘为中心,视盘中心到鼻侧锯齿缘为半径画圆;Ⅲ区为 2 区以外的颞侧半月形区域,是 ROP 最高发的区域,Ⅲ区病变一般预后较好。

(二) 病变范围

将视网膜分为 12 个钟点,以顺时针记录。上方正中为 12 点,下方为 6 点,3 点为右眼的鼻侧、左眼的颞侧,9 点为右眼的颞侧、左眼的鼻侧。

（三）病变程度

早产儿视网膜病病变严重程度分 5 期:①1 期:发生在矫正年龄(孕周+出生后周数)34 周,在眼底视网膜颞侧周边有血管区和无血管区之间出现分界线;②2 期:平均发生在 35 周(32～40 周),眼底分界线隆起呈嵴样改变;③3 期:发生在平均 36 周(32～43 周),眼底分界线的嵴上发生视网膜血管扩张增生,伴纤维组织增生;④4 期:由于纤维血管增生出现牵引性视网膜脱离,先起于周边,逐渐向后极部发展;⑤5 期:视网膜发生全脱离,大约发生在出生后 10 周。另外,病变晚期前房变浅或消失,可继发青光眼、角膜变性。

（四）特殊病变

1. 附加病变(Plus 病变)　指后极部视网膜血管扩张、迂曲超过或等于 2 个象限,记录为"象限,如 ROP3 期病变同时伴有 Plus 病变,记为 ROP 3 期+"。附加病变是视网膜病变活动期的指征。

2. 阈值病变　Ⅰ区、Ⅱ区的 3 期 ROP 病变连续达 5 个钟点或累及达 8 个钟点,同时伴附加病变。

3. 阈值前病变　包括Ⅰ区的任何病变,Ⅱ区的 2 期+、3 期、3 期+病变。需缩短复查间隔,密切观察病情。

（五）退行期变化

大多数患儿随年龄增长 ROP 能自行回退,即由血管增生阶段转为纤维化阶段。ROP 停止进展,由视网膜的血管区和无血管区的交界处开始向周边部视网膜进行血管化。

四、诊 断 检 查

早期诊断、及时治疗可以改善 ROP 患儿的预后。早期诊断 ROP 最好的方法就是开展早期筛查,ROP 筛查是减少小儿视力残障的重要手段。对 ROP 诊断应首先采集早产儿、低出生体重儿的氧疗史。ROP 病变早期,在视网膜血管的有血管区和无血管区出现分界线是 ROP 特有的临床体征。视网膜血管分界处的增生性病变、血管走行异常及不同程度的牵拉性视网膜脱离,均应考虑 ROP 的诊断。

1. 筛查对象　出生体重小于 1500g 的早产儿;胎龄小于 32 周者;1500～2000g 早产儿有 ROP 家族史、心脏骤停、多脏输血、换血、严重的 HIE 等危险因素。我国 ROP 的筛查对象是:胎龄<32 孕周或出生体重<2000g 的早产儿。对于有 ROP 高危因素(吸氧、机械通气及败血症等)的早产儿适当放宽筛查指征。

2. 筛查时间　首次筛查应在生后 4～6 周或纠正胎龄 32 周开始,随诊至周边视网膜血管化。

3. 筛查方法　应由具有丰富经验和知识的眼科医生操作,用双目间接眼底镜检查眼底。检查前禁食 2 小时。首先用复方托品酰胺眼药水进行散瞳,每 10 分钟点 1 次,共 3 次,同时压迫泪囊,30 分钟后进行 0.5% 丁卡因表面麻醉 1 次,用儿童眼睑拉钩或儿童开睑器开睑行眼底检查,也可用眼底数码相机检查。

五、治 疗 原 则

目前对 ROP 尚无特效治疗方法,根据其分区及分期标准可采取以下治疗原则:①Ⅲ区的Ⅰ期与Ⅱ期 ROP 应进行定期随访;②阈值前病变(Ⅰ区及Ⅱ区的Ⅱ～Ⅲ期及以上):需缩短复查间隔时间,密切观察;③阈值病变(Ⅰ区及Ⅱ区的Ⅲ期以上,连续达 5 个或累积达 8 个钟点）:为早期治疗的关键时期,及时治疗可有效防止病变进展,治疗措施包括眼底镜下冷凝或光凝;④Ⅳ期与Ⅴ期病变:应采取手术治疗措施,包括巩膜环扎术,玻璃体切割术等;⑤药物治疗:包括新生血管抑制剂、抗氧化剂,药物治疗 ROP 的疗效及其作用机制尚处于试验探索阶段;⑥基因治疗:尚处于动物研究阶段。

六、护 理 措 施

(一) 合理用氧

合理氧疗是预防早产儿视网膜病的关键。为做好 ROP 防治工作,2004 年 4 月中华医学会制订了《早产儿治疗用氧和视网膜病变防治指南》,强调了规范治疗用氧的重要性。

1. 严格掌握氧疗指征　临床上有呼吸窘迫的表现,在吸入空气时,动脉氧分压(PaO_2)<50mmHg 或经皮氧饱和度($TcSO_2$)<85% 的患儿应给予氧疗,治疗目标是维持 PaO_2 50 ~ 80mmHg 或 $TcSO_2$ 90% ~95%。对临床上无发绀、无呼吸窘迫、PaO_2 或 $TcSO_2$ 正常者不必吸氧。对早产儿呼吸暂停主要针对病因治疗,必要时间断吸氧。

2. 采用适当的氧疗方式

(1) 头罩吸氧或改良鼻导管吸氧:适用于有轻度呼吸窘迫的患儿。给氧浓度视病情需要而定,开始时可试用40%左右的氧,10 ~20 分钟后根据 PaO_2 或 $TcSO_2$ 予以调整。如需长时间吸入高浓度氧(>40%)才能维持 PaO_2 稳定时应考虑采用辅助呼吸。

(2) 鼻塞持续气道正压给氧(nCPAP):早期应用可减少机械通气的需求。设定压力4 ~ 6cmH_2O,流量 3 ~5L/min。要应用装有空气、氧气混合器的 CPAP 装置,以便调整氧浓度,避免纯氧吸入。

(3) 机械通气:当临床上表现重度呼吸窘迫,吸入氧浓度(FiO_2)>0.5 时,PaO_2<50mmHg、PCO_2>60mmHg 或有其他机械通气指征时需给予气管插管机械通气。

3. 氧疗护理

(1) 氧疗前检查给氧装置、各种管道的性能并妥善连接。长时间给氧应做好管道护理。

(2) 对于头罩吸氧的患儿,应注意头罩边缘勿触及患儿下颌及面部。采用鼻塞和改良鼻导管法吸氧时应注意保护鼻部周围皮肤,每日检查皮肤是否受损,更换放置部位,防止受压或擦伤皮肤。

(3) 氧疗过程中密切监测 FiO_2、PaO_2 或 $TcSO_2$。机械通气患儿病情好转、血气改善后应及时降低 FiO_2。逐步调整氧浓度以免波动过大。极低出生体重儿应避免氧浓度波动>93% ~95%。

(4) 氧疗过程中密切观察患儿反应、生命体征特别是呼吸情况,观察呼吸频率、呼吸节律、有无呼吸暂停发生。

(5) 对早产儿尤其是极低体重儿用氧时,一定要告知家长早产儿血管不成熟的特点、早产儿用氧的必要性和可能的危害性。

(二) ROP 筛查的护理

1. 检查前的准备

(1) 向患儿家长介绍 ROP 筛查的目的、重要性、基本过程,以及检查前后的注意事项,以取得家长的配合。

(2) 评估患儿全身情况,对于不能离开监护的危重患儿需在监测其全身状态下进行床旁检查。检查前禁食 2 小时。

（3）准备好检查用具,并备好急救药品。

2. 检查中的配合

（1）置早产儿于仰卧位,一人用双手固定患儿头部,固定时不能强用力,应顺应患儿的头部运动力度,适当用力,防止损伤颈部组织或颈椎受损。

（2）密切观察患儿呼吸、面色、口唇颜色、哭声变化以及有无呕吐,防止操作者的手不慎捂住患儿口鼻引起窒息,保持呼吸道通畅。

（3）早产儿体温调节中枢发育不完善,体温易随外界温度变化而变化,容易出现低体温,整个检查过程要注意保暖。

3. 检查后的护理

（1）检查后应滴抗生素眼药水,观察患儿有无眼部充血、分泌物增多等眼部感染症状,一旦出现应及时处理。

（2）检查后 30 分钟至 2 小时方可进食,监测血糖以防低血糖发生。

（3）第 1 次检查后根据检查结果嘱家长定期眼底复查:视网膜尚未发育成熟的早产儿,应在 3～4 周后复查眼底,直至周边部视网膜血管化;有 ROP 病变的患儿,每 1～2 周复查眼底,直至 ROP 发生退行性改变;若出现 ROP 阈值改变,应在 72 小时内进行激光或冷凝治疗;若已发生视网膜脱离,则应考虑行巩膜扣带术或玻璃体手术。

（三）做好患儿家长的健康教育和心理护理

向家长介绍早产儿视网膜病相关知识,包括病因、发生机制、主要治疗方法、预后及可能的危害,提高家长对本病的认识。强调早期筛查、早期诊治以及定期随诊的必要性和重要性,以取得家长的理解和配合。与家长沟通了解其需求并尽量满足。

（李　杨）

第二节　药物滥用母亲早产儿的识别及处理

非法成瘾药物的滥用易导致女性生殖系统的严重损害,且成瘾药物可通过胎盘造成胎儿的被动成瘾,影响胎儿的生长发育,进而对新生儿造成不可逆的不良影响,使其成为无辜的受害者。目前国内各医院尚缺乏对孕妇成瘾药物滥用的筛查、测试和通报程序,正确、科学地识别及护理成瘾药物滥用者所孕育的新生儿受到关注。

一、概　　述

全球范围内非法成瘾药物的滥用已成为严峻的医学问题和社会问题。药物滥用又称吸毒,是指任何一种有悖于社会常模或偏离医疗所需,间断或不间断地反复大量使用某种或多种来自体外的能够显著影响人类心境、情绪、行为、意识状态并有致依赖行为的化学物质。一旦产生依赖性,个体就不能自制,终止或减少摄入后即出现戒断症状。

调查显示,我国女性吸毒人数呈上升趋势,年龄在 11～53 岁,其中大部分集中在 20～29 岁,平均年龄根据地区和时间不同在 21～24.8 岁之间,几乎 90% 为生育期的年轻女性。导致人体成瘾的药物大致分为以下四种:鸦片类、中枢神经系统抑制剂、中枢神经系统兴奋剂、迷幻剂。其中以中枢神经系统兴奋剂中的可卡因最受关注,在孕期使用该药不仅易引起早产、流产、胎儿宫内生长迟缓,还可造成胎儿脑、心、生殖系统的损害及肢体畸形等,长期随访发现该药物对学龄期儿童的神经行为发育及学习能力也有诸多不良影响。

（一）成瘾药物滥用对孕妇的危害

成瘾药物滥用会严重损害女性性功能,造成性功能障碍。可能是由于成瘾药物的使用使得受体的内源性内啡肽被外源性内啡肽代替造成平衡失调,影响下丘脑—垂体—性腺轴的功能,黄体生成素及雌二醇水平降低,导致产生卵子及排卵功能障碍,从而使女性月经紊乱,闭经甚至停止排卵。女性使用成瘾药物的时间越长则月经紊乱发生的概率越高。除此之外,孕母长期成瘾药物的滥用,易导致体质虚弱和整体免疫力下降。

（二）成瘾药物滥用对胎儿的影响

成瘾药物均作用于中枢神经系统,且具有水溶性和脂溶性双重特性,可轻易通过胎盘及胎儿血脑屏障。孕妇妊娠期摄入成瘾药物的剂量越大,间隔时间越短,或多种成瘾药物联合应用,对胎儿造成的损害也就越大。研究证实在人绒毛膜滋养层细胞中存在着 μ 阿片受体,滋养细胞是胎盘的主要成分,因此,阿片类制剂可通过胎盘,并通过血脑屏障进入胎儿的脑组织。

长期使用成瘾药物会造成血管收缩,且妊娠期间使用成瘾药物会加快、加大孕母的代谢率和耗氧量,胎儿的肌肉活动和耗氧量也随之增加。但母体与胎儿之间的血液交换量相对较少,胎盘绒毛间的储氧量不能提供胎儿充足的氧供,并随着胎儿的生长、成熟,对氧的需求量也逐渐增大,极易导致流产、早产、胎盘早剥、胎儿缺氧等诸多问题。胎儿在宫内呼吸窘迫持续的时间越长,对其今后的神经行为影响也越大。

另外,由于成瘾药物滥用的孕母自身常出现营养不良、免疫力低下、易感染各种传染性疾病等,这些都会通过胎盘直接影响胎儿,导致其发育障碍,甚至感染先天性梅毒、淋病、乙肝和 HIV 等。

（三）成瘾药物滥用对新生儿的影响

孕妇成瘾药物滥用会导致胎儿早产、低出生体重,使新生儿发生呼吸窘迫综合征、窒息、颅内出血、先天畸形、各种病毒细菌感染、低血钙、低血糖等内环境紊乱及死亡的概率升高。目前,最受关注的是,成瘾药物滥用会使新生儿出现不同程度的新生儿戒断综合征,这也是成瘾药物滥用对新生儿造成的最为特异的影响。若在妊娠后期仍持续使用成瘾药物,可导致新生儿出现严重的新生儿戒断综合征。新生儿戒断综合征主要是指妊娠期间的女性因长期或大量服用镇静、麻醉、止痛剂或迷幻剂,以致产生对该药物的依赖或成瘾,药物通过胎盘屏障,使体内胎儿也对此产生一定程度的依赖。当胎儿娩出,脐血管被阻断后,失去药物的持续供给,体内血药浓度逐渐下降,从而出现一系列的症状和体征,称为新生儿戒断综合征(neonatal abstinence syndrome,NAS),最常出现于母亲使用鸦片类药物的新生儿。

二、吸毒母亲早产儿的识别及处理

（一）吸毒母亲早产儿的识别

1. 询问母亲成瘾药物使用史　在不违反医学伦理的前提下,仔细询问母亲是否使用成瘾药物、开始使用的时间,使用频率、种类、数量,最后一次使用距离分娩的时间以及是否母乳喂养。对于不配合的母亲,应耐心细致地向其解释询问相关使用史的利害关系,尽可能获取全面准确的资料。

2. 观察早产儿的临床表现

（1）中枢神经系统症状:以中枢神经系统兴奋症状为主,表现为肌张力增高、四肢抽搐、颤抖、深腱反射亢进、拥抱反射增强、高声调哭声、频繁的哈欠和喷嚏、易激惹、烦躁不安、入睡困难。兴奋症状可持续数月。

（2）消化系统症状：食欲不振、不协调的咀嚼运动、吸吮力差、呕吐、腹泻、体重不增。

（3）呼吸系统症状：鼻塞、呼吸频率快且不规则、呼吸窘迫，甚至呼吸暂停。

（4）自主神经方面体征：多汗、皮肤潮红、间断发热、体温不稳定。

另外，可采用标准的新生儿戒断综合征评分量表，观察新生儿所出现的各种症状和体征。已发展的评估量表有 Finnegan 1970 年研发的新生儿戒断评分系统（Neonatal Abstinence Scoring System，NASS）、新生儿戒断症状量表（Neonatal Withdrawal Inventory，NMI）（Weiner & Finnegan，2006）及美国儿科学会推荐采用的 Lipsitz 11 项目评分法（表 2-9-1）。NASS 是临床广泛使用的量表，包含中枢神经系统 9 个评分项目，即代谢/血管收缩/呼吸系统 8 个评分项目和胃肠系统评估 4 个评分项目。Lipsitz 量表根据临床有无及程度按 0、1、2、3 分进行评分，总分>4 对诊断戒断综合征有意义（敏感性 77%），评分越高则病情越严重。但 Lipsitz 11 项目评分法具有一定的局限性，主要用于评价足月儿和近足月儿。这是由于小于 35 周的早产儿中枢神经系统发育不完善，成瘾物质被动暴露时间较短，且出生后身体功能较弱，对成瘾物质的代谢相对缓慢，仅在肢体颤抖、激惹、呼吸频率、呕吐等项目上评分较高。

表 2-9-1　Lipsitz 新生儿戒断综合征评分标准

症状体征	评分			
	0	1	2	3
肢体颤抖	无	饥饿或打扰时略有颤抖	中度或明显颤抖，喂哺或舒适抱着时消失	明显的持续颤抖，向惊厥样运动发展
激惹（过度哭吵）	无	略有增加	饥饿或打扰时中度至重度增加	未打扰时有明显激惹
反射	正常	增强	明显增强	
大便	正常	喷发式但频率正常	喷发式每日 8 次以上	
肌张力	正常	增强	明显增强	
皮肤擦伤	无	膝、肘部发红	皮肤擦破	
呼吸频率	<55	55～75	76～95	
反复喷嚏	无	有		
反复哈欠	无	有		
呕吐	无	有		
发热	无	有		

3. 实验室检查　采检母亲尿液、新生儿出生 48 小时内的尿液或胎粪用以筛查，但尿检所需时间较长，且检查结果伪阴性率高。新生儿或其母亲的采血筛查则可以在 24 小时内获得结果，较为便捷、准确。目前国内仍以尿检为主。

（二）治疗及护理措施

1. 药物治疗　对于有宫内成瘾药物暴露史但无临床表现或症状较轻者，可不对其使用毒品替代药物，使戒断症状自然消退。对于病情严重的患儿，药物治疗是关键。药物治疗的指征为：惊厥、抽搐、烦躁不安、喂养困难，持续呕吐和腹泻导致体重下降过多、脱水，睡眠形态紊乱以及与感染无关的发热。用药越早则患儿预后越好。

（1）戒断药物治疗

1）鸦片樟脑酊：为最早治疗新生儿鸦片类戒断综合征的首选药。鸦片樟脑酊中的阿片酊可使脑啡肽释放逐渐恢复正常，减轻机体对吗啡的依赖性，最终达到脱毒和消除戒断症状的目的。该类药物能显著改善患儿的睡眠和进食情况，使其吸吮和吞咽动作协调，从而增长体重。一般采用分次给药，每 3 ~ 4 小时 1 次，每日总剂量为 0.2 ~ 1ml/kg，以控制戒断症状为度。药量不足时，最大可增加至 2ml/kg。

该类药物属于鸦片类制剂，药物供给受限，剂量把握困难，且该类药物含有对新生儿有潜在毒性的物质如樟脑、苯甲醇等。过量使用极易引起患儿中枢神经系统、循环系统及呼吸系统的损害和抑制，甚至死亡。故在使用过程中应严格准确记录用药时间、剂量，密切观察患儿用药后反应。根据病情发展及时调整用药剂量。

2）鸦片酊：是治疗鸦片类新生儿戒断综合征的首选药物，副作用较鸦片樟脑酊少。一般采用分次给药，q4h，每次 0.1mg/kg 或 0.2mg/kg，与奶同服。患儿病情稳定 3 ~ 5 日后可缓慢减药，每日减药量为总剂量的 1/10，给药间隔不变，减量过程至少持续 1 周。若减量后出现病情反复，及时增加药量以控制病情。每日总剂量减至 0.2mg/kg 时，若病情平稳，可考虑逐渐停用药物，停药后留院观察 3 天。用药时的注意事项同鸦片樟脑酊。

3）吗啡：用于控制新生儿鸦片类戒断综合征的急性症状，改善患儿消化系统症状，减少排便次数。吗啡注射剂因含有两种易引起不良反应的附加剂亚硫酸氢钠和苯酚，已逐渐被吗啡口服制剂所替代。一般采用分次给药，q6h，足月儿每次口服 0.08 ~ 0.2mg/kg，早产儿每次口服 0.05mg/kg。每 6 小时可增加 0.02mg/kg 至症状控制。使用吗啡时除注意鸦片类制剂的一般毒副作用外，应特别警惕严重呼吸抑制的出现。

4）美沙酮：主要用于成年人戒断综合征的治疗，近年来逐渐用于治疗新生儿鸦片类戒断综合征，尤以早产儿应用较多。但截至目前尚无关于使用此药的成熟经验，故使用该药物时需切实根据患儿病情遵循个体化原则，密切观察用药后反应。

（2）镇静药物治疗：镇静药物属于新生儿戒断综合征的特殊治疗。当患儿频繁出现抽搐、惊厥时，应及时给予适量有效的镇静药及抗惊厥药物。

1）苯巴比妥：该药具有镇静、缓解中枢神经系统兴奋症状的作用，可显著改善易激惹、抽搐、惊厥等症状。临床上采用静脉注射、肌内注射和口服给药法。因给药方式不同，首剂量、用药间隔及维持量也有所差异。使用该药对消化系统症状无效，过量易引起过度镇静、吸吮差等不良反应。与美沙酮联合应用时可加重患儿呼吸抑制，并引起肠梗阻和胃排空延迟。故在使用过程中应控制用量，合理补液，加强喂养。

2）地西泮：能迅速控制惊厥症状。一般采用肌内注射或口服给药法，q8h，每次 0.3 ~ 0.5mg/kg。但该药中含有对新生儿有害的成分，且新生儿对该药的代谢、排泄能力较差，易引起过度抑制及迟发性惊厥。

2. 治疗环境　所有患儿均应在 NICU 进行监护，采用暖箱保暖。可在暖箱周围覆盖清洁布罩以减少光线直射。护士须加强巡视，密切观察，尽量集中各项操作，动作轻柔，避免对患儿造成不必要的刺激。患儿易躁动不安，使用鸟巢护理以及怀抱摇摆的方式安抚可有效减少患儿躁动。

3. 喂养护理　国内有文献指出，由于各种成瘾药物可经乳汁排泄，不提倡母乳喂养。但国外有学者认为，患儿可通过母乳喂养的方式减轻戒断症状，缩短住院时间。美国儿科学会在 2001 年修订关于美沙酮适应证的限制时指出，除非母亲有明显的禁忌证，否则应鼓励母乳喂养。但无论采取何种喂养方式,都应遵循尽早开始胃肠道营养、由少到多、由低浓度到高浓度的原则。

该类患儿出生时多为低体重儿,体重增长缓慢,且多数患儿有明显的呕吐、腹泻等消化系统症状,导致出现体重不增反减的情况。因此,需要少量多餐并给予高热量饮食。当患儿出现经口喂养困难、吸吮吞咽不协调、呛咳等情况时,则考虑经口/鼻胃管喂养。对于经口/鼻胃管喂养的患儿,每次喂养前检查口/鼻胃管的位置,抽取胃内容物,确认有无潴留,记录潴留量及性状,及时报告医生,调整口/鼻喂养量。

若患儿采用经鼻胃管喂食后体重仍不增或持续减轻,或患儿无法耐受鼻胃管,可考虑胃肠外营养。以静脉补液的方式为患儿提供足够的热量、电解质和氨基酸,促进其体重的增加和生长发育,增强抵抗力,缩短疗程,改善预后和远期生存质量。静脉输注时需建立并保持有效的静脉通路,应用输液泵控制滴速,保证静脉营养液、药物、水分等匀速进入体内而发挥作用。采用胃肠外营养时,护士应加强对输液部位的观察和护理,避免患儿因躁动等导致针头脱出、损伤皮肤以及液体外渗致局部皮肤坏死或静脉炎的发生。每日称量体重,了解患儿生长情况。

4. 病情观察　密切观察患儿体温、心率、呼吸频率及节律、血氧饱和度等生命体征及睡眠、喂养情况。记录戒断症状发作的时间及持续时长。出现腹泻的患儿注意观察并记录腹泻的次数、大便性状以及24小时出入量,及时补液,防止脱水致水电解质紊乱。及时发现患儿出现惊厥的先兆,做好充分的防护措施。

5. 氧疗护理　新生儿戒断综合征所表现的一系列中枢神经系统兴奋症状会增加患儿的耗氧量。因此,应在血氧饱和度监护仪的监测下持续吸氧。对于有恶心、呕吐等消化系统症状的患儿,垫高颈肩部,取右侧卧位,并及时清除口鼻及气管中的分泌物。在保持患儿呼吸道通畅的前提下进行氧气治疗。根据患儿病情、血氧监测情况和血气分析结果,及时调整给氧方式和氧流量。整个氧疗过程中密切观察患儿的呼吸频率、节律及缺氧状态是否得到改善,并做好记录。

6. 预防感染　由于成瘾药物对免疫系统造成直接毒性损害,患儿免疫力低下,极易发生各种感染,故需严格执行消毒隔离制度和无菌操作技术。对患儿实行床旁隔离,尽量使用一次性物品,反复使用的物品做好消毒灭菌工作。医护人员接触患儿前应洗手,防止交叉感染。定期消毒病房空气,每日开窗通风,保持空气清新。

7. 皮肤护理　患儿皮肤较脆弱且易破损,应注意观察患儿全身皮肤情况,保持皮肤清洁干燥,对于易摩擦发红的部位可采用人工皮覆盖保护。除勤换尿布以外,可在臀部皮肤涂抹护臀霜以减少皮肤刺激。

8. 疼痛护理　详见早产儿疼痛护理章节。值得注意的是,有成瘾药物被动暴露史的患儿很难通过药物达到缓解疼痛的目的。因此,可多使用安抚奶嘴,通过满足过度吸吮的需求来缓解疼痛。

9. 出院指导　当患儿体重稳固增加,生理功能逐渐恢复正常,中枢神经系统症状消退时可考虑出院。应对其主要照顾者进行健康教育,确保患儿定期复诊,避免再次摄入成瘾药物。同时可介绍相关机构对患儿家庭提供相应帮助和支持,开展后续的照护。

（王宁辰　李　杨）

附 录

附录1 常用临床检验参考值

附表1-1 各年龄血液细胞参考值(均数)

项目	第1日	2~7日	2周	3个月	6个月	1~2岁	4~5岁	8~14岁
红细胞($\times 10^{12}$/L)	5.7~6.4	5.2~5.7	4.2	3.9	4.2	4.3	4.4	4.5
有核红细胞	0.03~0.10	0.03~0.10	0	0	0	0	0	0
网织红细胞	0.03	—	0.003	0.015	0.005	0.005	0.005	—
红细胞平均直径(μm)	8.0~8.6	—	7.7	7.3	—	7.1	7.2	—
血红蛋白(g/L)	180~195	163~180	150	111	123	118	134	139
血细胞比容	0.53	—	0.43	0.34	0.37	0.37	0.40	0.41
红细胞平均血红蛋白含量(pg)	35	—	34	29	28	29	30	31
红细胞平均血红蛋白浓度	0.32	—	0.34	0.33	0.33	0.32	0.33	0.34
白细胞($\times 10^9$/L)	20	15	12	—	12	11	8	
中性粒细胞	0.65	0.40	0.35	—	0.31	0.36	0.58	0.55~0.65
嗜酸和嗜碱性粒细胞	0.03	0.05	0.04	—	0.03	0.02	0.02	0.02
淋巴细胞	0.20	0.40	0.55	—	0.60	0.56	0.34	0.30
单核细胞	0.07	0.12	0.06	—	0.06	0.06	0.06	0.06
未成熟白细胞	0.10	0.03	0	—	0	0	0	0
血小板($\times 10^9$/L)	150~250			250	250~300			

附表1-2 血液生化实验室检查正常参考值

项 目	法定单位	旧制单位	旧制单位→法定单位
总蛋白(P)	60~80g/L	6~8g/dl	×10
白蛋白(P)	35~55g/L	3.5~5.5g/dl	×10
球蛋白(P)	20~30g/L	2~3g/dl	×10

续表

项　目	法定单位	旧制单位	旧制单位→法定单位
蛋白电泳(S)白蛋白	$0.55 \sim 0.66$	$55\% \sim 66\%$	$\times 0.01$
α_1 球蛋白	$0.04 \sim 0.05$	$4\% \sim 5\%$	$\times 0.01$
α_2 球蛋白	$0.06 \sim 0.09$	$6\% \sim 9\%$	$\times 0.01$
β 球蛋白	$0.09 \sim 0.12$	$9\% \sim 12\%$	$\times 0.01$
γ 球蛋白	$0.15 \sim 0.20$	$15\% \sim 20\%$	$\times 0.01$
纤维蛋白原(P)	$2 \sim 4g/L$	$0.2 \sim 0.4g/dl$	$\times 10$
C-反应蛋白(S)	$68 \sim 8200\mu g/L$	$68 \sim 8200ng/dl$	$\times 1$
免疫球蛋白 A(S)	$140 \sim 2700mg/L$	$14 \sim 270mg/dl$	$\times 10$
免疫球蛋白 G(S)	$5 \sim 16.5g/L$	$500 \sim 1650mg/dl$	$\times 10$
免疫球蛋白 M(S)	$500 \sim 2600mg/L$	$50 \sim 260mg/dl$	$\times 100$
补体 C3(S)	$600 \sim 1900mg/L$	$60 \sim 190mg/dl$	$\times 10$
铜蓝蛋白(S)	$0.2 \sim 0.4g/L$	$20 \sim 40mg/dl$	$\times 0.01$
转铁蛋白(S)	$2 \sim 4g/L$	$200 \sim 400mg/dl$	$\times 0.01$
铁蛋白(S)	$7 \sim 140\mu g/L$	$7 \sim 140ng/dl$	$\times 1$
红细胞原卟啉	$<0.89\mu mol/L$	$<50\mu g/dl$	$\times 0.017$
葡萄糖(空腹 B)	$3.3 \sim 5.5mmol/L$	$60 \sim 100mg/dl$	$\times 0.056$
胆固醇(P、S)	$2.8 \sim 5.2mmol/L$	$110 \sim 200mg/dl$	$\times 0.026$
三酰甘油(S)	$0.23 \sim 1.24mmol/L$	$20 \sim 110mg/dl$	$\times 0.011$
血气分析(A、B)			
pH 值	$7.35 \sim 7.45$	$7.35 \sim 7.45$	
氢离子浓度	$35 \sim 50nmol/L$	$35 \sim 50nEq/L$	$\times 1$
二氧化碳分压	$4.7 \sim 6kpa$	$35 \sim 45mmHg$	$\times 0.133$
二氧化碳总含量	$20 \sim 28mmol/L$	$20 \sim 28mEq/L$	$\times 1$
氧分压	$10.6 \sim 13.3kPa$	$80 \sim 100mmHg$	0.133
氧饱和度	$0.91 \sim 0.97mol/mol$	$91\% \sim 97\%$	$\times 0.01$
标准重碳酸盐	$20 \sim 24mmol/L$	$20 \sim 24mEq/L$	$\times 1$
缓冲碱	$45 \sim 52mmol/L$	$45 \sim 52mEq/L$	$\times 1$
碱剩余	$-4 \sim +2mmol/L$	$-4 \sim +2mEq/L$	$\times 1$
二氧化碳结合力(P)	$18 \sim 27mmol/L$	$40 \sim 60Vol\%$	$\times 0.049$
阴离子间隙	$7 \sim 16mmol/L$	$7 \sim 16mEq/L$	$\times 1$
血清电解质和微量元素			

续表

项　目	法定单位	旧制单位	旧制单位→法定单位
钠	135～145mmol/L	135～145mEq/L	×1
钾	3.5～4.5mmol/L	3.5～4.5mEq/L	×1
氯	96～106mmol/L	96～106mEq/L	×1
磷	1.3～1.8mmol/L	4～5.5mg/dl	×0.323
钙	2.2～2.7mmol/L	8.8～10.8mg/dl	×0.25
镁	0.7～1.0mmol/L	1.8～2.4mg/dl	×0.411
锌	10.7～22.9μmol/L	70～150μg/dl	×0.153
铜	12.6～23.6μmol/L	80～150μg/dl	×0.157
铅	<1.45μmol/L	<30μg/dl	×0.048
铁	9.0～28.6μmol/L	50～160μg/dl	×0.179
铁结合力	45～72μmol/L	250～400μg/dl	×0.179
尿素氮(B)	1.8～6.4mmol/L	5～18mg/dl	×0.357
肌酐(S)	44～133μmol/L	0.5～1.5mg/dl	×88.4
氨(B)	29～58μmol/L	50～100μg/dl	×0.588
总胆红素(S)	3.4～17.1μmol/L	0.2～1.0mg/dl	×17.1
结合胆红素(S)	0.50～3.4μmol/L	0.03～0.2mg/dl	×17.1
凝血酶时间	15～20s	15～20s	—
凝血酶原时间	12～14s	12～14s	—
凝血酶原消耗时间(S)	>35s	>35s	—
抗溶血性链球菌素O	—	<500U	—
血清酶(S)			
脂肪酶	18～128U/L	18～128U/L	×1
淀粉酶	35～127U/L	35～127U/L	×1
γ-谷氨酰转肽酶	5～32U/L	5～32U/L	×1
谷氨酸氨基丙转移酶(赖氏)	<30U/L	<30U/L	×1
门冬氨酸氨基转移酶(赖氏)	<40U/L	<40U/L	×1
乳酸脱氢酶	60～250U/L	60～250U/L	×1
碱性磷酸酶(金氏)	106～213U/L	106～213U/L	×1
酸性磷酸酶(金氏)	7～28U/L	7～28U/L	×1
肌酸磷酸酶	5～130U/L	5～130U/L	×1
血清激素(S)			

续表

项 目	法定单位	旧制单位	旧制单位→法定单位
促肾上腺皮质激素	25～100μg/L	25～100pg/ml	×1
皮质醇(空腹 8am)	138～635nmol/L 8pm 为 8am 的 50%	5～23μg/dl	×27.6
C-肽(空腹)	0.5～2μg/L	0.5～2ng/ml	×1
胰岛素(空腹)	7～24mU/L	7～24μU/ml	×1
三碘甲状腺原氨酸(T_3)	1.2～4.0nmol/L	80～260ng/dl	×0.0154
甲状腺素(T_4)	90～194nmol/L	7～15μg/dl	×12.9
促甲状腺素(TSH)	2～10mU/L	2～10μU/ml	×1
抗利尿激素(血渗透压正常时)	1～7ng/L	1～7pg/ml	×1

注:(A)动脉血,(B)全血,(P)血浆,(S)血浆

附表1-3 早产儿平均脐血血气值

	平均值	
	动脉	静脉
pH	7.26±0.08	7.33±0.07
$PaCO_2$(mmHg)	53.0±10.0	43.4±8.3
PaO_2(mmHg)	19.0±7.9	29.2±9.7
HCO_3(mmol/L)	24.0±2.3	22.8±2.1
BE(mmol/L)	-3.2±2.9	-2.6±2.5

摘自 Dickinson JE,et al. Gynecol Obstet,1992,79:575-578.

附表1-4 早产儿(29～32 孕周)血浆免疫球蛋白浓度(mg/dl)

月龄(m)	例	IgG	IgM	IgA
0.25	42	368(186～728)	9.1(2.1～39.4)	0.6(0.04～1)
0.5	35	275(119～637)	13.9(4.7～41)	0.9(0.01～7.5)
1	26	209(97～452)	14.4(6.3～33)	1.9(0.3～12)
1.5	22	156(69～352)	15.4(5.5～43.2)	2.2(0.7～6.5)
2	11	123(64～237)	15.2(4.9～46.7)	3(1.1～8.3)
3	14	104(41～268)	16.3(7.1～37.2)	3.6(0.8～15.4)
4	21	128(39～425)	26.5(7.7～91.2)	9.8(2.5～39.3)
6	21	179(51～634)	29.3(10.5～81.5)	12.3(2.7～57.1)
8-10	16	280(140～561)	34.7(17～70.8)	20.9(8.3～53)

选自 Ballow M,et al. Pediatr Res,1986,20:809.

附表 1-5　早产儿(25~28 孕周)血浆免疫球蛋白浓度(mg/dl)

月龄(m)	例	IgG	IgM	IgA
0.25	18	251(114~552)	7.6(1.3~43.3)	1.2(0.07~20.8)
0.5	14	202(91~446)	14.1(3.5~56.1)	3.1(0.09~10.7)
1	10	158(57~437)	12.7(3.0~53.3)	4.5(0.65~30.9)
2	12	89(58~136)	16(5.3~48.9)	4.1(1.5~11.1)
3	13	60(23~156)	13.8(5.3~36.1)	3(0.6~15.6)
4	10	82(32~210)	22.2(11.2~43.9)	6.8(1~47.8)
6	11	159(56~455)	41.3(8.3~205)	9.7(3~31.2)
8-10	6	273(94~794)	41.8(31.3~56.1)	9.5(0.9~98.6)

选自 Ballow M,et al. Pediatr Res,1986,20:899.

附表 1-6　尿液检查正常参考值

项目		法定单位	旧制单位
蛋白	定性	阴性	阴性
	定量	<40mg/24h	<40mg/24h
糖	定性	阴性	阴性
	定量	<2.8mmol/24h	<0.5g/24h
比重		1.010~1.030	1.010~1.030
渗透压		婴儿 50~700mmol/L	50~700mOsm/L
		儿童 300~1400mmol/L	300~1400mOsm/L
氢离子浓度		0.01~32μmol/L(平均 1.0μmol/L)	pH 4.5~8.0(平均6.0)
沉渣	白细胞	<5 个/HP	<5 个/HP
	红细胞	<3 个/HP	<3 个/HP
	管型	无或偶见	无或偶见
Addis 计数	白细胞	<100 万/12h	<100 万/12h
	红细胞	0~50 万/12h	0~50 万/12h
	管型	0~5000/12h	0~5000/12h
尿液化学检查			
尿胆原		<6.72μmol/24h	<4mg/24h
钠		95~310mmol/24h	2.2~7.1g/24h

续表

项目	法定单位	旧制单位
钾	35~90mmol/24h	1.4~3.5g/24h
氯	80~270mmol/24h	2.8~9.6g/24h
钙	2.5~10mmol/24h	100~400mg/24h
磷	16~48mmol/24h	0.5~1.5g/24h
镁	2.5~8.3mmol/24h	60~200mg/24h
肌酸	0.08~2.06mmol/24h	15~36g/24h
肌酐	0.11~0.132mmol/(kg·4h)	12~15mg/(kg·24h)
尿素	166~580mmol/24h	15~36g/24h
淀粉酶	80~300U/h(Somogyi法)	<64U(温氏)
17-羟类固醇	婴儿　1.4~2.8μmol/24h	0.5~1.0mg/24h
	儿童　2.8~15.5μmol/24h	1.0~5.6mg/24h
17-酮类固醇	<2岁　<3.5μmol/24h	<1mg/24h
	2~12岁　3.5~21μmol/24h	1~6mg/24h

附表1-7　小儿脑脊液正常参考值

项目			法定单位	旧制单位
压力		新生儿	290~780Pa	30~80mmH$_2$O
		儿童	690~1765Pa	70~180mmH$_2$O
细胞数	红细胞	<2周	675×10^6/L	675/mm^3
		>2周	0~2×10^6/L	0~2/
	白细胞	婴儿	0~20×10^6/L	0~20mm^3
		儿童	0~10×10^6/L	0~10mm^3
蛋白	定性	(Pandy试验)	阴性	阴性
	定量	新生儿	0.2~1.2g/L	20~120mg/dl
		儿童	<0.4g/L	<40mg/dl
糖		婴儿	3.9~4.9mmol/L	70~90mg/dl
		儿童	2.8~4.4mmol/L	50~80mg/dl
氯化物		婴儿	110~122mmol/L	650~720mg/dl
		儿童	117~127mmol/L	690~750mg/dl

附录2　常用药物指南

药名	途径	剂量及用法		备注
抗生素类				
青霉素类				
青霉素 G	IV IM IV gtt	一般感染： 每次 2.5 万~5 万 U/kg 化脓性脑膜炎： 每次 7.5 万~10 万 U/kg	孕周　日龄(d)　间隔(h) ≤29　0~28　q12 　　　　>28　q8 30~36　0~14　q12 　　　　>14　q8 37~44　0~7　q12 　　　　>7　q8	革兰氏阳性菌感染，如溶血性链球菌、肺炎链球菌、敏感葡萄球菌等 对梅毒、淋球菌、螺旋体等有效，但对革兰氏阴性杆菌不敏感 副作用：骨髓抑制，粒细胞减少，溶血性贫血，间质性肾炎，肠道菌群失调和中枢毒性，偶发过敏反应 注意：新生儿尽量避免肌注；肾功能不全和大剂量应用时应监测血钠和钾
氨苄西林	IV IM IV gtt	一般感染： 每次 25~50mg/kg 化脓性脑膜炎： 每次 50~100mg/kg，最大量 400mg/(kg·d)	孕周　日龄(d)　间隔(h) ≤29　0~28　q12 　　　　>28　q8 30~36　0~14　q12 　　　　>14　q8 37~44　0~7　q12 　　　　>7　q8	广谱抗生素，对革兰氏阳性与某些革兰氏阴性杆菌敏感，但对克雷白杆菌、铜绿假单胞菌、不动杆菌耐药 副作用：皮疹、发热 注意：需快速静脉滴入
氨苄西林+舒巴坦	IV IM IV gtt	一般感染： 0~7d：50mg/(kg·d) >7d：75mg/(kg·d) 化脓性脑膜炎： 0~7d：100~200mg/(kg·d) >7d：200~300mg/(kg·d)	一般感染：　q12 化脓性脑膜炎： 　0~7d：　q12 　>7d：　q8	同上
苯唑西林	IV IM IV gtt	每次 25mg/kg	0~7d： 出生体重≤2kg：q12 出生体重>2kg：q8 >7d： 出生体重≤2kg：q8 出生体重>2kg：q6	耐青霉素酶，主用于耐青霉素酶葡萄球菌引起的感染 副作用：腹泻、呕吐、间质性肾炎、白细胞减少、肝酶升高
羟氨苄青霉素	PO	每次 10~15mg/kg	q12h	抗菌谱及副作用同氨苄西林，口服吸收好

续表

药名	途径	剂量及用法		备注
阿莫西林+克拉维酸	PO	一般感染： 每次 20～25mg/kg 严重感染： 每次 40～45mg/kg	0～7d:q12 >7d:q8	同上
哌拉西林	IV IM IV gtt	每次 75mg/kg	0～7d: 出生体重≤2kg:q12 出生体重>2kg:q8 >7d: 出生体重≤2kg:q8 出生体重>2kg:q6	广谱,对革兰氏阴性菌敏感,对 B 族溶血性链球菌也敏感。增强对铜绿假单胞菌、克雷伯杆菌、沙雷菌、枸橼酸杆菌和变形杆菌的抗菌力 副作用:皮疹、高胆红素血症、发热等 注意:脑膜炎时可进入脑脊液
替卡西林 替卡西林+克拉维酸	IV IV gtt	每次 75mg/kg	孕周　日龄(d)　间隔(h) ≤29　0～28　q12 　　　>28　q8 30～36　0～14　q12 　　　>14　q8 37～44　0～7　q8 　　　>7　q6	抗菌谱同氨苄西林 副作用:腹泻、呕吐、中性粒细胞减少、肝功能损害、出血倾向、高钠、低钙等
甲氧西林	IV IV gtt	一般感染:每次25mg/kg 脑膜炎:每次50mg/kg	孕周　日龄(d)　间隔(h) ≤29　0～28　q12 　　　>28　q8 30～36　0～14　q12 　　　>14　q8 37～44　0～7　q12 　　　>7　q8	对产生青霉素酶的葡萄球菌有效 副作用:可能产生间质性肾炎导致血尿、蛋白尿、皮疹、骨髓抑制
羧苄西林	IV IV gtt	0～7d:每次75mg/kg >7d:每次100mg/kg	0～7d: 出生体重≤2kg:q12 出生体重>2kg:q8 >7d: 出生体重≤2kg:q8 出生体重>2kg:q6	对变形、大肠、铜绿假单胞菌有一定疗效 副作用同青霉素 G
氯唑西林	IV IM IV gtt	每次 25mg/kg	体重　日龄(d)　间隔(h) ≤2kg　0～14　q12 　　　>14　q8 >2kg　0～14　q8 　　　>14　q6	对革兰氏阳性球菌、奈瑟菌有抗菌活性,对葡萄球菌属产酶株的抗菌活性较苯唑西林强 副作用同青霉素 G

药名	途径	剂量及用法			备注

头孢类

药名	途径	剂量及用法			备注
头孢噻吩	IV IV gtt	每次 20mg/kg	孕周　日龄(d)　间隔(h) ≤29　　0~28　　q12 　　　　>28　　q8 30~36　0~14　　q12 　　　　>14　　q8 37~44　0~7　　q12 　　　　>7　　q8		第一代头孢,对革兰氏阳性球菌效果好 副作用:中性粒细胞和白细胞减少,肝酶升高;长期应用可有血清病样反应
头孢唑啉	IV IM IV gtt	每次 20mg/kg	孕周　日龄(d)　间隔(h) ≤29　　0~28　　q12 　　　　>28　　q8 30~36　0~14　　q12 　　　　>14　　q8 37~44　0~7　　q12 　　　　>7　　q8		第一代头孢,多种革兰氏阳性和少数革兰氏阴性细菌的杀菌剂,可被产β-内酰胺酶微生物灭活,不易进入脑脊液 副作用:恶心呕吐、白细胞和血小板减少、肝功能异常等
头孢克洛	PO	20~40mg/(kg·d)	3 次/日		第二代头孢,对革兰氏阴性杆菌较一代好,对革兰氏阳性球菌稍弱,用于呼吸道感染、中耳炎和泌尿道感染 副作用:胃部不适,嗜酸性粒细胞增加
头孢呋辛	IV IM IV gtt	≤7d　30~50mg/(kg·d) >7d　50~100mg/(kg·d)	2 次/日		第二代头孢,对革兰氏阳性球菌比头孢唑林稍强,对阴性菌更有效 副作用:血 BUN、Cr 升高,皮疹,假膜性肠炎
头孢噻肟	IV IM IV gtt	每次 50mg/kg	孕周　日龄(d)　间隔(h) ≤29　　0~28　　q12 　　　　>28　　q8 30~36　0~14　　q12 　　　　>14　　q8 37~44　0~7　　q12 　　　　>7　　q8		第三代头孢,对革兰氏阴性菌作用强,易进入脑脊液 副作用:皮疹、腹泻、白细胞减少、嗜酸性粒细胞增多、肝酶升高
		淋球菌结膜炎:25mg/(kg·次),q12h,7d 脑膜炎:50mg/(kg·次),IV,q6h,14~21d			
头孢哌酮	IV IM IV gtt	≤7d　50mg/(kg·d) >7d　50~100mg/(kg·d)严重感染: 100~150mg/(kg·d)	2~3 次/日		第三代头孢,广谱,对革兰氏阴性杆菌更有效,尤对铜绿假单胞菌有效 副作用:发热、皮疹、腹泻、血小板减少、出血延长

续表

药名	途径	剂量及用法				备注
头孢他啶	IV IM IV gtt	每次 50mg/kg	孕周	日龄(d)	间隔(h)	第三代头孢,广谱,对革兰氏阴性杆菌、铜绿假单胞菌有效 副作用:发热、皮疹、腹泻、转氨酶升高 注意:易进入脑脊液
			≤29	0～28	q12	
				>28	q8	
			30～36	0～14	q12	
				>14	q8	
			37～44	0～7	q12	
				>7	q8	
头孢曲松	IV IM IV gtt	50mg/(kg·d)	出生体重≤2kg: qd 出生体重>2kg: 　日龄 0～7d qd			三代头孢。革兰氏阳性菌和阴性菌导致败血症和化脓性脑膜炎,淋球菌感染,对铜绿假单胞菌无效 副作用:皮疹、腹泻、血小板和嗜酸性粒细胞增加、中性粒细胞减少、出血延长
		75mg/(kg·d)	出生体重>2kg: 　日龄>7d qd			
		100mg/(kg·d)	脑膜炎,q12h			
		125mg/kg	足月儿淋病眼炎,IM 1 次			
		25～50mg/(kg·d)	早产儿淋病眼炎,IM 1 次			
头孢吡肟	IV IV gtt	新生儿:每次 30mg/kg 1 个月以上小儿:每次 50mg/kg	q12h			第四代半合成头孢菌素。对革兰阳性菌、阴性菌皆较强抗菌活性,对β-内酰胺酶稳定 副作用:过敏、假膜性肠炎
其他抗生素						
亚胺培南/西司他丁	IM IV gtt	每次 20mg/kg	孕周	日龄(d)	间隔(h)	碳青霉烯类抗生素。对革兰阳性或阴性和厌氧菌都有效,对β-内酰胺酶高度稳定。治疗对其他抗生素耐药的细菌(肠杆菌科和厌氧菌)引起的非中枢感染 副作用:恶心呕吐,过敏反应,肝功能损害,中枢神经系统症状
			≤29	0～28	q24	
				>28	q12	
			30～36	0～14	q12	
				>14	q8	
			37～44	0～7	q12	
				>7	q8	
美罗培南	IM IV gtt	每次 20mg/kg 脑膜炎:每次 40mg/kg	同上			没有中枢神经系统不良反应,其他同上
氨曲南	IV gtt	每次 30mg/kg	孕周	日龄(d)	间隔(h)	单环类β内酰胺类抗生素 革兰氏阴性肠杆菌科和铜绿假单胞菌引起的败血症 副作用:低血糖、腹泻、皮疹、全血细胞减少
			≤29	0～28	q12	
				>28	q8	
			30～36	0～14	q12	
				>14	q8	
			37～44	0～7	q12	
				>7	q8	

续表

药名	途径	剂量及用法		备注
红霉素	PO	每次 10mg/kg	q6h ~ q8h	抑菌剂,对衣原体、支原体、百日咳杆菌引发的感染有效 副作用:胃肠不适,肝毒性 注意:不易进入脑脊液
	IV gtt	每次 5 ~ 10mg/kg	日龄 0 ~ 7d,q12h 　　　　>7d,q8h	
阿奇霉素	PO IV gtt	10mg/(kg·d)	qd,3 天一疗程	比红霉素吸收好,半衰期长,停止给药后疗效仍可维持数日,对衣原体、支原体感染有效 副作用:呕吐、腹泻
万古霉素	IV gtt	每次 15mg/kg	孕周　日龄(d)　间隔(h) ≤29　　0 ~ 28　　q24 　　　　>28　　q18 30 ~ 36　0 ~ 14　q18 　　　　>14　　q12 37 ~ 44　0 ~ 7　　q12 　　　　>7　　q8	仅用于对甲氧西林耐药的葡萄球菌和对青霉素耐药的肺炎球菌引起的严重感染 副作用:耳毒性、肾毒性、皮疹、低血压、中性粒减少 注意:不宜与氨基糖苷类合用;给予第三剂后监测药物血浓度
抗结核菌类				
利福平	PO	日龄 0 ~ 7d,10mg/(kg·d),晨起顿服		结核分枝杆菌感染 副作用:皮疹、肝肾功能损害
		>7d,15mg/(kg·d),晨起顿服		
		预防奈瑟菌脑膜炎: 1 个月以下,10mg/ (kg·d) 1 个月以上,20mg/ (kg·d)	q12h×2d	
异烟肼	PO IV	预防:10 ~ 15mg/(kg·d),晨起顿服		结核分枝杆菌感染 副作用:皮疹、兴奋、发热
		治疗:15 ~ 20mg/(kg·d),晨起顿服或 2 ~ 3 次/日		
抗病毒药				
利巴韦林	PO IV IM	10 ~ 20mg/(kg·d)	2 ~ 3 次/日	广谱抗病毒,对呼吸道合胞病毒、疱疹病毒等有效 副作用:稀便、皮疹、白细胞减少、可逆贫血 注意:早期应用好
	外用	0.5% 滴鼻	1 ~ 2 滴/侧,q4 ~ 6h	
		0.2% 滴眼	1 ~ 2 滴/侧,q6h	
更昔洛韦	IV gtt	初始:10mg/(kg·d) 维持:5mg/(kg·d)	初始:q12h,1 ~ 2 周 维持:qd	巨细胞病毒有特效,单纯疱疹病毒也有效 副作用:累积剂量超过 200mg/kg 可致中性粒细胞减少
		每次 6mg/kg	q12h,6 周	

续表

药名	途径	剂量及用法		备注
阿昔洛韦	IV gtt	足月儿 30～40mg/(kg·d),q8h,10～21d		广谱抗病毒,对巨细胞病毒、疱疹病毒均有效,主用于 HSV 感染 副作用:肾毒性
		早产儿 20mg/(kg·d),q12h,10～21d		
		中枢感染 40mg/(kg·d),q8h,10d		
干扰素	IM	病毒性肝炎:100 万 U/d,qd,10d 一疗程,两个疗程间隔 7～10d(小儿)		抑制病毒复制,用于急慢性及复发性病毒感染性疾病,尤用于病毒性肝炎的治疗 用于中性粒细胞功能低下和肿瘤的辅助治疗 副作用:皮疹、发热
		中性粒细胞功能低下:每次 10 万 U/kg,2 次/周		
阿糖腺苷	IV gtt	HSV 脑炎: 15～30mg/(kg·d),qd,10d		单纯疱疹病毒感染早期应用效果好 副作用:血小板、白细胞、网织红细胞减少,肝功障碍
		HSV 感染:10～21d 月龄≤1 个月,15～30mg/(kg·d),q18～24h 月龄>1 个月,15mg/(kg·d),q12～18h		
		带状疱疹: 10mg/(kg·d),q12～24h,5～10d		
抗真菌类				
氟康唑	IV gtt PO	首剂:12mg/kg 维持:每次 6mg/kg 预防:每次 3mg/kg	孕周　日龄(d)　间隔(h) ≤29　0～28　q72 　　　>28　q48 30～36　0～14　q48 　　　>14　q24 37～44　0～7　q48 　　　>7　q24	广谱抗真菌,可治疗隐球菌脑膜炎 副作用:恶心、腹胀、皮疹等,长期应用监测肝肾功 注意:分布全身体液,脑脊液浓度高
制霉菌素	PO	10 万 U/ml:早产儿 0.5ml,q6h 足月儿 1ml,q6h		肠道吸收少,用于肠道真菌感染,局部应用治疗黏膜皮肤念珠菌感染
	局部	10 万 U,甘油 10ml,加蒸馏水至 100ml,q6h		
两性霉菌 B	IV gtt	试用:0.1mg/kg,蒸馏水稀释 0.25mg/ml,静滴 3～4h		深部真菌感染,如隐球菌、白色念珠菌。 副作用:寒战高热、静脉炎、肾毒性、低血钾、粒细胞减少 注意:输液时避光
		起始:0.25～0.5mg/kg,10% 葡萄糖稀释 0.1mg/10ml,静滴 2～6h,q24h		
		维持:每日增加 0.125～0.25mg/(kg·d),至最大剂量 0.5～1mg/(kg·d),q24～28h,静滴 2～6h		

续表

药名	途径	剂量及用法		备注
心血管用药				
肾上腺素	IV	1:10000,每次 0.1~0.3ml/kg,每 3~5min 重复一次		心搏骤停,急性心血管休克,低血压等 副作用:心律不齐、肾缺血、高血压
	气管内	1:10000,每次 0.3~1ml/kg,每 3~5min 重复一次,至静脉通路建立		
	IV gtt	0.1μg/(kg·min),至有效量,最大剂量:1.0μg/(kg·min)		
异丙肾上腺素	IV gtt	0.05μg/(kg·min)开始,每 5~10min 增加 0.05μg/(kg·min),至有效量,最大 2μg/(kg·min)		治疗心动过缓,休克等 副作用:心律不齐,低血压,低血糖
	雾化	0.1~0.25ml(1:200)加生理盐水 2ml,q4~6h		
	气雾剂	1~2 喷/次,5 次/日		
地高辛	IV PO	负荷量(μg/kg):≤29周 30~36周 37~48周 　　　　IV　　15　　　20　　　30 　　　　PO　　20　　　25　　　40 维持量:洋地黄负荷量的 1/4~1/5,q12h		心肌收缩力降低导致的心衰,非洋地黄类药物导致的室上速、房扑房颤 副作用:拒食、呕吐、窦性心动过缓、PR 间期延长、窦房阻滞、房室传导阻滞
去乙酰毛花苷	IV	0.01~0.015mg/kg	2~3h后可以重复,1~2 次后改为地高辛洋地黄化	作用同地高辛,用于急性患者 副作用:心动过缓、期前收缩、恶心
卡托普利	PO	每次 0.1mg/kg,可逐渐增加至 1mg/(kg·d)	q8h	扩血管降血压 副作用:嗜酸性粒细胞增多、白细胞减少和低血压 注意:肾功能差者慎用
多巴酚丁胺	IV gtt	2~20μg/(kg·min)	小剂量开始,最大 40μg/(kg·min),连续静滴	增强心肌收缩力、升血压 副作用:血容量不足时低血压、大剂量时心律不齐、心动过速、高血压、皮肤血管扩张 注意:血容量不足时升压效果差
多巴胺	IV gtt	<5μg/(kg·min)		扩张肾、脑、肺血管,增加尿量
		5~10μg/(kg·min)		增强心肌收缩力和升血压
		10~20μg/(kg·min)		升高血压,血管收缩 副作用:心律不齐,肺动脉高压
酚妥拉明	IV IV gtt	每剂 0.3~0.5mg/kg 或 2.5~15μg/(kg·min)持续静滴		降低周围血管阻力,直接扩张小动脉及毛细血管,并增加心肌收缩力 副作用:血压下降,心动过速,恶心呕吐,心律失常

续表

药名	途径	剂量及用法			备注
妥拉唑林	IV IV gtt	试用量:1~2mg/kg,静推 10min 以上,30min 内有效 维持量:0.2~2mg/(kg·h)持续静滴			扩血管药物,可用于新生儿 PPHN 禁忌:肾衰、低血压、休克及 IVH 副作用:心律失常、肺出血、消化道出血、低血压、全血细胞减少
吲哚美辛	IV PO	第一剂　　第二剂　　第三剂(mg/kg) <2d　　0.2　　　0.1　　　0.1 2~7d　　0.2　　　0.2　　　0.2 >7d　　0.2　　　0.25　　　0.25			促进 PDA 关闭,胃肠和肾脏血流量减少,出血倾向,低钠血症,监测尿量,口服效果不确定
布洛芬	IV	第一次 10mg/kg,后两次 5mg/kg,每次间隔24h	PDA:q24h×3d 镇痛:q5~8h 预防接种前预防用药		用于早产儿 PDA 关闭,镇痛和预防接种用药 副作用:应激性溃疡,尿量减少,腹胀等
	PO	每次 10mg/kg			
前列腺素 E	IV gtt	起始剂量:0.05~0.1μg/(kg·min),需要时增加至 0.4μg/(kg·min),起效后逐渐减量至 0.01~0.025μg/(kg·min)			保持动脉导管开放 副作用:呼吸暂停、发热、皮肤潮红、心动过缓和低血压 注意:监测生命体征
依那普利	IV	高血压治疗:每次 5~10μg/kg	q8~24h		治疗新生儿高血压和严重心力衰竭 副作用:暂时性低血压,少尿
	PO	严重心衰:起始剂量 0.1mg/(kg·d)	依据血压控制情况可增加到 0.12~0.43mg/(kg·d),最大剂量 0.5mg/(kg·d)		
氨力农	IV IV gtt	负荷量:0.75mg/kg,5~10min 缓慢注射 维持量:5~10μg/(kg·min)			对洋地黄、利尿剂、血管扩张剂治疗无效或效果欠佳的各种原因引起的急慢性顽固性充血性心力衰竭 副作用:心律失常,低血压,肝肾功能障碍等 禁忌证:严重低血压
米力农	IV IV gtt	负荷量:50μg/kg,大于 30min 维持量:0.3~0.75μg/(kg·min)			同上
抗心律失常药					
阿托品	PO	每次 0.02~0.09mg/kg q4~6h,生理盐水稀释至 0.08mg/ml			纠正严重心动过缓尤其是副交感神经影响的慢心率。应用于新斯的明过量,松弛支气管平滑肌和减少唾液分泌 副作用:心律不齐,兴奋,腹胀,发热
	IV	每次 0.01~0.03mg/kg 每 10~15min 重复,2~3 次,剂量范围:0.1~0.5mg			
		麻醉前用药:每次 0.04mg/kg,手术前 30~60min			
	气管内	静脉剂量的 2~3 倍,加生理盐水至 1~2ml 插管前:10~20μg/kg			
	雾化吸入	治疗 BPD 0.05~0.08mg+2.5ml 生理盐水,q4~6h,剂量范围:0.25~1mg			

续表

药名	途径	剂量及用法				备注
利多卡因	IV	首剂:0.5~2mg/kg,缓慢推注5min以上,可10min重复一次,3剂总量小于5mg/kg 维持:10~50μg/(kg·min),早产儿给最低剂量				用于需短暂控制的室性心律失常,大剂量用于顽固性惊厥 副作用:低血压、惊厥、呼吸停止、心脏停搏
普萘洛尔		心律失常	高血压	甲亢	法洛四联症	治疗窦性或室上性心动过速,房扑、房颤,用于高血压,甲亢及法洛四联症的治疗 副作用:心率减慢,血压下降,恶心,皮疹
	PO	0.5~2 mg/(kg·d) q6~8h	0.25~2 mg/(kg·d) q6~8h	2 mg/(kg·d) q6h	1~2 mg/(kg·次) q6h	
	IV	0.01~0.1 每次mg/kg 最大剂量 每次1mg/kg <1mg/min	0.01~0.15 每次mg/kg q6~8h		0.15~0.25 每次mg/kg 必要时 15min重复	
普罗帕酮	PO	首剂:5~7mg/kg,后15~20mg/(kg·d),q6~8h 维持:每次3~5mg/kg,q8h				各类期前收缩和心动过速 副作用:窦性停搏,传导阻滞
	IV	1mg/kg,缓推,1~2h可重复应用				
抗惊厥和镇静药						
地西泮	IV	抗惊厥:每次0.1~0.3mg/kg,需要时半小时后重复,小于3次,静注时间不少于3min,不能控制的惊厥可静点,0.3mg/(kg·h)				小剂量镇静,大剂量抗惊厥 副作用:呼吸抑制,心脏停搏,低血压,静脉注射可发生静脉炎、喉痉挛
		镇静:每次0.04~0.3mg/kg,q2~4h,最大量8h内0.6mg/kg				
		癫痫持续状态:每次0.1~0.3mg/kg,间隔15~30min一次,最大量2~5mg				
	PO	镇静:0.12~0.8mg/(kg·d),q6~8h 高甘氨酸血症:1.5~3mg/(kg·d),q6~8h,与苯甲酸钠125~200mg/(kg·d)同用				
	PO IV	撤药综合征:每次0.1~0.8mg/kg,q6~8h				
氯硝安定	IV	每次0.01~0.05mg/kg				治疗惊厥和癫痫 副作用:嗜睡,共济失调及行为紊乱
苯妥英钠	IV PO	镇静:首剂20mg/kg,维持量4~8mg/(kg·d)IV一次,IV或PO q12h 抗心律失常:负荷量10mg/kg,维持量5~10mg/kg,IV30~60min,q12h				抗惊厥、心律失常 副作用:心律失常,高血糖,低血压,皮疹,肝功损害

续表

药名	途径	剂量及用法				备注
苯巴比妥	IV IM	抗惊厥:负荷量 20mg/kg,最大 30mg/kg,维持量 3~5mg/(kg·d),首剂后 12~24h 给予维持量,qd 或 q12h 镇静:每次 5mg/kg				镇静抗惊厥,防高胆红素血症和脑室出血 副作用:皮疹、嗜睡
	PO IV	胆汁淤积:4~5mg/(kg·d),qd×4~5d				
	PO IV	撤药综合征:评分　　剂量mg/(kg·d)　　间隔(h) 　　　　8~10　　　　6　　　　　　q8 　　　　11~13　　　　8　　　　　　q8 　　　　14~16　　　　10　　　　　　q8 　　　　>17　　　　　12　　　　　　q8				如果评分逐渐降低,每 48h 减量 10%~20%
水合氯醛	PO 灌肠	每次 25~50mg/kg,必要时 q8h				催眠镇静 副作用:刺激黏膜
吗啡	IV IM	每次 0.05~0.2mg/kg,需要时必须间隔4h				镇痛,撤药综合征 副作用:呼吸抑制,低血压,用纳洛酮对抗
	IV gtt	0.025~0.05mg/(kg·h),从小剂量开始				
	PO	每次 0.08~0.2mg/kg,q3~4h,稀释至 0.4mg/ml,治疗撤药综合征				
芬太尼	IV gtt IV	镇静:每次 1~4μg/kg,IV,必要时 q2~4h 重复;或 0.5~1μg/(kg·h),IV gtt,有效后渐减量				用于镇痛和机械通气患儿 副作用:中枢和呼吸抑制
		镇痛:每次 2μg/kg,IV,必要时 q2~4h 重复;或 1~5μg/(kg·h),IV gtt				
中枢神经系统药物						
氨茶碱	PO IV	早产儿呼吸暂停: 首剂:4~6mg/kg,维持:1.5~3mg/kg;首剂后8~12h维持,q8~12h				早产儿呼吸暂停,支气管扩张 副作用:胃肠道刺激,高血糖,心动过速,肢体颤动,中毒可用活性炭洗胃
	IV gtt	支气管扩张: 首剂:6mg/kg,静滴超过 30min, 维持:新生儿:0.2mg/(kg·h) 6 周~6 个月:0.2~0.9mg/(kg·h)				
咖啡因	PO IV gtt	首剂 10~20mg/kg,维持 2.5~4mg/kg,首剂后 12h维持,q24h				早产儿呼吸暂停 副作用:呕吐 注意:心率超过 180 次/分,不给药
纳洛酮	IM IV 气管插管内	0.1~0.2mg/kg		3~5min 无效可重复		对抗吗啡导致的呼吸暂停

续表

药名	途径	剂量及用法		备注
利尿剂				
呋塞米	IM IV PO	每次 1~2mg/kg	早产儿 qd 足月儿 q12h	体内水分过多,心衰,肺水肿和脑水肿等,注射大于 4mg/min,可致暂时性耳聋 副作用:水电解质紊乱 注意:检测钠、钾、氯
氢氯噻嗪	IV PO	每次 1~2mg/kg	q12h,与牛奶同服效果更好	中效利尿剂,用于轻中度水肿、高血压、尿崩症 副作用:腹胀、恶心呕吐 低血钾、高血糖、高尿酸
螺内酯	PO	每次 1~2mg/kg	qd 或 q12h	与氢氯噻嗪合用,减少低血钾,利尿作用弱 副作用:高钾血症,胃肠道反应
甘露醇	IV	利尿:0.2g/kg,IV 降颅压:0.25~1g/kg,q2~6h 滴注		降低颅压,治疗肾衰 副作用:滴速过快可致一过性头疼,大剂量损害肾小管
内分泌制剂				
氢化可的松	IV gtt PO	急性肾上腺功能不全: 1~2mg/kg,IV,后 25~50mg/(kg·d)维持,q4~6h 肾上腺皮质增生症: 治疗剂量:0.5~0.7mg/(kg·d),维持:0.3~0.4mg/(kg·d),3 次给予,早晨和中午各给1/4量,余晚上给予,亦可口服。 抗炎症介质和免疫抑制: 0.8~4mg/(kg·d),q6h 革兰氏阴性杆菌感染抗休克: 首剂 35~50mg/kg,6h 后开始维持 12.5~37.5mg/kg,q6h×2~3d 低血糖:10mg/(kg·d),q12h		用于肾上腺功能不全,肾上腺皮质增生替代治疗,抗炎症介质和免疫抑制剂,难以纠正的低血压和低血糖 副作用:皮炎,应激性溃疡,水肿,低钾,高血压,皮肤增生等
地塞米松	IV gtt	气管插管拔管:每次 0.25~1mg/kg,q6h,拔管前 24h 开始给予,拔管后给 3~4 次; 低血糖:每次 0.25mg/kg,q12h 脑水肿:首剂 0.5~1.5mg/kg,维持:0.2~0.5mg/(kg·d),q6h×5d,渐减量 支气管肺发育不良 0.2mg/(kg·d),q12h;每隔两天减半量,必要时 0.05mg/(kg·d)维持,总疗程 7~10d		同上

药名	途径	剂量及用法		备注
泼尼松	PO	1-2mg/（kg·d）	q12h 或晨顿服	抗炎作用为可的松 3～5 倍 副作用：较少，同氢化可的松
泼尼松龙	PO IM IV gtt	0.5～1mg/（kg·d）	q12h	同上
倍他米松	PO IM IV	每次 0.06～0.16mg/kg 或 0.2～1.6mg/（kg·d）	q6～8h	同地塞米松
胰岛素	IV IV gtt 皮下	极低体重儿高血糖：0.02～0.4U/（kg·h） 高血糖：首剂 0.1U/（kg·次）维持 0.02～0.1U/（kg·h），皮下注射 0.1～0.2U/kg，q6～12h 高血钾：每次葡萄糖 0.3～0.6g/kg 加胰岛素每次 0.2U/kg		高血糖及高血钾 副作用：低血糖 注意：监测血糖
胰高血糖素	IV IM 皮下	每次 0.025～0.3mg/kg，必要时 20min 一次，最大 1mg		顽固性低血糖 副作用：恶心呕吐，心动过速
左旋甲状腺素	PO	10～14μg/（kg·d）	qd，调整剂量每两周增加 12.5μg，渐增至 37.5～50μg/d，维持 T_4 于 10～15μg/dl，TSH 小于 15μU/ml	甲状腺功能低下 副作用：颅缝早闭，骨龄生长过快，大剂量心悸、多汗 注意：监测血 T4，TSH
	IV	5～10μg/（kg·d）	q24h，每两周增加 5～10μg	
其他药物				
多潘立酮	PO	每次 0.3mg/kg	q6～8h，餐前 15～30min	胃食管反流，促进胃排空 副作用：锥体外系症状，尿量减少，便秘等
西咪替丁		10～20mg/（kg·d）	q6～12h	预防及治疗应激性溃疡 副作用：惊厥，黄疸，肝肾功能不全
雷尼替丁	PO	每次 1～2mg/kg	q8～12h	作用比西咪替丁强 副作用：嗜睡，腹泻，便秘
	IV	每次 0.5～1.5mg/kg	q6h，早产儿小剂量	
	IV gtt	0.06mg/（kg·h）	渐减至 0.01mg/（kg·h）（胃液 pH 大于 4）	
10% 葡萄糖酸钙	IV（缓推）	低钙血症：首剂 1～2ml/kg 维持 2～8ml/（kg·d） 交换输血：1ml/100ml 高血钾：每次 0.5ml/kg		治疗低钙血症，交换输血时补钙 副作用：注射过快可致心动过缓或骤停，渗漏可致皮下坏死

药名	途径	剂量及用法		备注
硫酸镁溶液	IV IV gtt	低镁血症:2.5%溶液 2～4ml/kg PPHN:首剂 0.2g/kg,维持 20～50mg/(kg·h)		副作用:呼吸抑制,注射葡萄糖酸钙解救,2ml/kg
肝素	IV IV gtt	全身应用:起始剂量:50U/kg,IV;维持:5～35U/(kg·h);间断用药 50～100U/(kg·次),q4h		溶栓,DIC,硬肿 副作用:自发性出血,血小板减少
		DIC:<1.5kg,20～25U/(kg·h) >1.5kg,25～30U/(kg·h)		
		DIC 相关缺血或坏死:小剂量:10～15U/(kg·h)		
		插管或冲洗试管:0.5～1U/ml		
硫酸鱼精蛋白	IV IM	最后一次应用肝素时间 2h 前:0.25～0.375mg/100U 肝素 30～60min:0.5～0.75mg/100U 肝素 <30min:1mg/100U 肝素		治疗肝素过量 副作用:过量出血
人血静脉丙种球蛋白	IV gtt	败血症:每次 500～750mg/kg,qd,3 次 免疫性溶血或血小板减少:400mg～1g/(kg·d),2～5d 低丙种球蛋白血症:0.15～0.4g/kg,每 2～4 周一次		副作用:过敏反应
重组人红细胞生成素	皮下	200μg/kg,总剂量 500～1400U/(kg·周)	每天或隔天一次,2～6周一疗程	刺激红细胞生成,必要时给铁剂 副作用:粒细胞减少
人血白蛋白	IV	低血容量:每次 0.5～1g/kg,必要时重复,最大剂量6g/(kg·d)		副作用:高热,寒战,快速注射可致心功能不全,肺水肿
	IV gtt	低蛋白血症:每次 0.5～1g/kg,滴注 2～6h,每1～2h 重复一次,最大剂量6g/(kg·d)		
5%碳酸氢钠	IV	心肺复苏:首剂 1～2ml/kg,1:1稀释,可重复0.5ml/kg,每 10min 一次或依据 pH 代谢性酸中毒:BE×0.6×体重,给半量 肾小管酸中毒:远端肾小管中毒 2～3ml/(kg·d) 近端 5～10ml/(kg·d)		副作用:低钙,高钠,低钾,颅内出血,渗漏可致组织坏死
尿激酶	IV gtt IV	负荷量:4000IU/kg,静推20min 之上 维持:4000～6000IU/(kg·h)		治疗血栓 副作用:过敏,皮疹,发热,支气管痉挛
链激酶	IV gtt IV	负荷量:1500～2000IU/(kg·h),30～60min 维持:1000IU/(kg·h)×1～2d		治疗血栓 副作用:出血

附录 3 正常小儿体格发育衡量标准

附表 3-1 2005 年九市城区 7 岁以下儿童体格发育测量值($\bar{x} \pm s$)

年龄组	男 体重(kg) x	S	身高(cm) x	S	坐高(cm) x	S	头围(cm) x	S	胸围(cm) x	S	女 体重(kg) x	S	身高(cm) x	S	坐高(cm) x	S	头围(cm) x	S	胸围(cm) x	S
0~3天	3.33	0.39	50.4	1.7	33.5	1.6	34.5	1.2	32.9	1.5	3.24	0.39	49.7	1.7	33.2	1.6	34.0	1.2	32.6	1.5
1月~	5.11	0.65	56.8	2.4	37.7	1.9	38.0	1.3	37.5	1.9	4.73	0.58	55.6	2.2	37.0	1.9	37.2	1.3	36.6	1.8
2月~	6.27	0.73	60.5	2.3	40.1	1.8	39.7	1.3	39.9	1.9	5.75	0.68	59.1	2.3	39.2	1.8	38.8	1.2	38.8	1.8
3月~	7.17	0.78	63.3	2.2	41.7	1.7	41.2	1.4	41.5	1.9	6.56	0.73	62.0	2.1	40.7	1.8	40.2	1.3	40.3	1.9
4月~	7.76	0.86	65.7	2.3	42.8	1.8	42.2	1.3	42.4	2.0	7.16	0.78	64.2	2.2	41.9	1.7	41.2	1.2	41.4	2.0
5月~	8.32	0.95	67.8	2.4	44.0	1.9	43.3	1.3	43.3	2.1	7.65	0.84	66.2	2.3	42.8	1.8	42.1	1.3	42.1	2.0
6月~	8.75	1.03	69.8	2.6	44.8	2.0	44.2	1.4	43.9	2.1	8.13	0.93	68.1	2.4	43.9	1.9	43.1	1.3	42.9	2.1
8月~	9.35	1.04	72.6	2.6	46.2	2.0	45.3	1.3	44.9	2.0	8.74	0.99	71.1	2.6	45.3	1.9	44.1	1.3	43.9	1.9
10月~	9.92	1.09	75.5	2.6	47.5	2.0	46.1	1.3	45.7	2.0	9.28	1.01	73.8	2.8	46.4	1.9	44.9	1.3	44.6	2.0
12月~	10.49	1.15	78.3	2.9	48.8	2.1	46.8	1.3	46.6	2.0	9.80	1.05	76.8	2.8	47.8	2.0	45.5	1.3	45.4	1.9
15月~	11.04	1.23	81.4	3.1	50.2	2.3	47.3	1.3	47.3	2.0	10.43	1.14	80.2	3.0	49.4	2.1	46.2	1.4	46.2	2.0
18月~	11.65	1.31	84.0	3.2	51.5	2.3	47.8	1.3	48.1	2.0	11.01	1.18	82.9	3.1	50.6	2.2	46.7	1.3	47.0	2.0
21月~	12.39	1.39	87.3	3.5	52.9	2.4	48.3	1.3	48.9	2.0	11.77	1.30	86.0	3.3	52.1	2.4	47.2	1.4	47.8	2.0
2.0岁	13.19	1.48	91.2	3.8	54.7	2.5	48.7	1.4	49.6	2.1	12.60	1.48	89.9	3.8	54.0	2.5	47.6	1.4	48.5	2.1
2.5岁	14.28	1.64	95.4	3.9	56.7	2.5	49.3	1.3	50.7	2.2	13.73	1.63	94.3	3.8	56.0	2.4	48.3	1.3	49.6	2.2

续表

男

年龄组	体重(kg)		身高(cm)		坐高(cm)		头围(cm)		胸围(cm)	
	x	S	x	S	x	S	x	S	x	S
3.0岁	15.31	1.75	98.9	3.8	57.8	2.3	49.8	1.3	51.5	2.3
3.5岁	16.33	1.97	102.4	4.0	59.2	2.4	50.1	1.3	52.5	2.4
4.0岁	17.37	2.03	106.0	4.1	60.7	2.3	50.5	1.3	53.4	2.5
4.5岁	18.55	2.27	109.5	4.4	62.2	2.4	50.8	1.3	54.4	2.6
5.0岁	19.90	2.61	113.1	4.4	63.7	2.4	51.1	1.3	55.5	2.8
5.5岁	21.16	2.82	116.4	4.5	65.1	2.5	51.4	1.3	56.6	3.0
6~7岁	22.51	3.21	120.0	4.8	66.6	2.5	51.7	1.3	57.5	3.3

女

年龄组	体重(kg)		身高(cm)		坐高(cm)		头围(cm)		胸围(cm)	
	x	S	x	S	x	S	x	S	x	S
3.0岁	14.80	1.69	97.6	3.8	56.8	2.3	48.8	1.3	50.5	2.2
3.5岁	15.84	1.86	101.3	3.8	58.4	2.2	49.2	1.3	51.3	2.4
4.0岁	16.84	2.02	104.9	4.1	59.9	2.3	49.5	1.3	52.1	2.4
4.5岁	18.01	2.22	108.7	4.3	61.5	2.4	49.9	1.2	53.0	2.6
5.0岁	18.93	2.45	111.7	4.4	62.7	2.4	50.1	1.3	53.7	2.8
5.5岁	20.27	2.73	115.4	4.5	64.4	2.4	50.4	1.3	54.8	3.0
6~7岁	21.55	2.94	118.9	4.7	65.8	2.4	50.7	1.3	55.7	3.1

附表 3-2　2005 年九市郊区 7 岁以下儿童体格发育测量值($\bar{x}\pm s$)

男

年龄组	体重(kg)		身高(cm)		坐高(cm)		头围(cm)		胸围(cm)	
	x	S	x	S	x	S	x	S	x	S
0~3天	3.32	0.40	50.4	1.8	33.5	1.7	34.3	1.3	32.8	1.5
1月 ~	5.12	0.73	56.6	2.5	37.7	1.9	38.0	1.4	37.4	2.0
2月 ~	6.29	0.75	60.5	2.4	40.1	1.8	39.8	1.3	39.8	2.0
3月 ~	7.08	0.82	63.0	2.3	41.5	1.9	41.1	1.4	41.3	2.1
4月 ~	7.63	0.89	65.0	2.3	42.5	1.9	42.2	1.3	42.2	2.1
5月 ~	8.15	0.93	67.0	2.2	43.5	1.8	43.2	1.2	42.9	2.1

女

年龄组	体重(kg)		身高(cm)		坐高(cm)		头围(cm)		胸围(cm)	
	x	S	x	S	x	S	x	S	x	S
0~3天	3.19	0.39	49.8	1.7	33.0	1.7	33.7	1.3	32.4	1.6
1月 ~	4.79	0.61	55.6	2.2	36.9	1.8	37.2	1.2	36.6	1.8
2月 ~	5.75	0.72	59.0	2.4	38.9	1.9	38.8	1.3	38.7	1.9
3月 ~	6.51	0.76	61.7	2.2	40.5	1.8	40.1	1.2	40.2	2.0
4月 ~	7.08	0.83	63.6	2.3	41.5	1.8	41.2	1.3	41.1	2.0
5月 ~	7.54	0.91	65.5	2.4	42.5	1.9	42.1	1.3	41.8	2.1

续表

年龄组	男										女										
	体重(kg)		身高(cm)		坐高(cm)		头围(cm)		胸围(cm)		体重(kg)		身高(cm)		坐高(cm)		头围(cm)		胸围(cm)	
	x	S	x	S	x	S	x	S	x	S	x	S	x	S	x	S	x	S	x	S
6月~	8.57	1.01	69.2	2.5	44.6	1.9	44.2	1.3	43.7	2.1	7.98	0.94	67.6	2.5	43.5	1.8	43.1	1.3	42.6	2.1
8月~	9.18	1.07	72.1	2.6	45.9	1.8	45.2	1.3	44.5	2.1	8.54	1.05	70.5	2.7	44.9	1.9	44.0	1.3	43.5	2.2
10月~	9.65	1.10	74.7	2.8	47.2	2.1	46.0	1.3	45.3	2.1	9.00	1.04	73.2	2.7	46.1	1.9	44.7	1.3	44.2	2.0
12月~	10.11	1.15	77.5	2.8	48.4	2.1	46.4	1.3	46.2	2.0	9.44	1.12	75.8	2.9	47.3	2.1	45.2	1.3	44.9	2.0
15月~	10.59	1.20	80.2	3.1	49.7	2.1	46.9	1.3	46.9	2.1	9.97	1.13	78.9	3.1	48.8	2.1	45.8	1.3	45.8	2.0
18月~	11.21	1.25	82.8	3.2	51.0	2.2	47.5	1.2	47.8	2.0	10.63	1.20	81.7	3.3	50.2	2.2	46.4	1.3	46.7	2.2
21月~	11.82	1.36	85.8	3.4	52.5	2.2	47.9	1.3	48.3	2.1	11.21	1.27	84.4	3.3	51.5	2.2	46.8	1.3	47.3	2.1
2.0岁	12.65	1.43	89.5	3.8	54.1	2.3	48.4	1.3	49.2	2.2	12.04	1.38	88.2	3.7	53.2	2.3	47.3	1.3	48.1	2.2
2.5岁	13.81	1.60	93.7	3.8	55.9	2.3	49.0	1.3	50.3	2.3	13.18	1.52	92.5	3.7	55.0	2.3	47.9	1.3	49.1	2.2
3.0岁	14.65	1.65	97.2	3.9	57.0	2.3	49.3	1.3	50.9	2.2	14.22	1.66	96.2	3.9	56.2	2.3	48.3	1.3	50.0	2.2
3.5岁	15.51	1.77	100.5	4.0	58.4	2.2	49.7	1.3	51.7	2.3	15.09	1.82	99.5	4.2	57.6	2.3	48.8	1.3	50.7	2.3
4.0岁	16.49	1.95	104.0	4.4	59.8	2.4	50.1	1.3	52.5	2.3	15.99	1.89	103.1	4.1	59.1	2.3	49.0	1.2	51.4	2.4
4.5岁	17.46	2.17	107.4	4.3	61.3	2.4	50.3	1.3	53.4	2.5	16.84	2.07	106.2	4.5	60.4	2.4	49.4	1.3	52.1	2.4
5.0岁	18.46	2.32	110.7	4.6	62.7	2.4	50.6	1.3	54.2	2.6	17.85	2.35	109.7	4.6	61.9	2.5	49.6	1.4	52.8	2.6
5.5岁	19.58	2.72	113.6	4.7	63.9	2.6	50.9	1.4	55.0	2.8	18.83	2.49	112.7	4.7	63.2	2.5	49.9	1.3	53.6	2.7
6~7岁	20.79	2.89	117.4	5.0	65.5	2.6	51.1	1.4	56.0	2.9	20.11	2.87	116.5	5.0	64.7	2.6	50.1	1.4	54.5	3.0

附录4 国内外新生儿护理网站及学术团体

国内网站及学术团体

1. 中国新生儿科网：http://zgxsek. com/about. asp? classid＝组织机构

2. 中国新生儿科杂志：http://www. zgxsekzz. cn/

3. 中华医学会儿科网：http://www. cmaped. org. cn/

4. 中华医学会儿科学分会：http://www. nccps. org/

5. 台湾新生儿科医学会：http://www. son. org. tw/

国外网站及学术团体

一、医疗护理

6. Neonatology Web Pages：http://www. neonatology. org

7. British Association of Perinatal Medicine：http://www. bapm. org/

8. Fetus Net(fetal ultrasounds) ：http://www. thefetus. net/index. php

9. Academy of Neonatal Nursing：http://www. academyonline. org/

10. Council of International Neonatal Nurses：http://www. coinnurses. org/

11. Design Standards for Newborn ICUs：http://www. nd. edu/ ~ kkolberg/DesignStandards. htm

12. Neonatal Nurses Association：http://www. nann. org/

13. NICU-NET：http://www. health. groups. yahoo. com/group/nicu-net/

14. S. T. A. B. L. E. Program：http://www. stableprogram. org/

15. Vermont-Oxford Network：http://www. vtoxford. org/

二、专业杂志

1. Neonatal Network-Journal of Neonatal Nursing：http://www. neonatalnetwork. com/

2. Journal of Perinatology：http://www. nature. com/jp/index. html

3. Neonatology-Fetal and Neonatal Research：http://www. karger. com/NEO

4. New England Journal of Medicine：http://www. content. nejm. org/

5. Pediatrics：http://pediatrics. aappublications. org/

6. Seminars in Neonatology：http://www. sciencedirect. com/science/journal/1744165X

7. Neonatal Journal Abstracts：http://home. iprimus. com. au/callanders/

8. Anestesia Pediatrica e Neonatale：http://www. anestesiapediatrica. it/

9. Archives of Disease in Childhood-Fetal and Neonatal：http://fn. bmj. com/contents-by-date. 0. dtl

10. Clinical Pediatric Endocrinology：http://www. jstage. jst. go. jp/browse/cpe

11. Contemporary Pediatrics：http://contemporarypediatrics. modernmedicine. com/

12. Indian Journal of Pediatrics：http://www. ijppediatricsindia. org/

13. Internet Journal of Pediatrics and Neonatology：http://www. ispub. com/ostia/index. php? xmlFilePath＝journals/ijpn/front. xml

14. Journal of Pediatric Gastroenterology & Nutrition：http://www. jpgn. org/pt/re/jpgn/

home. htm；jsessionid = LPxGQnCQy3QTC7jmrC9v6P4ZDzQ6pr25vqWG96YSM1vfF2BR32QP! - 1809387994! 181195628! 8091! -1

15. Journal of Pediatric Neurosciences：http：//www. pediatricneurosciences. com/

16. Journal of Pediatric Psychology：http：//jpepsy. oxfordjournals. org/

17. Open Pediatric Medicine Journal：http：//www. bentham. org/open/topedj/

18. Pediatric Cardiology Today：http：//home. earthlink. net/ ~ rko/id3. html

19. Pediatric Dental Journal：http：//www. jstage. jst. go. jp/browse/pdj/

20. Pediatric Endocrinology, Diabetes and Metabolism：http：//www. cornetis. com. pl/czaso-pismo_en. php？issn = 1234-625X

21. Pediatric Rheumatology：http：//www. ped-rheum. com/

三、循证医学

1. Cochrane Neonatal Systematic Reviews at NICHD：http：//www. nichd. nih. gov/Cochrane/

2. Cochrane Reviews-Free Abstract Search：http：//www. interscience. wiley. com/cgi-bin/mr-whome/106568753/HOME

3. Centers for Health Evidences：http：//www. cche. net/

4. Cincinnati Children's Hospital-Evidence-Based Care Guidelines：http：//www. cincinn-ati-childrens. org/svc/alpha/h/health-policy/ev-based/default. htm

5. Cochrane Collaboration：http：//www. cochrane. org/

6. Peds CCM Evidence-Based Medicine Resources：http：//pedsccm. org/EBJournal_Club_in-tro. php

7. University of York's NHS Centre for Reviews and Dissemination：http：//www. crd. york. ac. uk/crdweb

四、手册、指南与共识

1. American Academy of Pediatrics Policy Statements：http：//aappolicy. aappublications. org/policy_statement/index. dtl

2. American Academy of Pediatrics Practice Guidelines：

http：//aappolicy. aappublications. org/practice_guidelinse/index. dtl

3. Canadian Pediatric Society：http：//www. cps. ca/english/publications/StatementsIndes. htm

4. Neonatology Guidelines—list maintained by the Geneva Foundation for Medical：http：//www. gfmer. ch/Guidelines/Neonatology/Newborn. htm

5. National Guidelines Clearinghouse：http：//www. guideline. gov/

6. Geneva Foundation for Medical Education and Research-Guidelines：http：//www. gfmer. . cn/Guidelines/Neonatology/Neonatology_mt. htm

7. Auckland District Health Board Clinical Guidelines：//http. abdb. govt. nz/newborn/Guidelines. htm

8. Family Practice Notebook：http：//www. fpnotebook. com/Nicu/index. htm

9. Iowa Neonatology Handbook：http：//www. uihealthcare. com/depts/med/pediatrics/iowa-neonatologyhandbook/index. html

10. March of Dimes:http://ww. marchofdimes. com/professinals/14332

11. Neonatal Formulary:http://www. blackwellpublishing. com/medicine/bmj/nnf5

12. NETS Neonatal Handbook from Newborn Emergency Transport Service, Victoria, Australia:http://www/netsvic. org. au/nets/handbook. index. cfrn? doc_id=447

13. Newborn Screening Practioner's Manual:http://www. mostgene. org/pract/pract/praclist. htm

14. Royal Children's Hospital of Melbourne:http://www. rch. org. au/clinicalguide/cpg. cfm? list=all

15. University of Iowa Neonatology Handbook:http://www. uihealthcare. com/deots/med/pediatrics/iowaneonatologyhandbook/index. html

16. eNedicine-Neonatology:http://emedicine. medscape. com/pediatrics_cardiac#neonatology

17. UCSF NICU Manual:http://www. ucsfchildrenshospital. org/health_professionals/intensive_care_nursery_house_staff_manual/index. html

五、统计数据库

1. National Center for Health Statistics:http://www. cdc. gov/nchs/

2. Prenatal Statistics (March of Dimes):http://www. marchpfdimes. com/peristats

3. WHO Health Statistics:http://www. who. int/whosis/en

参考文献

1. 张巍,童笑梅,王丹华.早产儿医学.北京:人民卫生出版社,2008.

2. 封志纯,钟梅.实用早产与早产儿学.北京:军事医学科学出版社,2010.

3. 崔焱.儿科护理学.第5版.北京:人民卫生出版社,2011.

4. 邵肖梅,叶鸿瑁,丘小汕.实用新生儿学.第4版.北京:人民卫生出版社,2011.

5. 刘迎龙,莫绪明.小儿心脏外科监护学.北京:科学出版社,2009.

6. 吴本清.新生儿危重症监护诊疗与护理.北京:人民卫生出版社,2009.

7. 杨杰,王一彪.小儿心脏病学理论与实践.北京:人民军医出版社,2009.

8. 魏克伦,王晓茵.产房内危重早产儿急救.北京:人民卫生出版社,2011.

9. 周伟.实用新生儿治疗技术.北京:人民军医出版社,2010.

10. 沈晓明.儿科学.北京:人民卫生出版社,2010.

11. 叶春香.儿科护理.北京:人民卫生出版社,2009.

12. 金汉珍.实用新生儿学.北京:人民卫生出版社,2007.

13. 张巍,王丹华,崔玉涛.新生儿监护手册.北京:人民卫生出版社,2006.

14. 张家骧,魏克伦,薛辛东.早产儿急救学.第2版.北京:人民卫生出版社,2006.

15. 曾蔚越.早产与早产儿.北京:人民军医出版社,2006.

16. 韩玉昆,杨于嘉,邵肖梅,等.新生儿缺氧缺血性脑病.北京:人民卫生出版社,2010.

17. 常立文,李文斌.关注早产儿支气管肺发育不良.中国新生儿科杂志,2011,26(1):2-4.

18. 李宁,贾飞勇,杜琳.全身运动质量评估:超早期预测早产儿神经发育结局的可靠工具.中国当代儿科杂志,2013,15(4):317-322.

19. 丁悦,唐丽君,黄为民.早产儿支气管肺发育不良的诊治新进展.实用临床儿科杂志,2012,27(2):141-143.

20. 朱建章.早产儿院外喂养对策研讨会及专家共识.中国新生儿科杂志,2009,24(3):168-169.

21. 胡艳萍,薛辛东.早产儿胃肠外营养相关性胆汁淤积研究进展.中国新生儿科杂志,2011,26(2):127-129.

22. 王福文,陈乐明.小于胎龄儿的研究进展.中国新生儿科杂志,2009,24(1):60-62.

23. 谢露,尹晓娟.晚期早产儿的研究进展.中华儿科杂志,2011,49(7):522-525.

24. 朱建宏,虞人杰,王俊怡,等.早产儿氧疗监护观察.中国新生儿科杂志,2008,23(1):12-15.

25. 史明靖,温晓红.早产儿早期干预研究进展.中国妇幼保健杂志,2011,26:299-301.

26. 中华医学会儿科学分会新生儿组.中国住院新生儿流行病学调查.中国当代儿科杂志,2009,11(1):15-20.

27. 张蓓,肖绪武.低出生体重儿合理营养及评价的研究进展.中国儿童保健杂志.2012 20

（5）:431-433.

28. 新生儿营养调查协作组.新生儿重症监护病房中早产儿营养状况多中心调查974例报告.中华儿科杂志,2009,47(1):12-17.

29. 王丹华.重视早产儿出院后的营养管理.中国新生儿科杂志,2009,24:133-135.

30. 贲晓明.早产儿早期营养支持的意义及策略.实用儿科临床杂志,2009,24(14):1129-1132.

31. 张玉,孙秀静.早产儿转换为经口喂养的策略.中国新生儿科杂志,2012,27(3):213-214.

32. 张伶俐,张川,梁毅,等.我国2009版基本药物目录(基层)与WHO2010版儿童基本药物示范目录比较分析.中国循证医学杂志,2010,10(9):1027-1036.

33. 向磊,刘玲.新生儿疼痛的研究现状.中国当代儿科杂志,2009,11(8):704.

34. 冯一.危重新生儿肠外营养并发症的监测.中国实用儿科杂志,2008,23(10):727-729.

35. 王丹华.早产儿肠内营养新概念.临床儿科杂志,2007,25(3):174-177.

36. 世界卫生组织.儿童基本药物标准清单.第2版.2009,3.http://www.who.int/medicines/publications/essentialmedicines/en/index.html.

37. Huppi PS. Oxygen saturation monitoring for the preterm infant:the evidence basis for current practice. Pediatric Research,2009,65(4):375-380.

38. Ramanathan A,Sardesai S. Lung protective ventilatory strategies in very low birth weight infants. Journal of Perinatology,2008,28:S41-S46.

39. Jason G,Kinsella JP. Pathogenesis and treatment of bronchopulmonary dysplasia. Current Opinion in Pediatrics,2011,23:305-313.

40. Speer CP,Sweet DG,Halliday HL. Surfactant therapy:past,present and future. Early Human Development,2013,89(S1):S22-S24.

41. Gephart SM,McGrath JM,Effken JA,et al. Necrotizing enterocolitis risk. state of science. Adv Neonatal Care,2012,12(2):77-89.

42. Yee WH,Soraisham AS,Shah VS,et al. Incidence and timing of presentation of necrotizing enterocolitis in preterm infants. Pediatric,2012,129:298-304.

43. Birch JL,Newell SJ. Gastrooesophageal reflux disease in preterm infants:current management and diagnostic dilemmas. Archives of Disease in Childhood,2009,94(5):379-383.

44. Josef N,Walter M. Recent developments in necrotizing enterocolitis. Journal of parenteral and enteral nutrition,2012,36:30S.

45. Nehra D,Carlson Sarah,Fallon EM,et al. A. S. P. E. N. clinical guidelines:nutrition support of neonatal patients at risk for metabolic bone disease. Journal of Parenteral and Enteral Nutrition,2012,36(5):506-523.

46. Merensten GB,Gardner SL. Handbook of neonatal intensive care. 6th ed. Philadelphia:Mosby Elsevier,2006.

47. Beau B,Christopher B,Steven V,et al. Extremely preterm infant mortality rates and cesarean deliveries in the United States. Obstetrics& Gynecology,2011,118(1):43-48.

48. Sarah Cockcroft. How can family centered care be improved to meet the needs of parents with a premature baby in neonatal intensive care. Journal of Neonatal Nursing,2012,18(3):105-108.

49. Miller SS, Lee HC, Gould JB. Hypothermia in very low birth weight infants: distribution, risk factors and outcomes. Journal of Perinatology, 2011, 31: S49-S56.

50. Ulrike Blume-Peytavi, Matthias Hauser, Georgios N, et al. Skin care practices for newborns and infants: review of the clinical evidence for best practices. Pediatrc Dermatology, 2011, 29(1): 1-13.

51. Schwartz HP, Haberman BE, Ruddy RM. Hyperbilirubinemia current guidline and emerging therapies. Pediatric Emergency Care, 2011, 27(9): 884-890.

52. Klebermass-Schrehof K, Wald M, Schwindt J, et al. Less invasive surfactant administration in extremely preterm infants: impact on mortality and morbility. Neonatology, 2013, 103: 252-258.

53. Rajan W, William O, Betty R, et al. Neurodevelopmental Outcomes of Triplets or Higher-Order Extremely Low Birth Weight Infants. Pediatrics, 2011, 127(3): 654-660.

54. Ruth F, Arthur IE. Triplets Across the First 5 Years: The Discordant Infant at Birth Remains at Developmental Risk. Pediatrics, 2009, 124(1): 316-323.

55. Sharon K, Linda G, Wendy T, et al. Outcomes and Milestone Achievement Differences for Very Low-Birth-Weight Multiples Compared with Singleton Infants. Amer J Perinatol, 2010, 27(6): 439-444.

56. Ashwin R. Lucky J. Health issues of the late preterm infant. Pediatric Clin N Am, 2009, 56: 565-577.

57. Whyte RK. Safe discharge of the late preterm infant. Paediatric Child Health, 2010, 15(10): 655-661.

58. Barbara MC, Diane HD, Teresa V, et al. Newborn Clinical Outcomes of the AWHONN Late Preterm Infant Research-Based Practice Project. Journal of Obstetric, Gynecologic &Neonatal Nursing, 2012, 41(6): 774-785.

59. Hill AS, Nguyen H, Dicherson K. Catch-Up Growth for the Extremely Low Birth Weight Infant. Pediatric Nursing, 2009, 35(3): 181-188.

60. Lapillonne A, O'Connor DL, Wang DH, et al. Nutritional recommendations for the late-preterm infant and the preterm infant after hospital discharge. The Journal of Pediatrics, 2013, 162: S90-S100.

61. Kleinman RE. Pediatric nutrition handbook. 6th ed. American Academy of Pediatrics, 2009.

62. Maggio L, Costa S, Zecca C, et al. Methods of enteral feeding in preterm infants. Early Human Development, 2012, 88 (S2): S31-S33.

63. Lorenzo I, Carlo V, Simona N, et al. Pain and oxidative stress in the newborn. Early Human Development, 2010, 86(1): S34-S35.

64. Milena L. Pain management for children: the OPBG experience-newborn pain. Paediatrics & child health, 2008, 18(suppl1): S73

65. Im H, Kim E, Park E, et al. Pain reduction of heelstick in neonates: Yakson compared tononnutritive sucking. J Trop Pediatr, 2008, 54(1): 31-35

66. M Terese V, Marlene W. Core curriculum for Neonatal Intensive Care Nursing. 4th ed. USA: Saunders, 2010.

中英文索引

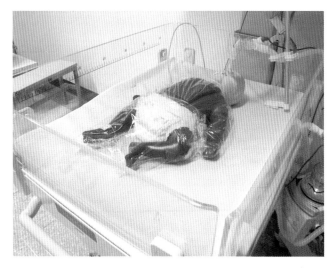

图 1-4-1　聚乙烯塑料膜保暖

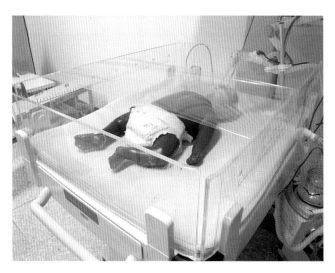

图 1-4-2　创造没有气流的环境

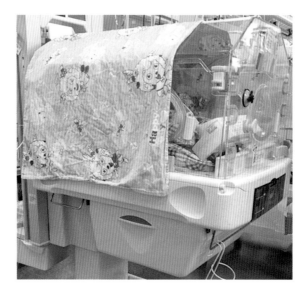

图 1-4-3　暖箱防辐射罩

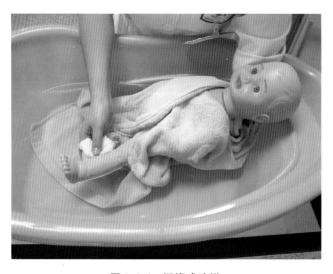

图 1-4-4　褪裸式沐浴

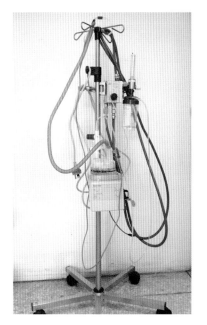

图 2-1-1 高流量鼻塞吸氧装置

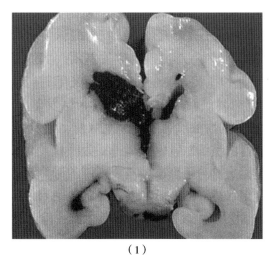 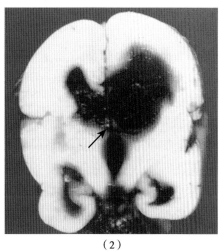

（1）　　　　　　　　　　　　　　　　　　（2）

图 2-3-3 PVL 病理改变

（1）出血从室管膜下扩展至脑室内。（2）出血充满了侧脑室前角，并使脑室扩张